U0198336

临床肿瘤放射治疗典型病例丛书

总主编 李宝生

中枢神经系统肿瘤 放射治疗典型病例

主编 石 梅 盛晓芳 肖建平

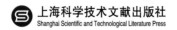

上海科学技术文献出版社
Shanghai Scientific and Technological Literature Press

图书在版编目（CIP）数据

中枢神经系统肿瘤放射治疗典型病例 / 石梅，盛晓芳，肖建平主编 . -- 上海：上海科学技术文献出版社，2022

ISBN 978-7-5439-8521-6

Ⅰ . ①中… Ⅱ . ①石… ②盛… ③肖… Ⅲ . ①中枢神经系统疾病—肿瘤—放射疗法—病案 Ⅳ . ① R739.405

中国版本图书馆 CIP 数据核字（2022）第 026953 号

策划编辑：张　树
责任编辑：应丽春
封面设计：李　楠

中枢神经系统肿瘤放射治疗典型病例
ZHONGSHU SHENJING XITONG ZHONGLIU
FANGSHE ZHILIAO DIANXING BINGLI
主　编　石　梅　盛晓芳　肖建平
出版发行：上海科学技术文献出版社
地　　址：上海市长乐路 746 号
邮政编码：200040
经　　销：全国新华书店
印　　刷：朗翔印刷（天津）有限公司
开　　本：787mm×1092mm　1/16
印　　张：32.75
版　　次：2022 年 5 月第 1 版　2022 年 5 月第 1 次印刷
书　　号：ISBN 978-7-5439-8521-6
定　　价：298.00 元
http://www.sstlp.com

临床肿瘤放射治疗典型病例丛书

总主编　李宝生

《中枢神经系统肿瘤放射治疗典型病例》

编委会

名誉主编

郎锦义　四川省肿瘤医院

主　编

石　梅　空军军医大学西京医院

盛晓芳　复旦大学附属华山医院

肖建平　中国医学科学院肿瘤医院

副主编

张福泉　中国医学科学院北京协和医院

康静波　中国人民解放军总医院第六医学中心

何　侠　江苏省肿瘤医院

蔡林波　广东三九脑科医院

申良方　中南大学湘雅医院

编　委

（按姓氏笔画排序）

王　樑　空军军医大学唐都医院

王孔成　南京大学医学院附属鼓楼医院

冯　梅　四川省肿瘤医院

刘　超　中南大学湘雅医院

闫　婧　南京大学医学院附属鼓楼医院

苏　宁　空军军医大学西京医院

李　光　中国医科大学附属第一医院

李　昉　四川省肿瘤医院

连　欣　中国医学科学院北京协和医院

邱晓光　北京天坛医院

张新红　中国人民解放军总医院第六医学中心

陈　淑　上海伽玛医院

陈晓钟　浙江省肿瘤医院

陈雪松　中国医学科学院肿瘤医院

陈媛媛　中山大学肿瘤防治中心

周晓颖　空军军医大学西京医院

贺　政　中国医科大学附属第一医院

倪春霞　上海伽玛医院

郭文杰　江苏省肿瘤医院

傅　深　上海市质子重离子医院

赖名耀　广东三九脑科医院

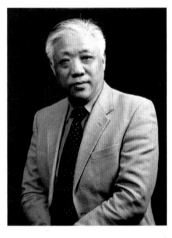

郎锦义，一级主任医师、二级教授、博士生导师。现任四川省肿瘤医院（电子科技大学医学院附属肿瘤医院）院长、党委副书记（主持工作），四川省癌症防治中心主任，四川省肿瘤研究所所长。

享受国务院政府特殊津贴专家，国家卫健委有突出贡献中青年专家，四川省医学甲级重点学科带头人/国家重点肿瘤专科学科带头人，四川省政府学术技术带头人，四川省卫生计生首席专家，四川省卫计委学术技术带头人（首批），中央/四川省干保专家组成员。荣获全国卫生计生系统先进工作者，全国优秀科技工作者，四川省五一劳动奖章获得者。担任中华医学会放射肿瘤治疗学分会第八届主任委员，中华医学会肿瘤学分会常务委员，中国抗癌协会鼻咽癌专业委员会主任委员，中国抗癌协会肿瘤放射治疗专业委员会副主任委员，国家肿瘤质控中心放射治疗质控委员会副主任委员，中国医院协会肿瘤医院管理分会常务委员，中国医师协会住院医师规范化培训放射肿瘤科专业委员会副主任委员，四川省西部放射治疗协会名誉会长，四川省医学会肿瘤医学专业委员会主任委员，四川省医学会放射肿瘤专业委员会主任委员，四川省抗癌协会理事长，四川省药品安全专家委员会风险评估与控制分委员会主任委员，四川省人工智能联盟副主席。

担任中华放射肿瘤学杂志副总编，《肿瘤预防与治疗》杂志主编，《肿瘤放射治疗学》副主编，*Reports of Practical Oncology and Radiotherapy* 杂志副主编。从事放射治疗30余年，是全国著名的中青年肿瘤放射学家。共发表论文200余篇，SCI收录论文20余篇。承担国家课题10余项，其中国家自然科学基金3项。曾获四川省科技进步二等奖2项、三等奖3项；四川省医学科技一等奖2项。

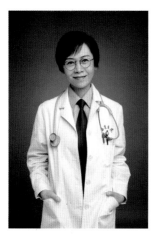

石梅，主任医师，教授，博士研究生导师，就职于空军军医大学（原第四军医大学）西京医院放射治疗科。美国斯坦福大学访问学者。兼任中华医学会肿瘤放射治疗专业委员会常务委员，中国临床肿瘤学会（CSCO）放疗专业委员会副主任委员，全军第九届肿瘤放射治疗专业委员会主任委员，西部肿瘤放射治疗协会副理事长，陕西省放射肿瘤治疗专业委员会主任委员，中华医学会肿瘤放射治疗专业委员会中枢神经肿瘤学组副组长等。曾获第四届"国之名医"优秀风范称号。承担国家级、省部级课题 12 项，发表 SCI 论文数 30 余篇。曾获全军医疗成果二等奖 1 项。主编、副主编出版专著 3 部。参与《中国中枢神经系统胶质瘤诊断与治疗指南》《中国中枢神经系统肿瘤放疗专家共识》等的编写工作。

医疗特色：头颈部肿瘤（含鼻咽癌）、CNS 系统肿瘤等精确放疗及联合化疗、靶向治疗等综合治疗。

盛晓芳，副教授，现任复旦大学附属华山医院放疗中心副主任，擅长神经系统肿瘤的综合治疗和放疗。

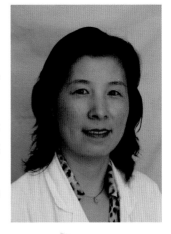

兼任上海市抗癌协会神经肿瘤专业委员会常务委员，中国医师协会脑胶质瘤专业委员会委员，上海医学会肿瘤放射治疗专业委员会委员，上海抗癌协会鼻咽癌专业委员会委员，上海市医学会医疗鉴定专家库成员，上海市核学会肿瘤放射治疗与影像专业委员会委员，复旦大学鼻咽癌诊治中心副主任，CSNO脊柱脊髓学组副组长等社会职务。

从事临床肿瘤放射治疗30年，有丰富的肿瘤临床治疗经验，特别对神经系统肿瘤的放疗和化疗有较深的研究，曾在美国 *stanford university* 和 *university of Michigan* 进修学习，参与编写《中国中枢神经系统恶性胶质瘤诊断与治疗共识》《中国中枢神经系统胶质瘤诊断与治疗指南》中的放射治疗章节的编写，参加《中国中枢神经系统肿瘤放疗专家共识》的编写。参与多本有关神经肿瘤治疗的专业书籍部分章节的编写，如《现代肿瘤学》《外科学》《神经外科诊疗规范和新技术新进展》《神经导航外科》《儿童神经系统肿瘤诊断与治疗》《中枢神经系统肿瘤临床实践指南》（NCCN中文版）。推动国内神经系统肿瘤MDT的推广和规范化治疗的宣教工作。

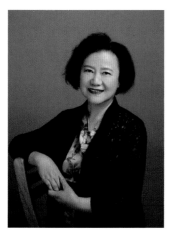

肖建平，主任医师，国家二级教授，北京协和医学院博士生导师。毕业于华中科技大学同济医学院，1991—1992 年于西德纽伦堡市医院放疗中心进修学习。兼任中国抗癌协会神经肿瘤专业委员会前任副主任委员、现任常务委员，中国抗癌协会北京市神经肿瘤专业委员会副主任委员，中国抗癌协会神经肿瘤专业委员会脑转移瘤学组组长，北京市神经肿瘤专业委员会脑转移瘤学组组长。

主要致力于大分割放疗及难治性脑部、体部转移瘤放疗的临床应用与科研工作。作为最早一批在国内开展大分割放疗的实践者之一，多次在国内会议、学习班中传授先进经验，并通过培养研究生、进修生，推动了众多基层医院的大分割放疗的发展。承担和完成国家科技部基础司前期研究专项、北京市自然科学基金、北京市首都发展基金、卫生部回国人员启动基金、北京市希望马拉松等课题；作为子课题负责人承担和完成国家重点研发计划项目课题。发表论文 50 余篇，其中被 The Oncologist、放疗红皮杂志等 SCI 期刊收录 10 余篇。参与编写《放射肿瘤学（第三版）》《放射肿瘤学（第四版）》《放射肿瘤学（第五版）》等专著，参与制订中国肺癌脑转移诊治专家共识。

中枢神经系统(central nervous system，CNS)，在人体中具有举足轻重的作用，是形成学习记忆、情感思维乃至支配一切生命活动的神经基础。当疾病侵犯中枢神经系统时，所表现出的临床症状复杂多变，诊疗过程中可能会遇到许多不确定性因素。因此，对于中枢神经系统肿瘤这类复杂的、难治性疾病，单一学科的诊疗模式已不再适用，迫切需要积极组织多学科、多专业团队协作，根据最新国内外指南及多年积累的临床经验，对每一位患者"量体裁衣"，以提供最佳的诊疗、护理、支持等合理方案，使患者获益最大化，这也是我们作为一名好医生的初衷和最终目标。

当前，微创手术、最大程度安全切除手术、精准放疗、分子诊断、靶向治疗和免疫治疗等新技术不断更新进步，不同程度地改善了中枢神经系统肿瘤患者的临床预后和生活质量，也引发了新的医学策略的思考。在肿瘤精准治疗时代，如何推动和指导我们放疗医师的临床诊疗工作？指南及专家共识重在制订放疗规范和原则，但遇到每个具体病例，临床操作中仍存在一些困惑。本书汇集了国内15个放疗中心具有代表性和实用价值的病例，涵盖胶质瘤、脑膜瘤、生殖细胞瘤、胚胎样肿瘤、脑转移瘤等原发或继发性中枢神经系统肿瘤，其中也包含了部分复发、罕见、难治的病例或采用质子重离子治疗的病例等，不仅展示了每个病例的特点、更突出的是从治疗策略选择、到治疗方法及转归等，都做了全面评论，总结了临床经验、列举了文献循证，对肿瘤相关学科医生学习和借鉴具有很好的指导作用。

由衷感谢参与编写本书的每一位专家及青年学者，见微知著，跬步千里，感谢大家在编写过程中辛勤的付出。谨望本书的出版，能切实让临床医生汲取其中的专业知识和学术素养，不断提高中枢神经系统肿瘤的诊治水平，造福广大患者！

四川省肿瘤医院 院长

序二

2016年柳叶刀子刊 *Neurology* 在线刊登了题为 "*Global，regional，and national burden of brain and other CNS cancer，1990-2016：a systematic analysis for the Global Burden of Disease Study 2016*"。文章显示在中国，脑部肿瘤（原发性脑癌和中枢神经系统癌症，即 CNS 癌症）发病率与死亡率双双位居全球第一。由于 CNS 肿瘤可能发生在颅内或脊髓，脑膜或神经，可以发病于儿童或成人，甚至老年人，其体征和症状的异质性取决于组织病理学和解剖区域的影响，因而临床诊疗环节多具复杂性，是典型的需要多学科团队发挥智囊作用，以提高和改善患者治疗预后和功能康复。

放射治疗作为 CNS 肿瘤综合治疗中的重要组成部分，近 10 余年来技术手段也有了长足的进步。早期 SRS 单次大分割放疗在一些良性肿瘤和脑转移癌治疗中获得成功，后续不断发展的三维适形放疗、调强放疗、旋转调强放疗、断层螺旋放疗等，使得 CNS 肿瘤治疗中技术选择更加多样化、分割模式多样化，海马等重要神经功能保护可实现，特别是影像诊断学科多功能、多参数、多模态技术的发展与进步，更让精准的放疗技术发挥定点"爆破"如虎添翼。

值得庆幸的是，放射治疗领域越来越多的专家学者，关注并开展 CNS 肿瘤放射治疗的研究和探索。本书则是汇集了国内 15 家放疗中心提供的、具有典型临床意义和实用价值的讨论病例，也涉及一些复发、罕见、难治或采用质子重离子治疗的病例。通过分析病例特征、诊断思路、治疗原则和方法，同时总结了临床经验及相关文献循证，以"接地气"的形式帮助相关学科医生学习和借鉴，并引发对临床科研的思考，相信不久将成为医生朋友们爱不释手的"口袋书"。

衷心感谢参与编写本书的每一位专家及青年学者，感谢大家在繁忙工作之余牺牲休息时间为撰写、互审、修改、完善此书所付出的努力！感谢李宝生教授的精心组织和指导。感谢出版社提供的优质平台，编辑同志们辛苦的后期制作。由于水平有限，内容可能存在不足、遗漏、甚至错误之处，恳请读者批评指正！

中枢神经系统（central nervous system，CNS）肿瘤包含原发性和继发性，分布在脑实质、柔脑膜、颅神经和脊髓等部位，具有组织病理学种类繁多，肿瘤异质性强等特点，且不同的肿瘤呈现不同的高峰年龄，涉及儿童、成年与老年。CNS 肿瘤诊疗水平的不断进步与提高，有依赖于分子影像、分子病理等相关学科的发展，有赖于神经外（内）科、肿瘤内科的不断发展，有赖于放射治疗技术和设备的不断发展，使肿瘤诊断更加准确、对疾病认识更加深入、立体定向放疗手段更加多元、综合治疗更加有效、靶向治疗效果更加凸显。这些都充分体现了在 CNS 肿瘤的诊疗工作中，规范化多学科协同诊疗（MDT）具有举足轻重的意义和价值。

在 CNS 肿瘤国际指南背景下，中国专家针对儿童颅内肿瘤（如生殖细胞瘤、髓母细胞瘤等）以及成人脑胶质瘤综合诊疗、MDT、以及放射治疗专家共识等也不断出新，这些指南或共识在指导放疗医师进行日常临床工作起到了很好的借鉴作用，但这些标准均侧重于放疗规范和原则的制订，而临床实践中，针对每个病例，我们往往可能会遇到一些困惑和问题，正因如此，促成了中枢神经系统肿瘤放疗典型病例荟萃的编写初衷。参与此项工作的人员，来自国内 15 家放疗中心、具有丰富临床、科研、教学经验的一线专家，他们精心筛选了具有实践参考价值的典型病例，虽然很多病例诊断相同，但不同的单位，从不同的角度分析讨论，从中可以发现不同的亮点，挖掘到不同的临床问题，相信这些宝贵的资源都将以飨读者。

本书的编写得到了郎锦义院长和李宝生教授的大力支持、指导和帮助，在此表示衷心的感谢！同时也衷心感谢编辑部老师们辛苦的付出。虽然全部书稿经过 3 次整理修改，但策划、选材、讨论、成稿与今日存在的时差，很难避免一些观点的滞后。此外，不足、遗漏、错误之处在所难免，恳请广大读者批评指正！在放疗医生的临床工作中，此书如果能给您带来指导和帮助，那将是我们莫大的荣幸。

编　者

目录

第一章　低级别胶质瘤

病例1　IDH突变的低级别胶质瘤全切术后同步放化疗

一、病历摘要

患者：男性，51岁，已婚。因确诊"脑恶性肿瘤术后1个月余"入院。

现病史：患者于2015年12月末无明显诱因下出现阵发性头晕，持续时间约1分钟，睡眠休息能缓解，并伴恶心呕吐1次，呕吐物为胃内容物，呕吐时有视物旋转。头晕时有视物模糊，有近期记忆力减退，无视物发黑，无听力障碍，无四肢抽搐，无大小便失禁，无意识障碍。2016年1月1日就诊于当地医院，查颅脑CT示：左侧颞叶少突胶质细胞瘤，建议MRI检查。2016年1月5日脑部增强MRI示（病例1图1）：左侧颞叶异常信号，首先考虑胶质瘤。2016年1月7日转诊至上一级医院，排除手术禁忌证后，于2016年1月13日在该院全麻下行幕上深部病变切除术（左侧颞叶肿瘤切除术）。术后病理示（病例1图2）：（左颞叶）少量胶质细胞瘤（WHO Ⅱ级）。采用染色体荧光原位杂交（FISH）法：左侧颞叶，少突胶质细胞瘤，WHO Ⅱ级，IDH突变伴1p/19q共缺失。免疫组化结果：IDH（+++），OLIG-2（+++），ATRX（+++），MGMT 90%失表达，PTEN（–），P53（–），GFAP（+），Ki-67 1%～5%。术后，患者神志清，精神可，胃纳睡眠可，大小便无殊，体重无明显减轻。

既往史、个人史、家族史均无特殊。

查体：患者一般状态良好，生命体征正常，营养评估正常。

神经系统检查：对答流利。思维力、判断力、定向力正常，记忆力较前减退，计算力无明显减退。双侧肢体肌力Ⅴ级，余神经系统查体未见异常。

实验室与辅助检查：血常规、肝肾功、离子五项均无异常，营养状态良好。

术后1个月复查MRI提示：左侧颞叶肿瘤术后，左侧颞叶见片状长T_1长T_2信号影，增强后未见明显强化，余脑实质内未见明显异常信号占位，左侧颞骨术后改变。MRS：术区内侧部分区域见NAA峰减低，Cho峰增高。左侧颞叶肿瘤术后改变，局部未见明显肿瘤复发征象。

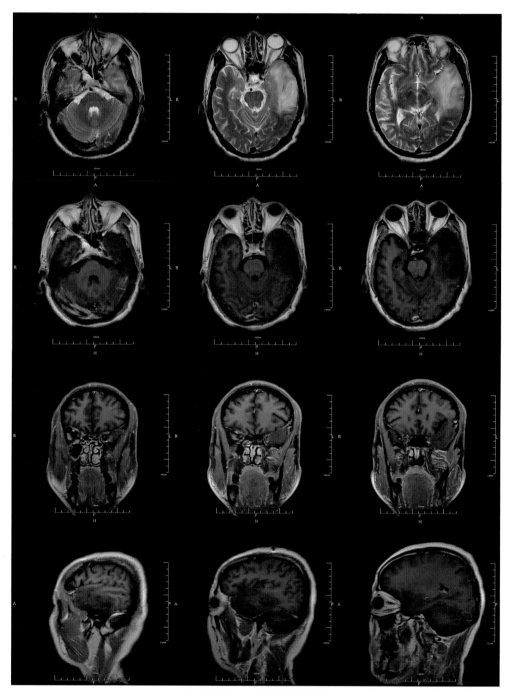

病例1图1　术前脑部MRI

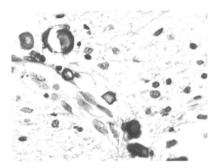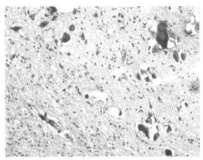

病例1图2　术后病理

二、病例特点

本例患者为 51 岁的中年男性，术前 MRI 示左侧颞叶异常信号灶，术中见左侧颞叶肿瘤大小 6.0cm×4.0cm×4.0cm。术后证实（左颞叶）少突胶质细胞瘤（WHO Ⅱ级），采用染色体荧光原位杂交（FISH）法：左侧颞叶，少突胶质细胞瘤，WHO Ⅱ级，IDH 突变伴 1p/19q 共缺失。免疫组化结果：IDH（+++），OLIG-2（+++），ATRX（+++），MGMT 90% 失表达，PTEN（-），P53（-），GFAP（+），Ki-67 1%~5%。依据术后 1 个月 MRI 提示肿瘤已行完整切除，未见明显残留病灶。

三、专家（主任医师）分析

胶质瘤起源于神经胶质细胞，是颅内最常见的原发性恶性肿瘤。根据病理学特点，世界卫生组织将其分为 Ⅰ~Ⅳ级，定义 Ⅰ~Ⅱ级为低级别胶质瘤（low-grade gliomas，LGGs），Ⅲ~Ⅳ级为高级别胶质瘤（high-grade gliomas，HGGs）。低级别胶质瘤约占颅内胶质瘤的 15%，生长缓慢，侵袭性较低，平均生存时间较高级别胶质瘤长，但低级别胶质瘤可能随着时间推移发生恶变。低级别胶质瘤患者的不良影响因素包括：年龄 ≥ 40 岁、星形细胞瘤，肿瘤最大径 ≥ 6cm、肿瘤跨中线和术前神经功能缺损，而 1p/19q 杂合性缺失、IDH 突变则是预后良好的因素。该患者年龄大于 40 岁，术前有神经系统症状，影像学提示颞叶单发病灶，早期安全地最大范围切除肿瘤可能带来更长的无进展生存期及总生存期。我们在手术后复查脑部增强 MRI：术区增强后未见明显强化；MRS：术区内侧部分 NAA 未见明显降低，Cho 波峰及 Cho/NAA 比值未见异常升高，提示肿瘤全切。对其手术切除的标本进行分子病理学检测，该患者为 IDH 突变型，提示预后良好。由于胶质瘤具有浸润性生长的特点，手术难以做到真正意义上的完全切除，术后进行放化疗可延长患者无进展生存及总生存时间。根据中国恶性胶质瘤治疗专家共识及 NCCN 指南推荐，术后辅助放疗剂量为 45~54Gy，分次剂量 1.8~

2.0Gy。根据 RTOG9802，首选 PCV 方案 [化疗 6 周期：甲基苄肼 60mg/m² 口服 d8 ~ 21，CCNU 110mg/m²，d1，长春新碱 1.4mg/m²，（最大剂量，2.0mg）d8 和 d29]，但国内无甲基苄肼，故选择替莫唑胺方案化疗。放疗可引起脑部水肿、癫痫、神经损害等，可予脱水、营养神经等对症支持治疗。治疗结束后，建议患者 2 年内每 3 个月复查脑部 MRI。

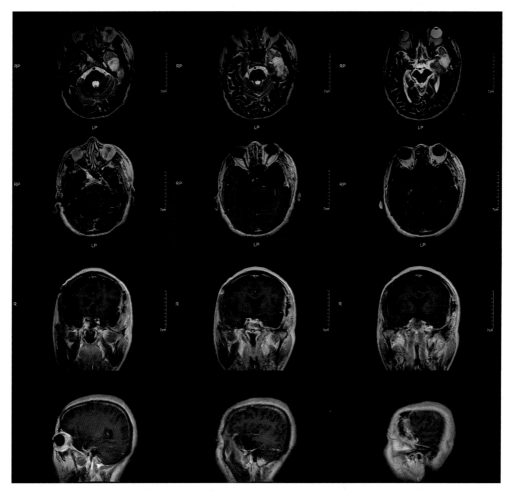

病例1图3　放疗前复查脑部MRI T₂及T₁增强序列

四、治疗过程

1. 治疗方案　术后辅助放疗同步予替莫唑胺化疗。

2. 放射治疗

（1）CT 模拟定位：仰卧位，双上肢置体侧，增强扫描范围：颅顶至 C₂ 椎体，扫描层距、层厚为 3mm/3mm。

（2）靶区勾画（病例 1 图 4）：将 CT 定位图像与术后 MR 的 T_2 图像融合。GTV：术后瘤床及 T_2-FLAIR 异常水肿带，CTV：GTV 外扩 1.5cm，遇到脑干、眼眶、骨以及解剖屏障处回收，PTV：CTV 外放 3mm。

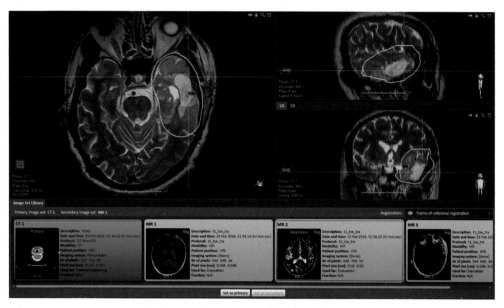

病例1图4　放疗靶区与DVH图

（3）放疗技术与处方剂量、要害器官限制：采用 IMRT 技术设计旋转调强计划；处方剂量：PTV：DT 50Gy/25F。危及器官受量限制为：脑干 Dmax ＜ 54Gy，视交叉 Dmax ＜ 54Gy，左侧视神经 Dmax ＜ 54Gy，双侧晶体 Dmax ＜ 7Gy。

（4）计划评估：95% 的处方剂量包含 100% 靶区。

3. 同步化疗　替莫唑胺（TMZ）140mg［75mg/（m^2·d）］口服化疗与放疗同时开始，1 次 / 日，放疗期间服用。

4. 毒副反应处理　放疗期间出现轻度脑水肿，予甘露醇及米乐松脱水、兰索拉唑护胃、神经节苷脂减轻放射性神经损伤、丙戊酸钠预防癫痫等对症治疗。治疗期间未见明显骨髓抑制。（病例 1 图 5）

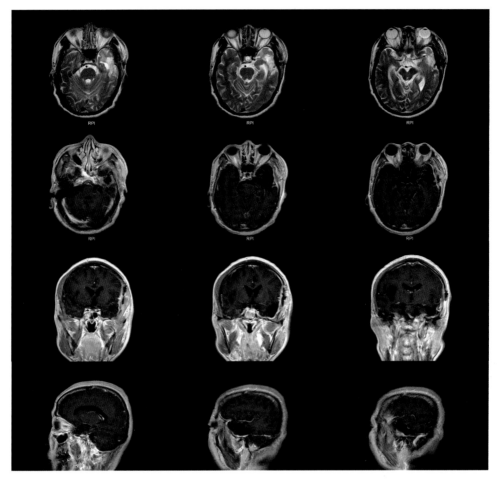

病例1图5　放疗后复查脑部MRI T₂及T₁增强序列

五、随访与处理意见

2016 年 2 月 25 日（脑术后放疗前）脑增强 MRI ＋波谱 MRS：左侧颞叶肿瘤术后，左侧颞叶见片状长 T_1 长 T_2 信号影，增强后未见明显强化，余脑实质内未见明显异常信号占位，左侧颞骨术后改变。MRS：术区内侧部分区域见 NAA 峰减低，Cho 峰增高。左侧颞叶肿瘤术后改变，局部未见明显肿瘤复发征象。

2016 年 4 月 13 日（脑术后放疗同步替莫唑胺治疗后）脑增强 MRI：左侧颞叶肿瘤术后，左侧颞叶见片状长 T_1 长 T_2 信号影，增强后未见明显强化，右侧颞顶叶见不规则囊性信号影，增强后无强化，双侧脑室、脑池无明显扩大。中线结构居中。左侧颞骨术后改变。左侧颞叶肿瘤术后改变，右侧颞顶叶异常信号灶，均较前片（2016-02-25 MRI）相仿。

2016 年 5 月 12 日（脑术后放疗同步替莫唑胺治疗后 1 个月）脑部增强 MRI：左侧颞叶脑胶质瘤术后，左侧颞叶见片状长 T_1 长 T_2 信号影，增强后外侧缘见条状强化，未见明显异常强化结节，右侧颞顶叶见不规则长 T_1 长 T_2 信号影，增强后无强化，双侧脑室、脑池无明显扩大。中线结构居中。左侧颞骨术后改变。左侧颞叶胶质瘤术后改变，左侧颞叶、右侧颞顶叶异常信号区，较前片（2016-04-12 MRI）相仿。

2016 年 8 月 15 日（脑术后放疗同步替莫唑胺治疗后 4 个月）颅脑增强 MRI：左侧颞叶脑胶质瘤术后，左侧颞叶见片状长 T_1 长 T_2 信号影，增强后外侧缘见条状强化，未见明显异常强化结节，右侧颞顶叶见不规则长 T_1 长 T_2 信号影，增强后无强化，双侧脑室、脑池无明显扩大。中线结构居中。左侧颞骨术后改变。左侧颞叶胶质瘤术后改变，左侧颞叶、右侧颞顶叶异常信号区，较前片（2016-05-12 MRI）相仿。

2016 年 11 月 11 日（脑术后放疗同步替莫唑胺治疗后 7 个月）颅脑增强 MRI：左侧颞叶见片状长 T_1 长 T_2 信号影，边界不清，形态不规则，增强后术区未见明显异常强化结节，右侧颞顶叶见不规则长 T_1 长 T_2 信号影，增强后无强化，周缘少量水肿带。脑室系统未见扩大。中线结构居中。左侧颞部术后改变。左侧颞叶胶质瘤术后改变，左侧颞叶、右侧颞顶叶异常信号区，较前相仿。

2017 年 5 月 19 日电话随访，患者现一般情况良好，诉右侧指端感觉异常，活动无异常。建议定期复查。

六、经验分享

1. 早期安全地最大范围切除肿瘤可能带来更长的无进展生存期及总生存期，推荐 MRI T_2/FLAIR 容积定量分析作为低级别胶质瘤手术是否全切及切除程度的判断，并且可加做波谱 MRS、血流灌注等功能磁共振成像，并以此影像作为判断后续治疗疗效或肿瘤进展的基线。

2. 组织形态学是病理学诊断的基础，胶质瘤分子生物学标记对确定分子亚型、个体化治疗及临床预后判断具有重要意义，推荐对胶质瘤患者行 IDH、1p/19q 缺失、MGMT 甲基化状态、TERT、BRAF 等分子病理学检测。

3. 术后放化疗对延长患者无进展生存期及总生存期有益，IDH 突变者术后化疗联合标准放疗效果更好。RTOG9802 确立了 PCV 作为同步化疗的首选，但后期多项临床试验证实，替莫唑胺有更低的毒性及更好的耐受性，临床效果与 PVC 方案相似，具有更大的应用前景。

七、相关知识点

1. 异柠檬酸脱氢酶（isocitrate dehydrogenases，IDH）是普遍存在于人和真核生物中的异柠檬酸脱氢酶基因编码的蛋白酶，是三羧酸循环中的关键限速酶，有 5 个基因编码和三个亚型（IDH1、IDH2、IDH3），其中 IDH1 位于细胞质内，IDH2、IDH3 位于线粒体内。2008 年，Parsons 等以 22 例多形性胶质瘤为研究对象，利用基因测序，首次发现 IDH 突变，12% 患者发生 IDH 突变，其主要发生于继发患者和青年患者，并且 IDH 突变患者生存期明显优于野生型患者 [1]。随后，Yan 等人以 455 例中枢神经系统肿瘤患者和 494 例非中枢神经系统肿瘤患者为对象，发现 IDH1（R132）、IDH2（R172）突变主要发生于 Ⅱ 级、Ⅲ 级胶质瘤患者，并且突变者生存期均优于野生型患者，提示 IDH 可作为判断胶质瘤预后的指标 [2]。

2. IDH1 突变的胶质瘤患者的 MRI 表现具有一定的特征性，主要体现在强化方式及病灶位置。胶质瘤患者病灶可发生在各个脑叶，与野生型患者相比，IDH1 突变通常发生仅发生于一侧脑叶，较少位于功能区，额叶多见，并且其肿瘤病灶边界清晰，无明显强化。以上表现均提示 IDH 突变者侵袭性不高 [3~4]。对其进行更进一步的 MRI 检查，有研究发现，IDH1 突变型与野生型的星形胶质瘤在 MRI DTI 上具有不同的表现。Ⅱ 级、Ⅲ 级星形胶质瘤的各向异性最大值、各向异性最大值比值、最小 ADC 值及最小 ADC 值比值均存在统计学差异。MRI DTI 作为无创性检查检出 IDH1 突变具有潜力 [5]。

3. 多项回顾性研究表明，手术切除范围是低级别胶质瘤患者预后的因素，手术切除范围越大，可延长患者无疾病进展生存期和总生存期 [6~7]。Turkoglu E 等人回顾性分析 63 名手术治疗的低级别胶质瘤患者资料，其中，全切患者 35 人，次全切患者 19 人，活检患者 9 人，经过单因素及多因素分析，证实手术切除范围是其预后因素。Justin 等人回顾性分析 216 例手术治疗的低级别胶质瘤患者，发现手术切除范围在 90% 以上的患者，5 年和 8 年生存率为 97% 和 91%，而手术切除范围低于 90% 的患者则分别为 76% 和 60%，多因素分析也证实了手术切除范围是总生存期长短的因素。

4. 低级别胶质瘤术后放疗时机是一个具有争议的问题。EORTC 22845 研究将 311 名患者分为对照组（延迟放疗）和试验组（术后早期放疗，≤ 8 周），尽管两组患者中位生存期无明显差异，但试验组可明显延迟疾病无进展生存期，并且，有利于癫痫症状的控制 [8]。放疗剂量的选择是权衡肿瘤疗效与毒性反应的指标，EORTC 22844 比较了高、低剂量（59.4Gy VS 45Gy）的生存情况，该研究共入组 379 名低级别胶质瘤患者，统计分析显示两组间的生存期无明显差异，随后的生存质量分析显示，低剂量组毒副反应更低，低剂量更具临床优势 [9~10]。RTOG 9802 肯定了放疗联合化疗在低级别胶质瘤中的作用，结果显示，较单纯放疗，放疗联合 PVC 方案可延长无疾病进展期，在两年以上生存患者中，具有总生存优势 [11]。随着替莫唑胺的广泛应用，由于其毒性低、耐受性良好的优点，PCV 正逐步被替莫唑胺取代，RTOG 0424 验证了替莫唑胺在低级别胶质瘤中的应用[12]。

（孔　月　陈媛媛）

参考文献

[1] Parsons DW，Jones S，Zhang X，et al.An integrated genomic analysis of human glioblastoma multiforme[J].Science，2008，321（5897）：1807–181.

[2] Hai Yan，Parsons DW，Genglin Jin，et al.IDH1 and IDH2 Mutations in gliomas[J].N Engl J Med，2009，360（8）：765–773.

[3] Sonoda Y，Shibahara I，Kawaguchi T，et al.Association between molecular alterations and tumor location and MRI characteristics in anaplastic gliomas[J].Brain Tumor Pathol，2015，32（2）：99–104.

[4] Songtao Qi，Lei Yu，Hezhen Li，et al.Isocitrate dehydrogenase mutation is associated with tumor location and magnetic resonance imaging characteristics in astrocytic neoplasms[J].Oncology Letters，2014，7（6）：1895–1902.

[5] Tan WL，Huang WY，Yin B，et al.Can diffusion tensor imaging noninvasively detect IDH1 gene mutations in astrogliomas？ A retrospective study of 112 cases[J].AJNR Am J Neuroradiol，2014，35（5）：920–927.

[6] Turkoglu E，Gurer B，Sanli AM，et al.Clinical outcome of surgically treated low–grade gliomas：a retrospective analysis of a single institute[J].Clinical neurology and neurosurgery，2013，115（12）：2508—2513.

[7] Smith JS，Chang EF，Lamborn KR，et al.Role of extent of resection in the long–term outcome of low–grade hemispheric gliomas[J].Journal of clinical oncology：official journal of the American Society of Clinical Oncology，2008，26（8）：1338–1345.

[8] M J van den Bent，Afra D，Witte OD，et al.Long–term efficacy of early versus delayed radiotherapy for low–grade astrocytoma and oligodendroglioma in adults：the EORTC 22845 randomised trial[J].Lancet，2005，366（9490）：985–990.

[9] Karim AB，Maat B，Hatlevoll R，et al.A randomized trial on dose–response in radiation therapy of low–grade cerebral glioma：European organization for research and treatment of cancer（EORTC）study 22844[J].International journal of radiation oncology，biology，physics，1996，36（3）：549–556.

[10] G.M.Kiebert，D.Curran，N.K.Aaronson，et al.Quality of life after radiation therapy of

cerebral low-grade gliomas of the adult : results of a randomised phase III trial on dose response (EORTC Trial 22844) [J].European Journal of Cancer, 1998, 34 (12): 1902-1909.

[11] Shaw EG, Meihua Wang, W.Coons S, et al.Randomized trial of radiation therapy plus procarbazine, lomustine, and vincristine chemotherapy for supratentorial adult low-grade glioma : initial results of RTOG 9802[J].Journal of clinical oncology, 2012, 32 (25): 3065-3070.

[12] Fisher BJ, Chen Hu, Macdonald DR, et al.Phase 2 study of temozolomide-based chemoradiation therapy for high-risk low-grade gliomas : preliminary results of radiation therapy oncology group 0424[J].Int J Radiat Oncol Biol Phys, 2015, 91 (3): 497-504.

病例2　胼胝体胶质瘤活检术后同期放化疗

一、病历摘要

患者：女性，48 岁，汉族，确诊"胼胝体胶质细胞瘤术后 3 周"。

现病史：患者于 2015 年 1 月无诱因出现近期记忆力减退，未予重视。2016 年 1 月 2 日出现发作性晕厥 1 次，持续 1 ~ 2 分钟，可自行缓解，无明显头痛头晕，无恶心呕吐，无视物模糊，无视物旋转，无听力障碍，无四肢抽搐，无大小便失禁等不适。2016 年 1 月 8 日就诊于当地医院，查颅脑 CT 示：两侧额顶枕叶、左侧丘脑及胼胝体压部大片低密度影，建议 MRI 检查。2016 年 1 月 9 日查颅脑 MRI 增强示（病例 2 图 1）：① 两侧侧脑室及第三脑室内及周围脑实质、胼胝体异常信号伴间质性脑水肿，肿瘤考虑，胶质瘤可能；②两侧额叶多发腔隙性脑缺血灶；③鼻咽部顶后壁软组织稍增厚。遂于 2016 年 3 月 2 日在全麻下行幕上深部病变切除术（胼胝体肿瘤切取活检术）；经查冰冻切片 GM，诊断结果：（胼胝肿瘤）胶质细胞瘤（符合 II 级）。术后病理提示（病例 2 图 2）：①（胼胝体肿瘤 1）脑组织伴胶质细胞增生；②（胼胝体肿瘤 2、3）弥漫性星形细胞瘤，II 级。分子病理提示：Ki-67 1%，IDH1(+)，PTEN(+)，MGMT 甲基化，P53(+)。术后 18 天转入放疗科。自发病以来，患者反应较前迟钝，记忆力较前减退，饮食较差，余无异常。

既往史、个人史、家族史均无特殊。

查体：患者一般状态良好，生命体征正常，营养评估正常。

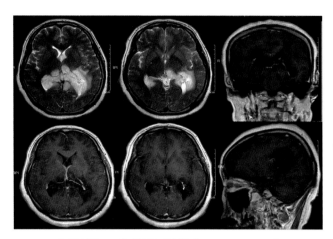

病例2图1 术前MRI图像（2016-01-09）

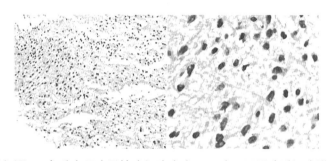

病例2图2 术后病理（异性瘤细胞大小不一致，可见胶质细胞增生）

神经系统检查：语言清晰但欠流利。思维力、判断力、定向力正常，记忆力及计算力减退。双侧肢体肌力Ⅴ级，余神经系统查体未见异常。

实验室与辅助检查：血常规、肝肾功能、凝血四项均无异常，营养状态良好。

术后3天复查颅脑CT提示：①脑部恶性肿瘤术后改变，术区积气积液并少量出血灶考虑，请随访；②双侧半卵圆中心叶密度减低及侧脑室局部显示欠清，术后改变可能大，请结合临床。

术后1周复查颅脑MRI提示：脑胶质瘤术后：右侧枕叶、右侧脑室三角区、胼胝体压部术后改变，术区周围DWI可见高信号区，请结合临床。

二、病例特点

本例患者为48岁的中年女性，胼胝肿瘤大小8cm×3cm×3cm，肿瘤最大径＞4cm。术前MRI影像提示：胼胝体体部后1/3、压部及两侧侧脑室体及三角区旁白质、后扣带回、左侧丘脑、左侧顶叶广泛异常信号，平扫呈长T_1长T_2信号影，DWI略高信号，增强扫描不均匀，轻度强化，侧脑室体部、三角区脑室壁信号异常，脑室轻度扩张。根据患者病史、体征及辅助检查结果，胼胝体占位性病变诊断明确，考虑脑胶质瘤可能大，确诊有待病理。患者肿瘤位于双侧胼胝体，位置深在且涉及大脑重要功能区域，手术难以切除，故拟行肿瘤切取活检，活检术后证实（胼胝肿瘤）胶质细胞瘤（符合Ⅱ级），根据分子病理检测 IDH1 基因突变，提示肿瘤预后可能较好。

三、专家（主任医师）分析

低级别胶质瘤患者的中位好发年龄为 35～44 岁，与该患者年龄相符，脑胶质瘤的生长部位是影响预后的重要因素之一，而胼胝体胶质瘤解剖部位特殊，尽管神经导航、术中 MRI 和电生理监测技术的发展和应用使脑肿瘤的治疗效果得到显著改善，但由于胼胝体病变部位深在，常累及双侧大脑半球，涉及大脑重要功能区域，故胼胝体胶质瘤残留发生率较高，手术全切率较其他部位低。采用何种治疗手段及治疗规划难以确定，优劣之间也难以比较。本例患者胼胝肿瘤较大，大小约 8cm×3cm×3cm，侵犯范围广，胼胝体体部后 1/3、压部及两侧侧脑室体及三角区旁白质、后扣带回、左侧丘脑、左侧顶叶均有明显占位效应，且位于胼胝体功能区域，结合患者意见，外科行肿瘤活检术明确病理。由于肿瘤未切除，故建议在患者活检伤口愈合并 PS 评分 0～1 的情况下，术后 4～6 周给予根治性放化综合治疗，方案应参照 STUPP 方案、NCCN 指南和中国恶性胶质瘤治疗专家共识。由于低级别胶质瘤中位生存时间可达 5～10 年，必须强调放疗靶区勾画时应参照术后 4～6 周复查的 MRI，MRI 扫描序列包括 T_2WI、T_2/FLAIR、DWI/AS，以判断肿瘤位置、范围及对周围正常组织的保护。由于肿瘤位置特殊，不排除治疗过程中水肿导致癫痫发作，需继续口服抗癫痫药物至少 6 个月。治疗过程中密切观察可能出现的骨髓抑制、胃肠道反应、脑水肿和神经功能变化，必要时给予对症处理。

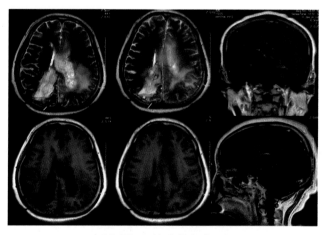

病例2图3　放疗前复查MRI

四、治疗过程

1. 治疗方案　STUPP 方案。

2. 放射治疗

（1）CT 模拟定位：仰卧位，双上肢置体侧，增强扫描范围：颅顶至 C_2 椎体，扫描层距、层厚为 2mm/2mm。

（2)CT-MRI 图像融合靶区勾画：将 CT 定位图像与术后 4 周 MR 的 T_2WI 图像融合。GTV：术后 MR T_2WI 序列显示的右侧枕叶、右侧脑室三角区、胼胝体压部术后的异常高信号区域勾画为 GTV，GTV 外扩 1 ~ 2cm 生成 CTV，PTV 为 CTV 外扩 0.3cm。

（3）放疗技术与处方剂量、要害器官限制：采用 VMAT 技术设计旋转调强计划；处方剂量：PTV：DT 50Gy/25F。危及器官受量限制为：脑干 Dmax < 54Gy，视交叉 Dmax < 54Gy，左侧视神经：Dmax < 54Gy，双侧晶体：Dmax < 7Gy。靶区勾画及剂量曲线见病例 2 图 4。

（4）计划评估：95% 的处方剂量包含 100% 靶区，DVH 图见病例 2 图 5。

3. 化疗或药物治疗　放疗与 TMZ［75mg/（m^2·d）］口服化疗同时开始，1 次 / 日，连续服用 35 天，放化疗结束后继续辅助替莫唑胺 150 ~ 200mg/m^2 口服化疗 6 个月。

4. 治疗中的不良反应与处理　同步放化疗期间出现轻度脑水肿症状，对症处理后好转。放疗过程中，2019 年 5 月 11 日出现高热，最高体温 39℃，伴寒战，胸部 CT 未见异常，血培养见"凝固酶阴性葡萄球菌"，予"舒普深 3.0g 静脉滴注，2 次 / 日"及"稳可信 1.0g 静脉滴注，1 次 /12 小时"方案抗感染对症治疗。

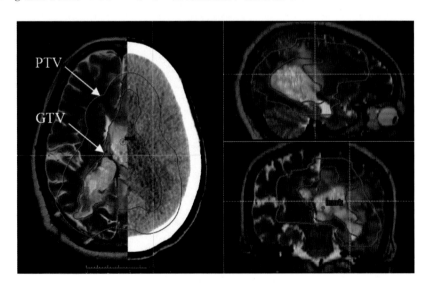

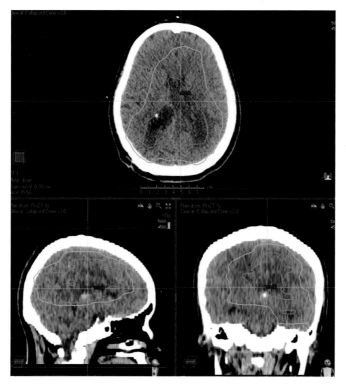

病例2图4　CT与MRI融合的放疗靶区及剂量曲线

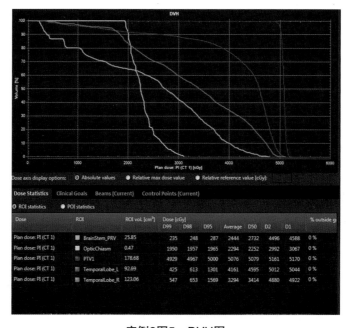

病例2图5　DVH图

五、随访与处理意见

2016 年 5 月 26 日（同期放化疗结束时）复查 MRI 示（病例 2 图 6）：右侧顶枕叶、侧脑室三角区术后改变，术区边缘少量条状强化，但未见明显实质性强化结节，两侧侧脑室体部及三角区片状稍长 T_1 长 T_2 信号，强化不明显，病灶周围可见水肿信号。DWI 可见右侧顶枕叶术区边缘高信号区。中线结构显示居中。MRS：感兴趣区诸波峰紊乱无效。对比前片提示：①右侧顶枕叶、侧脑室三角区术后改变，两侧侧脑室体部及三角区，左侧丘脑、两侧顶叶异常信号较前相仿；② MRS：感兴趣区诸波峰紊乱无效。术腔血肿较前缩小，未见明显复发病灶。放疗结束后予替莫唑胺（TMZ）150mg/m² 5/28 方案辅助化疗，如无不适，则 1 个月后 TMZ 加量至 200mg/m²，5/28 方案维持 6 个月。

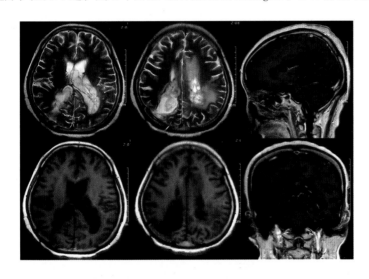

病例2图6 放化疗结束时复查MRI

2016 年 8 月 15 日（放化疗后 3 个月）第二次复查头颅 MRI 示（病例 2 图 7）：右侧顶枕叶、侧脑室三角区术后改变，术区边缘少量条状强化，但未见明显实质性强化结节，两侧侧脑室体部及三角区片状稍长 T_1 长 T_2 信号，强化不明显，灶周围可见水肿信号。DWI 可见右侧顶枕叶术区边缘高信号区。中线结构显示居中。对照 2016-05-26 复查 MRI 提示：右侧顶枕叶、侧脑室三角区术后改变，两侧侧脑室体部及三角区，左侧丘脑、两侧顶叶异常信号较前相仿。

2016 年 10 月 10 日（放化疗后 5 个月）第三次复查头颅 MRI 示：DSC-PWI 所见右侧术区未见明显异常高灌注区，CBV、CBF 均低于脑实质，左侧侧脑室内病变区域 CBV、CBF 高于脑脊液，略低于脑实质，MTT、TTP 较脑实质延长。对照 2016-08-15 复查 MRI 提示：①右侧顶枕叶、侧脑室三角区术后改变，两侧侧脑室体部及三角区，左侧丘脑、两侧顶叶异常信号较前相仿；② DSC–PWI 提示右侧顶枕叶术区未见明显异常高灌注表现，左侧侧脑室内病灶可见血流灌注表现，CBV、CBF 略低于正常脑实质。故继续 TMZ 200mg/m² 5/28 方案化疗至放疗后 6 个月。继续观察随访（病例 2 图 8）。

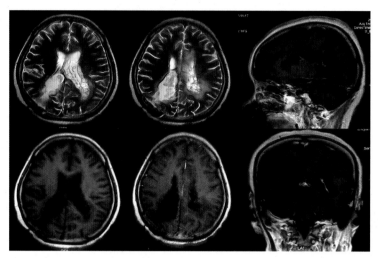

病例2图7　放疗结束后3个月复查MRI（2016-08-15）

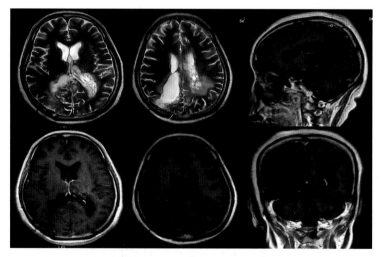

病例2图8　放疗结束后6个月复查MRI（2016-10-10）

2016 年 12 月 20 日（放化疗后 8 个月）复查头颅 MRI 示：右侧顶枕叶、侧脑室三角区术后改变，术区边缘少量条状强化，但未见明显实质性强化结节，两侧侧脑室体部及三角区片状稍长 T_1 长 T_2 信号，强化不明显，灶周围可见水肿信号。DWI 可见右侧顶枕叶术区边缘高信号区。中线结构显示居中。MRS：感兴趣区诸波峰紊乱无效。对照 2016-10-10 MRI 片：①右侧顶枕叶、侧脑室三角区术后改变，两侧侧脑室体部及三角区，左侧丘脑、两侧顶叶异常信号，与前大致相仿；② MRS：感兴趣区诸波峰紊乱无效。

2017 年 3 月 20 日（放化疗后 1 年）复查头颅 MRI（病例 2 图 9）：右侧顶枕叶、侧脑室三角区术后改变，两侧侧脑室体部及三角区旁见片状稍长 T_1 长 T_2 信号，弥散未见明显受限，增强后未见明显异常强化灶。余脑实质内未见明显占位灶，中线结构显示居中。MRS：两侧脑室后角旁 Cho 峰略显升高，NAA 峰未见降低，比值未见倒置。

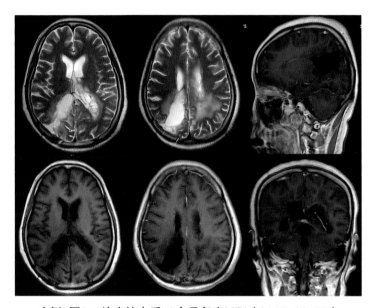

病例2图9　放疗结束后12个月复查MRI（2017-03-20）

六、经验分享

1. 胼胝体胶质瘤由于位置特殊，无法完整切除，且该患者年龄超过 40 岁，存在高危因素，故活检术后采取放化疗并放疗后 1 个月开始继续口服 TMZ 维持治疗。

2. 低级别胶质瘤，尤其是 IDH1 突变患者预后相对较好，其 5 年、10 年、15 年和 20 年的累积生存率分别为 59.9%、42.6%、31.9% 和 26.0%，治疗过程中建议对海马等重要脑组织进行保护。

七、相关知识点

1. 低级别胶质瘤同步放化疗及辅助化疗的获益

（1）低级别胶质瘤其治疗方案尚存较多争议，比较一致的观点认为最大限度地降低肿瘤细胞负荷（切除范围＞90%）能有效提高患者的生存率，但生长在功能区域的肿瘤，手术切除可能会带来新的永久性神经功能缺损。此类患者究竟是尽早切除还是随访观察，待肿瘤进展时再治疗，一直存在争议。Steltzer 等[1]认为胼胝体胶质瘤若通过胼胝体辐射侵犯双侧大脑半球则手术指征不强，疗效差，X 刀、γ 刀治疗难以达到理想的效果，应以普通放疗为主。RTOG 9802 已证明术后辅助放化疗可以显著延长低级别胶质瘤的生存[2～3]。EORTC 22845[4]将接受手术或活检的 311 例低级别胶质瘤患者分早期放疗和延迟放疗两组进行研究，认为早期放疗与延迟放疗虽然 OS 无差别，但可延长 PFS，尤其是对年老（＞45 岁）、局部神经功能缺陷、高颅内压或认知力下降的患者，应早期放疗。放疗是 LGG 标准治疗方案之一，当选择给予患者术后立即放疗时需要考虑的因素包括：出现与肿瘤相关症状以及具有预后差的高危险因素，后者包括：年龄≥40 岁、术前肿瘤体积较大（例如≥5cm）、累及双侧半球、不全切除、组织学上有星形细胞成分、上升的 MIB-1 指数（＞3%）、1p/19q 无缺失以及 IDH 无突变。IDH1/2 突变和 1p/19q 联合缺失的低风险患者术后可先化疗，待肿瘤进展或复发时再放疗。而术后肿瘤残留、神经症状明显的高风险 LGG 患者，建议术后早期放化疗联合进行。

（2）低级别胶质瘤的进展相对缓慢且阻隔于血 - 脑屏障，曾一度被认为是化疗不敏感肿瘤。然而 RTOG9802 将 1998—2002 年期间诊断为低级别胶质瘤的 251 例高危患者（年龄＞40 岁或肿瘤未全切除者）随机分为两组，试验组患者术后接受放疗＋6 个周期 PCV 化疗，对照组术后仅接受放疗，结果表明相对于单纯放疗而言，放疗＋PCV 化疗方案可明显延长患者的中位生存期（13.3 VS 7.8 年，$P = 0.03$）、中位无进展生存期（10.4 VS 4.0 年，$P = 0.002$）以及总生存期（$P = 0.003$），提示在放疗基础上加用化疗可能延迟生存期[3]。10 年来，多位学者针对 TMZ 的回顾性研究及小样本的前瞻性临床试验表明，TMZ 对于无论是新诊断还是复发性低级别胶质瘤都有一定的客观应答率，且耐受良好。尽管目前尚无临床试验就低级别胶质瘤 PCV 方案与 TMZ 各方案的化疗疗效做过比较，但由于 TMZ 可口服，易于透过血 - 脑屏障，并且较 PCV 不良反应轻、应用方便等特点，现临床上倾向于使用 TMZ 方案。

2. 低级别胶质瘤放疗剂量的选择和分割模式

（1）低级别胶质瘤的放疗剂量多为 45～54Gy。EORTC 22844[5]的多中心 RCT 研究结果显示低剂量［45Gy/（25F·5w）］和高剂量［59.4Gy/（33F·6.6w）］组的 PFS、OS 并无明显统计学差异。而生活质量分析显示高剂量组在放疗后立即出现明显疲劳和失眠，完成放疗 7～15 个月后高剂量组情感功能水平明显下降和休闲时间活动显著受损。

（2）来自 NCCTG、RTOG 和 ECOG 联合研究的一项 RCT[6]也得出相似的结论：高剂量组（64.8Gy/36F）和低剂量组（50.4Gy/28F）相比，显示出稍低的生存率和偏高的放射性坏死发生率。鉴于低剂量放疗能达到相同的临床效果，又能降低并发症的发生，一般给予（50.4 ~ 54Gy/28 ~ 30F）的较低剂量是充分且有效的。

3. 低级别胶质瘤靶区设计问题

（1）靶区设计：低级别胶质瘤的靶区勾画应以术后 MRI 作为确定 GTV 的依据，术前 MRI 作为参考。有条件应做术后 72 小时的 MRI。如无 MRI，CT 亦可。通常不表现为强化，因而增强扫描难以提供更多的信息，T_2WI 是病变范围显示最清楚的系列（浸润的部分 MRI 无法看到），且肿瘤水肿很轻，往往 T_2WI 显示的范围就是肿瘤实体的范围。因此 GTV 应为 MRI T_2WI 或 FLAIR 异常高信号区。

（2）EORTC 22845 和 NCCTG 的研究提示，低级别胶质瘤仅 4% 和 5% 在野外复发，5% 和 3% 为边缘复发，91% 和 92% 的复发均在野内高剂量区。不论靶区设计如何，中心性复发仍然占绝对优势。美国脑肿瘤协会的一些机构发表的评估小 CTV 边界的回顾性研究结果，显示小至 5mm 的边界并未增加边缘复发风险，其中大部分研究包含 3 ~ 5mm 额外的 PTV 边界。

（3）放疗虽能在一定程度上控制肿瘤复发，但同时也可能导致放疗后患者神经认知功能障碍等不良反应，减小靶区体积可能减少正常脑组织受照剂量，尤其是对生存期较长的低级别胶质瘤，既往研究在为期 12 年的随访中发现，相比于未接受放疗的患者，放疗使得远期认知功能障碍明显增加（53% ：27%），放射毒性引起的认知功能障碍远超过肿瘤本身产生的认知功能不良反应。因此放疗过程中，应加强对脑组织如海马等的保护，以减少后期认知功能损伤。

4. 低级别胶质瘤不全切除的预后差异 手术切除范围（extent of resection，EOR）对总生存期和无进展生存期的影响目前仍不确定，也没有随机对照试验来评价这一问题。但是，许多回顾性研究表明大范围切除能带来明显的生存受益，全切 / 近全切不仅可以降低肿瘤复发概率及恶变风险，还可以延长患者总生存期和无进展生存期，同时有助于控制癫痫发生率。Justin 等 [7] 对 216 位患者进行了一项回顾性的观察研究，发现肿瘤切除范围（EOR）> 90% 比 < 90% 生存期明显延长，且术后仅 4 例出现永久性神经功能缺失，多因素分析显示 EOR 是最强烈的总生存期预后良好指标。Turkoglu 等 [8] 发现肿瘤全切能够明显延长无进展生存期和总生存期。因此，条件允许时应尽可能完全切除，如无法完整切除，可采用放化综合治疗。

5. 低级别胶质瘤的分子病理特点 现阶段神经肿瘤分子分型已逐渐成为 WHO 组织病理分类必不可少的补充，甚至其预后及预测意义已超过组织病理。IDH 突变、染色体 1p/19q 共缺失，MGMT 启动子甲基化是 3 个主要的经典指标。染色体 1p/19q 共缺失见于 0 ~ 10% 的星形细胞瘤，1p/19q 共缺失的肿瘤对放疗和烷化剂化疗更加敏感，在同等组织病理下预后更好 [9]。MGMT 启动子甲基化后会导致修复洛莫司汀、TMZ 等烷化剂损伤的基因沉默，从而失去修复功能。多项研究 [10] 已明确 MGMT 启动子甲基化阳性的高级别胶质瘤患者对 TMZ 化疗更为敏感，可作为一个独立的预后指标，而这一结论对于低级别胶质瘤患者是否同样适用尚未达成共识。多数研究[11]表明 MGMT 启动子甲基化阳性的低级别胶质瘤患者有更长的生存时间，但对 TMZ 是否更为敏感目前尚无定论。IDH1 突变见于约 74%（0 ~ 88%）的星形细胞瘤，IDH2 突变在低级别胶质瘤中的发生率则较低。多项临床试验[12]表明，IDH 突变是提示低级别胶质瘤患者较好预后的指标。但和 MGMT 启动子甲基化一样，IDH 突变患者是否对 TMZ 化疗更敏感仍未得到一致结论。

6. 低级别胶质瘤的去分化　虽然低级别胶质瘤生长相对缓慢，但存在肿瘤去分化从而转化为高级别恶性胶质瘤的可能性。有资料显示，低级别胶质瘤发病年龄 < 45 岁者，肿瘤平均去分化时间为（44.2 ± 17）个月，发病年龄 > 45 岁者为（7.5 ± 5.7）个月，因此去分化成为影响低级别胶质瘤预后和死亡的主要原因。动态观察，手术切除配合放化疗等治疗手段均不能有效阻止胶质瘤细胞去分化及转化成恶性胶质瘤的趋势。目前尚无针对低级别胶质瘤治疗及去分化进行的大规模前瞻性研究，因此个体化的治疗方案选择十分重要。

（黄　爽　陈媛媛）

参考文献

[1] Steltzer KJ，Sauve KI，Spence AM，et al.Corpus callosum involvement as a prognostic factor for patients with highgrade astrocytoma[J].Int J Radiat Oncol Biol Phys，1997，38（1）：27-30.

[2] Shaw EG，Wang MH，Coons SW，et al.Randomized trial of Radiation therapy plus procarbazine，lomustine，and vincristine chemotherapy for supratentorial adult low-grade glioma：initial results of RTOG 9802[J].J Clin Oncol，2012，30（25）：3065-3070.

[3] Buckner JC，Shaw EG，Pugh SL，et aL.Radiation plus procarbazine，CCNU，and vincristine in low-grade glioma[J].N Engl J Med，2016，374（14）：1344-1355.

[4] Bent MJVD，Afra D，Witte OD，et al.Long-term efficacy of early versus delayed radiotherapy for low-grade astrocytoma and oligodendroglioma in adults：the EORTC 22845 randomised trial[J].Lancet，2005，366（9490）：985-990.

[5] Kiebert GM，Curran D，Aaronson NK，et al.Quality of life after radiation therapy of cerebral low-grade gliomas of the adult：results of a randomised phase III trial on dose response（EORTC trial 22844）.EORTC radiotherapy co-operative group[J].Eur J Cancer，1998，34

（12）: 1902-1909.

[6] Shaw E, Arusell R, Scheithauer B, et al.Prospective randomized trial of low-versus highdose radiation therapy in adults with supratentorial low-grade glioma : initial report of a north central cancer treatment group/radiation therapy oncology group/eastern cooperative oncology group study[J].J Clin Oncol, 2002, 20（9）: 2267-2276.

[7] Smith JS, Chang EF, Lamborn KR, et al.Role of extent of resection in the long-term outcome of low-grade hemispheric gliomas[J].Journal of clinical oncology, 2008, 26（8）: 1338-1345.

[8] Turkoglu E, Gurer B, Sanli AM, et al.Clinical outcome of surgically treated low-grade gliomas : a retrospective analysis of a single institute[J].Clinical neurology and neurosurgery, 2013, 115（12）: 2508-2513.

[9] van den Bent MJ, Brandes AA, Taphoom MJ, et al.Adjuvant procarbazine, lomustine, and vincristine chemotherapy in newly diagnosed anaplastic oligodendroglioma : long-term follow-up of EORTC brain tumor group study 26951[J].J Clin Oncol, 2013, 31（3）: 344-350.

[10] Schiff D.Temozolomide and radiation in low grade anti anaplastic gliomas temoradiation[J].Cancer Invest, 2007, 25（8）: 776-784.

[11] Boots-Sprenger SH, Sijben A, Rijntjes J, et al.Significance of complete 1p/19q co-deletion, IDH1 mutation and MGMT promoter methylation in gliomas : use with caution[J].Mod Pathol, 2013, 26（7）: 922-929.

[12] Houillier C, Wang X, Kaloshi G, et al.IDH1 or IDH2 mutations predict longer survival and response to temozolomide in low-grade gliomas[J].Neurology, 2010, 75（17）: 1560-1566.

病例3 肥胖细胞型星形细胞瘤术后同期放化疗

一、病历摘要

患者：男性，43岁，汉族，湖南岳阳人，确诊"右颞顶叶肥胖细胞型星形细胞瘤术后"。

现病史：患者于2016年6月29日下午3点30分左右无诱因出现持续性头痛，不能自行缓解，同时伴有恶心和呕吐，就诊于当地医院，当晚7点突发身体抽搐，伴口吐白沫，神志欠清，持续 10 分钟缓解，予以止痉等对症处理后好转。为求进一步诊治收治我院神经外科。2016 年 7 月 3 日行颅脑 MRI 检查（病例 3 图 1）提示：右侧颞、顶、枕叶可见片状长 T_1 长 T_2 信号灶，FLAIR 呈高信号灶，肿块大小大约 5.6cm×4cm×3cm，增强后可见少许片状轻度强化。余脑实质未见异常信号灶。患者遂于 2016 年 7 月 25 日在全麻下行开颅探查＋病变切除术，术中所见：肿瘤位于颞枕叶，边界不清，深部达到侧脑室枕角，镜下分块全切。术后病理示（病例 3 图 2）：（右颞枕叶）IDH 突变型肥胖细胞型星形胶质瘤（WHO Ⅱ级）。免疫组化结果：GFAP（＋），OLIG-2（＋），Ki-67（约 8%＋），P53（＋），MGMT（－），IDH（＋）。基因检测：1p/19q 非共缺失。术后无头痛，但偶发下肢抽搐，一直口服丙戊酸钠缓释片 0.5g 1 次／日。术后 50 天就诊于放疗科。

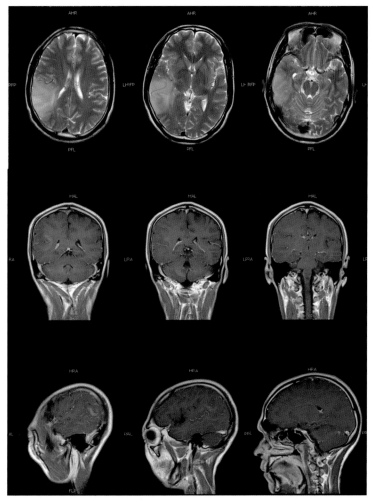

病例3图1　术前MRI

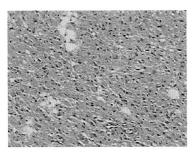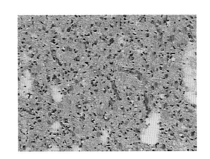

病例3图2 术后病理

既往史、个人史、家族史均无特殊。

查体：患者一般状态良好，生命体征正常，营养评估正常，右侧头顶部可见一"L"形手术瘢痕，伤口愈合良好。

神经系统检查：语言清晰但欠流利。思维力、判断力、定向力、记忆力及计算力正常。双侧肢体肌力 V 级，双侧视力正常，无视野缺损，余神经系统查体未见异常。

实验室与辅助检查：血常规示：红细胞计数 5.88×10^{12}/L，血红蛋白 120g/L。大小便常规、肝肾功能正常。肿瘤标志物未有异常发现。

术后 3 天复查 MRI 提示：右顶枕骨局部骨质缺损呈术后改变，相应颅板下及术区可见积气及少许积血信号影，增强后边缘强化，相邻脑组织受压及右侧侧脑室受压，中线左移；余脑实质未见新发异常信号灶及强化灶；余况基本同前。

术后 46 天复查 MRI 提示：右侧颞枕骨部分骨质缺如呈术后改变，临近头皮略肿胀，呈术后改变。原右侧顶枕部颅板下弧形长 T_2 积液信号灶较前吸收减少；右侧顶枕叶仍见残腔，呈长 T_1 长 T_2 信号改变，边界欠清，范围约 26mm×24mm，增强后残腔周围见斑片状异常强化灶，临近脑膜增厚并强化，范围基本同前；灶周仍见大片状水肿带，FLAIR 呈高信号，范围基本同前。右侧脑室受压。余脑实质未见明显异常强化灶；余况大致同前。

二、病例特点

本例患者为 43 岁的中年男性，右侧颞枕叶肿瘤大小 4cm×4cm×3cm。术前 MRI 影像特征，T_1 增强无明显强化，病灶呈长 T_2 信号，FLAIR 呈高信号。术后证实 IDH 突变型肥胖细胞型星形细胞瘤（WHO Ⅱ级）。依据术后 3 天 MRI 提示肿瘤基本全切，但术后未做 T_2 FLAIR 相及功能影像学检查。

三、专家（主任医师）分析

肥胖细胞型星形细胞胶质瘤 WHO 分级为Ⅱ级。关于低级别胶质瘤术后放疗时机和放化疗指征要严格掌握。我们建议高危患者术后尽快行放疗，一般推荐术后4周左右。根据2016年NCCN指南和EROTC高复发风险的定义。不仅要结合患者年龄和肿瘤是否全切的情况，还需考虑以下高危因素：星形细胞瘤，肿瘤最大径大于6cm，肿瘤跨中线，术前神经功能缺失，IDH野生型，1p/19q非共缺失。结合手术记录和术后3天内的磁共振检查，此患者肿瘤大部分切除，年龄大于40岁，且具有以下高危因素：病理诊断有星型成分，术前有癫痫发作，1p/19q非共缺失。综上所述该患者为高危组，按照指南推荐同步放化疗，化疗方案参照STUPP方案。建议行DWI、ASL功能磁共振检查明确有无残留。另外患者术后仍有下肢抽搐症状，需监测丙戊酸钠血药浓度调整丙戊酸钠缓释片的用量。治疗过程中密切检测血常规、肝肾功能，对可能出现的胃肠道反应、骨髓抑制及脑水肿、神经功能障碍应及时予以处理。

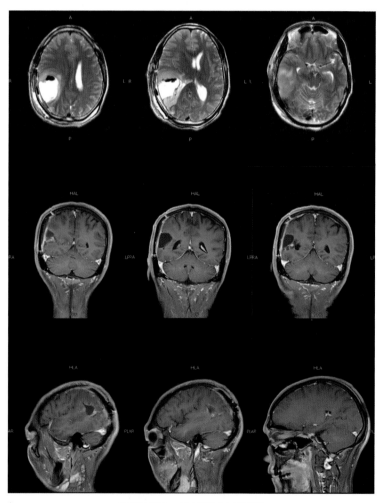

病例3图3　放疗前复查MRI

四、治疗过程

1. 治疗方案　STUPP 方案。

2. 放射治疗

（1）CT 模拟定位：仰卧位，双上肢置体侧，增强扫描范围：颅顶至 C_2 椎体，扫描层距、层厚为 3mm/3mm。

（2）CT-MRI 图像融合靶区勾画：将 CT 定位图像与术放疗前定位 MRI 的 T_1 ＋ C/T_2 FLAIR 图像融合。GTV：根据 MRI 扫描 T_2 或 FLAIR 序列中高信号区区域，包括术后残腔＋任何残留的肿瘤，同时参考术前 MRI 以排除手术创伤所致异常信号的干扰；CTV：GTV 外扩 1.5cm。各靶区在脑干、眼眶、骨等解剖屏障处适当修回，CTV 外放 3mm，形成 PTV。

（3）放疗技术与处方剂量、要害器官限制：采用 VMAT 技术设计旋转调强计划；处方剂量：PTV1：DT 54Gy/30F。危及器官受量限制为：脑干 Dmax＜54Gy，视交叉 Dmax＜54Gy，左侧视神经：Dmax＜54Gy，双侧晶体 PRV：Dmax＜9Gy。

（4）计划评估：至少 95% 的处方剂量满足 100% 的 PTV 体积靶区。

3. 化疗或药物治疗　放疗与 TMZ［75mg/（m^2·d）］口服化疗同时开始，1 次/日，连续服用 42 天，放化疗结束后继续辅助替莫唑胺 150～200mg/（m^2·d）口服化疗。

4. 治疗中的不良反应与处理　同步放化疗期间右下肢抽搐，请神经内科总住院会诊调整丙戊酸钠缓释片剂量后症状缓解。

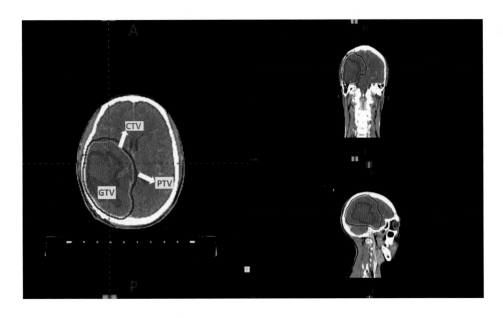

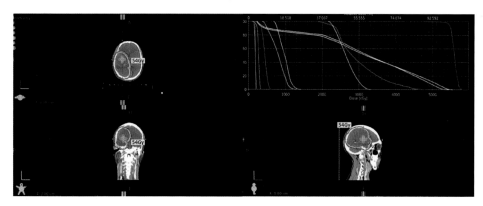

病例3图4　放疗靶区与DVH图

五、随访与处理意见

2016年10月31日（同期放化疗结束时）复查MRI示：右侧顶枕叶仍见残腔，增强后残腔周围见斑块状强化，灶周仍见大片水肿带（病例3图5）。

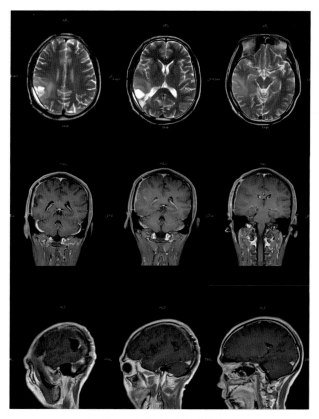

病例3图5　放化疗结束时复查MRI

2016 年 1 月 30 日（放化疗结束 3 个月后）复查头颅 MRI（在当地医院复查）示：无。

六、经验分享

1. 高危的低级别胶质瘤应积极行放射治疗。低危的患者可选择观察。对于低级别胶质瘤患者有条件的单位建议行病理分子检测。术后 3 天内 MRI 提示有残留的建议行蛋氨酸 PET-CT，多模态 MRI 等功能影像学检查以确定术后残留的范围。

2. 高危的低级别胶质瘤患者建议术后早期放疗，有利于改善肿瘤相关症状（如癫痫）。该患者放疗结束后随访无癫痫发作现已停用抗癫痫药物。

七、相关知识点

1. 低级别胶质瘤术后放疗剂量原则 2016 年 NCCN 指南低级别胶质瘤术后放疗推荐剂量为 45 ~ 54Gy/1.8 ~ 2Gy。对于术后肿瘤残余的患者是否需要更高的放射剂量，EORTC 22844 研究[1]作出了回答。研究中根据肿瘤切除程度分为三组（< 50%、50% ~ 89%、90% ~ 100%），三组中高剂量放疗并未带来生存获益。另外 NCCTG 86-72-51 研究[2]显示高剂量组（64.8Gy/36F）与低剂量组（50.4Gy/28F）5 年生存率无明显差异，但高剂量组 2 年 3 ~ 5 级放射性脑坏死的发生率明显提高。多因素分析表明年龄，病理类型和肿瘤大小是重要的预后因素，不包括放疗剂量。不过以上两项研究均为基于 CT 影像以及传统放疗技术。近期开展的研究[3]EORTC 22033 采用的放疗剂量为 50.4Gy/28F，RTOG 9802 中低级别胶质瘤的剂量为 54Gy/30F。而基于 MRI 及功能成像的低级别胶质瘤放疗剂量和疗效关系有待进一步的临床研究。

2. 低级别胶质瘤术后靶区勾画原则 NCCN 指南建议颅内肿瘤靶区的勾画金标准为磁共振影像。由于放疗采用 CT 定位，因此建议靶区勾画采用 CT 和 MRI 图像融合方式确定。2016 版 NCCN 指南建议对于低级别胶质瘤术后靶区界定需要依据术前和术后的 MRI 影像。通常采用 FLAIR 序列和 T_2 序列中高信号的区域定义为 GTV；在 GTV 外放 1 ~ 2cm 作为 CTV。

基于多个研究表明[4]，几乎所有复发部位仍是放疗前 CT 低密度区域，根据 EORTC 22033-26033/CE5 的研究结果[5]，具体靶区勾画的方法如下：①大体靶区（GTV）：CT 扫描的低密度区与 MR 扫描 T_2 或 FLAIR 序列中高信号区相一致的部分，包括 CT 扫描的增强部分或术后残腔＋任何残留的肿瘤；②临床靶区（CTV）：GTV 外放 1 ~ 1.5cm，超出解剖屏障部分适当修回，可仅包括 0.5cm 的解剖屏障外的结构；③计划靶区（PTV）：CTV 在三维方向上外放 5 ~ 7mm 作为 PTV。

中国中枢神经系统胶质瘤诊断与治疗指南（2015 年）强调：①参考术前 MRI 以排

除手术创伤所致异常信号的干扰；② CT-MRI 图像融合靶区勾画：将 CT 定位图像与术后放疗前定位 MRI 的 T_1+C/T_2 FLAIR 图像融合。GTV 根据 MRI 扫描 T_2 或 FLAIR 序列中高信号区区域，包括术后残腔＋任何残留的肿瘤。

对于体积较大的低级别胶质瘤患者，在术后颅内有较大的手术残腔，关于残腔对放疗影响可获得的资料很少，因此靶区设计时考虑残腔内可能的肿瘤细胞污染，建议整个残腔作为 GTV 的一部分。

3. 低级别胶质瘤术后放化疗适应证及放疗时机　低级别胶质瘤可分为低风险和高风险。根据 RTOG 两个前瞻性研究的分组依据，低风险组和高风险组 5 年的总生存期分别为 93% 和 66%。2016 年 NCCN 指南定义，低风险指同时具备以下两个条件：年龄 ≤ 40 岁且肿瘤完全切除。高风险组定义为年龄大于 40 岁或次全切。而 EORTC 根据 22 844 试验数据建立了低级别胶质瘤风险预测模型，并通过 22 845 数据进行验证，其中低风险组预后明显高于高风险组[6]。在模型中，低风险组的定义为具备 0 ~ 2 个以下危险因素，即年龄大于 40 岁、星形细胞瘤、肿瘤最大径 ≥ 6cm、肿瘤跨中线、术前神经功能受损、IDH 野生型、1p/19q 非共缺失。高风险定义 3 ~ 5 个以上危险因素。2011 年 Daniels 等人利用 NCCTG 86-72-51 的试验数据验证了该模型对于低级别胶质瘤患者的预测价值[7]。这两个分层标准在实际应用中的问题是同一个患者可能得到两种不同的风险程度，如全切的 IDH 野生型弥漫性星形细胞瘤[8]。尽管 EORTC 的循证医学证据级别更高，但最新的研究大多采用的 NCCN 指南推荐的分层方法。我们科在临床应用中兼顾 NCCN 指南和 EORTC 22844 研究提出的高危因素，总共 8 个高危因素，即年龄大于 40 岁、次全切、星形细胞瘤、肿瘤最大径 ≥ 6cm、肿瘤跨中线、术前神经功能受损、IDH 野生型、1p/19q 非共缺失，强调注重个体化治疗。

对于低风险病例，可以考虑术后密切随访观察。第一年内每 3 个月随访一次，1 年后，半年随访一次。对于高风险病例则推荐尽早开始放疗及辅助化疗。EORTC 22845 关于术后治疗时间的随机对照Ⅲ期临床试验研究中显示术后早期放疗较延迟放疗可以显著提高患者无进展生存期，但是对于总生存期却无显著改变[9]。长期随访结果显示虽然无助于总生存期的改善，但是有助于肿瘤相关症状（如癫痫）的控制[10]。因此建议一般情况允许时，放疗应该尽早开始，一般 4 周左右。

（刘　超　申良方）

参考文献

[1] Karim AB，Maat B，Hatlevoll R，et al.A randomized trial on dose-response in

radiation therapy of low-grade cerebral glioma : european organization for research and treatment of cancer (EORTC) study 22844[J].Int J Radiat Oncol Biol Phys, 1996, 36 (3): 549-556.

[2] Shaw E, Arusell R, Scheithauer B, et al.Prospective randomized trial of low-versus highdose radiation therapy in adults with supratentorial low-grade glioma : initial report of a north central cancer treatment group/radiation therapy oncology group/eastern cooperative oncology group study[J].J Clin Oncol, 2002, 20 (9): 2267-2276.

[3] Chan MD.Recent technical advances and indications for radiation therapy in low-grade glioma[J].Semin Radiat Oncol, 2015, 25 (3): 189-196.

[4] Lo SS, Hall WA, Cho KH.Radiation dose response for supratentorial low-grade glioma -institutional experience and literature review[J].J Neurol Sci, 2003, 214 (1-2): 43-48.

[5] Fairchild A, Weber DC, Bar-Deroma R, et al.Quality assurance in the EORTC 22033-26033/CE5 phase Ⅲ randomized trial for low grade glioma : the digital individual case review[J].Radiother Oncol, 2012, 103 (3): 287-292.

[6] Pignatti F, Van Den Bent M, Curran D, et al.Prognostic factors for survival in adult patients with cerebral low-grade glioma[J].J Clin Oncol, 2002, 20 (8): 2076-2084.

[7] Daniels TB, Brown PD, Felten SJ, et al.Validation of EORTC prognostic factors for adults with low-grade glioma : a report using intergroup 86-72-51[J].Int J Radiat Oncol Biol Phys, 2011, 81 (1): 218-224.

[8] Brat DJ, Verhaak RG, Aldape KD, et al.Comprehensive, integrative genomic analysis of diffuse lower-grade gliomas[J].N Engl J Med, 2015, 372 (26): 2481-2498.

[9] Karim AB, Afra D, Cornu P, et al.Randomized trial on the efficacy of radiotherapy for cerebral low-grade glioma in the adult : european organization for research and treatment of cancer study 22845 with the medical research council study BRO4: an interim analysis[J].Int J Radiat Oncol Biol Phys, 2002, 52 (2): 316-324.

[10] Van Den Bent MJ, Afra D, De Witte O, et al.Long-term efficacy of early versus delayed radiotherapy for low-grade astrocytoma and oligodendroglioma in adults : the EORTC 22845 randomised trial[J].Lancet, 2005, 366 (9490): 985-990.

病例4　弥漫性星形细胞瘤术后同期放化疗

一、病历摘要

患者：女性，46 岁，确诊"右额叶弥漫性星形细胞瘤术后"。

现病史：患者于 2016 年 7 月 10 日无明显诱因出现头痛，为右顶部持续性胀痛，无意识障碍及呕吐、无四肢抽搐等不适。遂来我院就诊，完善颅脑 CT 提示：右侧额叶低密度灶，性质待定。颅脑增强 MRI（病例 4 图 1、病例 4 图 2）提示：①右侧额叶占位，肿块大小约 5.5cm×4cm×3.2cm，性质待定，结合 MRS，考虑胶质瘤可能性大；② BOLD 示：左手对指运动时初级运动激活区位于右额叶中央前回，病灶的后方，与病灶可见无重叠，病灶侧初级激活区面积较对侧大致相等；③ DTI：病灶区脑组织 FA 值减低，神经纤维束示踪图示病灶区神经纤维大部分中断，周围神经纤维呈受压移位改变。于 2016 年 7 月 20 日在全麻下行开颅探查＋病变切除术。术中见肿瘤质软，血供一般，予部分切除。术后病理（病例 4 图 3）：（右额叶）弥漫性星形细胞瘤（WHO Ⅱ级）。免疫组化结果：GFAP（＋），OLIG-2（＋），Ki-67（8%＋），P53（＋），MGMT（－），IDH1（＋）。患者起病以来神志清，精神尚可，反应、记忆力较前无明显变化，饮食、睡眠尚可，体重无明显减轻。

既往史、个人史、婚育史、家族史均无特殊。

查体：患者一般状态良好，神清合作，营养评估正常，生命体征正常。右侧头顶部可见一"L"形手术瘢痕，伤口愈合良好。

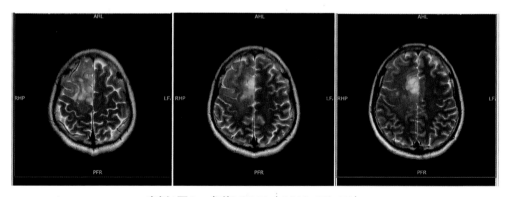

病例4图1　术前MRI T$_2$（2016-07-17）

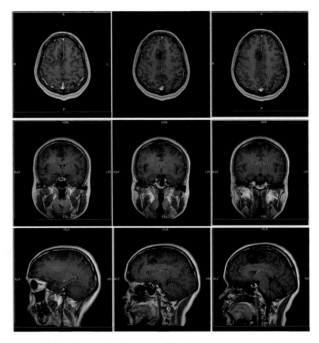

病例4图2 术前MRI T$_1$增强（2016-07-17）

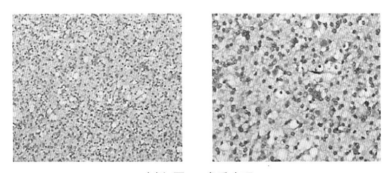

病例4图3 术后病理

神经系统检查：语言流利，思维力、判断力、定向力、记忆力及计算力正常。双侧肢体肌力及肌张力正常，病理反射阴性。

实验室与辅助检查：血常规、肝肾功能、血清离子检测、凝血常规、输血前四项、血清肿瘤相关物质筛查、二便常规均无明显异常。术后复查MRI提示：额部呈术后改变，局部骨质缺损，软组织肿胀，右侧额叶术区见片状积液及积血信号，增强后术区边缘见少许强化，中线结构局限性向左移位。

二、病例特点

本例患者为 46 岁女性，肿瘤位于右侧额叶，大小约 5.5cm×4cm×3.2cm。术前 MRI 影像特征，右侧额叶见不规则片状长 T_1 长 T_2 信号灶，增强后未见明显强化。术后病理为右额叶弥漫性星形细胞瘤（WHO Ⅱ级），根据分子病理检测为 IDH 突变型。手术予部分切除、术后 MRI（病例 4 图 4、病例 4 图 5）提示肿瘤未完全切除，有残留病灶。

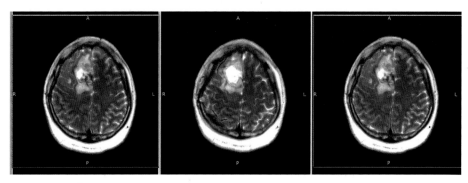

病例4图4　术后MRI T_2（2016-07-23）

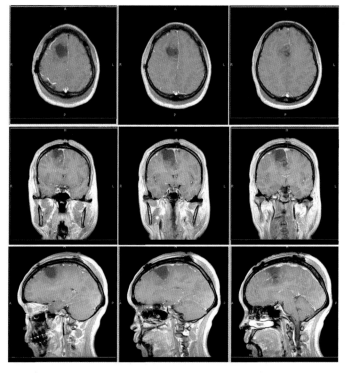

病例4图5　术后MRI T_1增强（2016-07-23）

三、专家（主任医师）分析

据 CBTRUS 统计资料显示，弥漫性星形细胞瘤（WHO Ⅱ级）发病率为 0.58/10 万，5 年生存率 47.3%。有研究显示，低级别胶质瘤术后早期放疗（术后 8 周内）和延迟放疗（肿瘤进展时放疗）总生存期无差异，仅改善无进展生存期，但对于手术有残留者，术后放疗是必要且有利的。该患者：①年龄 46 岁；②术后病理明确诊断为弥漫性星形细胞瘤（WHO Ⅱ级）；③术中予部分切除，仍有残留。结合 2016 年 NCCN 指南和 EORTC 高复发风险的定义，高危因素包括：年龄 > 40 岁、肿瘤是否全切、星形细胞瘤、肿瘤最大径大于 6cm、肿瘤跨中线、术前神经功能缺失、LDH 野生型、1p/19q 非共缺失。术后应尽早行放化疗等综合治疗。靶区根据 EORTC 放疗剂量为 DT：45 ～ 54Gy/1.8 ～ 2.0Gy（病例 4 图 6、病例 4 图 7）。同时予替莫唑胺化疗并抗癫痫、脱水降颅内压、护胃等处理，密切观察骨髓抑制情况，积极对症处理。

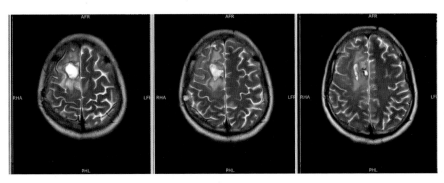

病例4图6　放疗前复查MRI T$_2$（2016-08-12）

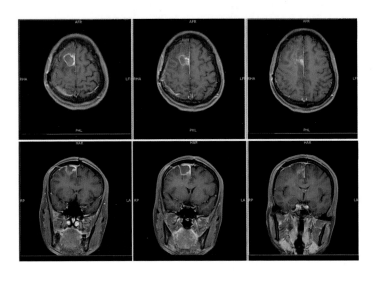

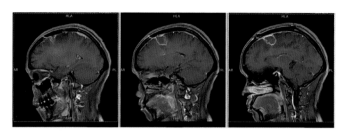

病例4图7　放疗前复查MRI T₁增强（2016-08-12）

四、治疗过程

1. 治疗方案　采用 STUPP 方案。

2. 放射治疗

（1）CT 模拟定位：采用仰卧位，头部置于 B 枕上，双上肢置体侧，头颈热塑面罩固定。增强扫描范围：颅顶至锁骨下 3cm，扫描层厚为 3mm。

（2）靶区勾画及剂量：将 CT 定位图像与术后定位 MRI 的 T_1+C/T_2 FLAIR 图像融合，并结合术前 MRI 明确肿瘤范围。GTV：T_2 或 FLAIR 相异常信号灶，GTV 包括肿瘤残灶＋瘤床或术腔。CTV 为 GTV 外扩 1.5cm，颅骨等处回收。PTV 为 CTV 外扩 0.3cm。处方剂量：PTV：DT 54Gy/2.0Gy/27F。危及器官剂量：脑干 Dmax ≤ 54Gy 且 V60 < 1%，视神经和视交叉 Dmax ≤ 54Gy，双侧晶体 Dmax ≤ 9Gy，垂体≤ 50Gy。计划评估：至少 95% PTV 满足靶区处方剂量，PTV 外不出现 > 110% 处方剂量，靶区及危及器官剂量体积 DVH 直方图见病例 4 图 8。

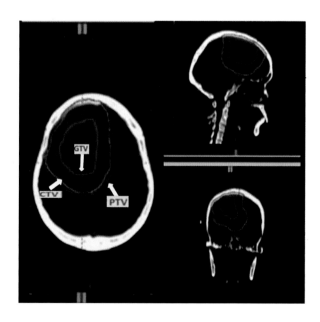

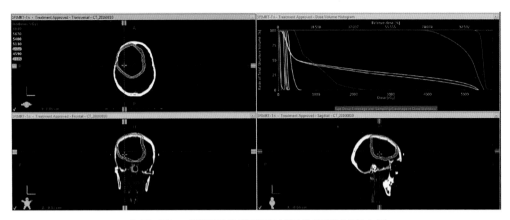

病例4图8 靶区及危及器官剂量体积DVH直方图

3. 化学治疗 替莫唑胺口服同步化疗为125mg/d［75mg/（m²·d）］直至放疗结束，1次/日，放化疗结束后继续辅助替莫唑胺150～200mg/m²，d1-d5，休息23天，每28天为一个疗程，予6周期辅助化疗。

4. 治疗中的不良反应与处理 放疗期间出现脱发及轻度脑水肿症状，予甘油果糖脱水降颅内压；化疗同时予昂丹司琼止呕，雷尼替丁护胃等处理，出现Ⅰ度骨髓抑制，对症治疗后明显好转。予丙戊酸镁缓释片0.25g、2次/日抗癫痫。

五、随访与处理意见

患者放疗后复查MRI示：右额叶术区积血完全吸收，积液范围较前明显缩小，增强后环形强化灶较前明显缩小，建议追踪复查。MRI提示无明显肿瘤残留（病例4图9、病例4图10）。放疗后3个月复查MRI示：右额叶术区积液较前吸收，增强后环形强化灶现较大层面大小约8mm×5mm（原大小约11mm×12mm），余脑实质未见明显异常（病例4图11、病例4图12）。出院后定期复查，无特殊，出院后继续服用奥卡西平抗癫痫治疗。

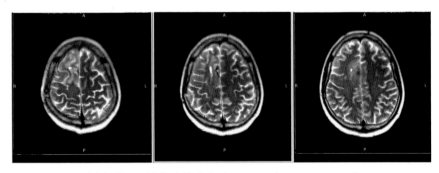

病例4图9 放化疗结束复查MRI T₂（2016-09-27）

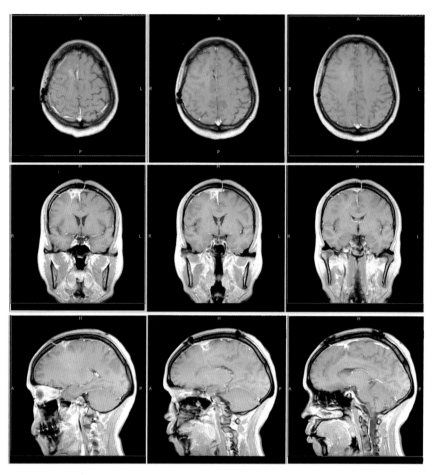

病例4图10　放化疗结束复查MRI T_1增强（2016-09-27）

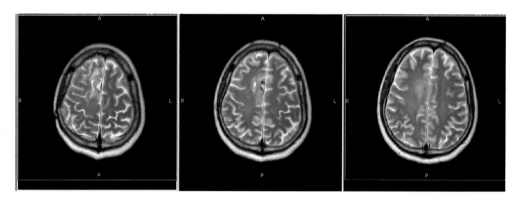

病例4图11　治疗后3个月复查MRI T_2（2016-12-21）

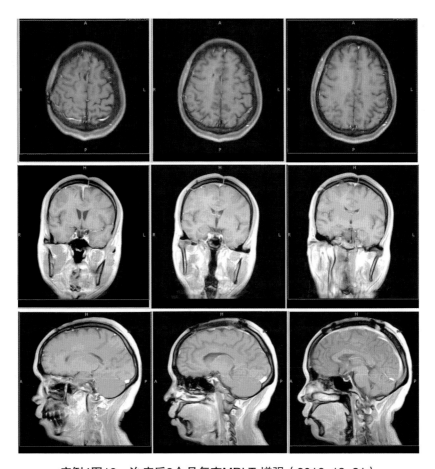

病例4图12 治疗后3个月复查MRI T$_1$增强（2016-12-21）

六、经验分享

1. 结合 NCCN 指南和 EORTC 高复发风险因素，对于高危低级别胶质瘤术后应尽早行放射治疗。

2. 低级别胶质瘤在常规 MRI 的 T$_2$ 加权成像呈高信号，通常使用 MRI-T$_2$ 或者 FLAIR 序列成像做术后复查，判断肿瘤切除程度。

七、相关知识点

1. 靶区勾画及剂量 根据 EORTC 低级别胶质瘤放疗方案：靶区 GTV = GTV 残留 + GTVtb（瘤床或术腔）。CTV 为 GTV 外扩 1.0 ~ 1.5cm，PTV 为 CTV 外扩 0.3 ~ 0.5cm。NCCTG 86-72-51 将 203 例低级别胶质瘤患者分为低级别胶质瘤高剂量组 64.8Gy 和低剂量组 50.4Gy，5 年总生存期无差异（72% VS 64%，$P = 0.48$），但增加了毒副反应，高剂量组 2 年严重放射性脑坏死发生率高于低剂量组（Ⅰ级证据）。建议分次剂量不要超过 2Gy，以免增加远期认知能力障碍的风险（Ⅱ级证据）。EORTC 22844 将患者随机分为低剂量 45Gy 和高剂量 59.4Gy 两组，5 年总生存期、无进展生存期均无差异（分别为 58% VS 59%，$P = 0.73$ 和 47% VS 50%，$P = 0.94$）。建议靶区剂量 DT：45 ~ 54Gy/1.8 ~ 2.0Gy[1]。

2. 术后放化疗指征及放疗时机　低级别胶质瘤术后选择早期放疗还是随访观察存在争议，目前前瞻性随机对照研究显示术后早期放疗可明显延长患者无进展生存期，对总生存期并无明显改善。结合 2016 年 NCCN 指南和 EORTC 高复发风险的定义，高危因素包括：年龄 > 40 岁、肿瘤是否全切、星形细胞瘤、肿瘤最大径大于 6cm、肿瘤跨中线、术前神经功能缺失、LDH 野生型、1p/19q 非共缺失。对于高风险组低级别胶质瘤推荐术后尽早放疗，并积极予同步及辅助化疗。RTOG 9802 结果显示：联合放化疗较单纯放疗显著延长 LGG 无进展生存期分别为 6.4 年及总生存期 5.5 年[2]。RTOG 0424 发现行替莫唑胺化疗患者 3 年总生存期从 54% 增长到 65%，中位生存时间从 40.5 个月增长到 57.9 个月[3]。该患者 IDH 突变亦为低级别胶质瘤化疗受益者，PCV 与替莫唑胺相比较，替莫唑胺化疗毒副反应更小。

3. 功能影像学在肿瘤残留方面的应用　功能影像因可显现细胞增生、凋亡、血管生成、乏氧和受体等状态应用于肿瘤诊断、放疗靶区勾画、评价疗效及检测复发。由于治疗导致正常解剖结构和毗邻关系的改变，解剖影像常难以确定手术、术后残留和放化疗后的复发[4]，功能影像可通过比较不同组织区域的代谢物质相对浓度对其进行鉴别。PET、SPECT、BOLD、MRS、PWI 等为临床常用功能影像，如 MET-PET 和 FDG-PET 可确定术前肿瘤体积，监测治疗疗效，区分 LGG 与非肿瘤损伤。在低级别胶质瘤恶变时 PET 显现出高代谢，可在临床发现进展前以高敏感度发现低级别胶质瘤恶化；BOLD 利用血氧饱和度变化成像，描绘大脑解剖及皮层功能，显示其与肿瘤关系，指导手术切除范围及放疗计划，减少因治疗导致的肢体、语言障碍[5~6]；MRS 主要监测肿瘤组织的代谢，随着胶质瘤恶性程度的增加，NAA 呈下降趋势，Cho 呈上升趋势，但同样的异常光谱也可在非肿瘤损伤中出现。因此胶质瘤级别不能单通过光谱，还应考虑损伤重叠；PWI 可在常规 MRI 增强前发现病变变化，此外 WHO Ⅱ级少突神经胶质瘤与星形细胞瘤相比相对脑血容量更高[7]。有研究显示，65 例位于感觉区或语言区的 WHO Ⅱ级胶质瘤患者，用术中功能图像确定肿瘤残留，评估切除范围，对分级及近全切成功率达 82%。虽准确性与可靠性有待提高，但可指导确定手术范围，亦可结合 PET、DWI 和 PWI 等多种功能影像评估低级别胶质瘤治疗疗效。

（张光英　申良方）

参考文献

[1] Peiffer AM，Leyrer CM，Greene-Schloesser DM，et al.Neuroanatomical target theory as a predictive model for radiation-induced cognitive decline[J].Neurology，2013，80（8）：747-753.

[2] Shaw EG，Meihua Wang，Coons SW，et al.Randomized trial of radiation therapy plus procarbazine，lomustine，and vincristine chemotherapy for supratentorial adult low-grade glioma：initial results of RTOG 9802[J].J Clin Oncol，2012，30（25）：3065-3070.

[3] Fisher BJ，Chen Hu，Macdonald DR，et al.Phase 2 study of temozolomide-based chemoradiation therapy for high-risk low-grade gliomas：preliminary results of radiation therapy oncology group 0424[J].Int J Radiat Oncol Biol Phys，2015，91（3）：497-504.

[4] King AD，Thoeny HC.Functional MRI for the prediction of treatment response in head and neck squamous cell carcinoma：potential and limitations[J].Cancer Imaging，2016，16（1）：23.

[5] M Wang，H Ma，X Wang，et al.Integration of BOLD-fMRI and DTI into radiation treatment planning for high-grade gliomas located near the primary motor cortexes and corticospinal tracts[J].Radiat Oncol，2015，10：64.

[6] Saito T，Yamasaki F，Kajiwara Y，et al.Role of perfusion-weighted imaging at 3T in the histopathological differentiation between astrocytic and oligodendroglial tumors[J].Eur J Radiol，2012，81（8）：1863-1869.

[7] Mandonnet E，Jbabdi S，Taillandier L，et al.Preoperative estimation of residual volume for WHO grade Ⅱ glioma resected with intraoperative functional mapping[J].Neuro-Oncology，2007，9（1）：63-69.

病例5　少突胶质瘤术后同期放化疗

一、病历摘要

患者：男性，44 岁，确诊"左侧额叶少突胶质细胞瘤 WHO Ⅱ级术后放化疗后"。

现病史：患者于 2015 年 12 月 19 日无明显诱因晕倒在地，四肢抽搐，双眼上视，口吐胃内容物，牙关紧闭，呼之不应，持续 2～3 分钟后患者四肢抽搐停止，仍呼之不应。过程中无大小便失禁等症状。颅脑 CT 提示"颅内占位，肿瘤性病变或脑梗死"，未予特殊处理。颅脑 MRI 示（病例 5 图 1）：①左额叶见团块状等 – 长 T_1 稍长 – 长 T_2 混杂信号灶，边界尚清，大小约 5.4cm×3.4cm×3.5cm，增强后可见轻度不均匀强化，左侧侧脑室前角稍受压；② PWI 示左侧额叶病灶区 CBF、CBV 值减低，MTT、TTP 值稍升高，提示病灶区灌注稍减低；③ BOLD 示：右手对指运动时初级运动激活区面积较对侧缩小。遂于 2015 年 12 月 29 日在全麻下行开颅探查病灶切除术。术中所见：左额下中回前份皮层局部略呈灰白色，病变约 4cm×3cm×3cm，边界欠清，血运一般，快速病检为低级别胶质瘤，遂行部分切除术。术后病理示（病例 5 图 2）：少突胶质细胞瘤，WHO Ⅱ 级，免疫组化：GFAP（＋），OLIG–2（＋），Ki–67（约 5%＋），P53（少数＋），MGMT（–），IDH1（＋），NeuN（–）。术后 20 天转入放疗科。自发病以来，反应力、记忆力尚可，精神睡眠食欲均可，余无异常。

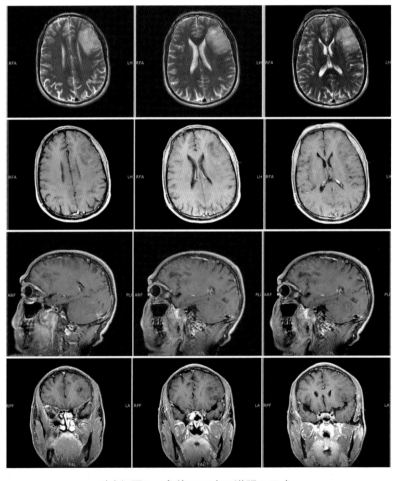

病例5图1　术前MRI（ T_1 增强＋ T_2 ）

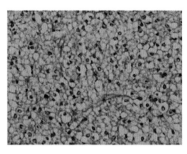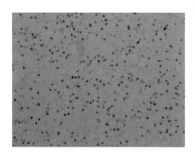

病例5图2　术后病理

既往史、个人史、家族史均无特殊。

查体：患者一般状态良好，生命体征正常，营养评估正常。

神经系统检查：语言清晰但欠流利。思维力、判断力、定向力、记忆力及计算力正常。双侧肢体肌力及肌张力正常，余神经系统查体未见异常。

实验室与辅助检查：血常规、肝肾功能、血清离子等均无异常，营养状态良好。术后 3 周复查磁共振提示：左额叶低级别胶质瘤术后改变，左额叶术区范围较前稍缩小，仍可见长 T_1 长 T_2 信号灶，术区积血基本吸收，未见明显复发征象，余况同前。

二、病例特点

本例患者为 44 岁中年男性，左额叶肿瘤大小约 5.4cm×3.4cm×3.5cm。术前 MRI 提示，左额叶见团块状等 – 长 T_1 稍长 – 长 T_2 混杂信号灶，边界尚清，增强后可见轻度不均匀强化，左侧侧脑室前角稍受压，结合 MRS，考虑低级别胶质瘤可能性大。术后证实为：少突胶质细胞瘤，WHO Ⅱ 级。根据分子病理检测有 IDH1 突变，提示预后良好。依据术后 3 周 MRI 提示肿瘤大部分切除，未见明显复发征象。

三、专家（主任医师）分析

少突胶质细胞瘤起源于少突胶质细胞，好发于大脑皮质和大脑半球，50% ~ 65% 的肿瘤发生在额部，该病例病变在左额部，属好发部位。该病例肿瘤体积较大，为 5.4cm×3.5cm×3.4cm，手术是否完整切除与预后有相关性，评估完整切除标准除了外科医生的认定外，主要依赖术后 72 小时内 MRI 复查结果。根据 2016 年 NCCN 指南和 EROTC 高复发风险的定义。不仅要结合患者年龄和肿瘤是否全切的情况，还需考虑以下高危因素：星形细胞瘤，肿瘤最大径大于 6cm，肿瘤跨中线，术前神经功能缺失，IDH 野生型，1p19q 非共缺失。结合手术记录和术后 3 天内的磁共振检查此患者肿瘤大部分切除，年龄大于 40 岁，术前有癫痫发作。综上所述该患者为高危组，建议在伤口愈合并 PS 评分 0 ~ 2 的情况下，术后 4 ~ 6 周内给予放化综合治疗，方案参照

NCCN 指南。放疗靶区勾画时参照近 2 周内复查的 MRI，MRI 扫描序列包括 T_1 增强、T_2/FLAIR、DWI/ASL 以判断有无残留和（或）复发。患者术前有四肢抽搐症状，考虑继发癫痫发作，术后需继续口服抗癫痫药物。治疗过程中密切观察可能出现的骨髓抑制、胃肠道反应、脑水肿和神经功能变化，必要时给予对症处理。

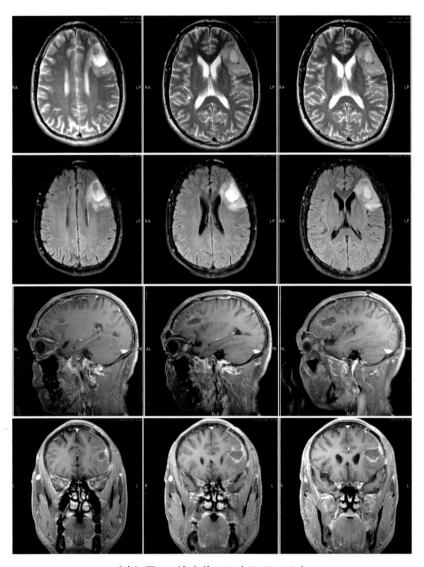

病例5图3　放疗前MRI（T_2 FLAIR）

四、治疗过程

1. 治疗方案　替莫唑胺 120mg、1 次 / 日同步放化疗方案。

2. 放射治疗

（1）CT 模拟定位：仰卧位，双上肢置体侧，增强扫描范围：颅顶至 C_2 椎体，扫描层距、层厚为 3mm/3mm。

（2）CT-MRI 图像融合靶区勾画（病例 5 图 4）：将 CT 定位图像与术放疗前定位 MRI 的 T_1+C/T_2 FLAIR 图像融合。GTV：根据 MRI 扫描 T_2 或 FLAIR 序列中高信号区区域，包括术后残腔＋任何残留的肿瘤，同时参考术前 MRI 以排除手术创伤所致异常信号的干扰；CTV：GTV 外扩 1.5cm。各靶区在脑干、眼眶、骨等解剖屏障处适当修回，CTV 外放 3mm，形成 PTV。

（3）放疗技术与处方剂量、要害器官限制：采用 VMAT 技术设计旋转调强计划；处方剂量：PTV1：DT 54Gy/30F。危及器官受量限制为：脑干 Dmax < 54Gy，视交叉 Dmax < 54Gy，左侧视神经：Dmax < 54Gy，双侧晶体 PRV：Dmax < 9Gy。

（4）计划评估：至少 95% 的处方剂量满足 100% 的 PTV 体积靶区。

3. 化疗或药物治疗　放疗与 TMZ ［75mg/（$m^2 \cdot d$）］口服化疗同时开始，1 次 / 日，连续服用直到放疗结束。口服丙戊酸钠缓释片 500mg、1 次 / 日抗癫痫治疗。

4. 治疗中不良反应与药物处理　同步放化疗期间出现Ⅰ度骨髓抑制，对症治疗后明显好转。

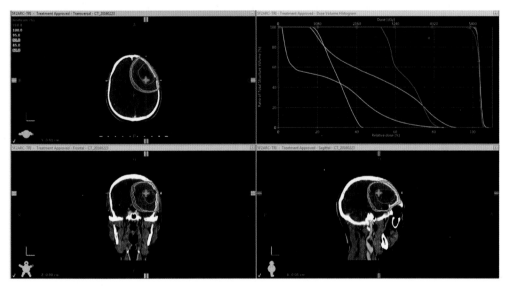

病例5图4　放疗靶区与DVH图

五、随访与处理意见

2016年3月30日（近放疗结束时）复查MRI示（病例5图5）：左额叶术区范围同前，仍可见长 T_1 长 T_2 信号，周围脑实质仍可见长 T_1 长 T_2 信号，增强后术区边缘及邻近脑膜强化，中线结构居中，余况同前。

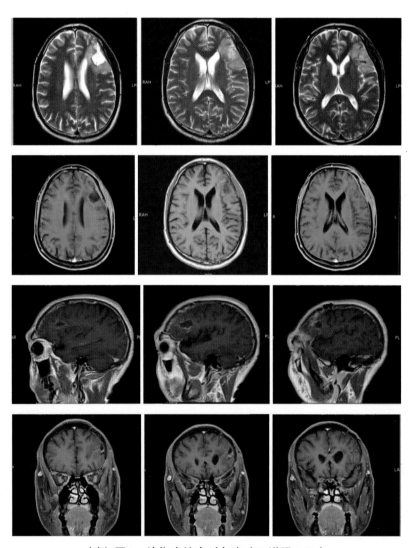

病例5图5　放化疗结束时复查（T_1增强＋T_2）

2016年7月1日（放疗后3个月）复查MRI示（病例5图6）：左额叶术区范围较前稍缩小，增强后术区边缘及邻近脑膜强化范围缩小。患者一般情况可，嘱继续定期复查。

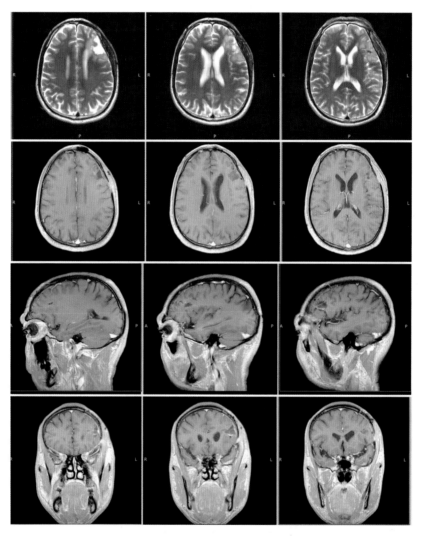

病例5图6 放疗后3个月复查（T₁增强＋T₂ FLAIR）

2017年2月6日（放疗后11个月）复查MRI示（病例5图7）：左额叶术区长T₁长T₂信号灶范围较前缩小，增强后病灶边缘及邻近脑膜可见线状及小斑片状强化，情况基本同前；周边可见片状无强化的稍长T₂信号；左侧侧脑室前角较前扩张。中线结构居中，余况同前。患者一般情况可，无特殊不适，嘱继续定期观察。

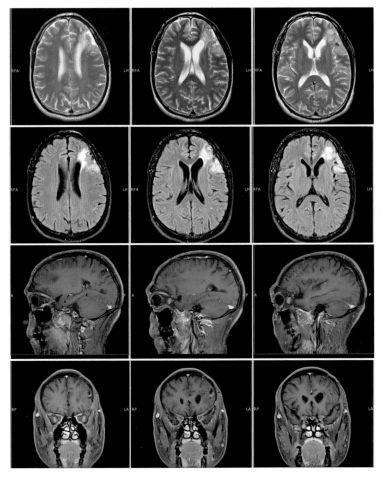

病例5图7　放疗后11个月复查（T_2＋T_2 FLAIR）

六、经验分享

1. 低级别胶质细胞瘤术后辅助治疗，区分高危与低危患者是关键，高危的低级别胶质瘤应积极行早期放射治疗。低危的患者可选择观察。

2. 对于低级别胶质瘤患者有条件的建议行病理分子检测，可以更好地判定预后。

七、相关知识点

1. 少突胶质细胞瘤术后放化疗适应证　低级别胶质瘤可分为低风险和高风险。根据 RTOG 两个前瞻性研究的分组依据，低风险组和高风险组 5 年的总生存率分别为93% 和 66%。2016 年 NCCN 指南定义，低风险指同时具备以下两个条件：年龄 ≤ 40 岁且肿瘤完全切除。高风险组定义为年龄大于 40 岁或次全切[1]。而 EORTC 根据 22844 试验数据建立了低级别胶质瘤风险预测模型，并通过 22 845 数据进行验证，其中低风险组预后明显高于高风险组。在模型中，低风险组的定义为具备 0 ～ 2 个以下危险因素，即年龄大于 40 岁、星形细胞瘤、肿瘤最大径 ≥ 6cm、肿瘤跨中线、术前神经功能受损、IDH 野生型、1p/19q 非共缺失。高风险定义 3 ～ 5 个以上危险因素。显然这两个分层标准在实际应用中的问题是同一个患者可能得到两种不同的风险程度。尽管 EORTC 的循证医学证据级别更高，但最新的研究大多采用的 NCCN 指南推荐的分层方法。我们科在临床应用中兼顾 NCCN 指南和 EORTC 22844 研究提出的高危因素，总共 8 个高危因素，注重个体化治疗 [2]。

对于低风险病例，可以考虑术后密切随访观察。第一年内每 3 个月随访一次，1 年后，半年随访一次。对于高风险病例则推荐尽早开始放疗及辅助化疗。EORTC 22845 一个有关治疗时间的随机对照Ⅲ期临床试验研究中显示术后早期放疗较延迟放疗可以显著提高患者 PFS，但是对于总生存率却无显著改变。虽然无助于总生存率的改善，但是有助于肿瘤相关症状（如癫痫）的控制 [3]。因此，建议一般情况允许时，放疗应该尽早开始，一般 4 周左右。

2. 少突胶质细胞瘤放疗剂量的选择和分割模式　推荐低级别胶质瘤放疗的总剂量为 45 ～ 54Gy，其依据主要来自于以下两项大型前瞻性对比研究的结果。一项是 EORTC 的随机对照试验（EORTC 22844）。另一个随机对照试验是由 NCCTG 联合 RTOG 和 ECOG 完成的低级别胶质瘤患者术后放疗，分为高剂量组（64.8Gy）和低剂量组（50.4Gy）两组间的 5 年总生存率也无显著差异，但高剂量组的 2 年严重放射性坏死发生率（5%）却高于低剂量组（2.5%）（Ⅰ级证据）[4]。放疗分次剂量一般推荐为 1.8 ～ 2.0Gy，研究认为分次剂量超过 2.0Gy 会增加低级别胶质瘤患者发生远期认知能力障碍的风险（Ⅱ级证据）[5]。

3. 靶区设计问题　当低级别胶质瘤需要放疗时，首先是对靶区范围的设定。大多数低级别胶质瘤的增强 MRI 图像强化不明显，因此确定其大体肿瘤靶区（GTV）主要是根据 MRI T$_2$/FLAIR 上的异常信号区域。术后 LGG 患者应行 MRI 复查以确定肿瘤是否残留，并以此作为确定 GTV 的依据，而术前 MRI 则作为参考。绝大多数研究都是以 GTV 外扩 1 ～ 2cm 作为低级别胶质瘤的临床靶区（CTV），近有研究显示应用 ^{11}C– 蛋氨酸（MET）–PET/CT 有助于确定低级别胶质瘤术后残留肿瘤的范围和监测治疗后的反应（Ⅲ级证据）[6]。

4. 分子病理学　IDH1 基因 132 位点的杂合突变出现于 80% 以上的低级别胶质瘤，IDH1 突变型的预后明显好于野生型。目前 IDH1 基因突变已经是病理学诊断和评价预后的重要指标之一。强烈推荐对少突胶质细胞瘤进行 1p/19q LOH 检测，1p/19q 杂合性缺失的患者对烷化剂类抗肿瘤药物敏感，无瘤生存期延长。（Ⅰ级证据）[7]

5. 远期放射性神经毒性 放疗后 LGG 生存获益，随之而来的是远期神经毒性反应，主要表现为认知能力障碍和脑组织局灶性坏死。临床上较难区分患者的认知能力障碍是由放疗还是其他因素及多种因素综合作用的结果。此外，由于认知能力障碍的发生率会随着治疗后时间的延长而逐渐增加，因此需要进行长期随访才能得出结论。最近，Douw 等通过长达 12 年的平均随访时间的追踪调查，发现接受过放疗的 LGG 患者的注意力逐渐下降，而那些没有接受过放疗的患者，其认知功能则保持稳定（Ⅱ级证据）。因此，在制订治疗计划时，还应充分考虑这种由放疗引起的远期风险。

（许若思　申良方）

参考文献

[1] Nabors LB，Ammirati M，Bierman PJ，et al.Central nervous system cancers[J]. JNCCN，2013，11（9）：1114-1151.

[2] Karim AB，Maat B，Hatlevoll R，et al.A randomized trial on dose-response in radiation therapy of low-grade cerebral glioma：european organization for research and treatment of cancer（EORTC）study 22844[J].Int J Radiat Oncol Biol Phys，1996，36（3）：549-556.

[3] Karim AB，Afra D，Cornu P，et al.Randomized trial on the efficacy of radiotherapy for cerebral low-grade glioma in the adult：european organization for research and treatment of cancer study 22845 with the medical research council study BRO4：an interim analysis[J].Int J Radiat Oncol Biol Phys，2002，52（2）：316-324.

[4] Shaw E，Arusell R，Scheithauer B，et al.Prospective randomized trial of low-versus high-dose radiation therapy in adults with supratentorial low-grade glioma：initial report of a north central cancer treatment group/radiation therapy oncology group/eastern cooperative oncology group study[J].J Clin Oncol，2002，20（8）：2267.

[5] Fisher BJ，Chen Hu，Macdonald DR，et al.Phase 2 study of temozolomide-based chemoradiation therapy for high-risk low-grade gliomas：preliminary results of radiation therapy oncology group 0424[J].Int J Radiat Oncol Biol Phys，2015，91（3）：497-504.

[6] Pignatti F，van den Bent M，Curran D，et al.Prognostic factors for survival in adult patients with cerebral low-grade glioma[J].J Clin Oncol，2002，20（8）：2076-2084.

[7] Lang FF，Gilbert MR.Diffusely infiltrative low-grade gliomas in adults[J].J Clin Oncol，2006，24（8）：1236-1245.

病例6 少突星形胶质细胞瘤Ⅱ级术后同期放化疗

一、病历摘要

患者：男性，57岁。确诊"左额叶少突星形胶质细胞瘤Ⅱ级术后"。

现病史：患者于2016年1月体检行颅脑MRI示左额叶肿物，无头痛头晕，无肢体抽搐等不适，未予重视。1日前突发大便失禁，神志不清1次，伴呕吐少量胃内容物。2016年1月22日第一次入我院神经外科。入院后颅脑MRI检查提示（病例6图1）：左侧额颞叶见一不规则形短 – 长 T_1 稍长 T_2 信号灶，较大层面大小约2.0cm×1.9cm，增强后明显不均匀强化，考虑胶质瘤可能。于2016年1月29日行开颅探查病灶切除术。术中所见：肿瘤边界不清、灰红色、质较软、血运丰富，镜下分块全切肿瘤。术后病理检查示（病例6图2）：（左额叶）少突星形胶质瘤Ⅱ级。GFAP（＋），OLIG-2（＋），Ki-67（约5%+），P53（＋），MGMT（－），IDH1（－），2016年2月29日入放疗科。患者自发病以来，精神、食欲、睡眠一般，小便正常，体重无明显改变。余无异常。

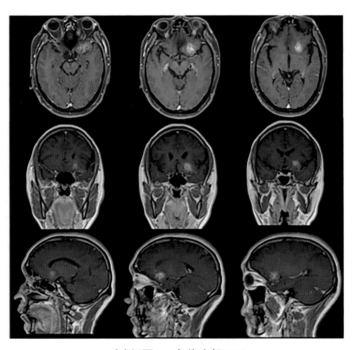

病例6图1 术前头部MRI

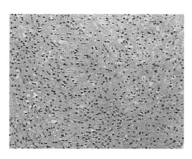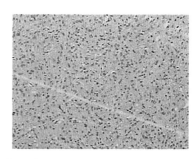

病例6图2　术后病理

既往史：既往有"糖尿病"病史，停用口服降糖药，予赖脯胰岛素（需配合优伴笔使用）早6U、中6U、晚6U，餐前5分钟，iH，甘精胰岛素针（赛诺菲）6U 10pm iH。但未规律使用。

个人史、家族史均无特殊。

查体：患者一般状态良好，生命体征正常，营养评估正常，头颅大小正常，枕部脱发，颅顶至左侧耳郭前见已愈合手术切口，手术切口已拆线，表面部分结痂未脱，可见部分新近愈合组织。余无异常。

神经系统检查：语言清晰流利。思维力、判断力、定向力、记忆力及计算力正常。双侧肢体肌力及肌张力正常，余神经系统查体未见异常。

实验室与辅助检查：血常规、肝肾功能、电解质、C-12均基本正常。

术后3天复查MRI提示（病例6图3）：增强后术区见不规则异常强化灶，左侧侧脑室前后角未见明显变窄，中线结构无移位。双侧额顶叶深部见多个斑点状、斑片状长T_1长T_2信号灶，增强后未见强化，与老片对比左侧额颞叶病灶已切除。

二、病例特点

本例患者为57岁男性，左侧额颞叶肿瘤大小2.0cm×1.9cm。术前MRI影像特征，T_1增强后明显不均匀强化，考虑胶质瘤可能。术后证实少突星形胶质细胞瘤Ⅱ级，根据分子病理检测GFAP（+），OLIG-2（+），Ki-67（约5%+），P53（+），MGMT（-），IDH1（-）。依据术后3天MRI提示肿瘤已行完整切除，未见明显残留病灶。

三、专家（主任医师）分析

患者为57岁男性，组织病理和分子病理均确诊为少突星形胶质细胞瘤Ⅱ级，根据2016年WHO对中枢神经系统肿瘤分型原则，此类型为少突星形胶质细胞瘤，NOS。该病例的肿瘤体积不大，为2.0cm×1.9cm，手术能否完整切除与预后有明显的相关性，评估肿瘤是否全切，除了外科医生术中镜下判定，主要依赖术后72小时内复查头部

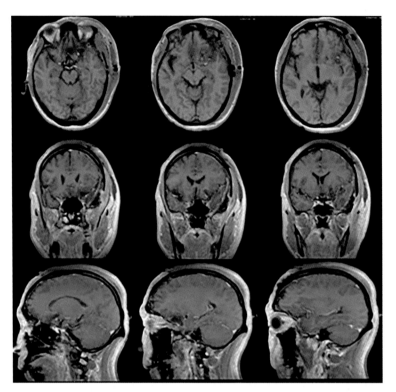

病例6图3　术后头部MRI

MRI。根据RTOG和EORTC临床试验的结果，低级别胶质瘤患者的高危因素主要为以下8个：年龄≥40岁，肿瘤未完全切除，星形胶质细胞瘤，肿瘤位置越过中线，肿瘤最大径≥6cm，术前神经功能受损，1p/19q未共缺失，IDH1/2未突变。含有危险因素的患者建议积极治疗。建议在伤口愈合并PS评分0～1的情况下，术后4～6周内给予辅助治疗，方案应参照NCCN指南和中国胶质瘤治疗专家共识。放疗靶区勾画时应参照术前、术后、放疗前复查的MRI（病例6图4），MRI扫描序列包括T_1增强、T_2/FLAIR、DWI/ASL以判断有无残留和（或）复发。研究指出高危型低级别胶质瘤患者，放疗联合替莫唑胺化疗能取得较好生存获益。治疗过程中应密切观察可能出现的不良反应，如骨髓抑制、胃肠道反应、脑水肿和神经功能变化等，及时予以对症处理。

四、治疗过程

1. 治疗方案　STUPP方案。

2. 放射治疗

（1）CT模拟定位：仰卧位，双上肢置体侧，增强扫描范围：颅顶至C_2椎体，扫描层距、层厚3mm/3mm。

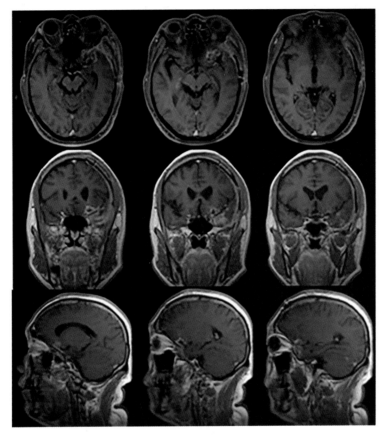

病例6图4　放疗前复查头部MRI

（2）CT-MRI图像融合靶区勾画（病例6图5）：将CT定位图像与术放疗前定位MRI的T_1+C/T_2 FLAIR图像融合。GTV：根据MRI扫描T_2或FLAIR序列中高信号区区域，包括术后残腔＋任何残留的肿瘤，同时参考术前MRI以排除手术创伤所致异常信号的干扰；CTV：GTV外扩1.5cm。各靶区在脑干、眼眶、骨等解剖屏障处适当修回，CTV外放3mm，形成PTV。

（3）放疗技术与处方剂量、要害器官限制：采用6MV-X线，IMRT技术；处方剂量：PGTVDT 54Gy/30F。危及器官受量限制为：脑干Dmax＜54Gy，视交叉Dmax＜54Gy，左侧视神经：Dmax＜54Gy，双侧晶体：Dmax＜7Gy。

（4）计划评估：至少95%的处方剂量满足100%的PTV体积靶区。

3．化疗或药物治疗　放疗与TMZ［75mg/（m^2·d）］口服化疗同时开始，1次/日，连续服用42天，放化疗结束后继续辅助替莫唑胺150～200mg/m^2口服化疗。

4．治疗中的不良反应与处理　同步放化疗期间未出现明显不良反应。

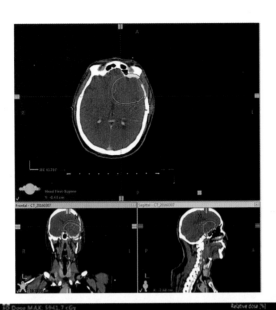

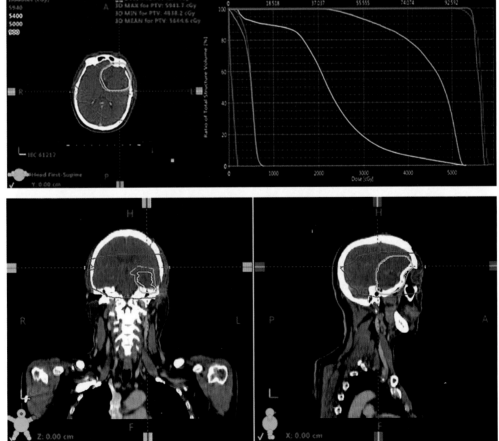

病例6图5　放疗靶区与DVH图

五、随访与处理意见

2016年4月18日（结束同步放化疗后）复查颅脑MRI示（病例6图6）：左侧额颞部骨质缺失呈术后改变，术区不规则长 T_1 长 T_2 信号灶、FLAIR 边缘高信号灶同前，增强后异常强化灶较前范围减小，双侧脑室稍扩大，中线结构无移位。双侧额顶叶深部见多个斑点状、斑片状长无强化长 T_1 长 T_2 信号灶。

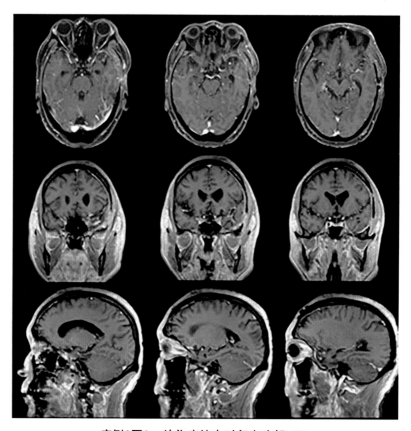

病例6图6　放化疗结束时复查头部MRI

2016年7月19日（放化疗结束后3个月）复查颅脑MRI示（病例6图7）：左侧额颞部骨质缺失呈术后改变，术区不规则长 T_1 长 T_2 信号灶、FLAIR 边缘高信号灶同前，增强后异常强化灶较前范围增大，左侧额叶可见两个结节灶，增强扫描明显强化。较大者直径约1.1cm，周围可见片状水肿。双侧脑室稍扩大，中线结构无移位，双侧额顶叶深部见多个斑点状、斑片状长无强化长 T_1 长 T_2 信号灶。经全科讨论认为，患者目前无头痛、头晕、恶心、呕吐、神经功能缺损等不适，结合影像学及病史特点，认为新发病灶位于照射野内，暂考虑为假性进展。继续动态观察影像学改变，给予替莫唑胺口服化疗。

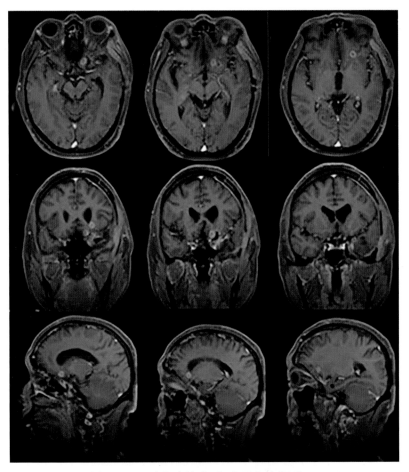

病例6图7　放化疗结束后3个月复查颅脑MRI

2016 年 9 月 18 日（放化疗结束后 5 个月）复查颅脑 MRI 示：左侧额颞部骨质缺失呈术后改变，术区不规则长 T_1 长 T_2 信号灶、FLAIR 边缘高信号灶同前，增强后术区强化减低，左侧额叶两个结节灶，较前增大，较大者直径约 1.4cm（原较大者直径约 1.1cm），增强扫描可见明显边缘强化，周围片状水肿范围较前增大，双侧脑室稍扩大，中线结构无移位。双侧额顶叶深部见多个斑点状无强化长 T_1 长 T_2 信号灶。患者拒绝行功能磁共振等检查，综合考虑患者脑胶质瘤假性进展可能性大，继续给予替莫唑胺口服化疗。

2016 年 11 月 26 日（放化疗结束后 7 个月）复查颅脑 MRI 示（病例 6 图 8）：左侧额颞部骨质缺失呈术后改变，术区不规则长 T_1 长 T_2 信号灶，FLAIR 呈低信号边缘高信号灶同前，范围基本同前，增强后术区强化减低，左侧额叶两个结节灶，范围基本同前，较大者直径约 1.5cm（原较大者直径约 1.1cm），增强扫描可见明显边缘强化，周围片状水肿范围较前缩小。双侧脑室稍扩大，中线结构无移位，双侧额顶叶深部见多个斑点状无强化长 T_1 长 T_2 信号灶。继续给予替莫唑胺口服化疗。

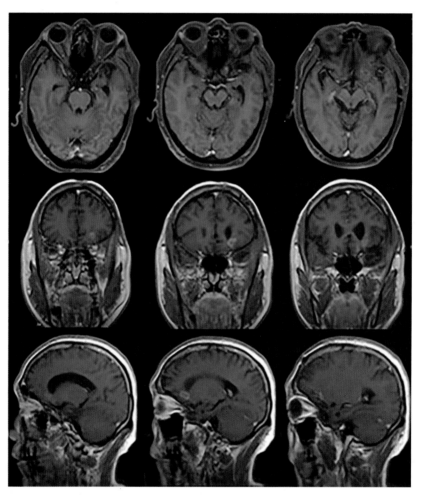

病例6图8　放化疗结束后7个月复查颅脑MRI

2016 年 12 月 26 日给予替莫唑胺口服化疗。

2017 年 4 月 15 日（放化疗结束后 1 年）复查头部 MRI 示（病例 6 图 9）：左侧额颞部骨质缺失呈术后改变，术区不规则长 T_1 长 T_2 信号灶，范围较前稍缩小，边界较前清晰，增强后边缘强化灶较前缩小，周围片状水肿范围较前缩小。左侧额叶两个结节灶，范围基本同前，增强扫描可见明显边缘强化，双侧脑室稍扩大，中线结构无移位，双侧额顶叶深部见多个斑点状无强化长 T_1 长 T_2 信号灶。

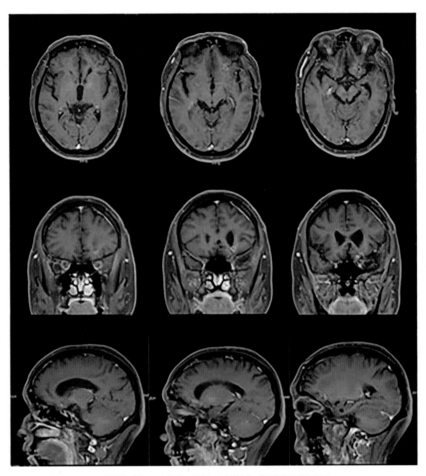

病例6图9　放化疗结束后1年复查颅脑MRI

六、经验分享

1. 低级别胶质细胞瘤术后辅助治疗，区分高危与低危患者是关键，高危患者术后应积极治疗，4～6周内行放疗±化疗。

2. 胶质瘤假性进展通常发生在多在放射治疗后6个月内或同步放化疗后的3～6个月，主要根据患者的症状、体征、功能影像等检查手段，动态、综合分析判断，并与复发、放射性坏死相鉴别。

七、相关知识点

1. 低级别胶质瘤治疗原则　胶质瘤治疗以手术安全且最大范围切除病灶为主，可缓解临床症状，延长患者生存时间，同时获得组织样本以明确病理诊断和进行分子标志物等研究，术后根据患者耐受状况、肿瘤情况考虑是否行放疗、化疗等辅助治疗。无高危因素患者可以选择密切观察直到肿瘤进展，对含有高危因素患者则采用更为积极的治疗手段（辅助放疗＋PCV 化疗或替莫唑胺化疗）[1]。

2. 低级别胶质瘤术后个体化治疗　Pignatti 利用 EORTC 22844 试验数据建立低级别胶质瘤风险预测模型，并在 EORTC 22845 实验中得到验证，指出年龄≥40 岁、星形细胞瘤成分、肿瘤最大径≥6cm、肿瘤越过中线和术前神经功能受损五项指标为独立预后因素，发现患者具有危险因素越多，其预后越差。其中含 3 个及以上危险因素患者为高风险组，反之为低风险组患者因素，后者预后明显优于前者[2]。后来有学者人利用 NCCTG 86-72-51 试验数据再次验证了该风险模型对于 LGG 患者的预测价值[3]。在 RTOG 9802 实验中，笔者以年龄及手术切除程度两个危险因素将 LGG 患者分为低危组和高危组，低危组进行严密随访观察，高危组则随机分配到单纯放疗组和放疗＋PCV 方案化疗组中，低危组及高危组 5 年总生存率分别为 93% 和 66%[4~5]，继续进行 RTOG 9802 中低危组患者亚组分析显示，肿瘤最大径＞4cm、星形细胞成分、影像学上有≥1cm 的残留，其 PFS 与高危患者相似。还有一些在临床上应用得较多的分子指标可以协助判断患者的预后，如 IDH 突变[6]、1p/19q 联合共缺失[7]、MGMT 启动子甲基化[8~9]等，这类患者预后较好。如果不具备以上所有危险因素则可以考虑密切观察随访。除此之外的高风险组，则需要考虑尽早予以更为积极的治疗（放疗±化疗）。如何更好地利用危险因素分层，协助临床决策的制定，实现 LGG 的个体化治疗的目标仍在进一步研究中。

3. 假性进展　假性进展发生的机制目前并没有完全明确。可能与放疗对血-脑屏障功能的破坏，使其通透性增强和引发的炎症反应导致[10~11]。因而会在 MRI 上表现为增强后强化，而这种强化并不能真实地反映肿瘤的范围。假性进展在高级别胶质瘤中研究较多，低级别胶质瘤报道较少。PET、MRI 波谱成像、MR 灌注加权成像等影像学方法在鉴别假性进展与肿瘤复发、真性进展上仍需进一步的临床研究[12]。三者的差异主要表现在假性进展病变的稳定性和随着时间可自行消退等方面，出现假性进展的患者，通常无神经功能缺失或颅高压的症状或较真性进展、复发者临床表现轻。如果影像学上的强化灶出现在放射野外的脑组织内，则应高度怀疑是肿瘤复发或真性进展。而病理学检查是目前诊断胶质瘤放化疗后假性进展的唯一金标准，但在临床实施上需权衡利弊。出现假性进展后，可以选择继续维持原有的治疗方案。

（王　颖　申良方）

参考文献

[1] clinical practice guidelines in Oncology：Central Nervous System Cancers.NCCN（2016. V1）

[2] Pignatti F，Van Den Bent M，Curran D，et al.Prognostic factors for survival in adult patients with cerebral low-grade glioma[J].J Clin Oncol，2002，20（8）：2076-2084.

[3] Daniels TB，Brown PD，Felten SJ，et al.Validation of EORTC prognostic factors for adults with low-grade glioma：a report using intergroup 86-72-51[J].Int J Radiat Oncol Biol Phys，2011，81（1）：218-224.

[4] Shaw EG，Berkey B，Coons SW，et al.Recurrence following neurosurgeon-determined gross-total resection of adult supratentorial low-grade glioma：results of a prospective clinical trial[J].J Neurosurg，2008，109（5）：835-841.

[5] Shaw EG，Wang M，Coons SW，et al.Randomized trial of radiation therapy plus procarbazine，lomustine，and vincristine chemotherapy for supratentorial adult low-grade glioma：initial results of RTOG 9802[J].J Clin Oncol，2012，30（25）：3065-3070.

[6] Sanson M，Marie Y，Paris S，et al.Isocitrate dehydrogenase 1 codon 132 mutation is an important prognostic biomarker in gliomas[J].J Clin Oncol，2009，27（25）：4150-4154.

[7] Smith JS，Perry A，Borell TJ，et al.Alterations of chromosome arms 1p and 19q as predictors of survival in oligodendrogliomas，astrocytomas，and mixed oligoastrocytomas[J].J Clin Oncol，2000，18（3）：636-645.

[8] Komine C，Watanabe T，Katayama Y，et al.Promoter hypermethylation of the DNA repair gene O6-methylguanine-DNA methyltransferase is an independent predictor of shortened progression free survival in patients with low-grade diffuse astrocytomas[J].Brain Pathol，2003，13（2）：176-184.

[9] Everhard S，Kaloshi G，Criniere E，et al.MGMT methylation：a marker of response to temozolomide in low-grade gliomas[J].Ann Neurol，2006，60（6）：740-743.

[10] Brandsma D，Stalpers L，Taal W，et al.Clinical features，mechanisms，and management of pseudoprogression in malignant gliomas[J].Lancet Oncol，2008，9（5）：453-461.

[11] Prager AJ，Martinez N，Beal K，et al.Diffusion and perfusion MRI to differentiate treatment-related changes including pseudoprogression from recurrent tumors in high-grade gliomas with histopathologic evidence[J].AJNR Am J Neuroradiol，2015，36（5）：877-885.

[12] Brandsma D，van den Bent MJ.Pseudoprogression and pseudoresponse in the treatment of gliomas[J].Curr Opin Neurol，2009，22（6）: 633-638.

病例7　星形细胞瘤IDH野生型初治全切术后放疗

一、病历摘要

患者：男性，41岁，确诊"脑胶质瘤术后（右额叶星形细胞瘤 WHO Ⅱ级）"。

现病史：患者于5个月前无明显诱因出现间断头晕，1日至多日发作1次，持续10余秒，后自行缓解，不伴头痛、呕吐、意识障碍等。于当地医院行颅脑 MRI 提示：右额叶占位。遂于2016年1月21日就诊于我院神经外科，完善相关检查后于2016年1月27日在全麻下行显微镜下幕上深部肿物切除术。术中见肿瘤位于右额顶叶，约3cm×4cm×5cm大小，边界不清，血运一般，质软，白色。术中予以镜下分块全切肿瘤。术后病理检查提示（病例7图1）：（右额部）星形细胞瘤（Ⅱ级）。免疫组化结果：GFAP（+），OLIG-2（+），Ki-67（＜5%），P53（+），MGMT（-），IDH1（+），NEUN（+）。术后第二天复查颅脑 MRI 未见肿瘤残留。为求进一步治疗，入我科拟行术后放疗。自发病以来，患者精神欠佳，食欲、睡眠可，二便正常，体重无明显变化。

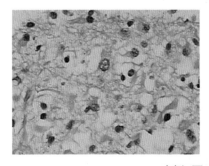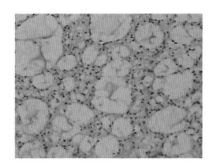

病例7图1　术后病理

既往史、个人史、婚育史、家族史均无特殊。

查体：患者一般状态良好，生命体征正常，营养评估正常，右额颞处可见一长约15cm手术瘢痕，愈合可，无渗血渗液，右额部轻压痛。

神经系统检查：神志清楚，语言流利。思维力、判断力、定向力、记忆力及计算力正常。双侧肢体肌力及肌张力正常，余神经系统查体未见异常。

辅助检查：病理（本院，2016-02-02）：（右额部）星形细胞瘤（Ⅱ级）。免疫组化结果：GFAP（+），OLIG-2（+），Ki-67（＜5%），P53（+），MGMT（-），IDH1（+），NEUN（+）。分子检测结果：IDH1、R132H、IDH2野生型。MGMT：非甲基化。19q13基因FISH检测结果：阴性（提示19q13基因未缺失）。

术后第二天复查颅脑磁共振（病例7图2）提示原右额叶病变已切除，现术区可见残腔，呈短-长T_1短-等T_2信号灶，增强后未见明显强化。结合手术记录及影像学资料均考虑为肿块全部切除，未见残留。

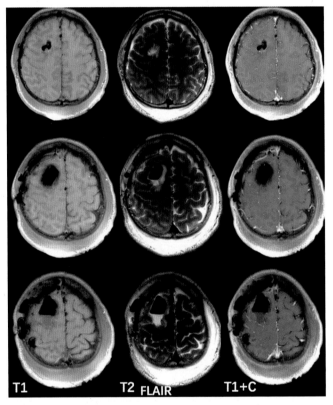

原右额叶病变已切除，现术区可见残腔，呈短-长T_1短-等T_2信号灶，增强后未见明显强化。左额顶枕部及右顶枕部可见稍长T_1长T_2积液信号

病例7图2　术后颅脑MRI

二、病例特点

本例患者为41岁的中年男性，右额顶叶肿瘤大小3cm×4cm×5cm，肿瘤最大径＞4cm。术前MRI影像特征（病例7图3），右侧额叶见一类圆形长T_1长T_2信号灶，边界清楚，大小约5.43cm×4.33cm×3.3cm，增强后未见明显强化，术后证实星形细胞瘤（WHO Ⅱ级），根据分子病理检测IDH1、R132H、IDH2野生型；MGMT非甲基化；

19q13 基因未缺失。依据手术记录及术后 MRI 提示肿瘤已行完整切除，未见明显残留病灶。

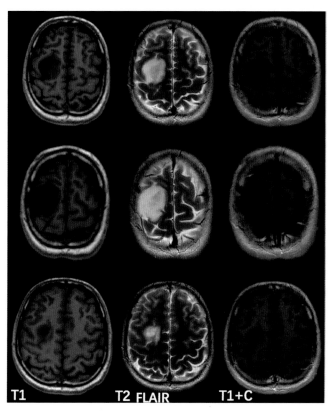

右侧额叶见一类圆形长 T_1 长 T_2 信号灶，边界清楚，大约为 5.4cm×4.3cm×3.3cm，增强后未见明显强化

病例7图3　术前颅脑MRI

三、专家（主任医师）分析

患者虽为低级别胶质瘤（星形细胞瘤 WHO Ⅱ级），但具有三个影响预后的不良因素：①患者年龄＞40岁；②IDH1、R132H、IDH2野生型；③19q13基因未缺失。因此，属于低级别胶质瘤中的高风险组，应尽早开始放化疗，放疗时间推荐为术后 2 ~ 4 周，化疗方案采用替莫唑胺同步放化疗并序贯替莫唑胺化疗。治疗过程中密切观察可能出现的骨髓抑制、胃肠道反应、脑水肿和神经功能变化，必要时给予对症处理。

安排行同步放化疗，具体方案为：放疗期间口服替莫唑胺：140mg、1 次 / 日。参考患者术前影像学资料确定肿瘤瘤床（GTVtb），在 GTVtb 基础上外扩 2cm 形成 CTV，CTV 外扩 0.5cm 形成 PTV。具体放疗剂量为：PTV：54Gy/2Gy/27F。

四、治疗过程

1. 治疗方案　STUPP 方案。

2. 放射治疗

（1）CT 模拟定位：仰卧位，双上肢置体侧，增强扫描范围：颅顶至 C_2 椎体，扫描层距、层厚为 3mm/3mm。

（2）CT-MRI 图像融合靶区勾画（病例 7 图 4）：将 CT 定位图像与术后 2 周 MRI 的 T_1+C/T_2 FLAIR 图像融合。结合患者术前、术后影像学资料及定位 CT、MRI 资料确定肿瘤瘤床（GTVtb）（病例 7 图 5），在 GTVtb 基础上外扩 2cm 形成 CTV，CTV 外扩 0.5cm 形成 PTV。

（3）放疗技术与处方剂量、要害器官限制：具体放疗剂量为：PTV：54Gy/2Gy/27 次。危及器官受量限制为：脑干 Dmax < 54Gy，视交叉 Dmax < 54Gy，左侧视神经 Dmax < 54Gy，双侧晶体 Dmax < 9Gy。

（4）计划评估：至少 95% 的处方剂量满足 100% 的 PTV 体积靶区。

3. 化疗或药物治疗　放疗与 TMZ［75mg/（m^2·d）］口服化疗同时开始，1 次 / 日，连续服用 42 天，放化疗结束后继续辅助替莫唑胺 150 ~ 200mg/（m^2·d）口服化疗 6 个月。

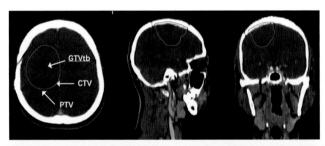

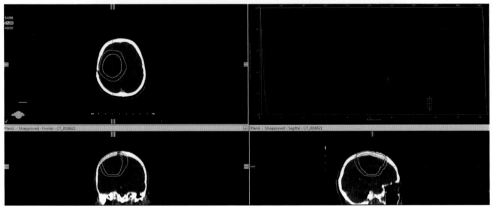

病例7图4　放疗靶区和DVH图

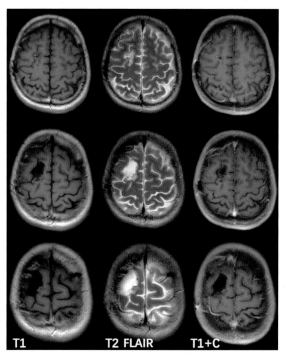

病例7图5　放疗前定位MRI：现术区可见残腔并见积液，增强后未见明显异常强化灶

4．治疗中的不良反应与处理　同步放化疗期间出现轻度脑水肿症状，对症治疗后明显好转。

五、随访及处理意见

2016 年 7 月 21 日（放疗后）复查磁共振（病例 7 图 6），与老片对比，现片示：右额部局部颅骨骨质缺如，呈术后改变；现术区可见残腔并见积液，范围大致同前，增强后未见明显异常强化灶。余况同前。

2016 年 10 月 16 日（放疗后 3 个月）复查磁共振，与老片对比，现片示：右额部局部颅骨骨质缺如，呈术后改变；现术区可见残腔并见积液，范围大致同前，增强后未见明显异常强化灶。余况同前。

对患者每 3 ~ 6 个月进行随访 1 次，持续 5 年，以后每年至少随访 1 次。随访内容包括对患者进行临床基本情况复查，主要包括全身情况、认知和精神心理状态、神经系统体征及体格检查、必要的辅助检查及影像学复查。

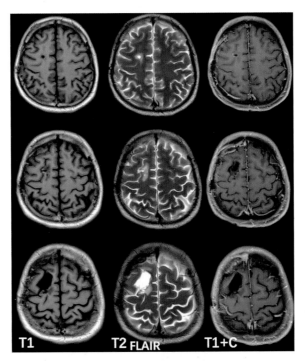

病例7图6 放疗结束时复查MRI

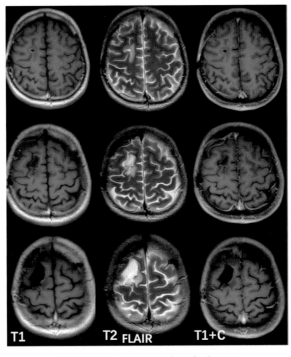

病例7图7 放疗后3个月复查MRI

六、经验分享

1. 胶质瘤的诊断主要依靠 CT 和 MRI 检查等影像学诊断，一些新的 MRI 序列，如磁共振弥散加权成像和弥散张量成像（DWI 和 DTI）、磁共振灌注成像（PWI）、磁共振波谱成像（MRS）和功能磁共振成像（fMRI）开始应用于临床，对提高诊断和判断预后有重要意义。正电子发射计算机断层显像（PET）和单光子发射计算机断层成像术（SPECT）对于鉴别肿瘤复发与放射性坏死有一定帮助，但最终诊断还需要通过肿瘤切除术或肿瘤活检术获取标本进行病理学诊断加以明确。

2. 胶质瘤治疗以手术切除肿瘤为主，结合放疗、化疗等综合治疗方法。胶质瘤具有原位复发的特点，且 90% 发生在距原发灶 2cm 的范围之内，放疗有助于延长高危组患者的生存期，优化局部放疗方案是目前治疗的焦点。

3. 根据术前、术后影像学资料确定是否有肿瘤残留，从而确定大体靶区（GTV）或瘤床（GTVtb），以 GTV 外扩 1 ~ 2cm 作为低级别胶质瘤的临床靶区（CTV）。推荐低级别胶质瘤放疗的总剂量为 45 ~ 54Gy，分次剂量一般推荐为 1.8 ~ 2.0Gy。

4. 低级别胶质瘤的化疗主要用于高危新诊断患者的辅助化疗和复发患者的挽救化疗，应根据患者自身情况实施个体化的化疗方案。

七、相关知识点

1. 低级别胶质瘤的影像学评价[1~3]　不同种类和级别的胶质瘤影像表现不同。如：弥漫性星形胶质细胞瘤信号相对均匀，T_1W 低信号，多无强化，T_2W 和 FLAIR 高信号；少突胶质细胞瘤 MRI 同弥漫性星形胶质细胞瘤，但信号不均匀，常有大块状钙化；多形性黄色星形细胞瘤（PAX）有多发小囊变、强化显著和邻近脑膜强化是其特征。目前影像学检查方法主要包括 CT、MRI、PET 等，影像学评价包括病变性质判定、可能的级别或边界，以及各种治疗后疗效随访评价。影像学检查流程见病例 7 图 8。

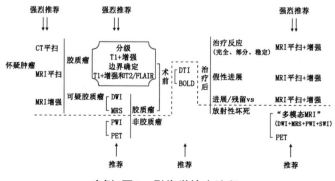

病例7图8　影像学检查流程

2. 低级别胶质瘤的病理诊断及分子生物学标记 [4~7]

（1）病理学诊断：强烈推荐：GFAP 对胶质瘤进行免疫组化标记，具有向星形胶质细胞分化特征的胶质瘤及 60%～70% 少突胶质细胞瘤对 GFAP 呈阳性表达（Ⅰ级证据）；IDH1 基因第 132 位点的杂合突变出现于 80% 以上的低级别胶质瘤，进一步研究显示 IDH1 突变型的预后明显好于野生型；p53 蛋白对星形细胞肿瘤进行免疫组化标记，10% 以上弥漫性星形细胞肿瘤瘤细胞呈强阳性表达，高度提示 TP53 基因突变（Ⅰ级证据）；细胞增生活性标志物 Ki-67 抗原对胶质瘤进行免疫组化检测，Ki-67 增生指数与肿瘤的分化程度、浸润或转移及预后有密切关系，是判断肿瘤预后的重要参考指标之一（Ⅰ级证据）。

推荐：神经元特异核蛋白（NeuN）用于胶质神经元肿瘤及神经细胞瘤的诊断及鉴别诊断（Ⅰ级证据）；少突胶质细胞特异性核转录因子（OLIG-2）对少突胶质细胞瘤进行标记，但不具有特异性。

（2）分子病理学：IDH1 基因第 132 位点的杂合突变出现于 80% 以上的低级别胶质瘤，包括星形细胞瘤、少突胶质细胞瘤和少突星形细胞瘤及继发性胶质母细胞瘤，间变性星形细胞瘤突变率约为 70%，原发胶质母细胞瘤中仅为 5%，IDH1 突变型的预后明显好于野生型。因此，IDH1 基因突变是病理学诊断和预后评估的重要参考指标，已被国内外研究证实并被 Cochrane 数据库引用；强烈推荐对少突胶质细胞瘤进行 1p/19qLOH 检测，1p/19q 杂合性缺失的患者对烷化剂类抗肿瘤药物敏感，无瘤生存期延长（Ⅰ级证据）。

3. 低级别胶质瘤的放射治疗 [8~10]　放疗是治疗低级别胶质瘤的重要手段，但对术后放疗的最佳时机和远期放射性神经毒性风险一直存在争议。通常根据患者预后风险高低来制订治疗策略。

（1）影响预后的因素：根据 2016 年 NCCN 指南，低风险应同时具备以下两个条件：年龄 ≤ 40 岁且肿瘤完全切除。高风险组定义为年龄 > 40 岁或次全切。而 EORTC 对低风险组的定义为具备 0～2 个以下危险因素：年龄 > 40 岁、星形细胞瘤、肿瘤最大径 ≥ 6cm、肿瘤跨中线、术前神经功能受损、IDH 野生型、1p/19q 非共缺失；具备 3～5 个以上危险因素则定义为高风险组。我科认为，在临床应用中应兼顾 NCCN 指南和 EORTC 22844 研究提出的预后因素，即共 8 个高危因素：年龄 > 40 岁、肿瘤次全切、星形细胞瘤、肿瘤最大径 ≥ 6cm、肿瘤跨中线、术前神经功能受损、IDH 野生型、1p/19q 非共缺失。

（2）放疗时机：术后低级别胶质瘤患者选择早期放疗还是随访观察存在争议。目前，前瞻性随机对照研究显示术后高风险低级别胶质瘤早期放疗可明显延长患者的 PFS，但对总生存率并无明显改善（Ⅰ级证据）。对年龄较大（> 40 岁）或术后有残留预后较差的患者，一致推荐术后尽早放疗。

（3）放疗剂量：推荐低级别胶质瘤放疗的总剂量为 45 ～ 54Gy，分次剂量一般推荐为 1.8 ～ 2.0Gy。其依据主要来自于以下两项大型前瞻性对照研究的结果。一项是EORTC 的随机对照试验（EORTC 22844），另一个是由 NCCTG 联合 RTOG 和 ECOG 完成的随机对照试验，针对低级别胶质瘤术后放疗剂量和生存的研究，分别为高剂量组（64.8Gy）和低剂量组（50.4Gy），结果两组间的 5 年总生存率差异无统计学意义，但高剂量组的 2 年严重放射性坏死发生率（5%）却高于低剂量组（2.5%）（Ⅰ级证据）。分次剂量超过 2Gy 会增加低级别胶质瘤患者发生远期认知障碍的风险（Ⅱ级证据）。

（4）靶区确定：大多数低级别胶质瘤的 MRI 不强化，因此确定其大体肿瘤靶区（GTV）主要是根据 T_2/FLAIR 上的异常信号区域，术后低级别胶质瘤患者在放疗前应行 MRI 复查以确定肿瘤是否残留，并以此作为确定 GTV 的依据，同时强调参考术前MRI 以排除由手术创伤所致的异常信号干扰。绝大多数研究都是以 GTV 外扩 1 ～ 2cm 边缘作为低级别胶质瘤的临床靶区（CTV）。近期有研究显示应用 11C– 蛋氨酸（MET）–PET/CT 有助于确定低级别胶质瘤术后残留肿瘤的范围和监测治疗后的反应（Ⅲ级证据）。

（5）远期放射性神经毒性：低级别胶质瘤患者放疗后有生存获益，随之而来的是远期神经毒性反应，主要表现为认知能力减退和脑组织局灶性坏死。有研究显示接受过放疗的患者注意力逐渐下降，而未接受过放疗的患者其认知功能保持稳定（Ⅱ级证据）。因此，在制订治疗计划时，还应充分考虑这种由放疗引起的远期风险。

（6）复发后再治疗：复发患者的治疗首选再手术，术后或不能进行手术时可以选择化疗，尤其是对于过去已行放化疗的患者可依次如下处理：①更换化疗方案；②可考虑再放疗；③靶向治疗。一般放疗 1 年以后复发的患者，再放疗也是一个良好的选择，主要针对以下情况：①新病灶在原靶区范围之外；②复发病灶较小；③复发病灶的几何位置更有优势。对于之前未做过放疗的复发患者，首选能否再手术，术后或无法手术者可考虑进行放化疗。再手术后组织病理有改变者，应重新评估，进行新的治疗方案制订。

4. 低级别胶质瘤的化疗[11 ～ 13]　以往低级别胶质瘤的化疗一直存在争议，随着对化疗新药的不断研发、肿瘤分子遗传学研究的深入和随机对照临床试验（RCT）的开展，化疗在低级别胶质瘤患者中的作用逐渐得到重视和肯定，主要用于高危新诊断患者的辅助化疗和复发患者的挽救化疗。

新发低级别胶质瘤的辅助治疗，应根据是否存在高危因素实施个体化治疗方案。高危患者术后辅助治疗推荐：放疗联合 PCV 方案化疗（Ⅰ级证据），或放疗联合替莫唑胺化疗（Ⅱ级证据），或放疗联合替莫唑胺同步和辅助化疗。但对 1p/19q 联合缺失的患者可以选择单纯化疗。

复发患者的挽救化疗根据患者的情况实施个体化的化疗，包括：替莫唑胺、亚硝脲类、PCV 方案、铂类为基础的方案等。

（凡 丹 申良方）

参考文献

[1] Albert FK，Forsting M，Sartor K，et al.Early postoperative magnetic resonance imaging after resection of malignant glioma：objective evaluation of residual tumor and its influence on regrowth and prognosis[J].Neurosurgery，1994，34（1）：45-60.

[2] Fouke SJ.The role of imaging in the management of adults with diffuse low grade glioma：a systematic review and evidence-based clinical practice guideline[J].J Neurooncol，2015，125（3）：457-479.

[3] Kracht WL，Miletic，H，Busch S，et al.Delineation of brain tumor extent with [11C] L-methionine positrion emission tomography：local comparison with stereotactic histopathology[J].Clincal Cancer Research，2004，10（21）：7163-7170.

[4] Collins VP，Jones DT，Giannini C.Pilocytic astrocytoma：pathology，molecular mechanisms and markers[J].Acta neuropathol，2015，129（6）：775-788.

[5] Yip S，Butterfield YS.Concurrent CIC mutations，IDH mjtations，and 1p/19q loss distinguish oligodendrogliomas from other cancers[J].J Pathol，2012，226（1）：7-16.

[6] Cohen AL，Holmen SL.IDH1 and IDH2 mutations in gliomas[J].Curr Neurol Neurosci Rep，2013，13（5）：345.

[7] Yan W，Zhang W.Molecular classification of gliomas based on whole genome gene expression：a systematic report of 225 samples from the Chinese glioma cooperative group[J].Neuro Oncol，2012，14（12）：1432-1440.

[8] Shaw EG，Wang M.Randomized trial of radiation therapy plus procarbazine，lomustine，and vincristine chemotherapy for supratentorial adult low-grade glioma：initial results of RTOG 9802[J].J Clin Oncol，2012，30（25）：3065-3070.

[9] Daniels TB，Brown PD.Validation of EORTC prognostic factors for adults with low-grade glioma：a report using intergroup 86-72-51[J].Int J radiat Oncol Biol Phys，2011，81（1）：218-224.

[10] Douw L，Klein M.Cognitive and radiological effects of radiotherapy in patients with

low grade glioma：long-term follow-up[J].Lancet Neurol，2009，8（9）：810-818.

[11] Pignatti F，van den Bent M.Prognostic factors for survival in adult patients with cerebral low-grade glioma[J].J Clin Oncol，2002，20（8）：2076-2084.

[12] Kaloshi G，Benouaich-Amiel A.Temozolomide for low-grade gliomas：predictive impact of 1p/19q loss on response and outcome[J].Neurology，2007，68（21）：1831-1836.

[13] Kesari S，Schiff D.Phase Ⅱ study of protracted daily temozolomide for low-grade gliomas in adults[J].Clin Cancer Res，2009，15（1）：330-337.

病例8　少突胶质细胞瘤完全切除术后放疗

一、病历摘要

患者：男性，42岁，确诊"左额少突胶质细胞瘤术后（WHO Ⅱ级）"。

现病史：患者2017年5月因"头痛1年，加重1个月"在当地医院行颅脑MRI发现左额肿瘤，T_1低信号，T_2高信号，增强后强化不明显。于2017年5月8日在上海华山医院行左额肿瘤手术切除术。术中肿瘤镜下全切。术后病理示：少突胶质细胞瘤（WHO Ⅱ级），分子病理：IDH1基因无突变，IDH2基因有突变，1p/19q无杂合性缺失，MGMT无甲基化。术后6周转入放疗科。患者自发病以来，胃纳、睡眠可。

既往史、个人史、家族史均无特殊。

查体：患者一般状态良好，生命体征正常，营养评估正常。

神经系统检查：语言清晰流利。思维力、判断力、定向力、记忆力及计算力正常。双侧肢体肌力Ⅴ级。

实验室与辅助检查：血常规、肝肾功能、离子五项均无异常，营养状态良好。

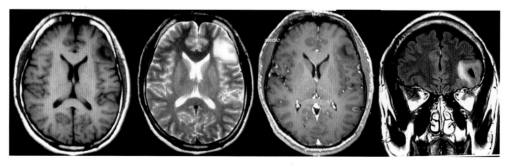

病例8图1　术前MRI（2017-04-28）

术后 6 周复查 MRI 提示：左额叶术后改变，结合 T_1 增强及 T_2/FLAIR 序列未见明显残留病灶（病例 8 图 2）。

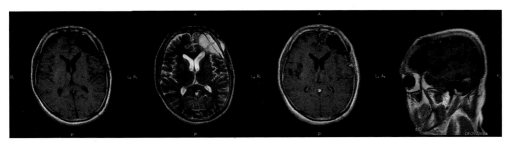

病例8图2　放疗前复查MRI（2017-06-19）

二、病例特点

本例患者为 42 岁的男性，左额叶肿瘤，术后病理为少突胶质细胞瘤（WHO Ⅱ级），术中肉眼全切，术后 6 周 MRI 提示肿瘤已行完整切除，未见明显残留病灶。但患者 1p/19q 无缺失，仍建议辅助放疗。

三、专家（主任医师）分析

少突胶质细胞瘤占所有中枢神经系统原发肿瘤的 5% ～ 18%。中年人多见，肿瘤绝大多数位于幕上，额叶最多见。虽然肿瘤在脑组织中呈浸润性生长，但与星形细胞肿瘤相比，少突胶质细胞瘤存在较明显的边界。该患者中年男性，术前核磁共振提示为边界较清晰的 T_1 低信号，T_2 高信号，增强后不强化的左额叶占位。疾病特征较典型。目前组织形态学改变仍然是病理学诊断的基础。但胶质瘤分子生物学标记对确定分子亚型、个体化治疗及临床预后判断具有重要的意义。该患者 > 40 岁，虽然组织学病理为少突胶质细胞瘤，但分子病理提示 1p/19q 无缺失。按照 2016 年 NCCN 指南，仍为术后高危复发患者。故推荐行术后辅助放疗。

四、治疗过程

1. 治疗方案　术后单纯辅助局部放疗。

2. 放射治疗

（1）CT 模拟定位：仰卧位，双上肢置体侧，增强扫描范围：颅顶至 C_2 椎体，扫描层距、层厚为 2mm/2mm。

（2）CT-MRI 图像融合靶区勾画（病例 8 图 3）：将 CT 定位图像与放疗前 MRI 的 T_1+C/T_2 FLAIR 图像融合。GTV：T_1+C 显示的强化区域和手术残腔；CTV1：GTV 外扩

1cm；CTV2：GTV 外扩 2cm，各靶区要在脑干、眼眶、骨以及解剖屏障处回收，CTV1、CTV2 分别外放 3mm，形成 PTV1 及 PTV2。

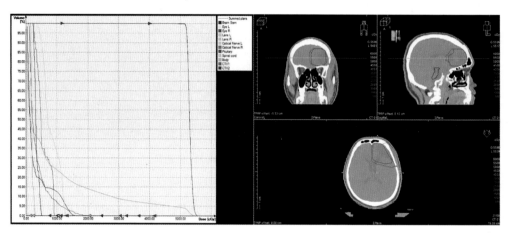

病例8图3　放疗靶区与DVH图

（3）放疗技术与处方剂量、要害器官限制：采用调强计划；处方剂量：PTV1：DT 54Gy/27F，PTV2：DT 40Gy/20F。危及器官受量限制为：脑干 Dmax < 54Gy，视交叉 Dmax < 54Gy，左侧视神经 Dmax < 54Gy，双侧晶体 Dmax < 7Gy。

（4）计划评估：95% 的处方剂量包含 98% 靶区。

3. 治疗中的不良反应与处理　放疗顺利（病例 8 图 4）。

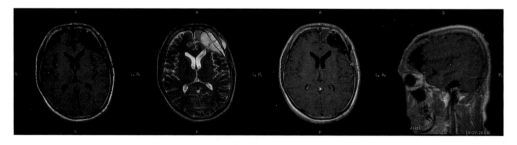

病例8图4　放疗期间复查MRI（2017-07-17）

五、随访与处理意见

每隔 3 个月定期随访观察。

六、经验分享

建议传统组织形态学结合基因型，对患者做出个体化的治疗和预后判断。

七、相关知识点

1. 低级别胶质瘤预后不良因素　经 EORTC 22844 试验数据建立的临床预后因素模型证实，低级别胶质瘤患者术后的不良预后因素包括：组织学为弥漫性星形细胞瘤；年龄 ≥ 40 岁；KPS < 70；最大径 ≥ 6cm；肿瘤跨中线；术前存在轻度以上的神经功能障碍。但是 2016 年 NCCN 指南认为低级别胶质瘤低危因素为 ≤ 40 岁并且肿瘤全切，这类患者可接受密切随访或单纯放化疗；而年龄 ≥ 40 岁或肿瘤没有全切的低级别胶质瘤患者，应该均视为高危复发患者，应接受更加积极的治疗，包括放疗＋辅助化疗；或者同步放化疗＋辅助化疗。该患者虽然肿瘤全切，但年龄 ≥ 40 岁，按照 NCCN 指南，为高危复发患者，术后接受了辅助放疗。

2. 低级别胶质瘤主要分子标记物的意义　脑胶质瘤是颅内最常见的原发性恶性肿瘤，具有多克隆起源、高度异质性及放化疗耐药等特性，导致患者预后差。经典的组织病理学分型主观性较强，不能客观、系统、准确地反映肿瘤组织的基因学背景和生物学特征。同时经典组织病理学难以有效地指导胶质瘤患者的治疗及临床预后。部分低级别胶质瘤表现出高级别肿瘤的恶性临床转归。目前肿瘤形态学结合基因特征的分子病理、分子分型基础上的胶质瘤个体化治疗等概念，已逐渐被神经外科学者们认同并应用。2016 年 WHO 已将分子病理纳入胶质瘤病理诊断体系。对于低级别胶质瘤预后影响较大的分子标记物包括：① IDH 突变：异柠檬酸脱氢酶家族包括 IDH1、IDH2、IDH3 三种异构酶。超过 90% 的 IDH 突变为 IDH1（R132）突变，其余的为 IDH2 突变（R172）。研究表明，IDH 突变是胶质瘤早期遗传学改变，随后根据星形细胞或少突胶质细胞的谱系分化不同可以分别伴随其他基因变异。IDH 突变在原发性胶质母细胞瘤中发生率很低（5%），但是在继发胶质母细胞瘤和 WHO Ⅱ～Ⅲ级胶质瘤中发生率很高。伴有 IDH 突变的胶质瘤患者预后明显优于 IDH 野生型患者[2]。② 1 号染色体短臂和 19 号染色体长臂（1p/19q）缺失：染色体 1p/19q 联合性缺失是少突胶质细胞瘤的诊断性分子标记物。1p/19q 是少突胶质细胞瘤的独立预后因素。在少突胶质细胞瘤中的发生率为 80%～90%，在间变性少突胶质细胞瘤中的发生率为 50%～80%，在弥漫性星形细胞瘤中发生率为 15%，而在胶质母细胞瘤中的发生率仅为 5%。1p/19q 联合缺失的胶质瘤患者总生存期和无进展生存期较长。1p/19q 联合性缺失的患者对烷化剂类抗肿瘤药物敏感。对于有 1p/19q 有联合缺失的少突胶质细胞瘤患者，可先进行辅助化疗[3, 4]。

3. 少突胶质细胞瘤的概况及治疗　少突胶质细胞瘤起源于颅内少突胶质细胞，世界卫生组织（WHO）对少突胶质细胞肿瘤定义为"一种常见于成年人大脑半球的，分化良好，广泛浸润，主要由形态学相似的少突胶质细胞构成的肿瘤"。少突胶质细胞瘤多生长缓慢，病程较长，癫痫常为本病的首发症状，出现颅内压增高和局灶性神经功能缺损症状的患者预后要差于癫痫起病的患者。CT平扫多呈低密度占位影像，部分病例显示肿瘤内有结节样钙化和周围组织水肿；头颅MRI表现为T_1低、等信号，T_2高信号，边界较清，周围水肿易与肿瘤相区分；可有不均匀强化。

对于低级别胶质瘤的治疗策略和治疗时机存在不同意见。但现在大部分专家认为如果可行，低级别胶质瘤也推荐最大限度地安全切除肿瘤。术后建议行分子病理检测，采取个体化治疗。对于年龄 < 40岁手术全切的低危组患者，如1p/19q有缺失并IDH1/2有突变，可以密切随访或辅助化疗；1p/19q有缺失但IDH野生型患者，建议放化疗；对于非全切或年龄 ≥ 40岁的高危患者，无论1p/19q是否缺失，均推荐放化疗。

（倪春霞　盛晓芳）

参考文献

[1] Pignatti F，van den Bent M，Curran D，et al.Prognostic factors for survival in adult patients with cerebral low-grade glioma[J].J Clin Oncol，2002，20（8）：2076-2084.

[2] Smith JS，Perry A，Borell TJ，et al.Alterations of chromosome arms 1p and 19q as predictors of survival in oligodendrogliomas，astrocytomas，and mixed oligoastrocytomas[J].J Clin Oncol，2000，18（3）：636-645.

[3] Arita H，Narita Y，Fukushima S，et al.Upregulating mutations in the TERT promoter commomly occur in adult malignant gliomas and are strongly associated with total 1p19q loss[J]. Acta Neuropathol，2013，126（20）：267-276.

[4] Killela PJ，Pirozzi CJ，Healy P，et al.Mutations in IDH1，IDH2，and in the TERT promoter define clinically distinct subgroups of adult malignant gliomas[J].Oncotarget，2014，5（6）：1515-1525.

病例9　大脑胶质瘤病术后放疗
（WHO 2007版CNS肿瘤病理分类）

一、病历摘要

患者：女性，46岁，确诊"大脑胶质瘤病术后"。

现病史：患者于2015年10月无诱因出现头痛，2个月后头痛症状加重，当地医院行 MRI（病例 9 图 1）提示颅内多发异常信号，考虑感染性病变，遂给予脱水降颅压、抗病毒、激素治疗，头痛症状缓解。2016 年 2 月自觉头痛再次加重，再次行 MRI 提示颅内多发异常信号，考虑大脑胶质瘤病（病例 9 图 2）。2016 年 3 月 9 日于神经外科行左侧颞极、岛叶肿瘤切除术，术后病理（病例 9 图 3）提示弥漫性星形胶质瘤（WHO Ⅱ级）。免疫组化：CD34（-），GFAP（+），IDH1 R132H（-），MBP（-），NF（+），MGMT（-），OLIG-2（+），P53（-），S-100（+），Syn（+），Vim（+），Ki-67 指数约 4%。术后 1 个月转入放疗科，术后曾发生过右侧颜面肌肉抽搐伴嘴角歪斜，伴无法言语，持续数分钟后缓解，行抗癫痫药物治疗。

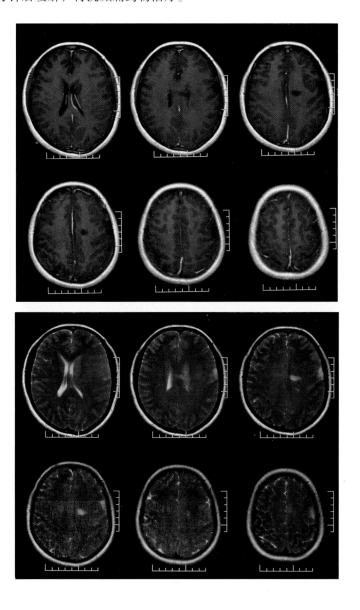

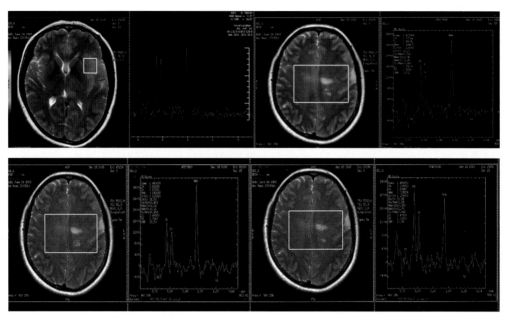

胼胝体体部、左侧额颞岛叶、半卵圆中心、尾状核、丘脑多发异常信号影，结合 MRS，考虑感染性病变可能，建议结合临床除外线粒体脑病。双侧筛窦、上颌窦及左侧蝶窦炎

病例9图1　术前MRI（2015-12-05）

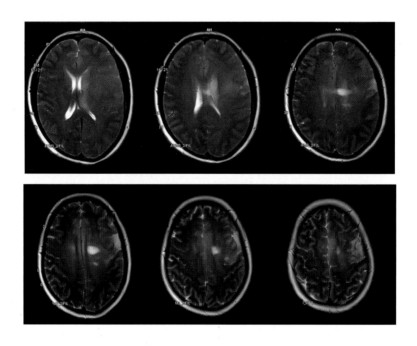

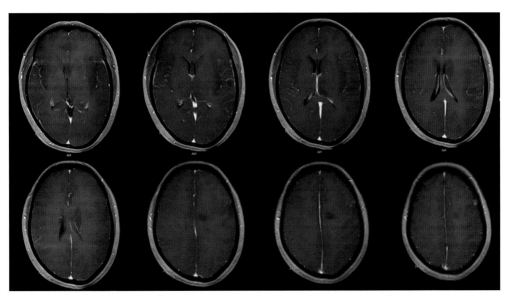

左侧丘脑、基底节区、颞叶、大脑中动脉周围脑实质、额叶及双侧侧脑室旁、半卵圆中心、扣带回、胼胝体多发异常信号，左侧额叶异常强化结节灶，考虑大脑胶质瘤病。MRS：Cho：20.1；CR：20.5；NAA：4.15

病例9图2 术前MRI（2016-02-28）

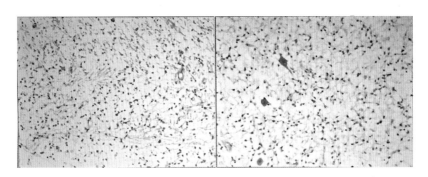

病例9图3 术后病理：弥漫性星形胶质细胞瘤（WHO Ⅱ级）

既往史、个人史、家族史均无特殊。

查体：患者一般状态良好，生命体征正常，营养评估正常。

神经系统检查：左侧额颞部可见陈旧手术瘢痕，愈合良好，双眼视力稍有下降，视野未见明显缺失；语言清晰、流利，思维力、判断力、计算力及定向力正常。双侧肢体肌力Ⅴ级，余神经系统查体未见异常。

术后1个月复查MRI（病例9图4）提示：左侧额叶及颞叶术后改变伴少量出血，周围伴明显水肿，多系术后改变，余弥漫性病变范围基本同前。

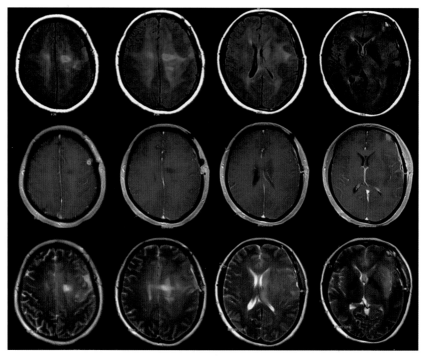

左侧额叶及颞叶术后改变伴少量出血，周围伴明显水肿，多系术后改变，余弥漫性病变范围基本同前。左侧额叶2个强化结节影，多考虑术后改变

病例9图4　术后1个月复查MRI

二、病例特点

本例患者为中年女性，术前颅脑MRI（病例9图2）提示左侧丘脑、基底节区、颞叶、大脑中动脉周围脑实质、额叶及双侧侧脑室旁、半卵圆中心、扣带回、胼胝体多发异常信号，左侧额叶见异常强化结节灶，考虑大脑胶质瘤病。本例手术切除部分病灶，明确病理结果为弥漫性星形细胞瘤（WHO Ⅱ级）。

三、专家（主任医师）分析

患者术前以头痛进行性加重，伴视力下降为主要临床表现，早期服药头痛可缓解。转入我院后复查MRI，与之前MRI对比发现病灶未减小，结合影像学及脑脊液检查考虑肿瘤的可能性较大。遂行肿瘤切除术，但因肿瘤范围较大，并涉及功能区，未能全切。术后病理提示：弥漫性星形细胞瘤（WHO Ⅱ级）。综合以上检查结果，MRI影像中病灶弥漫分布在2个以上脑叶，病理诊断为低级别胶质瘤，支持Ⅰ型大脑胶质瘤病的诊断。根据最新指南中大脑胶质瘤病的治疗原则，采用放疗＋TMZ辅助化疗。放疗总剂量为45～54Gy/25～30F，1.8～2.0Gy/F，治疗过程中密切观察可能出现的脑水肿和神经功能变化，必要时给予对症处理，治疗结束后定期随访，根据随访结果调整治疗方案。

四、治疗过程

1. 治疗方案 术后辅助性放疗。

2. 放射治疗

（1）CT 模拟定位：仰卧位，双上肢置体侧，增强扫描范围：颅顶至 C_5 椎体，扫描层距、层厚为 2mm/2mm。

（2）CT–MRI 图像融合靶区勾画（病例 9 图 5）：将 CT 定位图像与术后 1 个月 MRI 的 T_1+C/T_2 FLAIR 图像融合。GTV：定位图像上勾画的在 MR 图像上可见的左侧额颞顶叶、大脑中动脉周围、丘脑、基底节区、胼胝体区等异常信号区；CTV：GTV 外扩 1cm；靶区在骨以及解剖屏障处回收，CTV 外放 3mm，形成 PTV。

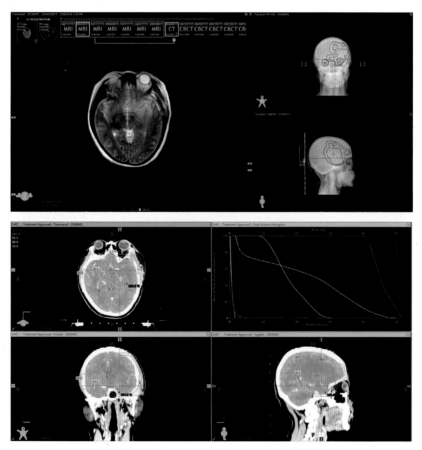

病例9图5 放疗靶区与DVH图

（3）放疗技术与处方剂量、要害器官限制：采用 VMAT 技术设计旋转调强计划；处方剂量：PTV：DT 50Gy/25F。危及器官受量限制为：垂体 Dmax ＜ 50Gy，双侧晶体 Dmax ＜ 6Gy。

（4）计划评估：98% 的处方剂量包含 97% 靶区。

3．化疗或药物治疗　放疗结束后辅助替莫唑胺 150 ～ 200mg/m² 口服化疗 6 个月。

4．治疗中的不良反应与处理　放疗后期出现轻度颅高压症状，对症治疗后明显好转。

五、随访与处理意见

2016 年 5 月 16 日（放疗结束）患者开始 TMZ(150mg/m²，5/28 方案)辅助化疗方案。

2016 年 6 月 30 日（放疗结束后 1 个月）复查颅脑 MRI 示（病例 9 图 6 ）：左侧额叶及颞叶术后，与 2016-03-28 相比，术区少量出血吸收，周围水肿范围明显缩小。复查血生化等指标未见明显异常，继续 TMZ 150mg/m²，5/28 方案辅助化疗。

后继续电话随访患者，未诉特殊不适，嘱继续定期复查。

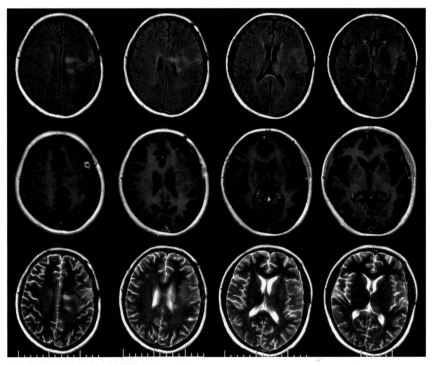

病例9图6　放疗结束后1个月复查MRI

六、经验分享

1. 对于多脑叶弥漫性星形胶质瘤，手术全切难度较大，可行部分肿瘤切除术或活检术，明确组织病理及分子病理类型，指导后续治疗。

2. 对于低级别弥漫性星形胶质瘤，推荐采用放疗＋TMZ辅助化疗。放疗靶区勾画：MRI FLAIR/T_2像中的术腔＋异常信号区域作为GTV，CTV＝GTV＋1cm（0.5～1.5cm），PTV＝CTV＋0.3cm，剂量50Gy，2.0Gy/F。

七、相关知识点

1. 脑干胶质瘤流行病学　大脑胶质瘤病（gliomatosis cerebri，GC）是一种少见的弥漫性中枢神经系统肿瘤。1938年Nevin首次报道此病并命名为大脑胶质瘤病。按世界卫生组织最新中枢神经系统肿瘤组织分类，大脑胶质瘤病是来源不明的神经上皮肿瘤，属于胶质瘤的一种特殊类型，2007年WHO将GC归类于神经上皮组织肿瘤中的星形细胞肿瘤[1]。确定GC的诊断标准为：一种弥漫性的胶质瘤，生长方式为广泛浸润中枢神经系统的一大片区域，累及至少3个脑叶，通常双侧大脑半球和/或深部脑灰质受累，经常蔓延至脑干、小脑、甚至脊髓。绝大部分GC呈现星形细胞瘤表型，少数为少突胶质细胞瘤和混合性少突星形细胞瘤，GC通常是侵袭性的肿瘤，其在临床上较为罕见[2]。

GC几乎可在中枢神经系统的任何位置发生。1995年Jennings等总结了该病的好发部位，GC的病变范围比较广泛，通常累及二三个脑叶，甚至三四个脑叶，病变部位可能是额叶、颞叶、枕叶、顶叶、胼胝体、基底节、海马、脑干、小脑等，常以进行性加重的头痛、偏瘫和癫痫发作为主要症状[3]。当前最大宗的病例报道是Taillibert等综合分析296例GC病例资料。观察到的症状包括癫痫（92例）、颅内压增高（58例）、精神和性格改变（55例）或局灶性神经功能缺损（50例）[4]。Jennings等报道出现症状到确诊的间隔从数天到23年不等，65%的患者小于24个月。由于诊断的延迟，使辨别临床表现与疾病进展的一致性变得困难，近年来Vates等报道最常见的主诉包括精神状态改变（77%）、癫痫（46%）、头痛（41%）、恶心（36%）、步态改变（36%）、乏力（36%）等。

2. 大脑胶质瘤病治疗　对存在高颅压症状的GC患者实施开颅肿瘤大部切除术或内减压术，可达到明确病理、缓解颅内压的目的，并为进一步治疗打下基础。治疗过程中，手术原则应是在尽量不损伤神经功能的情况下切除肿瘤。所以，如果条件允许应最大限度地在保护脑功能的前提下最大范围地切除病灶。有大量文献报道，术后辅助放、化疗对疾病控制有一定帮助[5]。常规放射治疗是多数患者的主要治疗方式，并明显延长了患者的生存时间[6]，但尚缺乏进一步的循证医学研究结果。

尽管可进行多种治疗手段干预。但 GC 的预后依然很差。2013 年梅奥诊所的一项研究认为，预后与年龄、病理分级、KPS 评分，也与早期治疗有关。KPS < 70（9.5 个月）与 KPS ≥ 70（20.5 个月）预后显著不同。平均总生存期为 18.5（2 ~ 207）个月，无进展生存期：Ⅱ级为 21.5 个月，Ⅲ级为 6.5 个月，Ⅳ级为 4 个月，总生存期（Ⅱ级平均为 34 个月，Ⅲ级平均为 13.5 个月，Ⅳ级平均为 8.5 个月）；放疗：无进展生存期（16.5 VS 4.5 个月，$P < 0.01$），总生存期（27.5 VS 6.5 个月，$P < 0.01$）；化疗：无进展生存期（12.5 VS 5.5 个月，$P = 0.67$），总生存期（21 VS 11.5 个月，$P = 0.96$），46 岁以上的患者总体生存期下降[7]。Taillibert 等报道了 296 例患者的回顾性研究，结果显示，中位生存时间仅 14.5 个月[4]。Inoue 等报道了 17 例 GC 患者的中位生存期为 23.3 个月，1 年、3 年和 5 年的总体生存率分别为 70.6%、23.5% 和 17.7%[8]。

3. WHO 2016 版 CNS 肿瘤分类　　新版删除了大脑胶质瘤病的诊断，大脑胶质瘤病的分子遗传学变异特征与弥漫浸润性胶质瘤无明显差异，现被认为是一种特殊的生长模式，广泛浸润多个脑叶，常在弥漫性星形胶质瘤或间变性星形细胞瘤中出现[9]。

（苏　宁　石　梅）

参考文献

[1] 王小刚，吴国斌，袁绍纪，等 . 大脑胶质瘤病研究现状 [J]. 临床神经外科杂志，2014，（6）：478-480.

[2] Herrlinger，U.Gliomatosis cerebri[J].Handbook Clin Neurol，2012，105：507-515.

[3] Jennings MT，Frenchman M，Shehab T，et al.Gliomatosis cerebri presenting as intractable epilepsy during early childhood[J].J Child Neurol，1995，10（1）：37-45.

[4] Taillibert S，Chodkiewicz C，Laigle-Donadey F，et al.Gliomatosis cerebri : a review of 296 cases from the ANOCEF database and the literature[J].J Neurooncol，2006，76（2）：201-205.

[5] Mattox AK，Lark AL，Adamson DC.Marked response of gliomatosis cerebri to temozolomide and whole brain radiotherapy.Clin Neurol Neurosurg，2012，114（4）：299-306.

[6] Horst E，Micke O，Romppainen ML，et al.Radiation therapy approach in gliomatosis cerebri——case reports and literature review.Acta Oncol，2000，39（6）：747-751.

[7] Chen S，Tanaka S，Giannini C，et al.Gliomatosis cerebri : clinical characteristics，management，and outcomes.J Neurooncol，2013，112（2）：267-275.

[8] Inoue T，Kumabe T，Kanamori M，et al.Prognostic factors for patients with gliomatosis cerebri：retrospective analysis of 17 consecutive cases.Neurosurg Rev，2010，34（2）：197-208.

[9] Louis DN，Perry A，Reifenberger G，et al.The 2016 world health organization classification of tumors of the central nervous system：a summary.Acta Neuropathol，2016，131（6）：803-820.

病例10 脑干低级别胶质瘤术后同期放化疗

一、病历摘要

患者：男性，20岁，确诊"脑干胶质瘤术后"。

现病史：患者于2013年4月无诱因突发左侧额纹变浅、口角歪斜，2013年8月8日神经外科就诊，MR提示（病例10图1）：第四脑室扩大，内偏左前侧囊性病变，桥脑及延髓交界处异常信号，考虑第四脑室囊性占位压迫所致水肿。2013年8月12日行脑干肿瘤切除术，术中发现肿瘤从脑干背侧发出，长于第四脑室。术后病理示（病例10图2）：弥漫性星形胶质细胞瘤（WHO Ⅱ级）。免疫组化：GFAP（+），OLIG-2（+），S-100（+），Vim（+），CD68（-），EMA（-），MBP（-），NF（-），NeuN（+），CD34（-），Ki-67（约5%）。术后1个月转入放疗科。

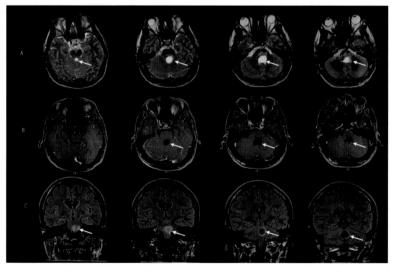

病例10图1 术前MRI（A. 轴位T_2WI；B. 轴位T_1增强；C. 冠状位FLAIR）

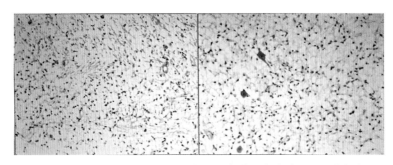

病例10图2　术后病理：弥漫性星形胶质细胞瘤（WHO Ⅱ级）

既往史、个人史、家族史均无特殊。

查体：患者一般状态良好，生命体征正常，营养评估正常。

神经系统检查：枕部可见弧形手术瘢痕，颜面部触觉、温度感觉双侧不对称，右侧减弱，右耳听力下降。左侧额纹变浅，左侧鼻唇沟变浅，口角未见明显偏斜，鼓腮无漏气，伸舌居中，无声音嘶哑，无明显吞咽困难及饮水呛咳；语言清晰、流利，思维力、判断力、计算力及定向力正常。双侧肢体肌力Ⅴ级，余神经系统查体未见异常。

术后1个月复查MRI提示：枕部术后改变，桥脑可见不规则片状异常信号，边界较清，增强无明显强化，第四脑室形态欠规则。

二、病例特点

本例患者为青年男性，头颅MRI提示桥脑及延髓交界占位性病变，第四脑室扩大，内偏左前侧囊性病变，增强扫描未见明显强化，考虑低级别胶质瘤可能。按脑干胶质瘤生长方式分类，属于脑干外生型胶质瘤，可以通过手术活检获取病理诊断。本例手术切除部分病灶，明确病理结果为弥漫性星形细胞瘤（WHO Ⅱ级）。

三、专家（主任医师）分析

脑干胶质瘤通常起源于桥脑，其次为中脑、延髓、大脑脚和颈髓。根据MRI将脑干胶质瘤分为外生型、内生型脑干胶质瘤及特殊类型脑干胶质瘤，这些亚型各有其独特的临床表现、影像学表现和预后。脑干胶质瘤的治疗手段包括手术或活检、放疗和化疗等。该患者属于脑干外生型胶质瘤，可以在安全前提下通过手术切除或活检获取病理诊断。本例手术切除部分病灶，明确病理结果为弥漫性星形细胞瘤（WHO Ⅱ级），术后辅助放疗仍是推荐的治疗方案，照射总剂量为45～54Gy/25～30F，1.8Gy/F，而针对脑干胶质瘤化疗的观点不一，在患者耐受情况良好的前提下，可给予局部放疗联合替莫唑胺同期化疗，治疗过程中密切观察可能出现的骨髓抑制、胃肠道反应、脑水肿和神经功能变化，必要时给予对症处理，治疗结束后定期随访，根据随访结果调整治疗方案。

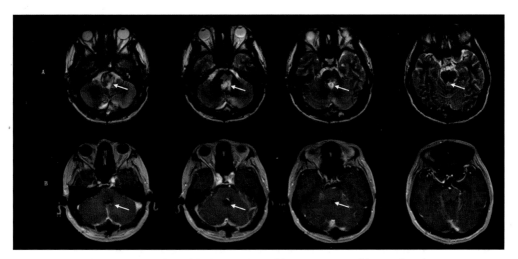

病例10图3 放疗前复查MRI（A. 轴位T$_2$WI；B. 轴位T$_1$增强）

四、治疗过程

1. 治疗方案 术后辅助性放疗。

2. 放射治疗

（1）CT模拟定位：仰卧位，双上肢置体侧，增强扫描范围：颅顶至C$_5$椎体，扫描层距、层厚为2mm/2mm。

（2）CT-MRI图像融合靶区勾画（病例10图4）：将CT定位图像与术后1个月MRI的T$_1$+C/T$_2$ FLAIR图像融合。GTV：T$_2$ FLAIR图像显示的异常信号区域；CTV：GTV外扩1cm；靶区在骨以及解剖屏障处回收，CTV外放3mm，形成PTV。

（3）放疗技术与处方剂量、要害器官限制：采用VMAT技术设计旋转调强计划；处方剂量：PTV：DT 50.4Gy/28F。危及器官受量限制为：脊髓Dmax < 40Gy，双侧晶体：Dmax < 6Gy。

（4）计划评估：98%的处方剂量包含98%靶区。

3. 化疗或药物治疗 放疗与TMZ［75mg/（m^2·d）］口服化疗同时开始，1次/日，放化疗结束后1个月继续辅助替莫唑胺150～200mg/m^{2}口服化疗6个月。

4. 治疗中的不良反应与处理 同步放化疗期间出现轻度头痛、头晕症状，对症治疗后明显好转。

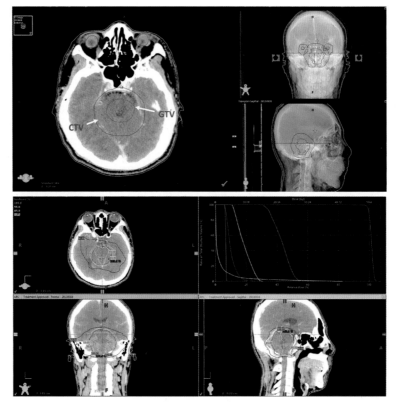

病例10图4　放疗靶区与DVH图

五、随访与处理意见

2013 年 11 月 27 日（同期放化疗结束 1 个月）复查 MRI 示（病例 10 图 5）：四脑室形态不规则，较 2013-09-17 MR 对比未见明显变化。左侧面部麻木感未见明显改善。开始 TMZ（150mg/m^2，5/28 方案）辅助化疗。

2014 年 3 月 3 日（放化疗结束后 4 个月）复查头颅 MR 示：枕部术后改变，均与2013-11-27 MRI 对比无明显变化。嘱继续 TMZ 150mg/m^2，5/28 方案辅助化疗。

2014 年 12 月 1 日（放化疗结束后 1 年 1 个月）已行 6 周期 TMZ 辅助化疗方案。复查头颅 MRI 示（病例 10 图 6）：与 2014-03-03 MRI 对比无明显变化。患者左侧面部麻木感较前好转。

2015 年 7 月 21 日（放化疗结束后 1 年 6 个月）左侧面部麻木感好转，四肢活动无异常，无进食及饮水呛咳。复查 MR 较前未见明显改变。

2017 年 1 月 12 日（放化疗结束后 3 年 2 个月）无新发阳性体征，复查 MRI 示（病例 10 图 7）：桥脑及延髓内异常信号较前（2015-07-23）稍增大，未见明显强化，继续随访观察。

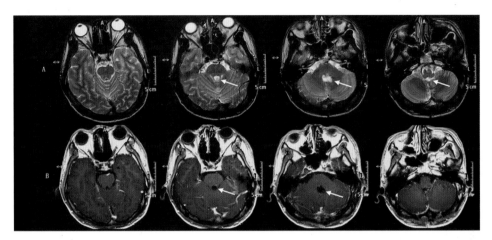

病例10图5 放疗结束后1个月复查MRI（A. 轴位T_2WI；B. 轴位T_1增强）

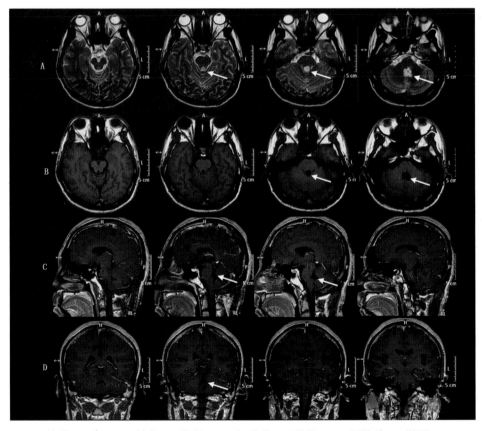

A. 轴位 T_2WI；B. 轴位 T_1 增强；C. 矢状位 T_1 增强；D. 冠状位 T_1 增强

病例10图6 放疗结束后1年复查MRI

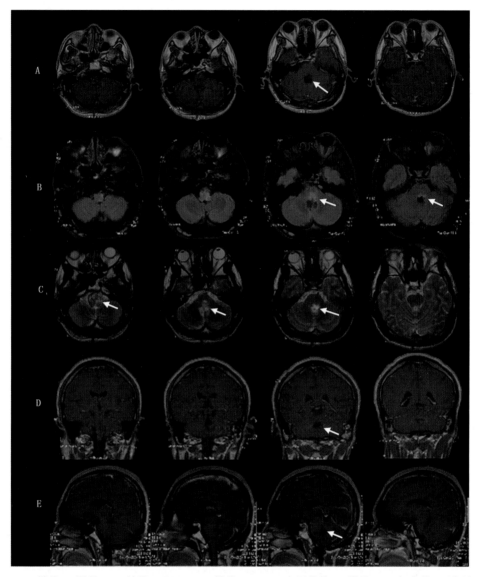

A. 轴位 T_1 增强；B. 轴位 FLAIR；C. 轴位 T_2WI；D. 冠状位 T_1 增强；E. 矢状位 T_1 增强

病例10图7　放疗结束后3年2个月复查MRI

六、经验分享

1. 对于外生型（Ⅰ型）和局灶内生型（Ⅱa型）脑干胶质瘤，可在安全的基础上行肿瘤切除术，明确组织病理及分子病理类型，指导后续治疗。

2. 对于低级别脑干胶质瘤，通常勾画 FLAIR 像 /T_2WI 上异常信号为 GTV，CTV 为 GTV 外放 1 ~ 2cm，收回解剖屏障以外的靶区，总剂量为 45 ~ 54Gy/25 ~ 30F，1.8Gy/F。

3. 因脑干功能的特殊性，放疗需要密切观察患者的病情变化，脑干放疗急性反应主要表现为既往神经功能障碍症状加重或出现新的脑神经功能障碍；影像表现为脑干肿胀、弥漫性水肿，应用糖皮质激素可缓解症状。延髓肿瘤放疗后如出现呼吸、心跳频率和节律的变化，需及时监测患者生命体征，调整治疗方案。

七、相关知识点

1. 脑干胶质瘤流行病学　脑干肿瘤在儿童中比成年人更常见，美国每年报告约300例儿科和100例成人病例[1, 2]；成人脑干胶质瘤的发病高峰年龄为30~50岁，占成人颅内肿瘤的2%~4%。男性和女性的发病率大致相等。桥脑中发生的脑干胶质瘤主要为弥漫性、高级别胶质瘤；相比之下，出现在桥脑外的大多数为局灶性、低级别胶质瘤[3]。

2. 脑干胶质瘤影像学分型　脑干胶质瘤综合诊疗中国专家共识，在总结临床实践经验的基础上结合既往的分型标准，提出了中国脑干胶质瘤影像学分型标准，根据MRI将脑干胶质瘤分为3型，①Ⅰ型：外生型脑干胶质瘤，肿瘤向外生长，主体位于脑干外部；②Ⅱ型：内生型脑干胶质瘤，可分为Ⅱa型，即局灶内生型和Ⅱb型，即弥散内生型。对Ⅱb型脑干胶质瘤建议行^{11}C-MET PET检查，综合MRI增强扫描的特点和MET摄取情况，可将Ⅱb型肿瘤分为伴有局灶性强化或高代谢的Ⅱb1型和无局灶性强化或高代谢的Ⅱb2型；③Ⅲ型：为特殊类型的脑干胶质瘤，Ⅲa型为顶盖胶质瘤；Ⅲb型为导水管胶质瘤，其发生率较低，以梗阻性脑积水为首发症状，病理类型以低级别胶质瘤为主；Ⅲc型为NF1相关的脑干胶质瘤，可分布在脑干内任何部位，可表现出各种生长方式和影像学特点[4]。

3. 脑干胶质瘤放疗　放射治疗（RT）仍然是无法行外科手术或无法全切的局灶性脑干胶质瘤的重要治疗手段。使用常规分割的外照射治疗对局灶性脑干胶质瘤局控率可达50%~70%[5~7]。

一些小样本的研究中，采用超分割方式治疗局灶性脑干胶质瘤，得到类似的局控率，但相比常规分割，并未表现出显著获益。大多数研究结果表明，放疗无法延长患者的总生存期，仅能在短时间内缓解患者症状，提高无进展生存期[8, 9]。

4. 脑干胶质瘤化疗　目前为止，各种化疗方案均未明确可改善成人脑干胶质瘤的预后[10]。针对成人脑干化疗的研究较少，传统细胞毒药物、替莫唑胺、贝伐珠单抗等化疗方案的治疗效果仍有待评估。根据分子病理检测结果等对化疗方案进行优化，个体化的化疗方案仍可能对脑干胶质瘤患者带来获益[4]。

（苏　宁　石　梅）

参考文献

[1] Freeman CR，Farmer JP.Pediatric brain stem gliomas : a review[J].Int J Radiat Oncol Biol Phys，1998，40（2）: 265–271.

[2] Rubin G，Michowitz S，Horev G，et al.Pediatric brain stem gliomas : an update[J]. Childs Nerv Syst，1998，14（4–5）: 167–173.

[3] Green AL，Kieran MW.Pediatric brainstem gliomas : new understanding leads to potential new treatments for two very different tumors[J].Curr Oncol Rep，2015，17（3）: 436.

[4] 中华医学会神经外科学分会肿瘤学组.脑干胶质瘤综合诊疗中国专家共识[J].中华医学杂志，2017，97（13）: 217–229.

[5] Albright AL，Guthkelch AN，Packer RJ，et al.Prognostic factors in pediatric brain-stem gliomas[J].J Neurosurg，1986，65（6）: 751–755.

[6] Shibamoto Y，Takahashi M，Dokoh S，et al.Radiation therapy for brain stem tumor with special reference to CT feature and prognosis correlations[J].Int J Radiat Oncol Biol Phys，1989，17（1）: 71–76.

[7] Schulz–Ertner D，Debus J，Lohr E，et al.Fractionated stereotactic conformal radiation therapy of brain stem gliomas : outcome and prognostic factors[J].Radiother Oncol，2000，57（2）: 215–223.

[8] Shrieve DC，Wara WM，Edwards MS，et al.Hyperfractionated radiation therapy for gliomas of the brainstem in children and in adults[J].Int J Radiat Oncol Biol Phys，1992，24（4）: 599–610.

[9] Packer RJ，et al.Outcome of children with brain stem gliomas after treatment with 7800 cGy of hyperfractionated radiotherapy.A childrens cancer group phase Ⅰ/Ⅱ Trial[J].Cancer，1994，74（6）: 1827–1834.

[10] Hargrave D，Bartels U，Bouffet E.Diffuse brainstem glioma in children : critical review of clinical trials[J].Lancet Oncol，2006，7（3）: 241–248.

病例11　低级别胶质瘤术后放疗后假性进展

一、病历摘要

患者：男性，45 岁，确诊"右额叶星形细胞瘤术后（WHO Ⅱ级）"。

现病史：患者因突发全身抽搐 1 次伴头痛头晕 3 天，无明显口角歪斜、无肢体肌力下降，于 2009 年 3 月 18 日在我院行颅脑 MRI 检查示"右侧额叶见大片稍长 T_1 长 T_2 信号影，其内信号不均，可见小片状坏死区，病灶边界不清，灰质明显肿胀。病灶占位效应不明显，中线结构居中。其余脑实质内未见明显异常信号影，脑沟、脑裂、脑池未见明确异常；脑室系统未见明确异常；小脑及脑干结构未见明确异常；DWI 见右侧额叶病灶轻度弥散受限，为稍高信号；GD-DTPA 增强后右侧额叶病灶轻度线状强化"，提示：右侧额叶异常信号影，胶质瘤可能性大（病例 11 图 1）。

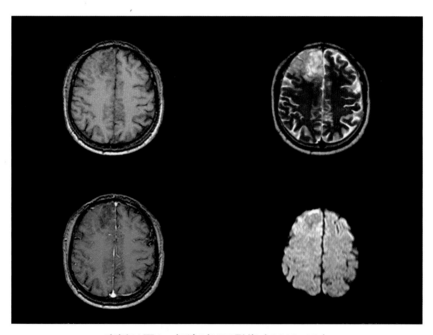

病例11图1　初诊时MRI影像（2009-03）

2009 年 3 月 24 日在我院行右侧额叶胶质瘤切除术，术中见肿瘤组织呈胶冻样，边界不清，血供丰富。术后病理示（右额叶病变）弥漫性星形细胞瘤，WHO Ⅱ级。术后 1 个月复查 MRI（病例 11 图 2）提示：右侧额叶见片状混杂信号影，边界不清，增强后强化不明显，局部脑膜较对侧强化明显，脑沟、脑裂、脑池及脑室大小形态正常，中线结构未见明显移位。小脑及脑干结构未见明确异常。所见鼻旁窦及眼眶结构对称，未见明确异常信号影。

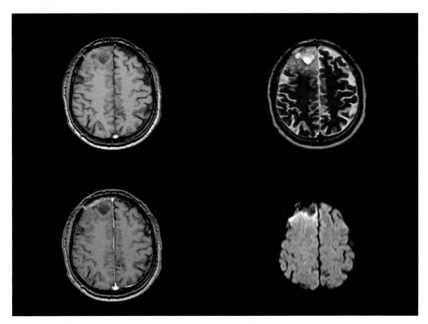

病例11图2　手术后1个月（2009-04）

2009 年 5 月 4 日至 6 月 12 日行颅脑残留灶＋瘤床＋水肿带三维适形放疗（病例 11图 3 ），累积剂量为 54Gy/27 次。后定期复查 MRI 提示病情稳定（病例 11 图 4 ）。

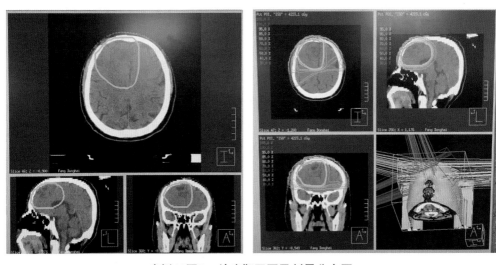

病例11图3　放疗靶区图及剂量分布图

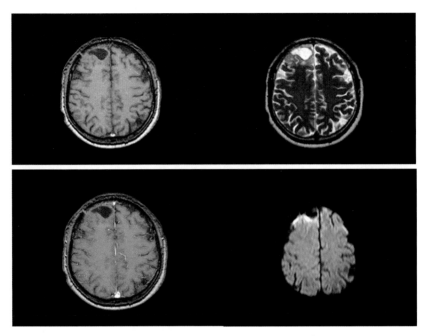

病例11图4　放疗后1个月（2009-07）

2010年3月患者突发头痛，复查MRI提示右侧额叶实质性占位伴周围大量水肿，考虑复发可能。于2010年4月1日行右侧额叶病灶切除术，术中见额上回饱满灰白色呈胶冻样，病灶血供不丰富，术后病理示"送检脑组织示局部区域脑实质水肿、变性和坏死，周围胶质细胞明显增生，其内可见散在神经元细胞，符合变性坏死后的反应性改变。"（病例11图5）术后患者恢复好，未再有头痛等不适。定期复查。随访至今，患者健在，无不适主诉（病例11图6）。

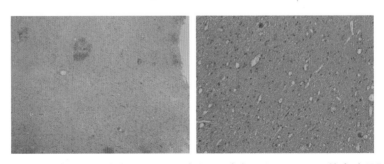

病例11图5　假性进展时的病理（图1：常规HE染色；图2：GFAP的表达呈阳性）

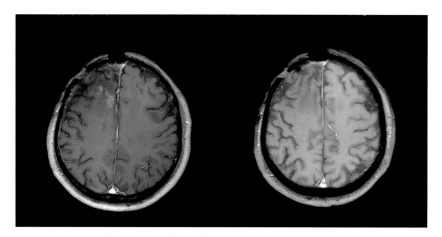

病例11图6　随访影像（2011-08、2015-06）

二、病例特点

中年男性，因癫痫发作起病，MRI 提示右侧额叶占位，行手术治疗，病理确诊为弥漫性星形细胞瘤，WHO Ⅱ级。术后行局部放疗。放疗后 10 个月，因头痛行 MRI 检查提示右侧额叶实质性占位伴周围大量水肿，考虑假性进展可能，但不能排除复发，且患者有头痛等症状，故行手术治疗，术后病理提示放疗后组织坏死。

三、专家分析

胶质瘤是中枢神经系统最常见的原发肿瘤。依据 WHO 分级系统，胶质瘤分为 WHO Ⅰ～Ⅳ级，WHO Ⅰ级和 WHO Ⅱ级属于低级别胶质瘤，WHO Ⅲ级和 WHO Ⅳ级属于高级别胶质瘤。EORTC 的两项Ⅲ期临床研究表明[1]，低级别胶质瘤的预后不良因素包括：年龄 ≥ 40 岁，病理为星形细胞瘤，肿瘤最大径 ≥ 6cm，肿瘤跨越中线，手术前有神经功能障碍。具有两项及以上不良因素的患者中位生存期仅 3.9 年，而低危患者生存期长达 10.8 年[2]。

癫痫是低级别胶质瘤患者的常见症状，约占 81%。弥漫性星形细胞瘤延神经纤维弥漫性生长，生长缓慢，边界不清，很难完整手术切除，部分患者病灶可进展为高级别胶质瘤。因此术后放疗很有必要。对于低级别胶质瘤，术后放疗推荐剂量为 1.8～2.0Gy/F，总量为 45～54Gy，不推荐使用 SRS 技术。RTOG9802、0424 研究提示[3~4]，具有高危因素的患者，放疗后给予 PCV 方案或替莫唑胺的辅助化疗，可使总生存期由 7.8 年延长至 13.3 年。

患者放疗后一段时间出现 MRI 强化及水肿影，类似肿瘤复发征象，但有些患者没有明显症状，随未经特殊处理仍能自行缓解。这种放化疗后能自行缓解的

MRI 强化病灶，经病检证实与肿瘤进展无关，而是一种治疗反应，称为"假性进展（pseudoprogression，psPD）"。该患者在放疗后 10 个月，MRI 表现为明显强化的实质性占位伴大片水肿，行手术治疗，术后病理提示变性坏死后的反应性改变，证实为假性进展。手术后患者临床症状缓解。

四、治疗过程

该患者行手术治疗，术后病理提示为送检脑组织示局部区域脑实质水肿、变性和坏死，周围胶质细胞明显增生，其内可见散在神经元细胞，符合变性坏死后的反应性改变。

五、随访与处理意见

患者定期随访，偶发癫痫，给予抗癫痫治疗，未行特殊抗肿瘤治疗。病情稳定至今。

六、经验分享

低级别脑胶质瘤假性进展多发生在放疗后 6 ~ 12 个月，建议在此期间复查颅脑功能磁共振（磁共振波谱、灌注扫描等），以进一步鉴别假性进展或真性进展。

七、相关知识点

1. 假性进展的概念　脑胶质瘤放化疗后一段时间可能出现 MRI 强化及水肿带，类似肿瘤复发，但有些患者没有明显症状，而且未经处理病情也能自行好转，这一现象被称为"假性进展"。Hoffman 等[5] 在 1979 年首次报道了 51 例高级别胶质瘤治疗后，有 25 例（49%）出现 CT 上的类似进展的增强病灶，在后期随访中，不做任何处理，病灶可自行缩小或稳定。de Witt 等[6] 在 2004 年再次提及该现象，并命名为假性进展。近年来，目前对 psPD 的研究更为深入，认为这种进展病灶是亚急性放射性坏死的延续效应，是一种疗效反应，而不是肿瘤复发。

psPD 应与肿瘤复发的"真性进展（progression，PD）"相鉴别。psPD 不同于 PD 的一大特点在于其自限性，在不采取任何治疗措施的情况下，病灶范围不会扩大，甚至会缩小，且通常不伴有临床症状。在低级别胶质瘤中发生率较低，在高级别胶质瘤患者治疗中更易发生。

2. 假性进展的疾病特点及影像学表现

（1）疾病特点：对于低级别胶质瘤，psPD 往往发生在放疗后 1 年左右。增强 MRI 检查，提示照射野内或照射野外出现明显的强化区域伴或不伴水肿。患者无明显症状，或仅有轻微症状。

目前对于低级别胶质瘤发生 psPD 的文献报道较少。Van West SE 等回顾性[7]分析了 63 例有随访资料的低级别胶质瘤患者，这些患者术前 MR 提示病灶均表现为无明显强化；13 例（20.6%）的患者在放疗后 1 年左右出现 psPD，另外有 2 例患者发生了 2 次 psPD；psPD 与放疗剂量无明显相关性（放疗剂量为 50.4 ~ 54Gy），与照射体积也无明显相关性；另外有 35 例在随访过程中出现了肿瘤进展（progression disease，PD），比较 psPD 与 PD 患者的不同，发现：① psPD 的病变范围一般较 PD 的小；② 46.7%（7/15）的 psPD 发生在室管膜下，而且 psPD 周围的水肿不明显；③ psPD 患者的往往无明显症状；④从 MR 灌注扫描看，psPD 患者相对脑血流量（relative cerebral blood volume，rCBV）正常或稍高，而大多数 PD 患者 rCBV 明显升高。

Lin AL 等对[8 ~ 9]LGG 放疗后发生 psPD 的基因组学进行分析，发现 1p/19q 共缺失的患者发生 psPD 的可能性（3%）明显小于 1p/19q 部分缺失（31%）或没有缺失（19%）的患者，而且 IDH1 野生型患者发生 psPD 的概率高于 IDH1 R132H 突变的患者（27% vs 11%）。因此，检测患者 1p/19q 及 IDH1 的状态对于预测和鉴别 psPD 有一定的帮助。

Naftel RP 等[10]分析了 24 例儿童 LGG 患者放疗后发生 psPD 的情况，患者平均年龄 13 岁，平均放疗剂量 52.2Gy（50.4 ~ 54Gy），放疗后平均 2.1 年（6.5 个月至 5.1 年）的时间里，有 13 例患者（54.2%）发生 psPD，这些患者未经特殊治疗均恢复正常，提示儿童发生 psPD 的概率可能会高于成人。

虽然在高级别胶质瘤中有研究提示，MGMT 甲基化[11]以及使用替莫唑胺化疗者[12]更容易出现 psPD，但在低级别胶质瘤中尚未有报道。

（2）影像学表现：目前一些先进的影像技术，如 PET-CT、磁共振波谱、灌注扫描及弥散对于鉴别 psPD 和 PD 有一定帮助。2016 NCCN 中枢神经系统癌症临床指南建议可采用上述方法对放射性坏死与肿瘤进展加以鉴别，但因各单位扫描条件的不同，各种参数的参考值无法统一，因此对疾病的判断差别也很大，仅能作为诊断的参考。

1）常规磁共振检查：放疗后常规 MRI 表现归纳为[13]如下征象考虑 psPD 的可能性大：①术腔边缘环形强化；②室管膜下强化灶[14]；占位效应不明显，且随着时间的延长，自行好转。但因常规磁共振缺乏特异性，鉴别仍有困难。

2）功能磁共振检查：磁共振波谱分析（magnetic resonance spectroscopy，MRS）通过定量检测组织内化学物质的含量，可以反映局部代谢状况。临床上最常用的是氢质子波谱分析，常用于检测的代谢产物包括 N- 乙酰天门冬氨酸（NAA）、肌酸（Cr）、胆碱（Cho）、磷酸肌酸（PCr）、脂质（Lip）、乳酸（Lac）等。脑胶质瘤复发时，Cho/Cr 值和 Cho/NAA 值明显高于假性进展，但 NAA/Cr 值低于假性进展[15, 16]。

MR 灌注加权成像（perfusion weighted imaging，PWI）是通过测量血流动力学参数来反映组织血流灌注及微血管渗透情况的一种功能成像方法。其中包括动态磁敏感对比增强 MRI（dynamic susceptibility contrast MRI，DSC-MRI）和动态对比增强 MRI（dynamic contrast-enhanced MRI，DCE-MRI）技术。动态磁敏感对比增强灌注成像（dynamic susceptibility weighted contrasten-hanced，DSC）利用脑血容量（cerebral blood volume，CBV）、脑血流量（cerebral blood flow，CBF）、平均通过时间（mean transit time，MTT）、达峰时间（time to peak，TTP）和血管管径指数（vessel size index，VSI）等参数判断疾病的血流灌注情况，对于肿瘤的良恶性、复发或坏死等有一定的鉴别意义，其中相对脑血容量值（relative cerebral blood volume value，rCBV）的测定有助于判断新生血管的形成。多项研究表明[17~19]，假性进展无肿瘤血管，表现为低灌注，患者 rCBV 值下降，而肿瘤复发患者，往往有肿瘤血管生成，表现为高灌注，rCBV 值增加。

3）PET-CT 检查：目前常用于脑胶质瘤 PET/CT 检查的示踪剂有 ^{18}F-FDG、^{11}C-MET、^{13}N-NH3、^{18}F-FLT 等。Chao ST 等[20]认为 ^{18}F-FDG 诊断肿瘤复发的敏感性为 75%，特异性为 81%。但因正常脑组织也摄取 ^{18}F-FDG 导致本底较高，因此敏感性较差。

作为氨基酸类似物的 ^{11}C-MET，在正常脑组织中呈低摄取，而且炎性坏死组织亦不摄取 ^{11}C-MET。但在脑胶质瘤组织中，肿瘤细胞恶性增生，生长迅速，蛋白质和 RNA 的合成加速，对 ^{11}C-MET 的需求增加，^{11}C-MET 呈高摄取[21]。因此，有学者认为肿瘤复发时几乎所有的患者 ^{11}C-MET 呈高摄取。其他氨基酸类似物示踪剂如 ^{13}N-NH3、^{18}F-FLT 等对于肿瘤复发也具有较高的特异性[22~23]。但因各种示踪剂较短的半衰期、生产设备的特殊性等原因限制了其在临床的推广应用。

3. 可能的发生机制　低级别胶质瘤发生 psPD 的时间往往在放疗后 1 年左右，明显不同于高级别胶质瘤（3 个月左右）。其发生机制可能为：①放疗导致微血管损伤，继而产生小灶性缺血性脑梗死。这也解释了为什么脑室周围容易产生 psPD 的原因（脑室周围血供较差）；②放疗后导致的小灶性脑坏死。放疗后内皮细胞损伤，血-脑屏障破坏，产生血管性水肿，从而释放乏氧诱导因子 1α（hypoxia-induced factor 1α，HIF-1α），上调血管内皮生长因子（vascular endothelial growth factor，EEGF），如此恶性循环，导致血管壁纤维素样坏死、缺血、脱髓鞘改变，因此在影像学上表现为强化和水肿。

4. 假性进展的治疗　psPD 和 PD 鉴别较为困难。作者建议：对于无症状的、放疗后在照射野内出现的肿瘤最大垂直双直径 < 10mm 的异常强化灶、特别是位于脑室周围、无明显水肿、灌注扫描为低灌注（rCBV < 1.75）[24]的病灶，建议不改变治疗策略，动态观察。如患者有明显神经症状或鉴别困难，可行手术治疗，以明确诊断、改善症状。

（闫　婧）

参考文献

[1] Pignatti F，van den Bent M，Curran D，et al.Prognostic factors for survival in adultpatients with cerebral low-grade glioma[J].J Clin Oncol，2002，20（8）：2076-2084.

[2] Daniels TB，Brown PD，Felten SJ，et al.Validation of EORTC prognostic factors for adults with low-grade glioma：a report using intergroup 86-72-51[J].Int J Radiat Oncol Biol Phys，2011，81（1）：218-224.

[3] Shaw EG，Wang M，Coons SW，et al.Randomized trial of radiation therapy plus procarbazine，lomustine，and vincristine chemotherapy for supratentorial adult low-grade glioma：initial results of RTOG 9802[J].J Clin Oncol，2012，30（25）：3065-3070.

[4] Fisher BJ，Hu C，Macdonald DR，et al.Phase 2 study of temozolomide-based chemoradiation therapy for high-risk low-grade gliomas：preliminary results of radiation therapy oncology group 0424[J].Int J Radiat Oncol Biol Phys，2015，91（3）：497-504.

[5] Hoffman WF，Levin VA，Wilson CB，et al.Evaluation of malig-nant glioma patients during the postirradiation period[J].Jour-nal of neurosurgery，1979，50（5）：624-628.

[6] deWit MC，de Brain HG，Eijkenboom W，et al.Immediate postra-diotherapy changes inmalignant glioma can mimic tumor progression[J].Neurology，2004，63（3）：535-537.

[7] van West SE，de Bruin HG，van de Langerijt B，et al.Incidence of pseudo-progression in low-grade gliomas treated with radiotherapy[J].Neuro Oncol，2017，19（5）：719-725.

[8] Lin AL，Liu J，Evans J，et al.Codeletions at 1p and 19q predict a lower risk of pseudoprogression in oligodendrogliomas and mixed oligoastrocytomas[J].Neuro Oncol，2014，16（1）：123-130.

[9] Lin AL，White M，Miller-Thomas MM，et al.Molecular and histologic characteristics of pseudoprogression in diffuse gliomas[J].J Neurooncol，2016，130（3）：529-533.

[10] Naftel RP，Pollack IF，Zuccoli G，et al.Pseudoprogression of low-grade gliomas after radiotherapy[J].Pediatr Blood Cancer，2015，62（1）：35-39.

[11] Brandes AA，Franceschi E，Tosoni A，et al.MGMT promoter methylation status can predict the incidence and outcome of pseudo progression after concomitant radiochemotherapy in newly diagnosed glioblastoma patients[J].J Clin Oncol，2008，26（13）：2192-2197.

[12] Chamberlain MC，Glantz MJ，Chalmers L，et al.Early necrosis following concurrent temodar and radiotherapy in patients with glioblastoma[J].J Neurooncol，2007，82（1）：

81–83.

[13] 庞晓琳，吴少雄，邓美玲，等.脑高级别胶质瘤真性与假性进展的常规 MRI 征象差异 [J].中国神经肿瘤杂志，2012，10（1）：24–29.

[14] van West SE，de Bruin HG，van de Langerijt B，et al.Incidence of pseudoprogression in low–grade gliomas treated with radiotherapy[J].Neuro Oncol，2017，19（5）：719–725.

[15] 李万湖，胡旭东，徐亮，等.胶质瘤治疗后假性进展的 75 波谱分析 [J].中国辐射卫生，2014，23（2）：112–114.

[16] Lichy MP，Bachert P，Henze M，et al.Monitoring individual response to brain–tumour chemotherapy：proton MR spectroscopy in a patient with recurrent glioma after stereotactic radiotherapy[J].Neuroradiology，2004，46（2）：126–129.

[17] Gahramanov S，Raslan AM，Muldoon LL，et al.Potential for differentiation of pseudoprogression from true tumor progression with dynamic susceptibility–weighted contrast–enhanced magnetic resonance imaging using ferumoxytol vs.gadoteridol：a pilot study[J].Int J Radiat Oncol Biol Phys，2011，79（2）：514–523.

[18] Thompson EM，Guillaume DJ，D ó sa E，et al.Dual contrast perfusion MRI in a single imaging session for assessment of pediatric brain tumors[J].J Neurooncol，2012，109（1）：105–114.

[19] Prager AJ，Martinez N，Beal K，et al.Diffusion and perfusion MRI to differ–entiate treatment–related changes including pseudoprogression from recurrent tumors in high–grade gliomas with histopathologic evidence[J].A JNR Am J Neuroradiol，2015，36（5）：877–885.

[20] Chao ST，Suh JH，Raja S，et al.The sensitivity and specificity of FDG PET in distinguishing recurrent brain tumor from radionecrosis in patients treated with stereotactic radiosurgery[J].Int J Cancer，2001，96：191–197.

[21] Tsuyuguchi N，Takami T，Sunada I，et al.Methionine positron emission tomography for differentiation of recurrent brain tumor and radiation necrosis after stereotactic radiosurgery–in malignant glioma[J].Ann Nucl Med，2004，18：291–296.

[22] Xiangsong Z，Xinjian W，Yong Z，et al.13N–NH3：a selective contrast–enhancing tracer for brain tumor[J].Nucl Med Commun，2008，29：1052–1085.

[23] Chen W，Cloughesy T，Kamdar N，et al.Imaging proliferation in brain tumors with 18F–FLT PET：comparison with 18F–FDG[J].J Nucl Med，2005，46（6）：945–952.

[24] Law M，Young RJ，Babb JS，et al.Gliomas：predicting time to progression or survival with cerebral blood volume measurements at dynamic susceptibility–weighted contrast–enhanced perfusion MR imaging[J].Radiology，2008，247（2）：490–498.

病例12 低级别胶质瘤术后放疗后反复复发再程放疗

一、病历摘要

患者：男性，62岁，确诊"脑胶质瘤Ⅱ～Ⅲ级"。

初治：2009年1月20日患者因发现右侧额叶占位行手术治疗，术后病理：脑胶质瘤Ⅱ～Ⅲ级。术后恢复可，于2009年2月19日至4月2日在我院予脑内病灶瘤床三维适行放疗56Gy/28F，期间同步口服替莫唑胺100mg/d，出院后继续口服替莫唑胺250mg d1～5/28化疗3个周期（因经济原因未再继续化疗），末次化疗结束于2009年7月。后定期复查无异常。

第一次复发：2013年7月患者无明显诱因出现左侧肢体麻木、乏力，伴言语不清、口角流涎，复查颅脑MRI：颅脑占位术后，两侧丘脑、右侧岛叶及半卵圆中心异常信号影，右侧半卵圆中心病灶明显高灌注，岛叶病灶Cho轻度升高，NAA下降，考虑胶质增生可能，弥漫性低级别胶质瘤不除外，给予抗炎、营养神经、糖皮质激素等治疗后无好转，病情逐渐加重，后多次复查MRI，提示病灶逐渐增大。结合病史考虑颅内复发转移，因无法手术，于2013年11月4日至12月16日行颅脑病灶三维适行放疗，60Gy/30F，同步安维汀300mg治疗3次，放疗20次后复位提示病灶较前明显缩小，后于2014年1月至6月予艾力＋安维汀治疗4周期，患者左侧肢体由放疗前的0级恢复到治疗后的Ⅳ级，且肢体麻木乏力明显好转，言语不清、口角流涎症状基本消失。因患者经济原因未再维持化疗。

第二次复发：2014年9月28日复查头颅MRI提示右侧额叶、右侧放射冠病灶，伴弥散受限，Cho峰增高，NAA峰降低，且右侧额叶病灶呈明显高灌注，结合病史，后患者再次行安维汀300mg＋艾力200mg化疗1次。患者左侧肢体乏力逐渐加重，伴言语不清。

病程中患者出现左侧肢体乏力及言语不清，无头晕、头痛，无视物模糊，无肢体抽搐，无大小便失禁，食欲、睡眠尚可，大小便正常，体重无明显增减。

既往有2型糖尿病1年余，目前饮食调节，血糖控制可；有腔隙性脑梗死2年余，未治疗。家族史无特殊。

2014年9月28日头颅MRI：右侧额叶手术区额骨结构紊乱，右侧额颞叶胶质增生，伴少量软化灶形成，右侧额叶、右侧放射冠病灶，伴弥散受限，Cho峰增高，NAA峰降低，且右侧额叶病灶呈明显高灌注，结合病史，考虑肿瘤复发可能性大，双侧丘脑占位，较前未见明显改变。

二、病例特点

本例患者为 62 岁中老年男性，胶质瘤术后放化疗后 4 年余复发，再程放疗后病灶再次进展，颅脑功能 MRI 提示右侧额叶、右侧放射冠病灶，伴弥散受限，Cho 峰增高，NAA 峰降低，且右侧额叶病灶呈明显高灌注，考虑肿瘤复发可能性大。

三、专家（主任医师）分析

无法手术的复发转移的脑胶质瘤的诊断及疗效评价，常规检查常常无法诊断，颅脑功能 MRI 通过对肿瘤进行灌注成像、波谱分析等提高诊断的阳性率，判断肿瘤治疗的疗效。复发转移的脑胶质瘤的药物治疗上，贝伐单抗（安维汀）＋化疗是治疗的合适选择。该患者胶质瘤术后曾行术后辅助三维适形放疗，配合口服化疗，病情控制 4 年余，2013 年功能 MRI 提示颅内复发转移，行再程放疗及药物治疗，疾病控制达 10 个月，且患者肢体肌力较前有所恢复。现局部病灶再次进展，单纯依靠药物治疗疗效有限，第二次复发后放疗采用低剂量率脉冲放疗的形式，尽量减少正常组织反应。

四、治疗过程

第一次复发：2013 年 11 月 4 日至 12 月 16 日行两侧丘脑、右侧岛叶及半卵圆中心病灶三维适行放疗（病例 12 图 1、病例 12 图 2），60Gy/30F，同步安维汀 300mg 治疗 3 次。2014 年 1 月至 6 月予安维汀＋艾力治疗 4 周期。

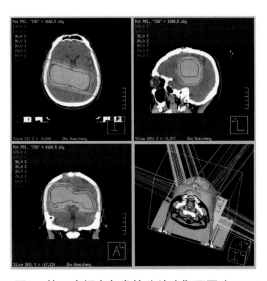

病例12图1　第一次颅内复发转移放疗靶区图（2013-11）

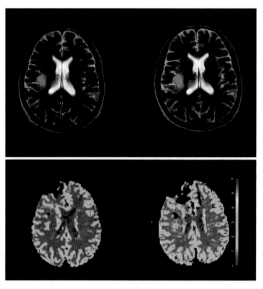

左侧为放疗前，右侧为放疗后形态学无明显变化，但灌注明显减低

病例12图2　放疗前后影像对比（2013-11）

第二次复发：2014 年 9 月 28 日颅脑 MRI 示右侧额叶、右侧放射冠病灶，伴弥散受限，Cho 峰增高，NAA 峰降低，且右侧额叶病灶呈明显高灌注，结合病史，考虑肿瘤复发可能性大。2014 年 11 月 5 日至 12 月 9 日行复发病灶低剂量率放疗，完成处方剂量：50Gy/25F，同步安维汀靶向治疗 3 次（病例 12 图 3、病例 12 图 4）。

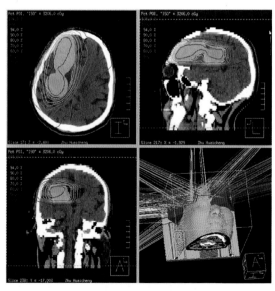

因患者第二次与第一次复发病灶有重叠，故给予低剂量率脉冲放疗

病例12图3　第二次复发放疗靶区图（2014-11）

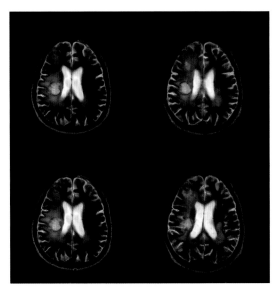

病例12图4　放疗前后影像对比（2014-11）

五、随访与处理意见

2015 年 2 月患者治疗结束后回当地医院继续对症处理。当前症状稳定 6 个月后病情再次进展，患者于当地医院行对症支持治疗。

六、经验分享

对于胶质瘤术后放疗后颅内复发转移的患者，可根据距离第一次放疗的间隔时间、照射剂量和范围等酌情给予再程放疗。低剂量率脉冲放疗模式可用于肿瘤再程放疗中，其优势主要为可减少局部正常组织损伤，提高患者治疗的耐受性；复发患者的药物治疗可选择贝伐单抗＋化疗的综合治疗模式。

七、相关知识点

脉冲式低剂量率放疗（pulsed reduced-dose rate radiotherapy，PRDR）指的是单位时间内辐射剂量低的一种放疗模式，即将每日照射总剂量分割为单个小剂量并间隔特定时间给予照射，肿瘤细胞和正常细胞在大部分无照射时间进行损伤修复[1~3]。研究发现，低照射剂量（＜0.3Gy）射线所致细胞存活分数下降幅度较大，表现为低剂量辐射超敏感性（low dose hyper-radiosensitivity，HRS）；而剂量再增大时（0.3~1.0Gy）细胞存活分数下降幅度变小，表现为相对的放射抗拒（increased radioresistance，IRR），Marples 等将这一现象称为 HRS/IRR 转变[3]。PRDR 这一临床放疗新模式就是基于低剂量辐射超敏感性（HRS）和亚致死性损伤修复等原理而实现的，单次小剂量照射下正常组织细胞得以修复而肿瘤细胞仍处于损伤未修复状态，利用肿瘤组织与正常组织照射后修复的速度差异，PRDR 明显减轻放疗靶区周围正常组织反应，有助于顺利完成肿瘤病灶的有效放疗剂量，提高放疗敏感性，减轻不良反应。

脉冲式低剂量率放疗模式最初见于威斯康星大学课题组的基础及临床研究，该治疗模式在包括胶质瘤和乳腺癌在内的多种肿瘤患者再程放疗中初步应用，得到较好疗效、而多数患者无明显的不良作用 [1, 4, 5]。

MarplesB 团队 [6~8] 对脑胶质瘤细胞 PRDR 进行了系列研究，发现每天 0.2Gy×10pulses、间隔 3 分钟的脉冲式低剂量率放疗优于常规 2Gy 的照射；并建立了脑胶质母细胞瘤 U87MG 原位移植瘤模型，进行 PRDR 照射，结果显示，与常规分割放疗比较，PRDR 治疗的小鼠肿瘤局控率优于常规放疗组，与化疗药物替莫唑胺联合，疗效仍优于常规放疗＋替莫唑胺组；且脑损伤程度小于常规放疗组。

因此，对于脑胶质瘤放疗后复发的患者，可根据患者的症状、体征，酌情考虑使用低剂量率脉冲方式进行放疗。

（王孔成　闫　婧）

参考文献

[1] Adkison JB，Tome W，Seo S，et al.Howard.Reirradiation of large-volume recurrent glioma with pulsed reduced-dose-rate radiotherapy[J].Int J Radiat Oncol Biol Phys，2011，79（3）: 835-841.

[2] Tome WA，Howard SP.On the possible increase in local tumour control probability for gliomas exhibiting low dose hyper-radiosensitivity using a pulsed schedule[J].Br J Radiol，2007，80（949）: 32-37.

[3] Ma CM，Lin MH，Dai XF，et al.Investigation of pulsed low dose rate radiotherapy using dynamic arc delivery techniques[J].Phys Med Biol，2012，57（14）: 4613-4626.

[4] Richards GM，Tome WA，Robins HI，et al.Pulsed reduced dose-rate radiotherapy : a novel locoregional retreatment strategy for breast cancer recurrence in the previously irradiated chest wall，axilla，or supraclavicular region[J].Breast cancer research and treatment，2009，114（2）: 307-313.

[5] Dilworth JT，Krueger SA，Dabjan M，et al.Pulsed low-dose irradiation of orthotopic glioblastoma multiforme（GBM）in a pre-clinical model : effects on vascularization and tumor

control[J].Radiother Oncol，2013，108（1）: 149-154.

[6] Schoenherr D，Krueger SA，Martin L，et al.Determining if low dose hyper-radiosensitivity（HRS）can be exploited to provide a therapeutic advantage：a cell line study in four glioblastoma multiforme（GBM）cell lines[J].Int J Radiat Biol，2013，89（12）: 1009-1016.

[7] Lee DY，Chunta JL，Park SS，et al.Pulsed versus conventional radiation therapy in combination with temozolomide in a murine orthotopic model of glioblastoma multiforme[J].Int J Radiat Oncol Biol Phys，2013，86（5）: 978-985.

[8] Dilworth JT，Krueger SA，Dabjan M，et al.Pulsed low-dose irradiation of orthotopic glioblastoma multiforme（GBM）in a pre-clinical model：effects on vascularization and tumor control[J].Radiother Oncol，2013，108（1）: 149-154.

病例13　低级别胶质瘤术后放疗靶区勾画

一、病历摘要

患者：女性，39岁，确诊"脑胶质瘤术后2个月"。

现病史：2015年2月28日患者因"头痛头晕伴有发作性语言障碍3天"行头颅MRI示：左侧额叶占位，考虑胶质瘤可能，当时无意识障碍，无头痛、黑矇，无复视，无眼球活动障碍。2015年3月2日行"左侧额叶占位切除术"。术中定位占位位于中央前回运动区前方和左侧外侧裂上方。占位成实质性结节，灰红色，鱼肉状，质较韧，血供较丰富，主体大小约5cm×4cm。结节与周围脑组织之间无明显界限，与脑组织之间粘连严重。术后病理示：少突胶质瘤（WHO Ⅱ级）（病例13图1）。术后因感染行头皮颅骨清创术，并行抗感染治疗后感染控制。术后2个月收入科。

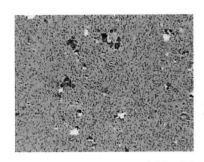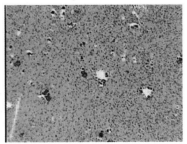

病例13图1　术后病理

病程中患者无意识障碍，无肢体活动、感觉障碍，饮食、睡眠可，大小便正常，近1个月体重无明显增减。

既往史、个人史、家族史无特殊。

查体：一般状态良好，生命体征平稳，营养状态良好。

神经系统检查：言语清晰，思维力、定向力正常，四肢活动度可，肌力、肌张力正常，生理反射存在，病理反射未引出。

实验室与辅助检查：血常规、肝肾功能、电解质均未见明显异常。

2015年4月2日（术后1个月）复查颅脑功能MRI（病例13图2、病例13图3）："左侧额叶少突胶质细胞瘤术后（WHO Ⅱ级）"复查，左侧额叶环形强化灶，伴陈旧性出血及周围大片水肿，病灶后上部及下部（胼胝体体部区域）呈斑片及结节样强化，灌注示病灶内灌注较对侧正常区减少；波谱示病灶内可见宽大的Lip+Lac峰（坏死物质），Cho峰轻度升高（肿瘤标记物）；周围脑膜反应性增生；综上所述并与术前片比较，考虑环形强化病灶为术后囊腔伴反应性增生的囊壁形成，病灶后上部及下部（胼胝体体部区域）斑片及结节样强化灶为肿瘤残余可能大。

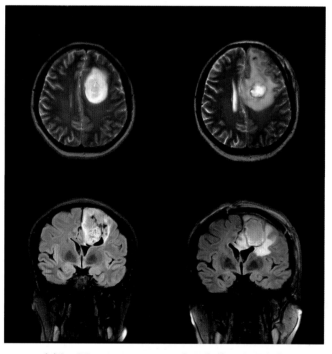

病例13图2　2015-02-28（手术前，左图）与
2015-04-02（手术后放疗前，右图）MRI对比（T$_2$序列）

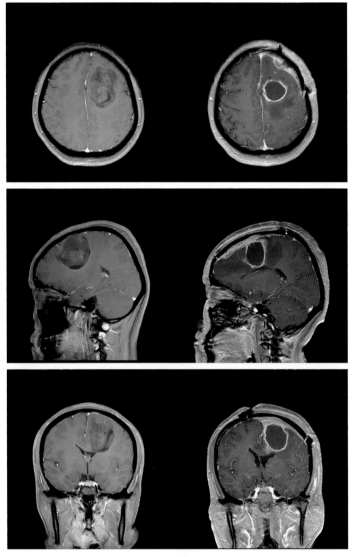

病例13图3 2015-02-28（手术前，左图）与
2015-04-02（手术后放疗前，右图）MRI对比（T₁增强序列）

二、病例特点

本例患者为 39 岁中年女性，术前颅脑 MRI 提示左额叶占位，术后病理明确为少突胶质细胞瘤，WHO Ⅱ级，术中探查肿瘤与正常脑组织粘连严重，术后 1 个月头颅 MRI 提示肿瘤残留。

三、专家（主任医师）分析

根据 NCCN 指南，对于脑胶质瘤的治疗，包括手术、放疗、化疗、靶向治疗等手段，手术往往是脑胶质瘤治疗的第一步，手术不仅可以提供最终的病理诊断，而且可以迅速去除大部分的肿瘤细胞，缓解患者症状，并为下一步的其他治疗提供依据；在接受外科手术治疗后，对于低级别脑胶质瘤患者，若存在高危因素（如肿瘤直径大于6cm、手术切除不完全等），也要考虑进行放疗。脑胶质瘤很难手术根治，易复发，术后复发的治疗方案有放疗、化疗及靶向治疗，目前多主张放疗联合化疗或靶向治疗的综合治疗。该患者年轻女性，术后颅脑 MRI 提示肿瘤残余，有术后放疗指征。

四、治疗过程

1. 放射治疗　2015 年 6 月 4 日至 7 月 10 日行瘤床及残余病灶 TOMO 放疗，完成处方剂量 54Gy/27F。放疗后照射区脱发，余无特殊不良反应。

（1）CT 模拟定位：仰卧位，头膜固定，双上肢置体侧，增强扫描范围：颅顶至 C_2 椎体，扫描层厚为 3mm。

（2）靶区勾画：将 CT 定位图像与术后 1 个月功能 MR 的 T_1+C/T_2 FLAIR 图像融合。GTV：T_1+C 显示的强化区域和手术瘤床；CTV：GTV 外扩 2cm，超出解剖屏障的修回；PTV：CTV 外放 3mm。

（3）放疗技术与处方剂量、要害器官限制（病例 13 图 4）：采用 TOMO 放疗，处方剂量：PTV：54Gy/27F。危及器官受量限制为：脑干 Dmax < 54Gy，视交叉 Dmax < 54Gy，左侧视神经 Dmax < 54Gy，双侧晶体 Dmax < 7Gy。

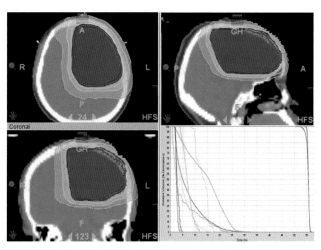

病例13图4　TOMO放疗靶区图及DVH图

（4）计划评估：96% 的靶区达到 100% 的处方剂量。

2. 放疗期间辅助德巴金预防癫痫等对症处理。

五、随访与处理意见

2015 年 10 月 28 日（放疗结束 3 个月）复查颅脑 MRI：左额叶胶质瘤术后观，左额叶术区灶内点状弥散受限灶较前缩小。嘱定期随诊观察。

2016 年 4 月 21 日（放疗结束 9 个月）复查颅脑功能 MRI：术区轻度环形强化，弥散未见明显受限，MRS 示 Cho 峰（肿瘤标志物）未见明显升高，NAA 峰（神经元标记物）升高，综上考虑术后胶质增生。术区残余灶进一步缩小，水肿消失，嘱继续定期随诊观察。

2016 年 11 月 17 日（放疗结束 16 个月）复查颅脑功能 MRI（病例 13 图 5、病例 13 图 6）：术区反应性胶质增生，未见明确肿瘤复发征象。未见明显残余灶及复发征象，嘱继续定期随诊观察。

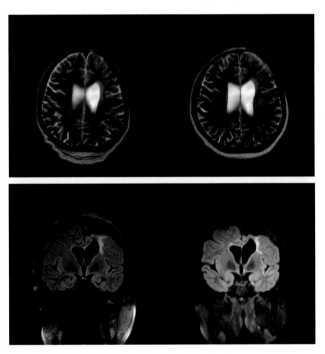

病例13图5　2015-10-28（放疗后3个月）与
2016-11-17（放疗后16个月）MRI图（T$_2$序列）

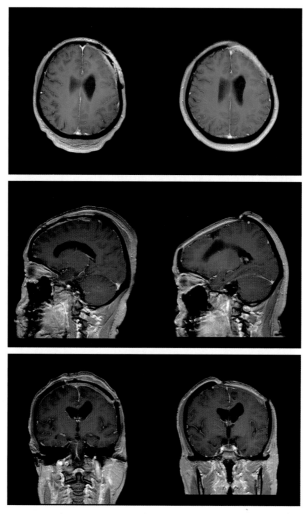

病例13图6　2015-10-28（放疗后3个月）与
2016-11-17（放疗后16个月）MRI图（T_1序列）

六、经验分享

对于低级别恶性胶质瘤，手术完整切除是关键，术后 3 ~ 4 周复查头颅功能 MRI 评估是否有残余病灶，术后 4 ~ 6 周内行瘤床区（及残余灶）辅助放疗。放疗结束后 3 ~ 6 个月复查头颅功能 MRI 评估放疗疗效。

七、相关知识点

颅内肿瘤靶区勾画的金标准是依据磁共振影像来确定。由于放疗定位均采取 CT 定位，故建议靶区勾画采用 CT 与 MRI 图像融合方式确定。2016 版 NCCN 指南中建议，对于低级别胶质瘤术后的靶区界定依据术前和术后的 MRI 影像，通常采用 FLAIR 序列和 T$_2$ 序列中高信号的区域定义为 GTV；在 GTV 外放 1 ~ 2cm 作为 CTV。根据 EORTC22033-26033/CE5 的研究结果[1]，具体靶区勾画的方法如下：大体靶区（GTV）：CT 扫描的低密度区与 MR 扫描 T$_2$ 或 FLAIR 序列中的高信号区相一致的部分，包括 CT 扫描的增强部分或术后残腔＋任何残留的肿瘤；临床靶区（CTV）：GTV 外放 1 ~ 1.5cm，超出解剖屏障的部分适当修回，可仅包括 0.5cm 的解剖屏障外的结构；计划靶区（PTV）：CTV 在三维方向上外放 5 ~ 7mm 作为 PTV。

随着影像学技术的发展，功能影像在脑胶质瘤中的应用越来越广泛，在低级别胶质瘤的鉴别诊断和靶区勾画方面有借鉴作用。①质子磁共振波谱分析（proton magnetic resonance spectroscopy，MRS）主要反映肿瘤的代谢状态。典型的低级别胶质瘤的波谱影像表现为胆碱峰的升高，反映出细胞膜通透性增高、N- 乙酰天冬氨酸的减少、神经元损伤，但往往与非肿瘤性的损伤难以鉴别。因此 MRS 往往在低级别胶质瘤和高级别胶质瘤的鉴别诊断以及指导立体定向活检方面有所帮助；②动态磁敏感对比增强灌注成像（dynamic susceptibility contrast MRI，DSC-MRI）是目前临床上最常用的灌注 MRI 技术，是测量脑血容量（CBV）和脑血流量（CBF）的标准方法。相对脑血流量（relative cerebral blood volume，rCBV）与组织学分级有一定的相关性。在 LGG 中，星形细胞瘤往往是低灌注，而少突胶质细胞瘤常常呈高灌注，因此对于少突胶质细胞瘤的靶区勾画有一定的帮助[2]；③动态对比增强成像（dynamic contrast-enhanced imaging，DCE-MRI）可以定量测量肿瘤微血管的通透性，而这与血 - 脑屏障的破坏程度有关，因此与肿瘤的级别有一定关系。磁共振弥散加权成像（diffusion-weighted imaging）可计算出弥散敏感梯度方向上水分子的显著弥散系数（apparent dif-fusion coefficient，ADC），在少突胶质细胞瘤中较低，因此对于靶区确定有一定的意义。

螺旋断层放射治疗（helical tomotherapy，HT）通过 MVCT 实时获得靶区的三维图像，追踪靶区的位置，执行治疗计划，以精确的靶区定位和准确的照射剂量治疗肿瘤。其计划与非共面 IMRT 计划相比不但提高了剂量适形度和剂量梯度，也提高了剂量均匀性[3, 4]，同时能够实现多个病灶、复杂病灶一次完成治疗，无需因更换靶点而中断放疗，同时也免了三维适形放疗由于照射野过少导致剂量重叠形成热点。

（王孔成 闫 婧）

参考文献

[1] Alysa F，Damien CW，Raquel BD，et al.Quality assurance in the EORTC 22033-

26033/CE5 phase Ⅲ randomized trial for low grade glioma：the digital individual case review[J]. Radiotherapy and Oncology，2012，103（3）：287-292.

[2] Cha S，Tihan T，Crawfoed F，et al.Differentiation of low-grade oligodendrogliomas from low-grade astrocytomas by using quantitative blood-volume measurements derived from dynamic susceptibility contrast-enhanced MR imaging[J].AJNR Am J Neuroradiol，2005，26（2）：266-273.

[3] Jin Ho SONG，Ji-Young JUNG，Hyung-Wook PARK，et al.Dosimetric comparison of three different treatment modalities for total scalp irradiation：the conventional lateral photon-electron technique，helical tomotherapy，and volumetric-modulated arc therapy[J].Journal of Radiation Research，2014，pp：1-10.

[4] Read P.Stereotactic body radiation therapy[J].Community Oncology，2007，4：616-620.

第二章　高级别胶质瘤

病例14　胼胝体胶质母细胞瘤

一、病历摘要

患者：男性，50 岁，因"脑恶性肿瘤术后 2 个月余"收治放疗科。

现病史：患者于 2016 年 2 月无明显诱因下出现头部胀痛，夜间疼痛尤甚，遂就诊于淳安某医院门诊部，查颅脑平扫 CT 示"额部占位性病变"，并于 2016 年 3 月 28 日就诊于该院外科。当时患者头部胀痛呈阵发性，NRS：4 分，无头晕、抽搐，无肢体运动、感觉障碍，无意识障碍，无发热、畏寒，无恶心、呕吐等不适。颅脑 MRI 检查提示（病例 14 图 1）：两侧额叶及胼胝体膝部见团块状稍长 T_1 稍长 T_2 信号灶，增强后明显不均质强化，边界欠清，约 4.2cm×5.2cm×6.3cm 大小，病灶周围水肿，大脑镰前受累，余脑实质内未见异常信号影。两侧侧脑室前角受压，中线结构无移位。影像诊断：两侧额叶及胼胝体膝部占位灶。于 2016 年 4 月 18 日在全麻下行幕上深部病变切除术（胼胝体及双侧额叶肿瘤切除术）。术后病理提示：①（胼胝体）病变符合胶质母细胞瘤（WHO Ⅳ级）伴较多坏死；②（胼胝体及额叶）脑组织内部分区域胶质细胞及血管增生。IDH1/2 基因突变阴性。患者患病以来神清，精神可，胃纳一般，夜寐可，大小便无明显异常，近来体重无明显减轻。

既往史：既往有高血压病史，现自行停服高血压药物，自述血压控制可。

个人史、家族史均无特殊。

查体：患者一般状态良好，生命体征正常，营养评估正常。

神经系统检查：语言清晰。思维力、判断力、定向力正常，记忆力及计算力如常。双侧肢体肌力 Ⅴ 级，余神经系统查体未见异常。

实验室与辅助检查：均无异常，营养状态良好。

放疗前（术后 2 个月）MRI 提示（病例 14 图 2）：胼胝体胶质瘤术后复查，额骨呈术后改变，两侧额叶、胼胝体膝部区域见斑片状异常信号，平扫 T_1 中央呈低信号，边缘呈高信号，T_2 呈不均匀高信号，增强后见花环样强化，FLAIR 序列提示额叶片状水肿，余处未见明显强化结节，余脑实质内未见异常信号及强化灶。影像诊断：胼胝体胶质瘤术后，两侧额叶及胼胝体膝部区域强化灶，请复查。

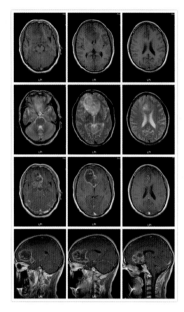

病例14图1　术前MRI（T₁增强）

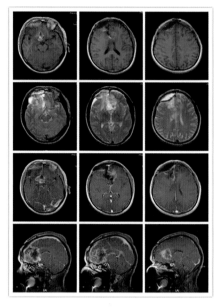

病例14图2　放疗前（术后2个月）MRI

二、病例特点

本例患者为50岁的男性，胼胝体及双侧额叶肿瘤，肿瘤范围大。术前MRI影像特征，两侧额叶及胼胝体膝部见团块状稍长T_1稍长T_2信号灶，增强后呈明显不均质强化，边界欠清，约$4.2cm \times 5.2cm \times 6.3cm$大小，病灶周围水肿，大脑镰前受累。术后病理提示：胶质母细胞瘤（WHO Ⅳ级）伴较多坏死。分子病理检测无IDH1/2基因突变。术后MRI提示肿瘤大部分切除，仍可见增强病灶，残留病灶不除外。

三、专家（主任医师）分析

额叶是胶质母细胞瘤最经典的好发部位，其次为颞叶、顶叶，少数见于丘脑，基底节等部位，胼胝体部位相对罕见，同时容易经胼胝体波及对侧大脑半球。该患者肿瘤体积大，水肿明显，临床上颅内压增高体征明显，但神经症状不明显，仅表现为头痛。该病预后与手术能否完整切除有明显的相关性，评估完整切除的标准，除了外科医生的认定外，主要依赖术后72小时内MRI复查结果。该患者在基层医院术后72小时内未行MRI检查，对于是否完整切除病灶增加了评估难度。因患者预后不良因素：①胶质母细胞瘤（WHO Ⅳ级），IDH1/2无突变；②术后MRI提示肿瘤大部分切除，仍可见增强病灶，残留病灶不除外。参照STUPP方案、NCCN指南和中国恶性胶质瘤治疗专家共识，建议行术后放化综合治疗，最佳放疗时间为术后 4~6 周。该患者来我院放疗科就诊时间已超过术后 8 周，对患者预后有一定的影响。

四、治疗过程

1. 治疗方案 同步放化疗（STUPP 方案）。

2. 放射治疗

（1）CT 模拟定位：仰卧位，面罩固定，双上肢置体侧，增强扫描范围：颅顶至 C_2 椎体，扫描层距、层厚为 3mm。

（2）CT-MRI 图像融合靶区勾画：将 CT 定位图像与放疗前 MR 的 T_1+C/T_2 FLAIR 图像融合。GTV：T_1+C 显示的强化区域和手术残腔；CTV：GTV 外扩 2cm，各靶区要在脑干、眼眶、骨以及解剖屏障处回收，GTV、CTV 分别外放 3mm，形成 PGTV 及 PTV。（病例 14 图 3、病例 14 图 4）。

（3）放疗技术与处方剂量、危及器官限制：采用调强技术计划；处方剂量：PGTV：DT 60Gy/30F，PTV：DT 54Gy/30F。危及器官受量限制为：脑干 Dmax < 54Gy，视交叉 Dmax < 54Gy，左侧视神经：Dmax < 54Gy，双侧晶体：Dmax < 7Gy。因该患者肿瘤范围广，故 PGTV 代替 CTV1 给予 60Gy 照射。

（4）计划评估：95% 的处方剂量包含 98% 靶区。

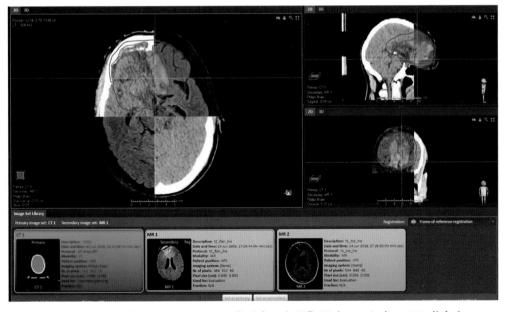

病例14图3 CT与T_1+C/T_2 FLAIR图像融合，勾画靶区（GTV红色，CTV蓝色）

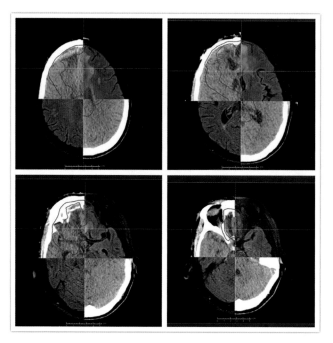

病例14图4　CT与T₁+C/T₂ FLAIR图像融合，勾画靶区（GTV红色，CTV蓝色）

放射治疗靶区及 DVH 图见病例 14 图 5。

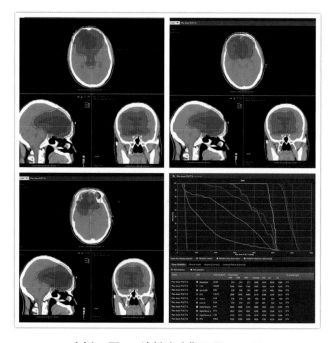

病例14图5　放射治疗靶区及DVH图

3. 化疗或药物治疗 放疗与 TMZ［75mg/（$m^2 \cdot d$）］口服化疗同时开始，1 次 / 日，连续服用 42 天，放疗结束后因经济原因中断口服替莫唑胺治疗 2 个月。放疗结束 2 个月后，于 2016 年 9 月 2 日起继续辅助替莫唑胺 150 ~ 200mg/m^2 化疗 6 周期。

4. 治疗中的不良反应与处理 同步放化疗期间出现Ⅱ度白细胞下降，Ⅰ度血小板抑制，对症治疗后均明显好转。

五、随访与处理意见

2016 年 8 月 2 日（放疗结束时）复查 MRI 示：右侧额叶囊腔与前（2016–06–14）大致相仿；胼胝体膝部及左侧额叶囊腔范围较前缩小，边缘仍见环形强化。

2016 年 9 月 12 日（放疗结束后 1 个月、辅助化疗期间）复查 MRI（病例 14 图 6）：两侧额叶、胼胝体膝部区域见囊状异常信号，平扫 T_1 中央呈低信号，边缘呈高信号，T_2 呈不均匀高信号，增强后可见边缘花环样强化，范围较前（2016–08–02，MRI）片大致相仿，FLAIR 序列提示两侧额叶片状水肿。两侧侧脑室前角受压，中线结构无移位。建议复查。

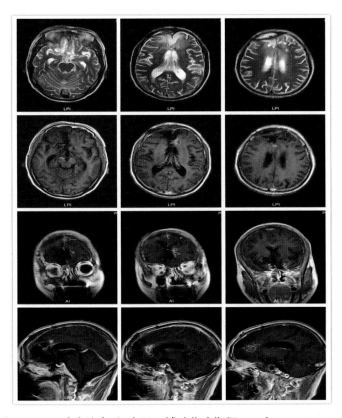

病例14图6 放疗结束后1个月、辅助化疗期间MRI（2016–09–12）

2016 年 12 月 19 日（放疗结束后 4 个月、化疗期间）复查 MRI（病例 14 图 7，病例 14 图 8）：两侧额叶、胼胝体膝部区域见团块状异常信号，呈长 T_1 长 T_2 信号，DWI 序列病灶部分区域弥散受限，周围脑实质大片状长 T_2 水肿信号影，增强后可见不规则花环样强化，最大径约 4.0cm×6.4cm，范围较前（2016-09-12，MRI）明显增大。左侧顶叶见结节灶，呈长 T_1 长 T_2 信号，DWI 序列病灶弥散受限，增强后明显不均匀强化，最大径约 1.2cm×2.4cm，治疗后改变抑或肿瘤复发均可能。右侧枕叶见片状长 T_1 长 T_2 信号，DWI 序列未见明显弥散受限，强化不明显。两侧侧脑室前角受压，中线结构无移位。MRS 提示：两侧额叶及胼胝体膝部、左侧顶叶区病灶波峰异常，Cho 峰升高，NAA 峰下降。

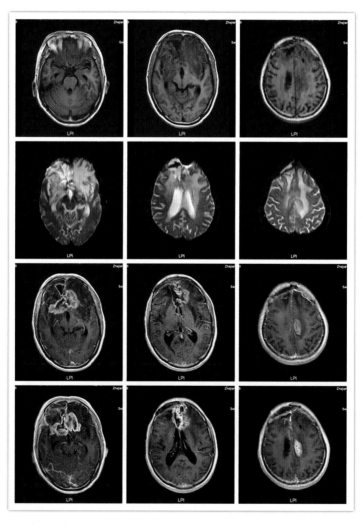

病例14图7 放疗结束后4个月、化疗期间增强MRI，考虑肿瘤复发（2016-12-19）

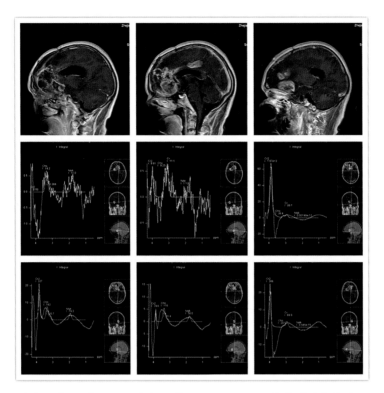

病例14图8 放疗结束后4个月、化疗期间增强MRI及MRS，考虑肿瘤复发（2016-12-19）

多学科讨论意见：MRI提示两侧额叶及胼胝体膝部区域异常强化灶及左侧顶叶区异常强化灶，首先考虑胶质母细胞瘤复发。可考虑再次手术，术后行二线化疗。后患者因经济原因未行手术及二线化疗。

六、经验分享

1. 恶性脑胶质母细胞瘤治疗关键在于手术完整切除，术后治疗标准为：术后4～6周内行放化疗，并于放疗后1个月开始继续口服 TMZ 辅助治疗。胶质母细胞瘤（WHO Ⅳ级）中位生存期在 14.6～17 个月之间。该患者短期复发与肿瘤切除不完全，放疗延迟等相关。

2. 肿瘤复发与假性进展的鉴别是脑间质瘤随访期间常见的问题，要结合患者的主诉，参照多模态功能影像，如 ASL/PWI、MRS 等，综合分析判断并与放射性坏死相鉴别。根据该患者病例特点，首先考虑肿瘤复发。

七、相关知识点

1. **胶质母细胞瘤知识点** 原发性脑部恶性肿瘤近年来发生率逐年递增，年增长率约为 1.2%，老年人群尤为明显。据 2008 年美国脑肿瘤注册中心（central brain tumor registry of the united states，CBTRUS）统计显示，恶性胶质瘤约占原发性脑部恶性肿瘤的 70%，年发病率约为 5/10 万，每年新发病例超过 1.4 万例，男性多于女性，65 岁以上人群中发病率明显增高 [1]。恶性胶质瘤总患病率约为 29.5/10 万 [2]。恶性胶质瘤中，间变性胶质瘤（WHO Ⅲ级）和多形性胶质母细胞瘤（glioblastoma multiforme，GBM，WHO Ⅳ级）最常见，其中 GBM 约占所有胶质瘤的 50%，间变性胶质瘤及 GBM 新诊断患者的中位年龄分别为 45 岁和 64 岁 [3]。国内尚缺大规模的流行病学调查资料。

胶质瘤的具体发病机制尚不明了，目前确定的两个危险因素为暴露于高剂量电离辐射和与罕见综合征相关的高外显率基因遗传突变。近年来，对 TP53 基因突变、P53 蛋白表达和肿瘤干细胞的研究，是恶性胶质瘤发病机制研究的热点。

目前，胶质瘤诊断主要依靠 CT 及 MRI，一些新的 MRI，如 DTI、DWI、PWI、MRS、fMRI 有助于提高诊断水平和判断预后。PET、SPECT 有助于鉴别肿瘤复发与放射性坏死，而最终需通过肿瘤切除术或活检术明确病理学诊断，形态观察仍是病理诊断的基础，一些分子生物学标记物对确定分子亚型、个体化治疗及临床预后判断具有重要意义，如胶质纤维酸性蛋白（GFAP）、异柠檬酸脱氢酶 1（IDH1）基因、Ki-67 抗原等（Ⅰ级证据）。

胶质瘤的治疗以手术切除为主，并结合放疗和化疗等。功能 MRI、术中 MRI、神经导航、皮层电刺激、术中唤醒麻醉等技术的应用有助于安全地、最大范围地切除肿瘤。放疗可杀灭或抑制残余瘤细胞，延长生存期；分割外放射治疗已成为恶性胶质瘤的标准疗法。近年来多种剂量分割方法、多种放疗方式［如三维适形放疗（3D-CRT）、调强放疗（IMRT）、间质内近距离放疗和立体定向外科等］，以及新放疗设备的应用提高了放疗效果。

2. 胶质母细胞瘤的同步放化疗　目前 NCCN 指南推荐对高级别胶质瘤的标准治疗是：对于可切除的病灶，行最大安全范围的切除后，予联合替莫唑胺的同期放化疗及 6 个疗程的替莫唑胺辅助化疗；对于不可切除的病灶，行切取活检或次全切除后，行同期放化疗及辅助化疗。大规模Ⅲ期临床试验证实替莫唑胺（TMZ）联合同步放疗后，继以 6 周期 TMZ 辅助化疗可延长生存期。2 年生存率由 10.4% 提高到 26.5%[4]。该方案已成为新诊断 GBM 的标准治疗方案。

EORTC/NCIC 26981-22981 的Ⅲ期临床研究，对 573 名 18～70 岁，且 PS 0～2 分的患者进行随机分组，分别接受单纯放疗 60Gy 或放疗＋同步及辅助替莫唑胺化疗。替莫唑胺化疗将中位生存期由 12.1 个月提高到 14.6 个月，5 年总生存率由 1.9% 提高到 9.8%。研究表明联合放化疗组的Ⅲ～Ⅳ级血液毒性发生率更高（7% VS 0%），但对生活质量并无影响 [5]。TMZ 用于恶性胶质瘤患者有以下益处：①延长生存时间；②延长肿瘤无进展期；③对生活质量没有明显的负面影响；④较低的早期不良事件发生率。如何预知恶性胶质瘤对化疗药物的反应性，降低化疗抗性是化疗的治疗焦点。

Walker 及 Kristiansen 分别于 1978 年和 1981 年进行的两项胶质瘤放射治疗前瞻性随机对照临床试验的结果，确立了多分割常规放射治疗在胶质瘤放疗的地位。与未接受放疗的患者相比，接受放疗者在中位生存时间方面明显受益[6]。

目前，关于术后放疗时机的选择尚无统一标准，但就大部分的研究结果来看，认为术后放疗开始时间不宜超过 6 周。Valduvieco 等[7]研究了 107 例完全切除的胶质母细胞瘤术后患者。研究结果证实，术后 6 周内开始放疗是生存时间独立的预后因素（$P = 0.009$），预示着较好的预后。Blumenthal 等[8]对 RTOG 的 16 项随机临床试验进行了回顾性分析，纳入了 2855 例接受了术后放疗的胶质母细胞瘤患者。根据患者开始接受放疗的时间分别划入 4 组：2 周内、2～3 周、3～4 周、4～6 周。结果发现，4 周后开始放疗的患者其中位生存时间优于术后 2 周内开始放疗的患者（12.5 个月 VS 9.2 个月，$P < 0.0001$）。同时进行多因素分析显示，放疗等待时间大于 4 周是提示预后良好的独立预后因素。从而得到结论，在一定期间内（≤ 6 周），放疗开始的时间并不是越早越好。

关于放疗照射范围，目前也没有统一的标准。针对恶性胶质瘤浸润范围、复发模式的大量研究，发现高级别胶质瘤治疗后，大部分的复发位置位于肿瘤边缘 2～3cm 范围内。这些研究为放疗靶区范围的确立提供了依据。然而随着胶质瘤疗效的改善，长期生存者神经功能损伤的问题日益凸显出来，如何在保证疗效的同时尽量减少不良反应的发生，也成为研究的焦点。Minniti 等[9]将 CTV 定义为术后残留区域和术腔外扩 2cm，CTV 再外扩 0.3cm 得到计划靶区（PTV），给予 60Gy 处方剂量及同期替莫唑胺化疗。结果显示 105 例复发患者中，中心、野内、边缘和远处复发分别为 79 例、6 例、6 例、14 例，中心复发占了 75%，从而说明外扩 2cm 的 CTV 可以在不显著增加边缘复发的同时，减少受照的正常脑组织。在实际的放疗中，靶区的制定需要考虑的因素有很多，包括肿瘤实际浸润范围与影像学表现之间的差异，不同病理类型的生物学特性，不同解剖位置的肿瘤生长的特点等。从而要求我们在借助更多的工具全面评估肿瘤后，尽可能实现个体化治疗。

近距离放疗加量以及分割方式的改变对生存率无影响。分割立体定向放射疗法（FSRT）/立体定向放射外科（SRS）适用于常规外照射后的推量，或作为复发肿瘤治疗的选择方式之一，此治疗对体积较小的肿瘤有优势。不推荐 X 刀或 γ 刀作为恶性胶质瘤术后首选的治疗方式。

虽然 GBM 可能广泛播散，但仍推荐局部放疗。推荐应用 3D 计划设计的多野照射。与常规放疗相比，三维适形放疗可更好地保护正常脑组织。

3. 胶质母细胞瘤病理 分子病理检测（如 GFAP，OLIG-2，EMA，p53，MGMT，Ki-67 和 1p/19q LOH）有助于胶质瘤患者的诊断、治疗选择以及疗效观察和预后判断，根据各级医院的实际情况，对胶质瘤进行选择性的分子生物学标记。LGG 检测 IDH1 基因突变和染色体 1p/19q 杂合性缺失对临床预后判断具有重要意义。具有向星形胶质细胞分化特征的胶质瘤及 60% ~ 70% 少突胶质细胞瘤对 GFAP 呈阳性表达（I 级证据）。少突胶质细胞特异性核转录因子（OLIG-2）对鉴别少突胶质细胞瘤及星形细胞来源的胶质瘤具有一定的参考价值。Ki-67 增生指数与肿瘤的分化程度、浸润或转移及预后有密切关系，是判断肿瘤预后的重要参考指标之一（I 级证据）。神经元特异核蛋白（NeuN）对判断肿瘤中的神经元成分具有重要意义，主要用于胶质神经元肿瘤及神经细胞瘤的诊断及鉴别诊断。内源性 O-6- 甲基鸟嘌呤 -DNA 甲基转移酶（MGMT）甲基化水平及染色体 1p/19q 杂合性缺失可分别作为 GBM 和少突胶质细胞瘤化疗反应性及预后的预测因素 [10, 11]。

4. 胶质母细胞瘤的复发 判断胶质母细胞瘤的复发，增强 MRI 仍是最常用的方法。核磁共振通常为混杂信号病灶，T_1WI 等、低信号，T_2WI 不均匀高信号，伴有出血、坏死、囊变，瘤周水肿及占位效应明显，肿瘤常沿白质纤维束扩散。增强像呈结节状或不规则环状强化，可有 CSF 播散，肿瘤血管生成明显。除了常规的增强 MRI 外，磁共振波谱（MRS）较多使用。通过评估肿瘤与正常脑组织内代谢差异，胶质瘤实体 Cho 峰均增高，NAA 峰降低，出现 Lip 和（或）Lac 峰。代谢物比值的测量可对胶质瘤提供重要信息。多体素 MRS 有望对胶质瘤范围进行较准确定位，用以指导临床活检、手术及放疗，以及区分肿瘤术后瘢痕、肿瘤复发及放射性坏死；并应用于疗效评估。

高级别脑胶质瘤经 Stupp 方案治疗后，复发的比例仍非常高，是造成患者死亡的主要原因。复发的原因是复杂多样的，可能会是治疗不规范，手术不彻底，放疗剂量欠量，但最主要的原因是 TMZ 的耐药，包括先天对 TMZ 耐药及化疗后出现耐药。近半数以上的耐药是肿瘤细胞对 TMZ 先天耐药。对于复发高级别脑胶质瘤的治疗，尽量采用手术治疗加术后二线方案化疗。无论 MGMT 启动子是否甲基化，均可采用 VM-26 和 DDP 或 BCNU 联合伊立替康方案治疗 [12]。

（金祁峰　陈晓钟）

参考文献

[1] CBTRUS 2008 statistical report：primary brain tumors in the United States，1998-2002.Central Brain Tumor Registry of the United States，2000-2004.

[2] Davis FG，Kupelian V，Freels S，et al.Prevalence estimates for primary brain tumors in the United States by behavior and major histology groups[J].Neuro Oncology，2001，3（3）：152-158.

[3] Fisher JL，Schwartzbaum JA，Wrensch M，et al.Epidemiology of brain tumors[J].Neurol Clin，2007，25（4）：867-890.

[4] Stupp R，Mason WP，van den Bent MJ，et al.Radiotherapy plus concomitant and adjuvant temozolomide for glioblastoma[J].N Engl J Med，2005，352（10）：987-996.

[5] Gorlia T，Bent MJVD，Hegi ME，et al.Nomograms for predicting survival of patients with newly diagnosed glioblastoma：prognostic factor analysis of EORTC and NCIC trial 26981-22981/CE.3[J].Lancet Oncol，2008，9（1）：29-38.

[6] Laperriere N，Zuraw L，Cairncross G，et al.Radiotherapy for newly diagnosed malignant glioma in adults：a systematic review[J].Radiother Oncol，2002，64（3）：259-273.

[7] Valduvieco I，Verger E，Bruna J，et al.Impact of radiotherapy delay on survial in glioblastoma[J].Clin Transl Oncol，2013，15（4）：278-282.

[8] Blumenthal DT，Won M，Mehta MP，et al.Short delay in initiation of raditherapy may not affect outcome of patients with glioblastoma：a secondary analysis from the radiaion therapy oncology group database [J].J Clin Oncol，2009，27（5）：733-739.

[9] Minniti G，Amelio D，Amichetti M，et al.Patterns of failure and comparison of different target volume delineations in patients with glioblastoma treated with conformal radiotherapy plus concomitant and adjuvant temozolomide[J].Radiother Oncol，2010，97（3）：377-381.

[10] Gorlia T，van den Bent MJ，Heqi ME，et al.Nomograms for predicting survival of patients with newly diagnosedglioblastoma：prognostic factor analysis of EORTC and NCIC trial 26981-22981/CE.3[J].Lancet Oncol，2008，9（1）：29-38.

[11] Aldape K，Burger PC，Perry A.Clinicopathologic aspects of 1p/19q loss and the diagnosis of oligodendroglioma[J].Arch Pathol Lab Med，2007，131（2）：242-251.

[12] Gerstner ER，Ye X，Duda DG，et al.A phase I study of cediaanib in combination with cilengitide in patients with recurrent glioblastoma[J].Neuro Oncol，2015，17（10）：1386-1392.

病例15　胶质母细胞瘤全切术后同期放化疗

一、病历摘要

患者：女性，39岁，因"脑胶质瘤术后2周余"入院。

现病史：患者于2014年10月在无明显诱因下出现头晕、听力下降，无晕厥、四肢功能障碍，无恶心呕吐，无头痛，无发热畏寒，无鼻塞等不适，未予重视。此后患者头晕症状加重，听力进行性下降，并出现头痛、恶心呕吐等不适，于2015年12月至浙江大学某附属医院就诊。颅脑增强MRI见左侧额叶占位性病变，考虑高级别胶质瘤可能。2015年12月30日在该院接受手术治疗，术后病理提示：（左额肿瘤）胶质母细胞瘤，伴少枝胶质瘤成分，WHO Ⅳ级。免疫组化结果示：VEGF、EGFR部分（+），GFAP（+），Ki-67 10%～20%，MGMT（－），P53（+），Syn（弱+），PTEN（？），IDH1 R132H（+），NF背景兼阳性纤维。分子检测：EGFR基因扩增阴性；不符合PTEN基因缺失；不符合1p/19q杂合性共缺失。现要求术后放疗入院。患者自患病来，饮食及睡眠稍差，大小便正常，体重无下降。

既往史、个人史、家族史均无特殊。

查体：卡氏评分70分，生命体征正常，营养评估正常。

神经系统检查：语言清晰但欠流利。思维力、判断力、定向力正常，记忆力及计算力减退。双侧肢体肌力Ⅴ级，余神经系统查体未见异常。

辅助检查：三大常规、肝肾功能、电解质均无异常。

术后3周复查MRI提示：左侧额叶术区术后改变为主，结合T_1增强及T_2/FLAIR序列未见明显残留病灶（病例15图1）。

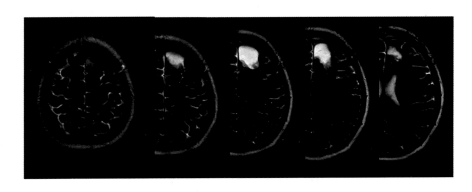

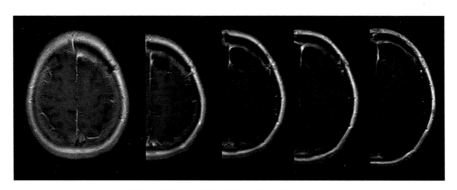

病例15图1　术后3周、放疗前复查MRI

二、病例特点

本例患者为 39 岁女性，病变位于左侧额叶，术后 MRI 提示完全切除肿瘤，术后病理诊断：胶质母细胞瘤，免疫组化：MGMT（－）。提示患者对化疗药物（如替莫唑胺）敏感，预后较好。

三、专家（主任医师）分析

患者，青年女性，诊断左侧额叶胶质母细胞瘤术后明确，术后 3 周 MRI 提示完全切除。基于 EORTC/NCIC26981–22981 研究结果，对于年龄 18 ～ 70 岁的胶质母细胞瘤，术后替莫唑胺同步放疗为首选治疗，可将患者的 5 年总生存率由术后单纯放疗组的 1.9% 提高至 9.8%。此外，在 EORTC/NCIC 26981–22981 研究中，替莫唑胺同步放化疗期 75mg/（$m^2 \cdot d$），同步放化疗期结束后 4 周，开始 6 个周期的辅助治疗［150 ～ 200mg/（$m^2 \cdot d$），连用 5 天，28 天为一个周期］。患者 MGMT（－），能否从更长周期，如 12 周期的辅助化疗获益，尚缺乏高级别循证医学证据。

四、治疗过程

1. 治疗方案　STUPP 方案。

2. 放射治疗

（1）CT 模拟定位：仰卧位，双上肢置体侧，增强扫描范围：颅顶至 C_2 椎体，扫描层厚为 3mm。

（2）CT-MRI 图像融合靶区勾画（病例 15 图 2）：将 CT 定位图像与术后 3 周 MR 的 T_1+C/T_2 FLAIR 图像融合。GTV：T_1+C 显示的强化区域和手术残腔；CTV1：GTV 外扩 1cm；CTV2：GTV 外扩 2cm，各靶区要在脑干、骨以及解剖屏障处回收，CTV1、CTV2 分别外放 3mm，形成 PTV1 及 PTV2。

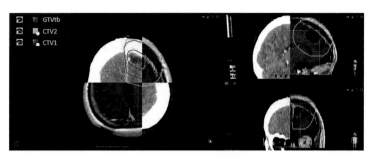

病例15图2　放疗靶区

（3）放疗技术与处方剂量、危及器官限制：采用 VMAT 技术设计旋转调强计划；处方剂量：PTV1：DT 60Gy/30F，PTV2：DT 54Gy/30F。危及器官受量限制为：脑干 Dmax < 54Gy，视交叉 Dmax < 54Gy，左侧视神经：Dmax < 54Gy，双侧晶体：Dmax < 7Gy。

3. 化疗　放疗与口服化疗 TMZ［75mg/（m^2·d）］同时开始，1 次 / 日，连用 42 天，放化疗结束后 4 周开始行辅助化疗，TMZ 150 ~ 200mg/（m^2·d），连用 5 天，28 天为一周期。

4. 治疗中的不良反应与处理　同步放化疗期间予以甘露醇预防脑水肿，出现 I 度白细胞下降，对症治疗后恢复。

五、随访与处理意见

2016 年 4 月 7 日（放化疗结束后 1 个月）复查 MRI（病例 15 图 3）：左侧额叶术后改变，未见明显复发病灶。予 TMZ 150mg/m^2，5/28 方案辅助化疗，如无不适，则 1 个月后 TMZ 加量至 200mg/m^2，5/28 方案维持治疗 6 个月。

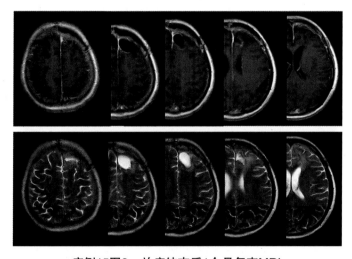

病例15图3　放疗结束后1个月复查MRI

2016 年 10 月 21 日（辅助化疗 7 周期后）复查 MRI（病例 15 图 4）：左侧额叶术后改变，病灶内上方可疑强化结节。MRS：左侧额叶病灶囊壁及外侧水肿区域显示 NAA 峰及 Cho 峰均轻度减低，NAA/Cho 未见明显减低。继续行辅助化疗，并嘱 1 个月后复查 MRI。

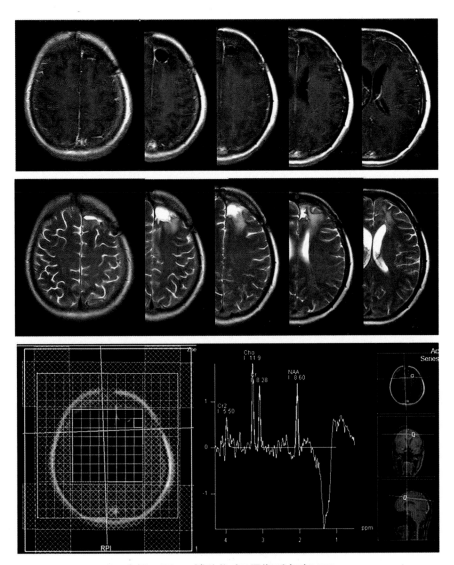

病例15图4　辅助化疗7周期后复查MRI

2016 年 11 月 15 日（辅助化疗 8 周期后）复查 MRI（病例 15 图 5）：左侧额叶强化结节，肿瘤复发考虑。MRS：左侧额叶病灶显示 NAA 峰及 Cho 峰均减低，NAA/Cho 明显减低。

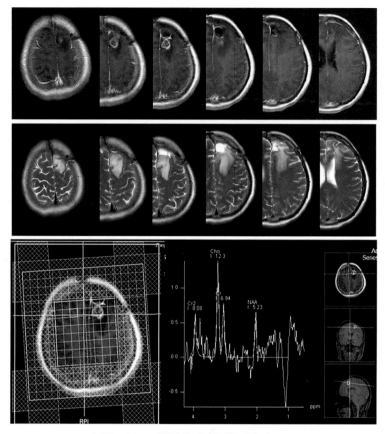

病例15图5　辅助化疗8周期后复查MRI

2016 年 11 月 29 日再次行手术治疗，术后病理示：（左额叶占位）送检肿物，结合免疫组化染色结果，考虑胶质母细胞瘤，WHO Ⅳ级。免疫组化染色显示 IDH-1 及 R132H 突变型，P53 高表达，ATRX 缺失，ATRX 缺失、MGMT 启动子甲基化（TMZ 敏感）。

2017 年 5 月 11 日（复发术后）复查 MRI（病例 15 图 6）：左侧额叶术后改变，增强后术区见形态不规则的斑片状及条状强化，局部跨越中线。灶周见明显的水肿带，侧脑室受压，中线结构局部右侧偏移。

MRS：额叶异常强化区域 NAA 峰降低，CHO 峰增高，提示神经细胞受损。予贝伐单抗（阿瓦斯汀）10mg/kg 2 周治疗。

2017 年 5 月 29 日（复发术后、贝伐单抗治疗后）复查 MRI（病例 15 图 7）：左侧额叶术后改变，左侧额叶异常强化范围及水肿范围较前明显好转。

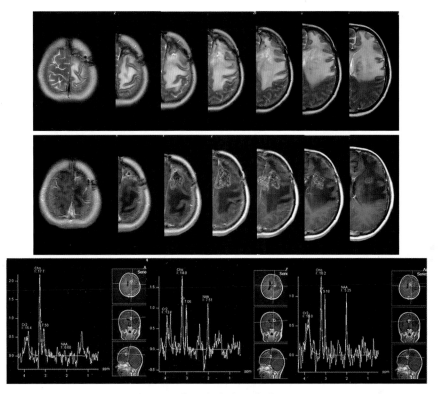

病例15图6　复发术后复查MRI

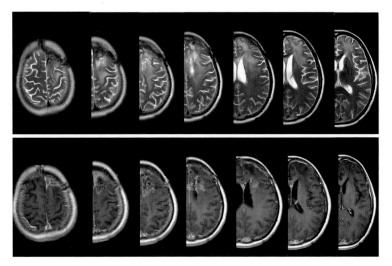

病例15图7　复发术后贝伐单抗治疗后复查MRI

六、经验分享

1. 对于年龄 ≤ 70 岁、胶质母细胞瘤术后、KPS ≥ 60 分的患者，基于 EORTC/NCIC 26981-22981 研究结果，以替莫唑胺为基础的辅助放、化疗为首选治疗方案。

2. 现有研究表明，对于 MGMT（−）的胶质母细胞瘤患者可以从替莫唑胺治疗中获益；但是，对于更长疗程的辅助替莫唑胺治疗，如 12 周期，能否带来生存获益，有待进一步研究。

3. 对于复发的胶质母细胞瘤，手术为可选的治疗手段之一。

4. 贝伐单抗作为复发胶质母细胞的可选的治疗手段之一，在减轻脑损伤方面效果显著。

七、相关知识点

1. 胶质母细胞瘤术后同步放化疗的获益在 EORTC/NCIC 26981-22981 研究中，573 例 18 ~ 70 岁，且 PS 0 ~ 2 分的胶质母细胞瘤患者被随机分为单纯放疗 60Gy 组或放疗＋同步及辅助替莫唑胺化疗组。两组中位无进展生存期分别为 5.0 个月和 6.9 个月，5 年总生存率分别为 1.9% 和 9.8%。其中，替莫唑胺组，有 47% 的患者完成 6 周期辅助替莫唑胺治疗，中位完成辅助替莫唑胺 3（0 ~ 7）周期 [1, 2]。在另外的一项关于老年胶质母细胞瘤的研究中，562 例年龄 ≥ 65 岁，且 PS 0 ~ 2 分的胶质母细胞瘤患者被随机分为单纯放疗 40Gy/15F 组或放疗＋同步及辅助替莫唑胺化疗（替莫唑胺辅助化疗至 12 周期或疾病进展）组，两组中位总生存期分别为 7.6 个月和 9.3 个月；两组中位无进展生存期分别为 3.9 个月和 5.3 个月 [3]。

2. 辅助替莫唑胺的周期数问题　尽管在采用长程（12 周期）替莫唑胺治疗老年胶质母细胞瘤的研究中，替莫唑胺联合放疗组预后优于单纯放疗。但需要强调的是，在替莫唑胺联合放疗组中，完成替莫唑胺辅助化疗的中位周期数为 5 周期，有 30.6% 的患者未接受替莫唑胺辅助化疗 [3]。另一项源于 4 项前瞻性随机对照的研究中，将完成 6 周期替莫唑胺治疗后、无进展超过 4 周的 624 例患者，分成 6 周期替莫唑胺治疗组（$n = 333$）和 > 6 周期替莫唑胺治疗组（$n = 291$）。结果显示，6 周期以上的替莫唑胺治疗与患者的无进展生存相关（特别是在 MGMT 启动子甲基化患者中），但并未改善患者的总生存率 [4]。

3. 复发胶质母细胞瘤治疗手段的选择　根据患者的一般情况及复发的范围，复发胶质母细胞瘤可选的治疗手段包括手术、放疗、化疗、靶向治疗以及支持治疗等。尽管复发后再次手术率仅 3% ~ 30%，但是，对于超选的部分患者有望带来生存获益。复发胶质母细胞瘤接受再次手术治疗相关的预后因素包括患者年龄、功能状态、首程手术状态、复发病变的范围、再次手术能否完全切除等[5]。

4. 贝伐单抗在胶质母细胞瘤中的应用　2009 年美国 FDA 批准贝伐单抗用于复发胶质母细胞瘤的治疗。复发胶质母细胞瘤贝伐单抗治疗后中位进展时间为 3 ~ 5 个月[6]。在来自安德森癌症中心的一项关于放射性脑坏死的研究中，贝伐单抗可以改善放射性脑坏死患者的症状及体征[7]。对于胶质母细胞瘤治疗过程出现的神经损伤，贝伐单抗有望改善患者的症状及体征。

（曹才能　陈晓钟）

参考文献

[1] Stupp R，Mason WP，van den Bent MJ，et al.Radiotherapy plus concomitant and adjuvant temozolomide for glioblastoma[J].N Engl J Med，2005，352（10）: 987-996.

[2] Stupp R，Hegi ME，Mason WP，et al.Effects of radiotherapy with concomitant and adjuvant temozolomide versus radiotherapy alone on survival in glioblastoma in a randomised phase Ⅲ study：5-year analysis of the EORTC-NCIC trial[J].Lancet Oncol，2009，10（5）: 459-466.

[3] Perry JR，Laperriere N，O'Callaghan CJ，et al.Short-course radiation plus temozolomide in elderly patients with glioblastoma[J].N Engl J Med，2017，376（11）: 1027-1037.

[4] Blumenthal DT，Gorlia T，Gilbert MR，et al.Is more better？ The impact of extended adjuvant temozolomide in newly diagnosed glioblastoma：a secondary analysis of EORTC and NRG Oncology/RTOG[J].Neuro Oncol，2017，19（8）: 119-1126.

[5] Robin AM，Lee I，Kalkanis SN，et al.Reoperation for recurrent glioblastoma multiforme[J].Neurosurg Clin N Am，2017，28（3）: 407-428.

[6] Li Y，Ali S，Clarke J，et al.Bevacizumab in recurrent glioma：patterns of treatment failure and implications[J].Brain Tumor Res Treat，2017，5（1）: 1-9.

[7] Levin VA，et al.Randomized double-blind placebo-controlled trial of bevacizumab therapy for radiation necrosis of the central nervous system[J].Int J Radiat Oncol Biol Phys，2011，79（5）: 1487-1495.

病例16　脑干胶质母细胞瘤同期放化疗

一、病历摘要

患者：女性，47岁，确诊"左侧脑干肿瘤活检术后"。

现病史：患者在无明显诱因下出现头痛伴头晕，于当地医院就诊，查颅脑MRI示：延髓左侧可见类圆形占位，考虑胶质瘤。2016年12月12日于上海某医院行全麻下脑穿刺活检术，术中冰冻提示胶质瘤可能大。上海另一家医院2016年12月13日病理组织学报告提示：（左脑干）胶质母细胞瘤，WHO Ⅳ级。免疫组化GFAP（+），OLIG（+），P53（+），ATRX（野生），IDH（-），CD34（-），NeuN（-），MIB-1（15%+），H3K27M（突变）；整合诊断：弥漫性中线胶质瘤，H3K27M突变。由于患者肿瘤位置深在，位于重要功能区域，且病理明确胶质母细胞瘤，经神经肿瘤外科判断不宜行手术治疗，故转入放疗科行放射治疗。转入后行病理分子病理监测结果提示：1p/19q染色体杂合性无缺失，IDH1/2基因无突变，TERT基因无突变，BRAF基因无突变，MGMT启动子无甲基化。自发病以来，患者反应较前稍迟钝，记忆力较前减退，吞咽困难，鼻饲管饮食中，余无异常。

既往史、个人史、家族史均无特殊。

查体：患者一般状态良好，生命体征正常，营养评估正常。

神经系统检查：语言清晰流利，思维力、判断力、定向力正常，记忆力及计算力稍减退。双侧肢体肌力Ⅴ级，平衡感减退，不能独自站立，左侧眼睛视物模糊，余神经系统查体未见异常。

实验室与辅助检查：血常规、肝肾功能、离子五项均无异常，营养状态良好。

活检术后复查MRI提示（病例16图1）：延髓左背侧1.2cm×1.3cm略长T_1长T_2信号结节，边缘欠光整，周围未见水肿。增强后轻度不均匀强化，后缘局部结节状强化。双侧额叶点状长T_2信号影，双侧脑室、脑池和脑沟形态及位置未见改变。

二、病例特点

本例患者为47岁的中年女性，脑干左侧后脚肿瘤大小约1.2cm×1.3cm，术前MRI影像特征见边缘欠光整的异常信号，增强后轻度不均匀强化，后缘局部结节状强化。周围未见水肿。活检术后病理证实为胶质母细胞瘤（WHO Ⅳ级），根据分子病理检测无IDH1/2基因突变，应为原发性胶质母细胞瘤。肿瘤位于重要生命呼吸中枢，无法进行肿瘤切除，故拟行放化综合治疗。

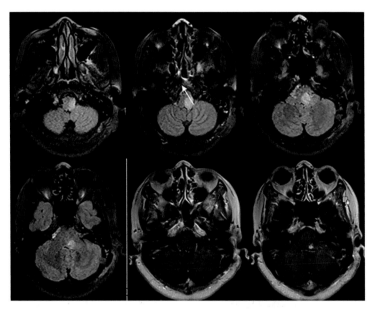

病例16图1　放疗前（2016-12-22）复查MRI

三、专家（主任医师）分析

脑干胶质瘤有两个发病高峰，分别是 7 ~ 9 岁和 40 ~ 50 岁。脑干胶质瘤更常见于儿童，占儿童颅内肿瘤的 10% ~ 20%，预后差，中位无进展生存期为 5 ~ 6 个月，中位生存期为 9 ~ 12 个月，2 年生存率仅为 10% ~ 25%。成人脑干胶质瘤约占成人脑胶质瘤的 1.5% ~ 2.5%，预后要明显好于儿童，中位生存期可达 85 个月[1 ~ 2]。尽管随着显微神经外科手术技术的发展，脑干胶质瘤（brain-stem gliomas，BSG）的手术安全性和切除程度已取得了显著进步，但是脑干仍然是中枢神经系统中手术风险最高的部位，且该患者活检组织病理和分子病理均确诊为弥漫性中线胶质母细胞瘤（WHO Ⅳ级），IDH1/2 无突变，故不考虑手术治疗。根据 NCCN 指南和脑干胶质瘤综合诊疗中国专家共识，应选择尽快开始放疗、化疗综合治疗。必须强调的是，放疗靶区勾画时应参照近 2 周内复查的 MRI，MRI 扫描序列包括 T_1 增强、T_2/FLAIR、DWI/ASL 以判断肿瘤的范围。治疗过程中密切观察可能出现的骨髓抑制、胃肠道反应、脑水肿和神经功能变化，必要时给予对症处理。

四、治疗过程

1. 治疗方案　STUPP 方案。

2．放射治疗

（1）CT模拟定位：仰卧位，双上肢置体侧，增强扫描范围：颅顶至C₂椎体，扫描层距、层厚为2mm/2mm。

（2）CT–MRI图像融合靶区勾画（病例16图2）：将CT定位图像与放疗前MRI的T₁+C/T₂ FLAIR图像融合。GTV：T₁+C显示的强化区域；CTV：GTV外扩1~2cm；CTV分别外放3mm，形成PTV，各靶区要在脑干、眼眶、骨以及解剖屏障处回收。

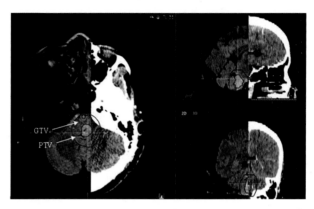

病例16图2　放疗靶区（定位CT与MR融合勾画靶区，左侧显示MRI，右侧显示定位CT）

（3）放疗技术与处方剂量、要害器官限制（病例16图3）：采用VMAT技术设计旋转调强计划；处方剂量：PTV：DT 54Gy/30F。危及器官受量限制为：脑干Dmax＜54Gy，视交叉Dmax＜54Gy，左侧视神经Dmax＜54Gy，双侧晶体Dmax＜7Gy。

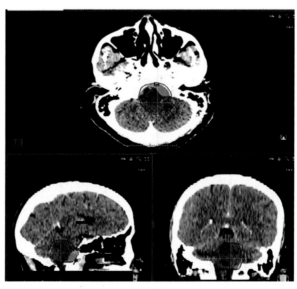

病例16图3　放疗计划（红色线为54Gy，蓝色为PTV区域）

（4）计划评估：95% 的处方剂量包含 100% 靶区。

3. 化疗或药物治疗　放疗与 TMZ［75mg/（m² · d）］口服化疗同时开始，1 次 / 日，连续服用 42 天，放化疗结束后继续辅助替莫唑胺 150 ~ 200mg/m²，5/28 口服化疗 6 个月。

4. 治疗中的不良反应与处理　同步放化疗期间出现轻度脑水肿症状，轻度贫血，对症治疗后均明显好转。

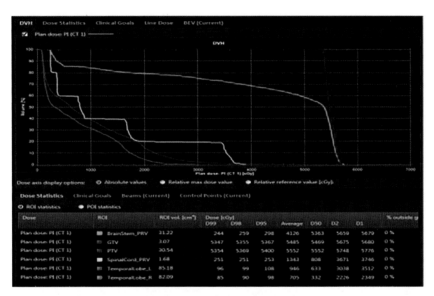

病例16图4　放疗计划DVH图

五、随访与处理意见

2017 年 2 月 7 日（同期放化疗结束时）复查 MRI（病例 16 图 5）示：延髓左背侧见结节状稍长 T_1 稍长 T_2 信号灶，边缘欠光整，约 1.3cm×1.5cm 大小；增强后内见少许细小结节状强化。余脑实质内未见明显异常信号影，双侧脑室、脑池和脑沟形态及位置未见改变。

2017 年 3 月 13 日（放化疗结束后 1 个月）复查颅脑 MRI 示（病例 16 图 6）：延髓左背侧见结节状稍长 T_1 稍长 T_2 信号灶，边缘欠光整，约 1.3cm×1.5cm 大小，增强后内见少许细小结节状强化。余脑实质内未见明显异常信号影，双侧脑室、脑池和脑沟形态及位置未见改变。病灶 T_2 范围较前相仿，增强范围较前稍有缩小（2017-02-07）。嘱继续 TMZ 150mg/m² 连用 5 天 / 间隔 28 天方案辅助化疗，如无不适，则 1 个月后 TMZ 加量至 200mg/m²，5/28 方案维持 6 个月。

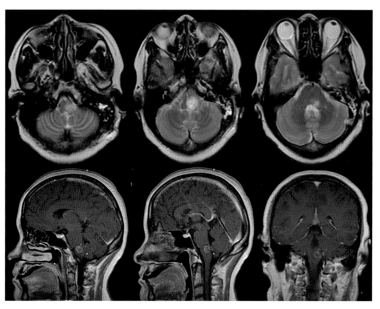

病例16图5 放化疗结束时复查MRI（2017-02-07）

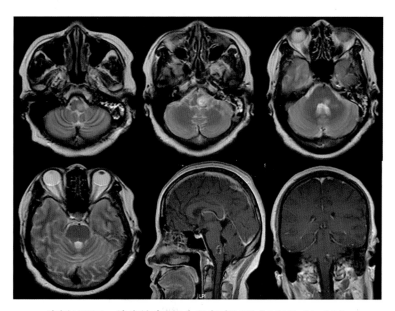

病例16图6 放疗结束后1个月复查MRI（2015-11-16）

2017年5月22日（放化疗后3个月），患者无明显不适主诉，第三次复查颅脑MRI示（病例16图7）：延髓左背侧见结节状稍长T_1稍长T_2信号灶，边缘欠光整，增强后内见多处小片状不均匀明显强化灶，周围见少许水肿信号，余脑实质内未见明显异常信号影。比较前片（2017-03-13）病灶范围相仿，增强范围增大，请结合临床。

结合临床及影像，经多学科讨论认为，强化灶考虑为放疗后水肿，暂无明显复发征象，继续 TMZ 200mg/m^2，5/28 方案维持。

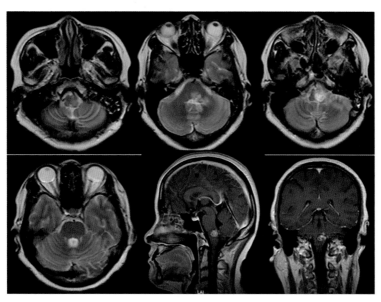

病例16图7　放疗结束后3个月复查MRI（2015-11-16）

六、经验分享

1. 成人脑干胶质瘤发病率较低，约占颅脑肿瘤的 1%，与儿童脑干胶质瘤有不同的生物学特性、转归和疗效，其预后明显优于儿童脑干胶质瘤。

2. 放疗是弥漫性脑干胶质瘤（DBSG）的标准治疗方法，脑胶质瘤的靶区勾画时建议将定位 CT 与术后 MRI 融合，明确肿瘤范围。但放疗无法延长多数患者的总生存期，只能在短时间内缓解症状，症状缓解期因病理级别而异。

七、相关知识点

1. 脑干胶质细胞瘤诊疗过程的演变

（1）20 世纪 60 年代以前，对脑的研究主要在神经功能和脑功能分区的阶段，以 X 线等为主要诊断工具，脑干作为主管呼吸、循环和意识的生命中枢，被认为是不能手术的无人区，放疗技术的发展也相对落后，因此脑干肿瘤被认为是没有治愈希望的难题。

（2）20 世纪 70 年代以后，随着神经电生理检测技术、CT、MRI 等的出现，建立了脑干胶质瘤的影像学分型，其中外生型胶质瘤手术效果良好，部分患者术后可以获得长期生存。但病理学分类相对简单，无法反映脑干肿瘤的异质性，不能指导放化疗和判断预后，导致存在异病同治现象，内生型脑干胶质瘤预后仍无明显改善。

（3）近10余年来，随着显微神经外科手术技术设备的发展、神经影像技术及神经导航技术的进步，脑干胶质瘤的手术安全性和切除程度已取得了显著的进步。手术不仅可以减轻肿瘤对脑干的压迫，还可以获取肿瘤样本进行分子病理学分型。此外，调强放射治疗技术的飞速发展，也为脑干胶质瘤的治疗提供了新的方向。因此，脑干胶质瘤治疗进入了手术、放疗、化疗、基因治疗、免疫治疗等综合治疗的精准医学时代。

2. 脑干胶质母细胞瘤放疗剂量的选择和分割模式

（1）目前文献报道，总剂量为 50 ~ 60Gy 的放射治疗仍是 DBSG 的主要治疗方法。多数研究[3]表明，增加放射剂量（ > 60Gy）与常规剂量（50 ~ 60Gy）相比，没有发现明确的量 – 效关系。针对脑干胶质瘤的长期研究[4]表明，中位放疗剂量 54Gy 采用 1.8Gy/ 次分割治疗，中位生存期可达 81 个月，3 年无进展生存期为 63%，且毒副反应发生率低。

（2）脑干胶质瘤综合诊疗中国专家共识[5]推荐高级别 BSG 放疗应在诊断明确后尽快开始，采用常规分割剂量 1.8Gy/ 次，5 次 / 周，标准剂量为 54Gy/30 次。采用肿瘤局部照射，CTV 为 GTV 即 FLAIR/T_2WI 上的异常区域加外放 1.5 ~ 2.0cm，CTV 外放 0.3 ~ 0.5cm 的边界为 PTV。尽管早期报道超分割放疗（1.17Gy/ 次，2 次 / 日，肿瘤放射总剂量为 70.2Gy）可能会提高疗效，3 年生存率可达 21%[6]，但随后的Ⅲ期临床试验结果显示，超分割方案与常规分割方案（1.8Gy/ 次，1 次 / 日，肿瘤放射总剂量为 54Gy）的疗效无明显差异，2 年生存率分别只有 6.7% 和 7.1%[7]。

3. BSG 的化疗　近年来，对 BSG 应用药物（如拓扑替康、依他硝唑、顺铂、替莫唑胺、贝伐珠单抗等）进行新辅助化疗、同步放化疗或放疗增敏的研究日益增多，但并未显示出有意义的结果[8]。替莫唑胺作为一种新型二代烷化剂咪唑四嗪类衍生物，对脑胶质母细胞瘤治疗的效果不断显现。最具代表性的是 EORTC 的一项临床研究[9]发现，放疗联合同期替莫唑胺化疗治疗成人胶质细胞瘤与单纯放疗比较，中位生存期（14.6 个月 VS 12.1 个月）和 2 年生存率（26% VS 10%）均有所改善。这使得越来越多的学者将其应用于脑干胶质瘤，研究报道[10]，放疗联合同期替莫唑胺化疗治疗儿童 DBSG（平均年龄 8.3 岁），结果显示：中位总生存期为 9.15 个月，中位无进展期为 6.90 个月，与单纯放疗相比疗效相仿。多项研究[8 ~ 9]发现开展放疗联合同期替莫唑胺化疗和单纯放疗治疗儿童脑干肿瘤和成人 DBSG 的对比研究，结果显示并无明显差异统计学意义，但放疗联合同期替莫唑胺化疗组的生存率显示出优于单纯放疗组的趋势。由于上述研究例数较少，作者均建议增加例数做进一步的研究。

4. BSG 的分子分型　脑干胶质瘤综合诊疗中国专家共识[5]结合了 BSG 的发病

年龄和预后特点及目前分子遗传学方面的研究结果，建议将 BSG 分为 4 种分子亚型：① H3F3A K27M（编码组蛋白 H3.3）突变型：H3F3A K27M 为目前 BSG 中发现频率突变最高的基因，该类型 BSG 对放疗不敏感，易转移复发，预后较差；② HISTlH3B/C K27M（编码组蛋白 H3.1）突变型：常见于年龄＜5 岁的弥漫性桥脑内胶质瘤（Diffuse Intrinsic Pontine Glioma，DIPGs）患者，相比于 H3F3AK27M 突变型预后较好，常伴有 ACVR1 突变；③ IDH1 突变型：仅见于成人，主要为非 DIPGs，中位诊断年龄为 43 岁，预后较好；④其他类型：少部分患者并无 IDH1/2、H3.3/3.1 突变，为双阴型。对于该类患者的发病机制尚需进一步研究。同时建议常规检测 BRAF-V600E、BRAF-KIAA1549 融合突变和 IDH1/2、H3 K27M、PPMID、TP53、ACVR1 突变及 MGMT 启动子甲基化来预测预后。

5. BSG 的预后相关因素　　BSG 的总体疗效欠佳，成人脑干胶质瘤预后优于儿童，局限型优于弥散型，非脑桥胶质瘤好于脑桥胶质瘤。此外还有以下因素对预后有影响：①症状持续时间：多项研究[13]表明，治疗前症状持续时间较长者（超过 3 个月）较症状持续短者预后更好；可能与症状持续时间较长者大多病理分级较低、肿瘤进展慢有关；②外科切除程度：局部肿瘤切除的患者，较活检术及未行手术治疗的患者，预后更佳；③此外，年龄较轻、KPS 评分较好、WHO 低分级、病灶局限于单一解剖部位、无多组脑神经侵袭症状等均是 BSG 的重要良好预后因素之一。

（黄　爽　陈晓钟）

参考文献

[1] Kesari S, Kim RS, Markos V, et al.Prognostic factors in adult brainstem gliomas : a muhicenter, retrospective analysis of 101cases[J].J Neurooncol, 2008, 88（2）: 175-183.

[2] Laigle-Donadey F, Doz F, Delattre JY.Brainstem gliomas in children and adults[J]. Curr Opin Oncol, 2008, 20（6）: 662-667.

[3] Schulz-Ertner D, Debus J, Lohr F, et al.Fractionated stereotactic conformal radiation therapy of brain stem gliomas : outcome and prognostic factors[J].Radiother Oncol, 2000, 57（2）: 215-223.

[4] Combs SE, Steck I, Schulz-Ertner D, et al.Long-term outcome of high-precision radiotherapy in patients with brain stem gliomas : results from a difficult-to-treat patient population using fractionated stereotactic radiotherapy[J].Radiother Oncol, 2009, 91（1）: 60-66.

[5] 中华医学会神经外科学分会肿瘤学组，脑干胶质瘤综合诊疗中国专家共识编写委员会.脑干胶质瘤综合诊疗中国专家共识[J].中华神经外科杂志，2017，33（3）：217-229.

[6] Freeman CR，Krischer JP，Sanford RA，et al.Final results of a study of escalating doses of hyperfractionated radiotherapy in brain stem tumors in children：a pediatric oncology group study[J].Int J Radiat Oncol Biol Phys，1993，27（2）：197-206.

[7] Andell LR，Kadota R，Freeman C，et al.There is no role for hyperfractionated radiotherapy in the management of children with newly diagnosed diffuse intrinsic brainstem tumors：results of a pediatric oncology group phase Ⅲ trial comparing conventional hyperfractionated radiotherapy[J].Int J Radiat Biol Phys，1999，43（5）：959-964.

[8] Bernier-Chastagner V，Grill J，Doz F，et al.Topotecan as a radiosensitizer in the treatment of children with malignant diffuse brainstem gliomas：results of a french society of paediatric oncology phase Ⅱ study[J].Cancer，2005，104（12）：2792-2797.

[9] Stupp R，Mason WP，van den Bent MJ，et al.Radiotherapy plus concomitant and adjuvant temozolomide for glioblastoma[J].N Engl J Med，2005，352（10）：987-996.

[10] Julia R，Erie B，Diana S，et al.A multi-centre canadian pilot study of metronomic temozolomide combined with radiotherapy for newly diagnosed paediatrie brainstem glioma[J]. Eur J Cancer，2010，46（18）：3271-3279.

[11] Huang P，Chen Y，Wong T，et al.Concurrent radiotherapy and temozolomide for pediatric brain stern gliomas[J].Int J Radiat Biol Phys，2009，75（3）：s515.

[12] 汪洋，盛晓芳，潘力，等.单纯放疗和放化疗综合治疗弥漫内生型脑干胶质瘤的前瞻性研究[J].肿瘤，2010，30（12）：1042-1047.

[13] Guillamol JS，Monjour A，Taillandier L，et al.Brainstem gliomas in adults：prognostic factors and classification[J].Brain，2001，124（12）：2528-2539.

病例17 脑干胶质母细胞瘤规范化治疗

一、病历摘要

患者：女性，45岁。病理诊断"胶质母细胞瘤（WHO Ⅳ级）"。

现病史：患者于 2013 年 7 月 12 日晨起洗脸时发现口周麻木，伴有肢体无力感。上午 10 时开始出现头晕症状，无头痛，偶有耳鸣，自觉左耳听力下降。后麻木感逐渐扩展到左侧牙床、面部，伴有左侧面部紧绷感，以及左侧眼睑无力，自觉吞咽困难，但无饮水呛咳和声音嘶哑。颅脑 MRI 提示：脑桥偏左侧可见团块状稍长 T_1 长 T_2 信号影，边界不清，FLAIR 呈稍高信号。静脉注射对比剂后，桥脑左侧见不规则花环样强化影，大小约 2.4cm×2.2cm×1.7cm，病变包绕左侧面神经根部。第四脑室略受压，中线居中。余脑实质内未见明显异常强化影。2013 年 7 月 17 日为求手术治疗，收住于空军军医大学唐都医院神经外科（本院），入院查体：左侧眼裂小，左侧面部痛温觉减退，左耳耳鸣伴有听力下降，左侧软腭活动度小于右侧，悬雍垂右偏，双侧咽反射迟钝，左侧转颈力差于右侧，双侧耸肩有力。余神经系统查体未见明显异常。术前 MRI 平扫＋增强见病例 17 图 1。2017 年 7 月 29 日在全麻下经左侧乙状窦后入路行脑干占位性病变切除术，术后病理示（病例 17 图 2）：胶质母细胞瘤（WHO Ⅳ级）。免疫组化示：GFAP（＋），S-100（＋＋），Vimentin（＋），NSE（＋），P53（＋），Syn（＋，少量），CD34（＋，血管），CgA（－），CD68（－），EMA（－），IDH（－），MGMT（＋）。术后 72 小时复查颅脑 MRI 提示桥脑肿胀程度略有减轻，桥脑左侧异常强化范围较前缩小（病例 17 图 3）。

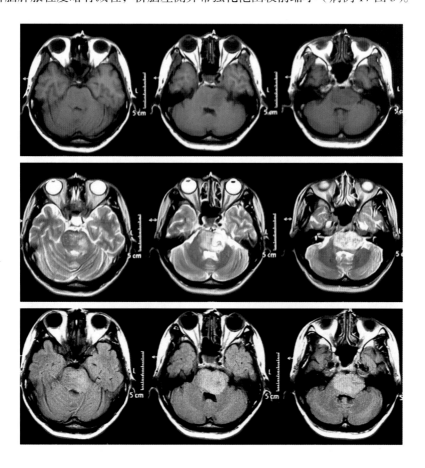

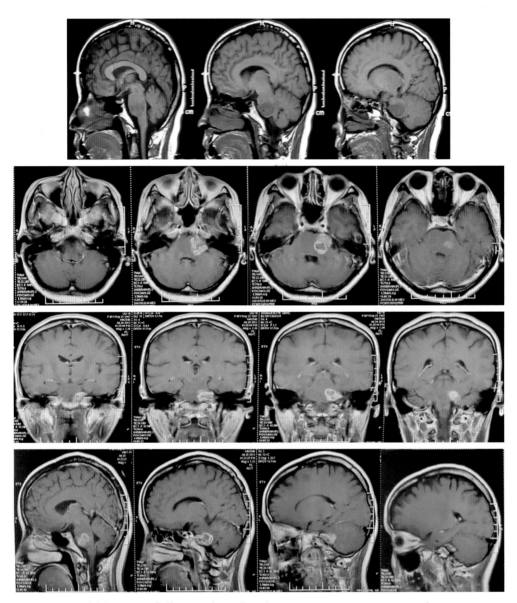

病例17图1　术前MRI平扫＋增强（2013–07–15、2013–07–20）

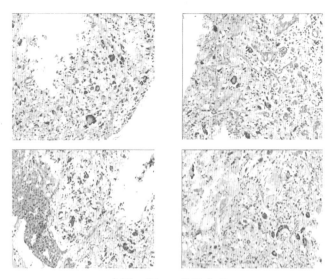

病例17图2　术后病理

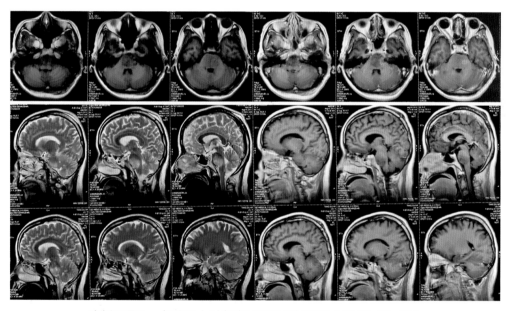

病例17图3　术后72小时复查MRI平扫加增强（2013-08-03）

二、病例特点

本例患者为中年女性，颅脑 MRI 提示左侧桥脑占位性病变，桥脑呈广泛浸润性肿胀，增强扫描呈不规则环形强化，部分自脑干突入蛛网膜下隙，考虑高级别胶质瘤可能。从脑干胶质瘤的分类标准看，属于脑干外生型胶质瘤。这类型肿瘤可以通过手术活检获取病理诊断，并为后续综合治疗提供意见。本例通过手术切除部分增强病灶，明确病理结果为"胶质母细胞瘤，WHO Ⅳ级"。

三、专家（主任医师）意见

脑干胶质瘤通常起源于桥脑，其次为中脑、延髓、大脑脚和颈髓。进一步分为弥漫型、外生型、延脊型和局限内生型。顶盖肿瘤是脑干局限型肿瘤的一种特殊类型，有其特殊的临床表现和处理措施。弥漫内生型桥脑肿瘤，仅次于外生型，两者共占全部脑干肿瘤的85%，其他亚组为延脊型和局限型，包括顶盖胶质瘤。这些亚型各有其独特的临床表现、影像学表现和结局。内生型桥脑胶质瘤预后较差，而顶盖型和延脊型胶质瘤生存较长[1]。脑干胶质瘤的治疗方法包括对症处理、手术或活检、放疗和化疗。近年来基于活检的研究均安全进行，因此在安全的前提下可手术活检提供标本，以明确组织病理和分子病理结果，辅助后续治疗方案的制订。病灶区域的放疗仍是标准的治疗方案，普遍接受的放疗剂量为54 ~ 60Gy，每天的放疗剂量为1.80 ~ 2.0Gy，临床好转率在70%以上，客观的肿瘤反应在40% ~ 60%[2]。针对脑干胶质瘤化疗的研究仍观点不一，总体而言化疗的效果有限。本例脑干胶质瘤属于脑干外生型，建议先行手术切除部分病灶，明确病理诊断。后续给予局部放疗和替莫唑胺化疗，定期随访，根据随访结果调整治疗方案。

四、治疗方案

2013年9月1日（开始给予同步放化疗，同步放化疗前）复查颅脑MRI见病例17图4。具体计划：替莫唑胺胶囊（泰道）75mg/（m² · d），d1–d42，100mg，口服，每日1次，连续口服42天。放疗计划：6MV–X，1.8Gy×30F，5F/w。

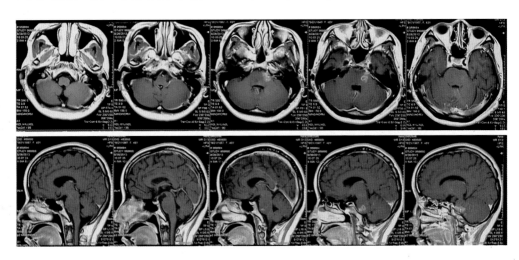

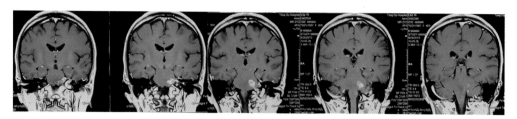

病例17图4 同步放化疗之前复查颅脑MRI（2013-08-28）

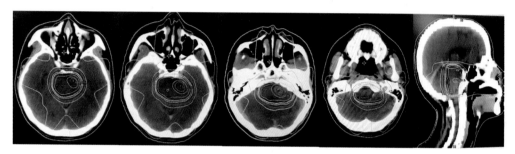

病例17图5 放疗靶区图

2013年11月9日（开始后续6周期替莫唑胺辅助化疗，化疗前）复查颅脑MRI见病例17图6。起始剂量TMZ $150mg/m^2$，5/28方案。如无不适，则1个月后TMZ加量至$200mg/m^2$，5/28方案。维持6个月。6周期结束后，停止治疗，定期随访。

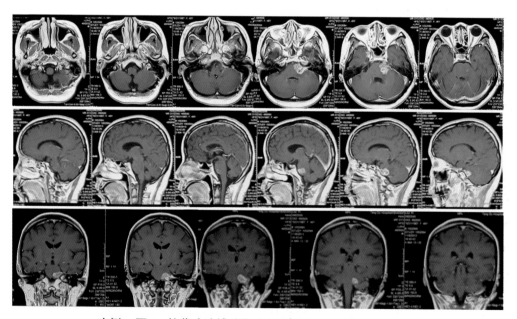

病例17图6 替莫唑胺辅助化疗开始前复查（2013-11-08）

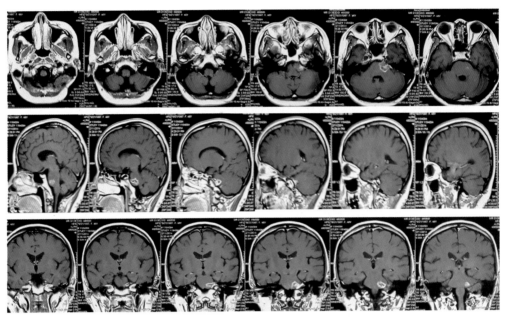

病例17图7　替莫唑胺辅助化疗3周期复查颅脑MRI，
病灶明显缩小，伴有坏死（2014-02-11）

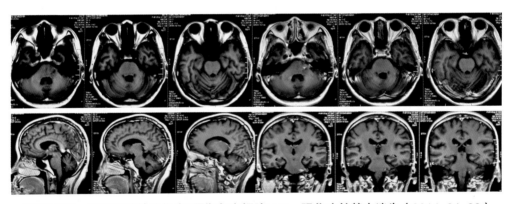

病例17图8　替莫唑胺辅助化疗6周期复查颅脑MRI，强化病灶基本消失（2014-04-29）

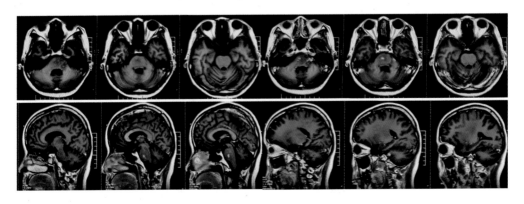

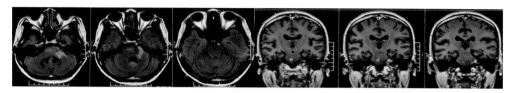

病例17图9　停止替莫唑胺化疗后5个月复查，新增桥脑内斑片状强化影，桥脑左侧术区呈
不规则环形强化，强化范围较前有所扩大（2014-09-23）

　　2014年11月8日复查颅脑MRI提示新增桥脑内斑片状强化影，桥脑左侧术区强化
范围较前有所增大，FLAIR像水肿区域无显著扩大。多学科会诊意见，结合RANO标
准，认为放疗反应可能性较大，不排除假性进展，仍继续替莫唑胺治疗方案，随后继
续给予替莫唑胺200mg/m²，5/28方案。后续随访发现原有增强影像减小，病变稳定控
制（病例17图10、病例17图11）。

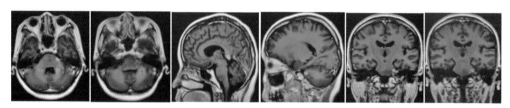

病例17图10　二次替莫唑胺化疗3个月后复查，病灶强化范围明显缩小（2014-12-15）

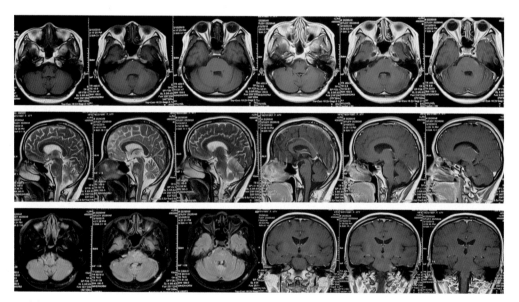

病例17图11　二次替莫唑胺化疗6个月后复查，强化病灶再次接近消失（2015-03-10）

2015 年 6 月 8 日（持续替莫唑胺化疗 9 周期后）复查颅脑 MRI 提示新增桥脑右侧及背侧强化影，不除外肿瘤复发，桥脑左侧术区强化范围较前缩小（病例 17 图 12）。家属考虑未有新发症状，决定暂停化疗，定期观察。

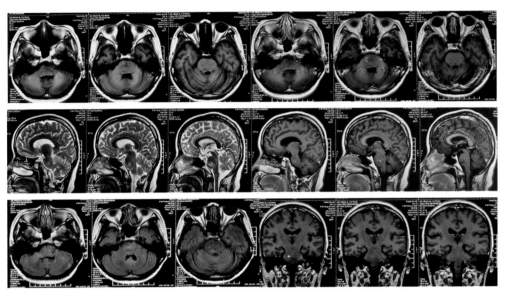

病例17图12　二次替莫唑胺化疗9个月，新增桥脑右侧及背侧异常强化影，不除外肿瘤复发，桥脑左侧强化范围较前缩小（2015-06-08），停止治疗

2015 年 9 月 28 日出现头痛、双下肢进行性无力、小便失禁症状，神志嗜睡。9 月 29 日复查颅脑 MRI 提示脑干及双侧小脑半球病变较前增大、局部增强病灶增多。透明隔左侧侧脑室内出现弥散病变（病例 17 图 13）。经多学科会诊，建议调整治疗，给予贝伐珠单抗联合替莫唑胺剂量密度方案治疗。家属拒绝贝伐珠单抗靶向治疗。2015 年 10 月 1 日开始给予替莫唑胺胶囊低剂量持续化疗，替莫唑胺 50mg/（m² · d），80mg，每日口服。替莫唑胺胶囊低剂量持续化疗 2 个月后，复查颅脑 MRI 提示脑干及双侧小脑半球病变较前增大，增多；透明隔左侧脑室内病变较前有所减小（病例 17 图 14，2015-12-09）。

2016 年 1 月，患者一般状况加重，卧床，建议给予贝伐单抗姑息治疗，使用贝伐珠单抗 5mg/（kg · 2w）；替莫唑胺胶囊 50mg/（m² · d）。应用后患者症状显著减轻，随后症状很快加重，再次应用 BEV 后再次减轻。共应用 BEV 2 周期。

2016 年 2 月 14 日患者一般状况持续下降，停止积极治疗，给予支持疗法。2016 年 2 月 29 日复查颅脑 MRI 示：病灶持续增大，脑室扩大，伴梗阻性脑积水（病例 17 图 15）。2016 年 3 月 20 日宣布死亡，随访结束。

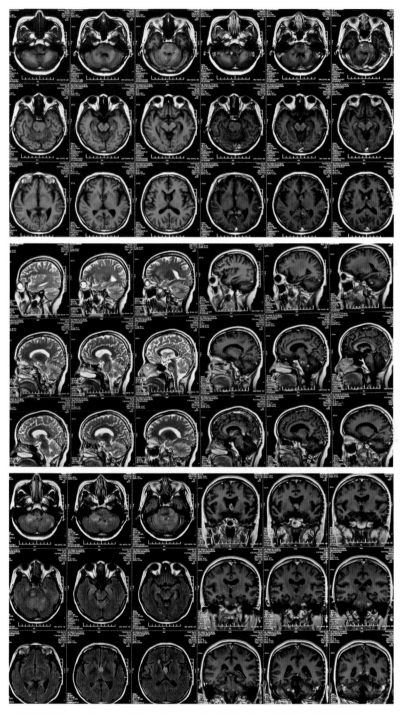

病例17图13　停止治疗3个月后，脑干及双侧小脑半球病变较前增大，增多；透明隔左侧脑室内病变呈不均匀强化（2015-09-29）

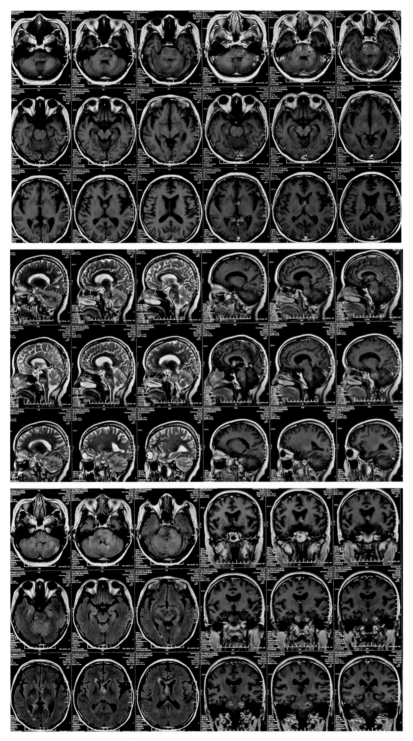

病例17图14 替莫唑胺胶囊低剂量持续化疗2个月后复查颅脑MRI

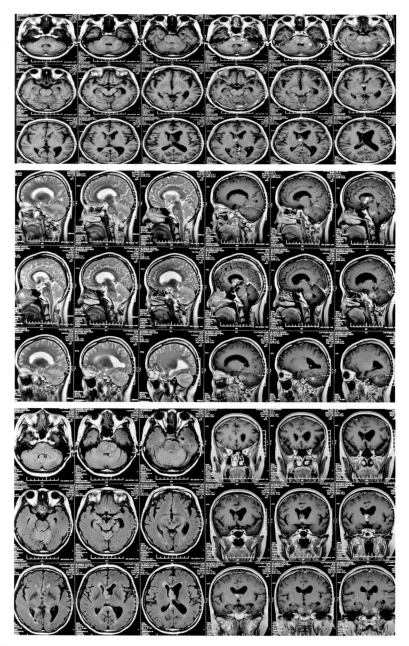

病例17图15　替莫唑胺胶囊低剂量持续化疗5个月后，病灶持续增大，脑室扩大，
伴梗阻性脑积水，遂停止化疗，进行支持治疗（2016-02-29）

五、经验分享

1. 对于脑干胶质瘤的治疗，在安全的前提下最好先明确病理诊断，放疗仍然是目

前推荐的一线治疗方案。儿童脑干胶质瘤的化疗作用目前尚不确定，多数研究结果显示其作用有限，但是成人脑干 GBM 仍推荐 TMZ 同步放化疗后辅助化疗。

2. 由于脑干部位特殊，需要慎重考虑放疗损伤，脑干胶质瘤复发后是否再次放疗，需要根据首次放疗的靶区规划及放疗总剂量酌情考虑，要注重效价，避免进一步加重局部症状，加速疾病转归。本例患者停药后出现疾病进展，再次给予化疗后，仍然能达到部分缓解，而且肿瘤控制良好，表明本例患者对替莫唑胺化疗敏感。

3. 恶性胶质瘤复发、进展后一般状况下降，给予靶向抗血管治疗可以有效缓解症状、提高生活质量。尽管在新诊断 GBM 中应用靶向抗血管治疗疗效没有达到预期，但靶向抗血管治疗的辅助治疗价值仍需要进一步探索。

六、相关知识点

1. 手术的重要性及术前风险评估　脑干局灶外生型胶质瘤推荐尝试做最大限度的安全切除[3]，明确病理诊断及分子病理类型，为后续综合治疗提供指导。但脑干弥漫内生型胶质瘤活检的风险仍需要考虑，目前一线推荐为放疗，有条件进行活检的，术者需要根据肿瘤的部位、大小、血供，做好完善的术前评估。

2. 化疗的必要性及有效性　针对成人脑干胶质瘤一项回顾性分析对比采用和未采用标准 Stupp 方案治疗成人脑干胶质母细胞瘤，结果示中位总生存期为 23.1 个月 VS 4.0 个月[4]。尽管该研究有回顾性分析的天然局限性，而且病例数有限（28 例），提示在成人脑干胶质母细胞瘤中仍推荐应用标准放化疗同步加辅助化疗的方案，同时文中还指出采用 Stupp 方案的患者倾向拥有更好的 KPS，与预后相关。然而针对脑干弥漫内生型胶质瘤（diffuse intrinsic pontine glioma，DIPG）的化疗的价值仍需要进一步明确。一项 Ⅱ 期试验采用 Stupp 方案口服替莫唑胺治疗的结果显示中位总生存期仅为 9.5 个月[2]。还有一些其他的临床试验显示，无论是高剂量化疗，还是靶向制剂，都未能形成显著的生存获益，只有部分人群能够达到长期的疾病控制。化疗在脑干胶质瘤中的价值仍需要进一步明确。

3. 复发还是假性进展　患者在放化疗同步结束后，辅助化疗开始前新增脑干内斑片状强化影，桥脑左侧术区呈不规则环形强化，当时不能确认是肿瘤复发还是假性进展，经多学科会诊后，开始给予替莫唑胺原方案化疗，病灶逐渐减小，直至缓解。假性进展通常发生在同期放化疗后的 3～6 个月，要结合患者的症状，参照多模态功能影像，如 ASL/PWI、MRS、DWI 等，综合分析判断并与复发、放射性坏死相鉴别[5]。但是脑干区域，功能影像实施及准确性和可靠性不足。当无法确认病灶是假性进展还是肿瘤复发时，需要继续原方案治疗，密切观察，定期评价[6]，然后确定继续治疗方案。

4. 复发后的治疗　多形性胶质母细胞瘤（glioblastoma multiforme，GBM）综合治疗后难免复发，局灶性复发可以考虑再次手术。但是脑干 GBM 复发后手术风险需要重新评估。停止化疗后复发的患者可以进行再次化疗，往往有较好的效果。化疗期间复发的患者，可以调整化疗方案，改用剂量密度方案，或者增加顺铂等联合化疗。与前次放疗间隔时间超过 1 年的，可以考虑再次放疗[7]，但是需要严格控制剂量，避免严重的放疗反应。靶向抗血管治疗对于生存期的延长有限，但是对于改善症状，提高生活质量，维持治疗值得尝试[4]。

5. 分子病理对预后和治疗的指导　一项对 13 名成人脑干胶质瘤患者进行全基因测序的研究发现，5 名（38%）存在 IDH 突变，IDH 突变型患者较 IDH 野生型中位生存显著增加[8]。MGMT 启动子甲基化和 1p/19q 联合缺失的检测在脑干胶质瘤相关研究中均未获得足够的评价。儿童 DIPG 中多数存在 H3F3A 和 HIST1H3B 突变，导致 H3K27M 突变[9]，这些肿瘤鲜有 MGMT 启动子甲基化[10]。

（冯富强　王　樑）

参考文献

[1] Farmer JP，Montes JL，Freeman CR，et al.Brainstem gliomas.A 10-year institutional review[J].Pediatr Neurosurg，2001，34（4）：206-214.

[2] Bartels U，Hawkins C，Vézina G，et al.Proceedings of the diffuse intrinsic pontine glioma（DIPG）Toronto Think Tank：advancing basic and translational research and cooperation in DIPG[J].J Neurooncol，2011，105（1）：119-125.

[3] Vandertop WP，Hoffman HJ，Drake JM，et al.Focal midbrain tumors in children[J]. Neurosurgery，1992，31（2）：186-194.

[4] Theeler BJ，Ellezam B，Melguizo-Gavilanes I，et al.Adult brainstem gliomas：correlation of clinical and molecular features[J].J Neurol Sci，2015，353（1-2）：92-97.

[5] Brandsma D，Stalpers L，Taal W，et al.Clinical features，mechanisms，and management ofpseudoprogression in malignant gliomas[J].Lancet Oncol，2008，9（5）：453-461.

[6] Wen PY，Macdonald DR，Reardon DA，et al.Updated response assessment criteria for high-grade gliomas：response assessment in neuro-oncology working group[J].J Clin Oncol，2010，28（11）：1963-1972.

[7] Susheela SP，Revannasiddaiah S，Muzumder S，et al.Reirradiation with hypo-fractionated stereotactic robotic radiotherapy for salvage in adult patients with brainstem

glioma[J].Ecancer medica lscience，2013，7：366.

[8] Zhang L，Chen LH，Wan H，et al.Exome sequencing identifies somatic gain-of-function PPM1D mutations in brainstem gliomas[J].Nat Genet，2014，46（7）：726-730.

[9] Wu G，Broniscer A，McEachron TA，et al.Somatic histone H3 alterations in pediatric diffuse intrinsic pontine gliomas and non-brainstem glioblastomas[J].Nat Genet，2012，44（3）：251-253.

[10] Korshunov A，Ryzhova M，Hovestadt V，et al.Integrated analysis of pediatric glioblastoma reveals a subset of biologically favorable tumors with associated molecular prognostic markers[J].Acta Neuropathol，2015，129（5）：669-678.

病例18　胶质母细胞瘤术后残留同期放化疗

一、病历摘要

患者：男性，41 岁，确诊"右侧颞叶胶质母细胞瘤（WHO Ⅳ）术后"。

现病史：患者于 2015 年 12 月无诱因出现头痛、头晕，无肢体运动障碍，无意识障碍、四肢抽搐等。2015 年 12 月 31 日查颅脑增强 MRI 示（病例 18 图 1）：右侧额颞岛叶、右侧基底节区及右侧丘脑多发占位性病变，考虑高级别肿瘤性病变，间变性星形细胞瘤可能性大；右侧大脑镰下疝；脑 MRA 提示右侧大脑中动脉受推挤向上移位。排除手术禁忌证，于 2016 年 1 月 4 日在全麻下行右侧颞叶占位性病变切除术，术后病理提示：右侧颞叶符合胶质母细胞瘤（WHO Ⅳ），建议 1 号片行免疫组化检测（免疫组化结果不详）。术后 2 周（病例 18 图 2）开始予以替莫唑胺胶囊（泰道）口服化疗 140mg/d×14 天。过程中患者无明显恶心、呕吐等不适主诉。术后 1 个月转入放疗科。2016 年 4 月 25 日分子病理检测：MGMT 无甲基化，1p/19q 无杂合缺失，IDH1/2 基因 R132H 无突变，TERT 基因 C228T 突变，TERT 基因 C250T 无突变，BRAF 基因 V600E 无突变。患者自发病以来，反应较前迟钝，记忆力较前减退，饮食睡眠可，大小便正常，体重未见明显增减。

既往史、个人史、家族史均无特殊。

查体：患者一般状态良好，生命体征正常，营养评估正常。

神经系统检查：语言清晰、流利。思维力、判断力、定向力正常，记忆力及计算力减退。双侧肢体肌力 Ⅴ 级，余神经系统查体未见异常。

实验室与辅助检查：血常规、肝肾功能、电解质均无异常，营养状态良好。

2016 年 1 月 28 日术后 3 周复查颅脑增强 MRI 提示：①右侧颞叶胶质母细胞瘤术后改变；边缘少许线条状强化，请复查；②右侧基底节区及右侧丘脑区见类圆形环形强化灶，病灶中央见无强化坏死区，病灶直径约 3.3cm，边缘见水肿带环绕，胶质母细胞瘤符合。结合术前 MRI 提示术后基底节区、丘脑区残留。

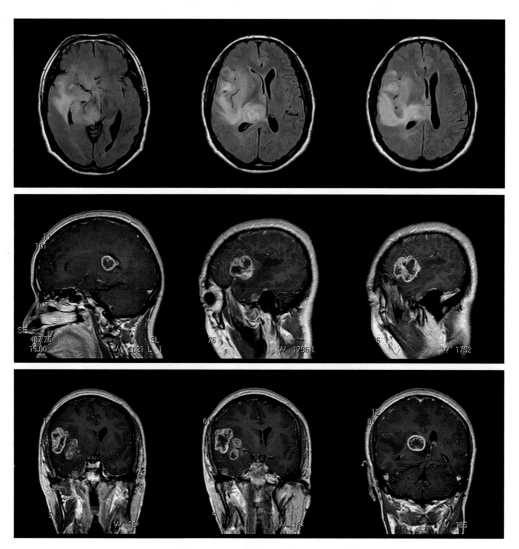

病例18图1　术前MRI（T$_1$增强）

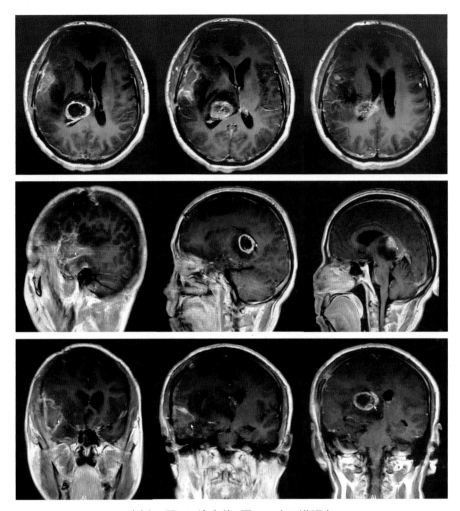

病例18图2　放疗前2周MRI（T₁增强）

二、病例特点

本例患者为 41 岁中年男性，右侧颞部呈术后改变；右侧基底节区及右侧丘脑区见类圆形环形强化灶。术前 MRI 影像特征：右侧额颞岛叶、右侧基底节区及右侧丘脑多发占位性病变；术后证实右侧颞叶符合胶质母细胞瘤（WHO Ⅳ 级），依据术后 3 周 MRI 提示右侧基底节区及右侧丘脑区见类圆形环形强化灶，病灶中央见无强化坏死区，病灶直径约 3.3cm，边缘见水肿带环绕，考虑肿瘤残留。

三、专家（主任医师）分析

IDH1/2 基因野生型胶质母细胞瘤（GBM），约占 GBM 的 90%，多见于 > 50 岁的患者，多为原发胶质母细胞瘤。该病例41岁，中年男性，肿瘤浸润范围大，包括右侧额颞岛叶、右侧基底节区及右侧丘脑多发占位性病变，累及重要功能区域，手术无法完全切除。因此行"右侧颞岛叶肿物切除活检术"。术后经组织病理和分子病理均确诊为原发性胶质母细胞瘤（WHO Ⅳ级）。结合手术前后MRI提示，患者肿瘤术后残留明确。患者预后的不良因素：①胶质母细胞瘤（WHO Ⅳ级），MGMT无甲基化；② IDH1/2无突变；③肿瘤未完全/大部分切除。建议在伤口愈合且PS评分0～1的情况下，术后4～6周内给予放化综合治疗。方案参照STUPP/START方案、NCCN指南和中国恶性胶质瘤治疗专家共识。必须强调放疗靶区勾画时应参照近2周内复查的MRI，MRI扫描序列包括T_1增强、T_2/FLAIR、DWI/ASL以准确判断残留灶。患者同步化疗期间应同时口服抗癫痫药物。治疗过程中密切观察可能出现的骨髓抑制、胃肠道反应、脑水肿和神经功能变化，必要时给予对症处理。

四、治疗过程

1. 治疗方案　Start方案。术后2周开始TMZ［75mg/（$m^2 \cdot d$）×14d］+TMZ［75mg/（$m^2 \cdot d$）×42d］同步放化疗＋TMZ［150～200mg/（$m^2 \cdot d$），1次/28日×6F］辅助化疗。

2. 放射治疗

（1）CT模拟定位：仰卧位，双上肢置体侧，增强扫描范围：颅顶至C_2椎体，扫描层距、层厚为3mm/3mm。

（2）CT-MRI图像融合靶区勾画（病例18图3）：患者在同一面罩及体位下分别进行CT-SIM及MR T_1+C/T_2 FLAIR扫描，将两次扫描图像融合后再进行肿瘤靶区及正常组织勾画，以便更加准确识别肿瘤位置及范围。GTV：T_1+C显示的残留强化区域、手术残腔及T_2-FLAIR显示的异常水肿区；PGTV：GTV外扩3mm；CTV1：GTV外扩1.5cm；PTV1：CTV1外扩3mm；各靶区要在脑干、眼眶、骨及解剖屏障处将边缘修回。

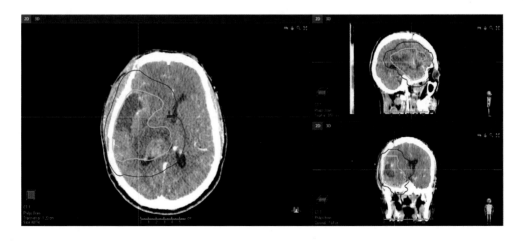

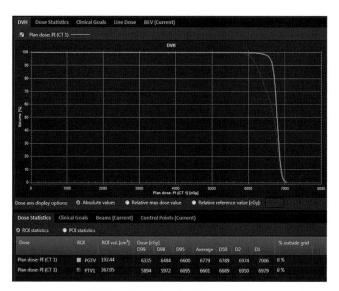

病例18图3　放疗靶区与DVH图

（3）放疗技术、处方剂量与重要器官剂量限制：采用 IMRT 技术，予 6MV-X 线 7 野 MLC 放疗，处方剂量：PGTV：60Gy/30F，PTV1：54Gy/30F，危及器官受量剂量限制为：脑干 Dmax < 54Gy，视交叉 Dmax < 54Gy，左侧视神经 Dmax < 54Gy，双侧晶体 Dmax < 7Gy。

（4）计划评估：95% 的处方剂量包含 95% 靶区。

3. 化疗或药物治疗

（1）术后 2 周开始 TMZ（$75mg/m^2$，即 140mg/d）×14 日。

（2）同步放化疗，化疗：TMZ[$75mg/(m^2 \cdot d)$，即 140mg/d]口服，1 次 / 日 ×42 日；放疗：常规分割，每周 5 次，30F/6W。

（3）放化疗结束后继续辅助替莫唑胺第一程 $150mg/m^2$×5 日，第二程开始 200mg/m^2×5 日，1 次 /28 日，共化疗 6 个疗程。

（4）放化疗同时口服丙戊酸钠 1000mg、2 次 / 日，预防癫痫。

4. 治疗中的不良反应与处理　同步放化疗期间出现轻度脑水肿症状，予甘露醇及米乐松减轻脑水肿、兰索拉唑护胃、欧贝止吐、吡拉西坦及神经节苷脂减轻放射性脑损伤等对症治疗，未出现骨髓抑制，对症治疗后均明显好转。

五、随访与处理意见

2016 年 3 月 8 日（同期放疗中）复查颅脑增强 MRI：①右侧颞叶胶质母细胞瘤术后改变；边缘少许线条状强化；②右侧基底节区及右侧丘脑区见类圆形环形强化灶，病灶中央见无强化坏死区，大小约 2.7cm×4.3cm，较前（2016-01-28）增大。患者头晕、头痛症状加剧，考虑放疗所致水肿及颅内压增高，予以甘露醇及激素脱水治疗后症状改善。

2016 年 3 月 23 日（同期放疗结束时）复查颅脑增强 MRI（病例 18 图 4）：①术后改变与前（2016-03-08）相仿；②右侧基底节区及右侧丘脑区见类圆形环形强化灶，病灶中央见无强化坏死区，大小约 4.5cm×2.9cm，较前略显饱满。此时患者放疗结束，头痛症状较前缓解。根据 MRI 表现，显示肿瘤增大，评价为 SD，但目前治疗方案局限，同时不排除假性进展可能，建议出院后 TMZ 150mg/m² 5/28 方案辅助化疗，按期复查。

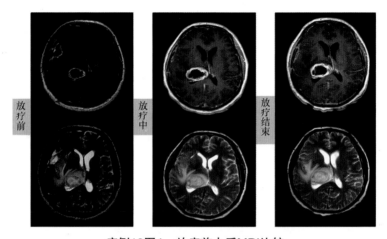

病例18图4　放疗前中后MRI比较

2016 年 4 月 14 日（同期放疗结束后 1 个月）复查颅脑增强 MRI：①术后改变与前（2016-03-23）相仿；②右侧基底节区及右侧丘脑区见类圆形环形强化灶，病灶中央见无强化坏死区，大小约 4.9cm×3.2cm，较放疗结束时相仿。患者一般情况可，肿瘤较前稍增大，嘱继续 TMZ 150mg/m² 5/28 方案辅助化疗，如无不适，则 1 个月后 TMZ 加量至 200mg/m² 5/28 方案维持 6 个月。

2016 年 5 月 16 日（同期放疗结束后 2 个月）查颅脑增强 MRI：①术后改变与前（2016-04-14）相仿；②左基底节区、丘脑区肿瘤较前略显饱满，较前大致相仿。期间患者常有头痛、头晕，据影像显示肿瘤较前无明显增大，嘱继续 TMZ 200mg/m² 5/28 方案辅助化疗，同时丙戊酸钠抗癫痫治疗，定期随访。

2016 年 8 月患者家属电话随访，诉头晕、头痛明显加重，有时出现"意识障碍"，记忆力明显减退。考虑肿瘤进展，建议患者返院治疗，但患者及家属拒绝返院。

多学科讨论意见：患者治疗同期放化疗中及结束时复查 MRI 提示肿瘤增大，表现为大片的长 T_1 和长 T_2 异常信号灶，内有不规则强化灶，占位效应明显。期间患者头痛加重。综合考虑：①右基底节区、丘脑区肿物假性进展可能不能排除；②患者肿瘤放化疗抵抗，肿瘤进展。因目前治疗方案的局限性，建议继续同步放化疗，并及时复查，同时予以对症支持治疗。

六、经验分享

1. 恶性脑胶质母细胞瘤，手术完整切除是关键，手术切除超过98%的肿瘤患者有明显的生存获益。建议术后尽早开始放化疗，该患者术后两周开始口服化疗，术后1个月开始同步放化疗，放化疗后继续口服TMZ维持治疗。

2. 假性进展通常发生在同期放化疗后的3~6个月，但该患者则出现于放疗过程中，要结合患者的主诉，参照多模态功能影像，如ASL/PWI、MRS等，综合分析判断并与水肿、放射性坏死相鉴别。

七、相关知识点

1. 胶质母细胞瘤分子病理诊断　一般认为没有或低水平表达MGMT的肿瘤细胞对烷化剂类药物有效，反之则耐药。但因神经系统肿瘤化疗药物比较局限，在<70岁的患者中，不论MGMT是否为阳性，均可考虑替莫唑胺进行治疗[1]。而年龄>70岁的患者则根据MGMT表达情况选择治疗方案。

IDH1/2基因突变多存在于低级别胶质瘤，亦见于继发性胶质母细胞瘤，约占GBM的10%，IDH1或IDH2基因中任一基因突变提示低风险，预后优于相同级别同亚型的野生型胶质细胞瘤，是独立的预后较好的因素。IDH1/2基因亦有助于鉴别原发性胶质母细胞瘤和继发性胶质母细胞瘤[2]。

1p/19q杂合缺失（1p/19qLOH）可提示患者对烷化剂类抗肿瘤药物敏感，无瘤生存期延长，有80%以上的少突胶质细胞瘤有1p/19qLOH[3]。

大量研究发现在胶质瘤中存在端粒酶逆转录酶（telomerase reverse transcriptase，TERT）启动子区的特征性突变（C228T和C250T）总频率为55%，主要集中在胶质母细胞瘤（55%~83%）和少突胶质细胞瘤（74%~78%），结合TERT启动子突变和IDH1/2突变等其他分子遗传事件可用于胶质瘤的分子分型及预后判断[4]。

2. 胶质母细胞瘤的综合治疗　目前胶质母细胞瘤的标准治疗为最大限度地切除肿瘤＋术后TMZ同期放化疗＋TMZ辅助化疗。

手术治疗的目的在于获取病理诊断，缓解颅内高压及局部压迫所引起的症状，降低肿瘤负荷，为辅助放化疗创造条件，降低类固醇药物使用，维持较好的生存状态。研究显示，在高级别胶质瘤中，切除超过98%的肿瘤患者有明显的生存获益。

术后同期放化疗＋辅助化疗是目前GBM的标准治疗。放疗剂量与模式：美国肿瘤放射治疗协作组（RTOG）和东部肿瘤协作组（ECOG）的临床研究证实了高剂量与标准剂量治疗无显著生存差别（Ⅰ级证据），目前推荐采用常规分割的 X 线外照射，总剂量通常为 54 ~ 60Gy。Walker MD 等对 18 ~ 70 岁高级别胶质瘤患者的随机研究发现，60Gy/30F 组较 45Gy/20F 组可明显提高生存率。尚无研究显示采用常规分割，剂量提升至大于 60Gy 的标准能带来生存获益[5]。

NCCN指南以 70 岁为年龄界限，年龄 ≤ 70 岁患者，以 KPS 评分是否 < 60 分和 MGMT 启动子是否甲基化为选择基础，可做如下选择：① KPS 评分 ≥ 60 分：a. 标准放疗同步 TMZ 化疗 +TMZ 辅助化疗；b. 单纯标准放疗；② KPS 评分 < 60 分：a. 单纯标准放疗 / 低分割放疗；b. 支持治疗 / 姑息对症治疗。年龄 > 70 岁患者，有多项研究数据显示，低分割放疗是有效可行的。Malmstrom 等的研究发现，> 70 岁的老年患者中，TMZ 单纯化疗组与低分割放疗组的总生存期比标准放疗显著延长[6]。术后放化疗的时间强烈推荐术后尽早开始放疗。Matthew 等的 RCT 研究发现术后早期放疗与轻度延迟放疗无进展生存期、总生存期无差别，延迟超过 6 周对患者的无进展生存期无明显影响，但总生存期将显著下降。因此，建议术后 4 ~ 6 周内行放化疗。放疗的范围，高级别胶质瘤以局部放疗为主，尽管 GBM 有转移和播散的可能，目前尚缺乏有效预测工具。研究显示，全脑放疗与局部放疗相比没有体现生存优势，相反带来更多的放射性脑损伤。因此，GBM 的治疗推荐局部放疗。然而，对于高级别胶质瘤放疗靶区的范围尚有争议，下文将具体阐述。

替莫唑胺同期化疗及辅助化疗的应用，是过去十年里 GBM 治疗中的突破性进展。EORTC/NCIC26981–22981 的Ⅲ期临床研究，对 573 名 18 ~ 70 岁且 PS 0 ~ 2 分的患者进行随机分组，分别接受单纯放疗 60Gy 或放疗＋同步及辅助替莫唑胺化疗，替莫唑胺将中位生存期由 12.1 个月提高到 14.6 个月，5 年总生存率由 1.9% 提高到 9.8%。研究表明替莫唑胺联合放化疗组 3 ~ 4 级血液毒性更高（7% vs 0），但对生活质量并无影响。同时也有文献报道，MGMT 基因启动子甲基化的 GBM 患者其治疗效果受 P53 表达影响，因此在 GBM 综合治疗中要充分考虑分子生物标记物的情况[7]。分子靶向药物 / 检查点抑制剂及树突细胞疫苗的研究仍在进行中，尚无突破性进展。

3. GBM 的靶区设定　对于高级别胶质瘤放疗靶区的范围争议焦点主要是临床靶区（clinical target volume 1，CTV1）是否需要包括水肿区。RTOG 推荐 CTV1 需包括瘤周水肿外 2cm 区域，给予 46Gy；缩野后 CTV2 需在 GTV（gross tumor volume，GTV）外扩 2cm，剂量至 60Gy。欧洲癌症研究和治疗组织（EORTC）推荐的 CTV 设定并不强调一定要包括所有瘤周水肿区。最新的Ⅲ期临床试验 RTOG 0525/EORTC26052–22053 的结果显示：总生存时间与所采用的两种放疗靶区设定方法（RTOG/EORTC）无关[8]。最近两项关于 GBM 放疗靶区设定的研究表明，CTV1 过大并不能降低射野边缘或野外复发率，反而会增加脑损伤（Ⅱ级证据）[9]。

综合多项研究推荐术后 GBM 放疗靶区的设定如下：CTV 为术后可见病灶和 $T_2/$FLAIR 异常信号区，GTV 向外扩展 1 ~ 2cm 得到 CTVx，CTVx 经放射治疗医师根据解剖结构进行修正后产生 CTV，在此基础上外扩 0.3 ~ 0.5cm 即是 PTV。推荐 GTV 的剂量 60Gy，CTV 的剂量 40 ~ 50Gy。总之，靶区勾画中放疗医生对靶区范围的修正非常重要，除了避开重要正常结构外，还应参考术前 MRI，区分术后改变和肿瘤残留。

4. 胶质母细胞瘤的复发模式及治疗　由于 GBM 的侵袭性特性，绝大多数 GBM 患者初次治疗后会复发，胶质瘤复发或进展是指明显肿瘤增大和（或）出现新的肿瘤病灶。其中肿瘤的局部复发是最主要的初次复发方式，其他复发模式还有脑脊液播散及远处复发。病理学诊断仍然是判断复发的金标准。目前公认的胶质瘤复发的影像学标准为 RANO 标准，见下表病例 18 表 1。复发胶质瘤治疗较为复杂，需要多学科参与，建议采用 MDT 诊疗模式，其治疗方式主要包括：①再次手术治疗：一般情况下，KPS＞70 分，肿瘤体积适中，且位于非功能区，复发距初次手术时间间隔不宜过短。但再次手术治疗是否能使患者获益，目前尚缺乏高级别循证医学证据；②再次放射治疗：尚缺乏前瞻性研究结果，回顾性研究表明，复发患者病灶较小且 KPS 评分较高，现代高精度放疗（如立体定向分割放疗）可作为这部分患者的姑息治疗选择方案。对于部分复发的病例，在应用贝伐单抗过程中进行再次放疗能够延长患者复发后总生存时间及疾病无进展时间[10, 11]；③化学治疗和靶向治疗：对于第一次治疗过程中没有进行化疗的患者，可再用 TMZ 同步放化疗方案及辅助化疗 STUPP 方案。在接受放射治疗和 TMZ 治疗均失败后，目前尚没有公认的有效化疗方案。④其他治疗：包括肿瘤治疗电场，生物治疗（如免疫治疗等）。综上所述，胶质母细胞瘤复发尚缺乏有效的治疗方案。

病例18表1　胶质瘤复发的影像学标准为RANO标准

项目	完全缓解（CR）	部分缓解（PR）	稳定（SD）	进展（PD）
T_1＋增强	未见	缩小≥50%	变化在 −50% ~ +25%	增加≥25%[a]
T_2/FLAIR	稳定或减小	稳定或减小	稳定或减小	增加[a]
新增病灶	未见	未见	未见	可见[a]
皮质激素应用	无须	稳定或减少	稳定或减少	不作为标准
临床表现	稳定或改善	稳定或改善	稳定或改善	恶化[a]
判断标准所需条件	以上全部	以上全部	以上全部	以上任何一项

注：含 a 的项目出现任何一项即判定进展；不作为标准：如无临床恶化，单纯皮质激素用量的增加不能判定进展

（李佩静　陈媛媛）

参考文献

[1] Rodriguez FJ, Thibodeau SN, Jenkins RB, et al.MGMT immunohistochemical expression and promoter methylation in human glioblastoma[J].Applied immunohistochemistry & molecular morphology : AIMM, 2008, 16（1）: 59-65.

[2] Killela PJ, Pirozzi CJ, Healy P, et al.Mutations in IDH1, IDH2, and in the TERT promoter define clinically distinct subgroups of adult malignant gliomas[J].Oncotarget, 2014, 5（6）: 1515-1525.

[3] Arita H, Narita Y, Fukushima S, et al.Upregulating mutations in the TERT promoter commonly occur in adult malignant gliomas and are strongly associated with total 1p19q loss[J]. Acta neuropathologica, 2013, 126（2）: 267-276.

[4] Killela PJ, Reitman ZJ, Jiao Y, et al.TERT promoter mutations occur frequently in gliomas and a subset of tumors derived from cells with low rates of self-renewal[J].Proceedings of the national academy of sciences of the united states of america, 2013, 110（15）: 6021-6026.

[5] Walker MD, Green SB, Byar DP, et al.Randomized comparisons of radiotherapy and nitrosoureas for the treatment of malignant glioma after surgery[J].The New England journal of medicine, 1980, 303（23）: 1323-1329.

[6] Malmström A, Grønberg BH, Marosi C, et al.Temozolomide versus standard 6-week radiotherapy versus hypofractionated radiotherapy in patients older than 60 years with glioblastoma : the Nordic randomised, phase 3 trial[J].Lancet Oncology, 2012, 13（9）: 916-926.

[7] Gorlia T, van den Bent MJ, Hegi ME, et al.Nomograms for predicting survival of patients with newly diagnosed glioblastoma : prognostic factor analysis of EORTC and NCIC trial 26981-22981/CE.3[J].The Lancet Oncology, 2008, 9（1）: 29-38.

[8] Gilbert MR, Wang M, Aldape KD, et al.RTOG 0525: A randomized phase Ⅲ trial comparing standard adjuvant temozolomide（TMZ）with a dose-dense（dd）schedule in newly diagnosed glioblastoma（GBM）[J].Journal of Clinical Oncology Official Journal of the American Society of Clinical Oncology, 2011, 29: 2006.

[9] Chang EL, Akyurek S, Avalos T, et al.Evaluation of peritumoral edema in the delineation of radiotherapy clinical target volumes for glioblastoma[J].International journal of radiation oncology, biology, physics, 2007, 68（1）: 144-150.

[10] Kamiya-Matsuoka C, Gilbert MR.Treating recurrent glioblastoma : an update[J].CNS oncology, 2015, 4（2）: 91-104.

[11] Flieger M, Ganswindt U, Schwarz SB, et al.Re-irradiation and bevacizumab in recurrent high-grade glioma : an effective treatment option[J].Journal of neuro-oncology, 2014, 117（2）: 337-345.

病例19 胶质母细胞瘤术后残留放化疗（一）

一、病历摘要

患者：男性，57 岁，确诊"右颞叶胶质母细胞瘤术后"。

现病史：患者于 2015 年 8 月感冒后伴发剧烈头痛，未行有效诊治。2015 年 9 月 19 日在我院急诊行头颅 MRI 检查示：右侧丘脑、海马异常信号。收入神经内科，完善检查头部功能 MRI 提示（病例 19 图 1）：右侧丘脑、海马异常信号，胶质瘤可能。2015 年 11 月 9 日收入我院神经外科，行"开颅右侧丘脑及海马肿瘤切除术"，术后病理示（病例 19 图 2）：胶质母细胞瘤（WHO Ⅳ级）。术后恢复可，经会诊后建议行术后放化疗。免疫组化：CD34（＋），GFAP（散在＋），EGFR（弱＋），MGMT（－），EMA（局部＋），OLIG-2（局部＋），NF（－），P53（散在＋），S-100（局部＋），Syn（－），Vim（＋），IDH 1/2（－）。特染 PAS（－），革兰氏和六胺银（－），Ki-67 约 25%。

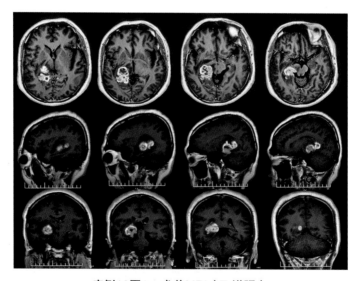

病例19图1 术前MRI（T₁增强）

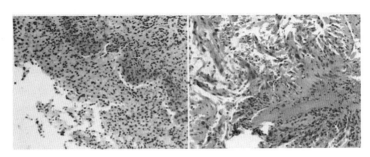

瘤细胞梭形或卵圆形，弥漫分布，局部出血和坏死，可见小血管增生和栅栏样坏死，结合免疫组化符合胶质母细胞瘤 WHO Ⅳ级

病例19图2　术后病理

既往史、个人史、家族史均无特殊。

查体：患者一般状态良好，生命体征正常，右枕部可见弧形手术瘢痕，愈合良好，营养评估正常，KPS 80 分。

神经系统检查：语言清晰、流利，思维力、判断力、定向力正常，记忆力稍减退。左眼视力差，左眼颞侧偏盲，右侧肢体肌力 Ⅴ 级，左侧肢体肌力 Ⅱ 级，余神经系统查体未见异常。

实验室及辅助检查：血常规、肝肾功能、离子五项均无异常，营养状态良好。

术后 1 周复查头颅 MRI 提示（病例 19 图 3）：右侧丘脑、海马肿瘤术后改变，右侧脑室三角区不规则异常强化，符合肿瘤残留病灶。

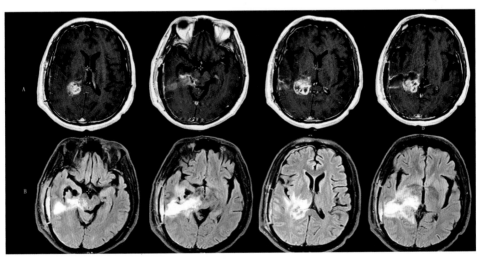

右侧脑室三角区旁可见不规则异常强化影，大小约 2.8cm×1.9cm×1.7cm，DWI 信号不均匀，ASL 明显高灌注（系统故障，图像遗失），考虑肿瘤残留

病例19图3　放疗前复查MRI（T$_1$增强）

二、病例特点

本例患者为 57 岁的中老年男性，术前 MRI（病例 19 图 1）可见右侧丘脑、海马异常信号，T_1 增强表现为不均质明显强化，病灶大小约 2.9cm×3.7cm×3.4cm，病灶周围片状水肿，倾向恶性胶质瘤，术后证实胶质母细胞瘤（WHO Ⅳ级），根据分子病理检测无 IDH 1/2 基因突变。因患者术前要求最大限度保留脑功能，手术行部分切除，依据术后 1 周 MRI 提示右侧脑室三角区不规则异常强化，考虑肿瘤残留病灶。

三、专家（主任医师）分析

该患者为 57 岁中老年男性，术前 MRI 可见肿瘤侵犯右侧丘脑、海马区，累及重要功能区域，手术全切可能造成不可逆的功能损害，患者术前要求最大限度保留脑功能，故手术行部分切除，术后病理结果符合胶质母细胞瘤（WHO Ⅳ级），IDH 1/2 野生型。IDH 1/2 野生型多形性胶质母细胞瘤（glioblastoma multiforme，GBM），约占 GBM 的 90%，多见于 50 岁以上的患者。手术切除程度与预后有明显的相关性，评估完整切除的标准，除了外科医生的认定外，主要依赖术后 72 小时内 MRI 复查结果。患者预后的不良因素：①胶质母细胞瘤（WHO Ⅳ级），IDH 1/2 野生型；②外科医生手术记录为部分切除肿瘤，术后 MRI 提示肿瘤残留。建议在伤口愈合并 PS 评分 0～1 的情况下，术后 4～6 周内给予放化综合治疗，方案应参照 STUPP 方案、NCCN 指南和中国恶性胶质瘤治疗专家共识。放疗靶区勾画时应参照近 2 周内复查的 MRI，MRI 扫描序列包括 T_1 增强、T_2/FLAIR、DWI/ASL 等功能磁共振以判断残留范围。放化疗期间需继续口服抗癫痫药物预防癫痫发作，治疗过程中密切观察可能出现的骨髓抑制、胃肠道反应、脑水肿和神经功能变化，必要时给予对症处理。

四、治疗过程

1. 治疗方案　STUPP 方案。

2. 放射治疗

（1）CT 模拟定位：仰卧位，双上肢置体侧，增强扫描范围：颅顶至 C_2 椎体，扫描层距、层厚为 3mm/3mm。

（2）CT-MRI 图像融合靶区勾画（病例 19 图 4）：将 CT 定位图像与术前及术后 2 周 MRI 的 T_1+C/T_2 FLAIR 图像融合。GTVp：术后 T_1+C 显示的残留肿瘤强化灶区；GTVtb：术前右侧丘脑、海马原瘤床区；CTV1：GTVtb 外扩 2cm；CTV2：CTVtb 外扩 1cm。各靶区要在脑干、视交叉、眼眶、骨以及解剖屏障处回收，GTVp 外放 3mm 形成 PGTV；CTV1、CTV2 分别外放 3mm，形成 PTV1 及 PTV2。

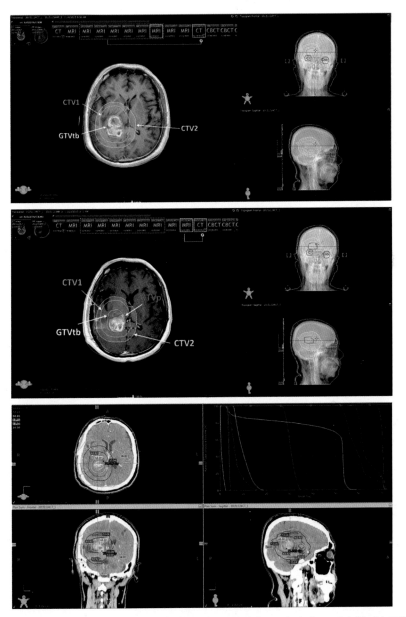

上图为术前MR与定位CT融合靶区勾画图，中图为术后MR与定位CT融合靶区勾画图
病例19图4　放疗靶区与DVH图

（3）放疗技术与处方剂量、要害器官限制：采用 VMAT 技术设计旋转调强计划；处方剂量：PGTV：DT 68.8Gy/30F，PTV1：DT 54Gy/30F，PTV2：DT 60Gy/30F。危及器官受量限制为：脑干 V60 < 1%，视交叉 Dmax < 54Gy，左侧视神经 Dmax < 54Gy，双侧晶体 Dmax < 7Gy。

（4）计划评估：96% 的处方剂量包含 99.5% 靶区。

3. 化疗或药物治疗　放疗与 TMZ［75mg/（m² · d）］口服化疗同时开始，1 次 / 日，连续服用 42 天，放化疗结束后继续辅助替莫唑胺 150 ～ 200mg/m² 口服化疗 6 个月。

4. 治疗中的不良反应与处理　同步放化疗期间出现轻度颅高压症状，对症治疗后明显好转。

五、随访与处理意见

2016 年 1 月 27 日（同期放化疗结束 1 个月）复查 MRI 示：右侧脑室三角区旁不规则异常强化，ASL 高灌注，大小基本同前，患者一般状况可，左眼视力差，左眼颞侧偏盲，左侧上下肢肌力 IV 级，右侧肢体肌力 V 级，未出现新发阳性体征，KPS 80 分，开始口服替莫唑胺辅助化疗，定期复查。

2016 年 4 月 27 日（放化疗结束后 4 个月）复查头颅 MRI 示：右侧脑室三角区旁不规则异常强化，大小基本同前，水肿范围基本同前。嘱继续 TMZ 200mg/m² 5/28 方案辅助化疗，维持 6 个月。

2016 年 7 月 18 日（放化疗后 6 个月）第三次复查头颅 MRI 示（病例 19 图 5）：术区异常不均匀强化，MRS 显示：CHO 峰增高、NAA 峰减低，3D-ASL 低灌注，大部分考虑假性进展，不除外少部分含有肿瘤组织，嘱 2 个月后复查。

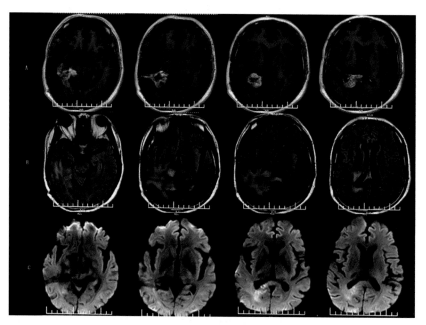

病例19图5　放化疗结束后6个月复查MRI

（A. T_1增强；B. FLAIR；C. DWI，2016-07-18）

2016 年 9 月 28 日（放化疗后 8 个月）第四次复查头颅 MRI（病例 19 图 6），胼胝体压部及右侧丘脑可见斑片状不规则强化，MRS 显示：CHO 峰增高、NAA 峰减低，3D-ASL 低灌注，中脑右背外侧可见斑片状异常强化，灌注增高，右侧小脑可见小斑片状强化。与前片相比，中脑右侧异常强化较前增大，邻近软脑膜（小脑、脑干）不规则增厚，考虑复发，新增小脑蚓部及右侧小脑底部小结节，考虑颅内播散。入院给予贝伐单抗＋ TMZ 治疗 6 周期。

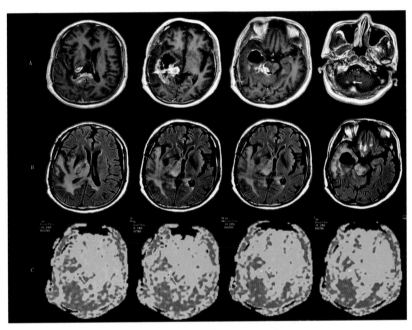

病例19图6　放化疗结束后8个月复查MRI

（A. T₁增强；B. FLAIR；C. ASL，2016-09-28）

2016 年 11 月 16 日（放疗结束后 10 个月）复查头颅 MRI 示（病例 19 图 7）：与前片相比，右侧顶枕颞叶及脑干异常强化范围较前减小，周围水肿及占位效应减轻，余基本同前。建议 3 个月后复查。

2017 年 2 月 21 日（放化疗后 1 年 2 个月），患者出现下肢运动障碍，偶有意识混乱，复查 MRI 示（病例 19 图 8）：对比前片，左侧胼胝体压部强化范围增大，多考虑复发，余未见明显变化，患者放弃进一步挽救性治疗。

2017 年 6 月 4 日患者因颅内病情进展去世，总生存期 1 年 9 个月。

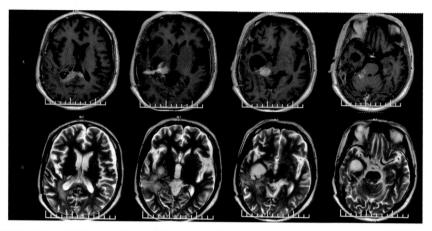

病例19图7　放疗结束后10个月复查MRI（A. T₁增强；B. T₂WI，2016-11-16）

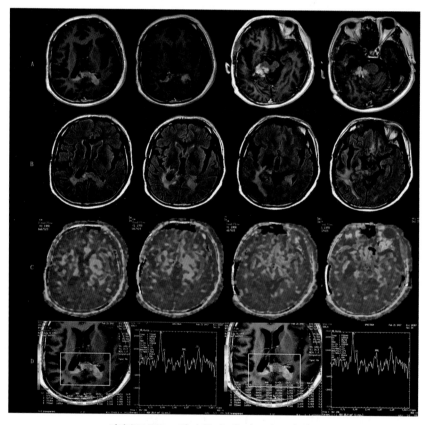

病例19图8　放疗结束后1年2个月复查

（A. T₁增强；B. FLAIR；C. ASL；D. MRS，2017-02-21）

六、经验分享

1. 恶性脑胶质母细胞瘤，手术完整切除是关键，术后影像提示肿瘤残留，对于残留肿瘤局部提高放疗剂量，并未有明确证据可以提高患者生存期，值得进一步探索。术后 4~6 周内行放化疗并疗后 1 个月开始继续口服 TMZ 维持治疗是标准的治疗选择。

2. 判断肿瘤复发、进展，要结合患者的主诉，参照多模态功能影像，如 ASL/PWI、MRS 等，综合分析鉴别。

3. 恶性胶质瘤复发进展后一般状况下降，给予贝伐单抗治疗可以有效缓解症状，提高生活质量，靶向抗血管治疗的辅助治疗价值仍需要进一步探索。

七、相关知识点

见病例 14、病例 15、病例 18、病例 21 相关要点。

（苏 宁 石 梅）

病例20 胶质母细胞瘤术后同期放化疗（二）

一、病历摘要

患者：男性，60 岁，确诊"右侧额叶及右侧基底部脑胶质母细胞瘤术后"。

现病史：患者于 2015 年 5 月 8 日无诱因突然出现呼之不应，伴口吐白沫，四肢抽搐，持续 1 分钟，之后逐渐恢复意识，不伴有大小便失禁，无口舌咬伤。诉有右侧肢体麻木，之后逐渐消失。后至四川省某专科医院急诊科，行颅脑 CT 检查发现颅内多发病变。在急诊科予以口服抗癫痫药及甘露醇消水肿治疗症状较前好转，转入颅脑外科，随后出现记忆力减退，不伴头痛呕吐，无咳嗽咳痰，伴有右侧肢体麻木感，无肢体运动障碍。行 MRI 示（病例 20 图 1）：右侧额颞叶多发软组织团片及小结节影，考虑恶性肿瘤，胶质瘤伴颅内播散？转移瘤？于 2015 年 5 月 14 日在全麻下行右额叶切除术，术后病理示（病例 20 图 2）：胶质母细胞瘤（WHO Ⅳ级）。免疫组化示：（右侧额叶病变 1、2）肿瘤细胞免疫表型：CD34（血管 +），P53（个别细胞核阳性），Ki-67（+ 约 15%）。分子病理学提示：MGMT 基因甲基化阴性，IDH1 阴性，EGFR 基因野生型。患者自发病以来，反应较前迟钝，记忆力较前减退，饮食较差，余无异常。

既往史、个人史、家族史均无特殊。

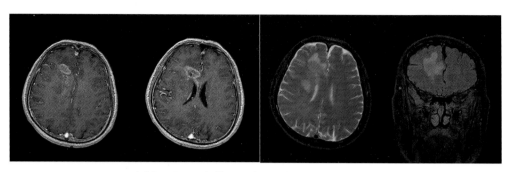

病例20图1 术前MRI（T₁加权，T₂及FLAIR）

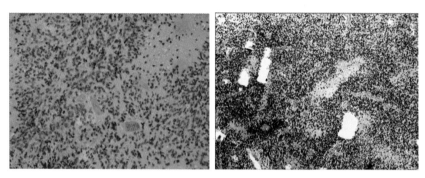

病例20图2 术后病理

查体：患者一般状态较差，生命体征正常，营养评估正常。

神经系统检查：语言清晰但欠流利。思维力、判断力、定向力正常，记忆力及计算力减退。左侧肌力下降Ⅳ级，右侧肌力Ⅴ级，右侧肢体麻木，余神经系统查体未见异常。

实验室与辅助检查：血常规、肝肾功能、电解质均无异常，营养状态良好。

术后4周复查MRI提示（病例20图3）：胶质母细胞瘤术后，右侧额部术后残腔形成，残腔边缘深部局部呈结节状强化，MRS显示残腔后方深面呈肿瘤代谢物改变，另右侧额颞枕叶、左侧额叶数个强化小结节，病灶较前稍增大，部分较前新增，随访。

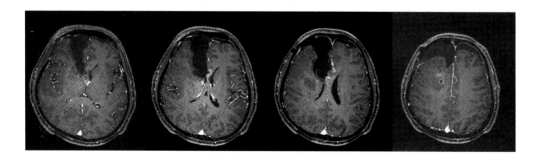

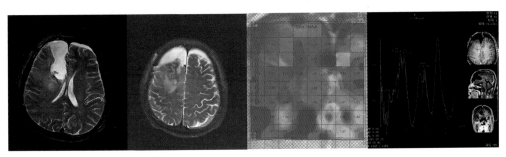

病例20图3　放疗前复查MRI（T_1加权、T_2及MRS）

二、病例特点

本例患者为 60 岁的中老年男性，右侧侧脑室角壁及邻近脑实质内团片影，大小约 3.4cm×2cm×2.3cm，右侧额颞叶见散在多发强化小结节影，大者约 0.7cm×0.6cm。术前 MRI 影像特征，病灶呈稍长 T_1 稍长 T_2 信号，弥散受限，增强后明显强化，倾向恶性胶质瘤，术后证实胶质母细胞瘤（WHO Ⅳ 级），根据分子病理检测无 MGMT 基因甲基化，诊断为原发性胶质母细胞瘤。依据术后 4 周 MRI 提示肿瘤大部分切除，残腔深部及右侧额颞枕叶、左侧额叶仍可见病灶存在。

三、专家（主任医师）分析

患者 60 岁，为胶质母细胞瘤的好发年龄，组织病理和分子病理均确诊为"原发胶质母细胞瘤"。术前核磁共振提示右侧额颞叶散在多发强化小结节，提示手术完整切除可能性低，术后核磁共振提示残腔周围仍可见病灶存在，因此提示预后较差，术后 4 ~ 6 周内应给予放化综合治疗，方案应参照 STUPP 方案、NCCN 指南和中国恶性胶质瘤治疗专家共识。治疗过程中密切观察可能出现的骨髓抑制、胃肠道反应、脑水肿和神经功能变化，必要时给予对症处理。

四、治疗过程

1. 治疗方案　STUPP 方案。

2. 放射治疗

（1）CT 模拟定位：仰卧位，双上肢置体侧，增强扫描范围：颅顶至 C_2 椎体，扫描层距、层厚为 3mm/3mm。

（2）采用 RTOG 靶区勾画法（两阶段法）（病例 20 图 4）：CT-MRI 图像融合靶区勾画，将 CT 定位图像与术后 MRI 的 T_1 增强 /T_2 图像融合。第一阶段放疗 CTV1：T_1 增强显示的强化区域 + 手术残腔 + T_2（水肿区），外扩 2cm；第二阶段放疗 CTV2：T_1 增强显示的强化区域＋手术残腔，外扩 2cm；各靶区要在脑干、眼眶、骨以及解剖屏障处回收，CTV1、CTV2 分别外放 3 ~ 5mm，形成 PTV1 及 PTV2。

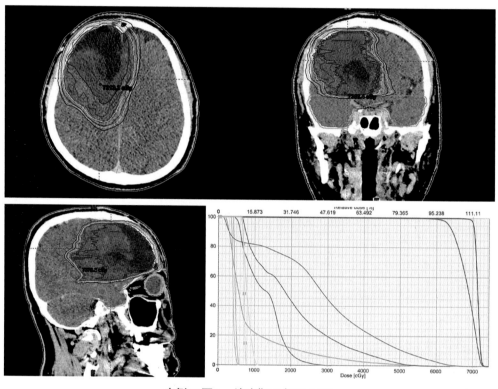

病例20图4　放疗靶区与DVH图

（3）放疗技术与处方剂量、要害器官限制：采用 TOMO 技术设计旋转调强计划；处方剂量：PTV1：DT 60Gy/30F，PTV2：DT 50Gy/25F。危及器官受量限制为：脑干 Dmax < 54Gy，视交叉 Dmax < 54Gy，左侧视神经 Dmax < 54Gy，双侧晶体 Dmax < 7Gy。

（4）计划评估：95% 的处方剂量包含 98% 靶区。

3. 化疗或药物治疗　放疗与 TMZ［75mg/（$m^2 \cdot d$）］口服化疗同时开始，1 次 / 日，连续服用 42 天，放化疗结束后继续辅助替莫唑胺 150 ~ 200mg/m^2 口服化疗 6 个月。

4. 治疗中的不良反应与处理　同步放化疗期间出现轻度脑水肿症状，对症治疗后均明显好转。

五、随访与处理意见

2015 年 8 月 27 日（放化疗结束后 6 周）复查 MRI 示（病例 20 图 5）：①右侧额部术后残腔形成，残腔边缘深部局部呈结节状强化，范围较前增大。②右侧额颞枕叶、左侧额叶数个强化小结节，部分较前增大，双侧额叶脑水肿范围较前增大。建议随访观察，继续使用替莫唑胺口服化疗。

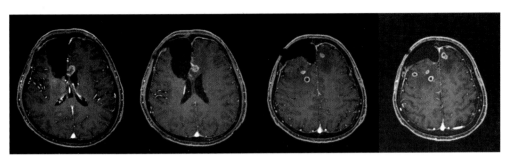

病例20图5　放化疗结束后6周复查MRI（T₁增强）

2016年2月22日（放化疗结束后6个月）复查MRI示（病例20图6）：①右侧额部术后残腔形成，同前相似。②残腔边缘、右侧额颞枕叶、基底节区、胼胝体前份及左侧额颞叶数个强化小结节及团块影，较前增大、增多，MRS提示病灶呈恶性肿瘤代谢表现；明确肿瘤复发，患者随后出现意识丧失，严重肺部感染于2016年2月22日死亡。

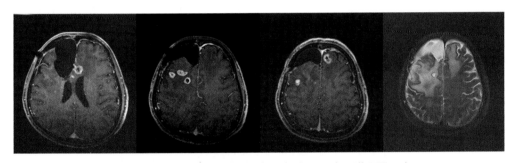

病例20图6　放化疗结束后6个月复查MRI（T₁增强及T₂）

六、经验分享

1. 恶性脑胶质母细胞瘤，手术完整切除是关键，术后4～6周内行放化疗并疗后1个月开始继续口服TMZ维持治疗是标准的治疗选择。

2. 假性进展通常发生在同期放化疗后的3～6个月，要结合患者的主诉，参照多模态功能影像，如ASL/PWI、MRS等，综合分析判断并与复发、放射性坏死相鉴别。

七、相关知识点

相关知识点包括：①利用MRI及MRS评估患者手术是否完整切除；②如何判断治

疗后假性进展或者复发。

1. 胶质母细胞瘤放疗剂量的选择和分割模式

（1）多项前瞻性研究已证实标准分割（1.8 ~ 2Gy/F）总量达到 60Gy 可以提高生存率。Walker MD 等对 18 ~ 70 岁高级别胶质瘤患者的随机研究发现，60Gy/30F 组较 45Gy/20F 组可明显提高生存率。尚无研究显示采用常规分割，剂量提升至大于 60Gy 的标准能带来生存获益[1]。

（2）EORTC/NCIC 26981-22981 的 III 期临床研究，对 573 名 18 ~ 70 岁且 PS 0 ~ 2 分的患者进行随机分组，分别接受单纯放疗 60Gy 或放疗＋同步及辅助替莫唑胺化疗，替莫唑胺将中位生存期由 12.1 个月提高到 14.6 个月，5 年总生存率由 1.9% 提高到 9.8%[2]。

（3）一些尝试增加剂量强度的方案包括超分割、加速分割、大分割或立体定向放射外科（SRS）推量。这些分割方式在普通胶质母细胞瘤患者（< 70 岁且体力状况良好）中没有获得令人信服的益处。一项 RCT 研究发现，加速且剂量提升的超分割放疗（1.6Gy/F，2 次 / 日，总量 70.4Gy）与同常规分割（59.4Gy）相比没有差异。RTOG9305 III 期 RCT 发现，60Gy 常规分割基础上采用 SRS 推量（15 ~ 24Gy）没有生存获益[3]。

2. GBM 术后放化疗后假性进展的发生机制

（1）关于假性进展的生物学发生机制目前尚未完全阐明，但对假性进展的发生有以下两种假说：①血管损伤假说。血管内皮细胞对放射治疗最为敏感，放疗时血管内皮细胞死亡使血 – 脑屏障破坏，引起血管源性脑水肿，脑组织缺血、缺氧，脑组织的低氧进一步导致血管内皮生长因子的表达上调，血管系统的通透性增加，促进炎症、水肿的发生。这些变化在影像学上表现为对比增强、范围增加及水肿形成，即假性进展。②肿瘤细胞破坏假说。由于 TMZ 在临床中应用后假性进展发生率有所增加，TMZ 可以增强射线对 GBM 细胞 DNA 的破坏能力，使肿瘤细胞大量坏死、崩解，引起肿瘤细胞周围炎症渗出、组织水肿，在影像学表现为假性进展[4]。

（2）在组织病理诊断缺乏的情况下，对假性进展的诊断应综合考虑患者的临床资料、生物标记物以及影像学检查。目前来说形态学的影像手段 CT、MRI 应用最广泛，功能影像（使用多示踪剂的 PET、功能 MRI 等）可揭示肿瘤细胞的代谢状态、乏氧情况和增生阶段等生物学信息，但是如何结合这些多模态影像进行假性进展的确定，仍未形成统一的共识[5]。

（冯　梅）

参考文献

[1] Walker MD，Green SB，Byar DP，et al.Randomized comparisons of radiotherapy and nitrosoureas for the treatment of malignant glioma after surgery[J].N Engl J Med，1980，303（23）：1323-1329.

[2] Gorlia T，van den Bent M，Hegi ME，et al.Nomograms for predicting survival of patients with newly diagnosed glioblastoma：prognostic factor analysis of EORTC and NCIC trial 26981-22981/CE.3[J].Lancet Oncol，2008，9（1）：29-38.

[3] Souhami L，Seiferheld W，Brachman D，et al.Randomized comparison of stereotactic radiosurgery followed by conventional radiotherapy with carmustine to conventional radiotherapy with carmustine for patients with glioblastoma multiforme：report of Radiation Therapy Oncology Group 93-05 protocol[J].Int J Radiat Oncol Biol Phys，2004，60（3）：853-860.

[4] Mieghem EV，Wozniak A，Geussens Y，et al.Defining pseudoprogression in glioblastoma multiforme[J].Eur J Neurol，2013，20（10）：1335-1341.

[5] Ellingson BM，Chung C，B Pope W，et al.Pseudoprogression，radionecrosis，inflammation or true tumor progression? challenges associated with glioblastoma response assessment in an evolving therapeutic landscape[J].J Neurooncol，2017，134（3）：45-504.

病例21　胶质母细胞瘤术后同期放化疗（三）

一、病历摘要

患者：女性，27岁，确诊"左额叶胶质母细胞瘤术后。"

现病史：2015年5月30日患者无诱因出现面部抽搐，伴有右侧肢体麻木感，无肢体运动障碍，无明显头痛、头晕，无意识障碍、四肢抽搐等，持续约4分钟后缓解，颅脑MRI检查提示"左侧额叶可见囊实混合性软组织肿块影，大小约7.0cm×5.0cm×5.0cm，呈不规则花环样强化，病灶周围可见广泛水肿，多考虑胶质母细胞瘤可能性大"，遂于2015年6月12日行左额叶占位病变切除术。术后病理示（病例21图2）：胶质母细胞瘤（WHO Ⅳ级），免疫组化：GFAP（＋），IDH1 R132H（－），EGFR（－），MGMT（－），EMA（－），OLIG-2（＋），P53（散在＋），S-100（＋），Syn（局灶＋），Vim（＋），Ki-67约60%。分子病理：IDH 1/2基因无突变，1p和19q无杂合性缺失（FISH法）。术后20天转入放疗科。患者自发病以来，反应较前迟钝，记忆力较前减退，饮食较差，余无异常。

既往史、个人史、家族史均无特殊。

查体：患者一般状态良好，生命体征正常，营养评估正常。

神经系统检查：语言清晰但欠流利。思维力、判断力、定向力正常，记忆力及计算力减退。双侧肢体肌力V级，余神经系统查体未见异常。

实验室及辅助检查：血常规、肝肾功能、离子五项均无异常，营养状态良好。

术后3周复查MRI提示：左额叶术区血肿，结合T_1增强及T_2/FLAIR序列未见明显残留病灶。

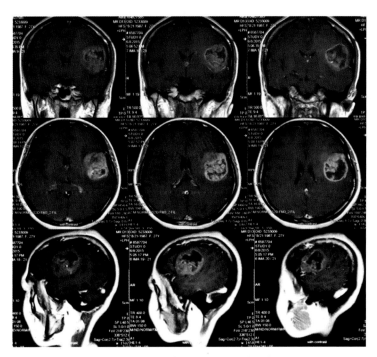

病例21图1 术前MRI（T_1增强）

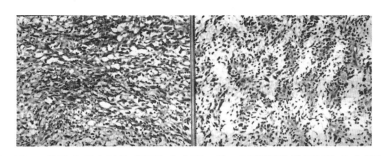

病例21图2 术后病理（异性瘤细胞大小不一致，可见栅栏样坏死和小血管增生）

二、病例特点

本例患者为 27 岁的青年女性，左侧额叶肿瘤大小 7.0cm×5.0cm×5.0cm，肿瘤最大径＞4cm。术前 MRI 影像特征（病例 21 图 1），T_1 增强表现为不规则花环样强化，T_2/FLAIR 可见病灶周围广泛水肿，倾向恶性胶质瘤，术后证实胶质母细胞瘤（WHO Ⅳ级），根据分子病理检测无 IDH 1/2 基因突变，应为原发性胶质母细胞瘤。依据术后 3 周 MRI 提示肿瘤已行完整切除，未见明显残留病灶。

三、专家（主任医师）分析

胶质母细胞瘤的新发中位年龄在 64 岁，而该患者年纪较轻，但组织病理和分子病理均确诊原发胶质母细胞瘤。额叶是胶质母细胞瘤最经典的好发部位，近年来有研究发现该部分的胶质母细胞瘤发生 IDH1 突变率约 50%，其预后可能好于非额叶胶质瘤。该病例的肿瘤体积大，为 7.0cm×5.0cm×5.0cm，手术能否完整切除与预后有明显的相关性，评估完整切除的标准，除了外科医生的认定外，主要依赖术后 72 小时内 MRI 复查结果。患者预后的不良因素：①胶质母细胞瘤（WHO Ⅳ级），IDH1/2 无突变；②Ki-67 增生指数约 60%，提示肿瘤细胞增生速度快，建议在伤口愈合并 PS 评分 0 ~ 1 的情况下，术后 4 ~ 6 周内给予放化综合治疗，方案应参照 STUPP 方案、NCCN 指南和

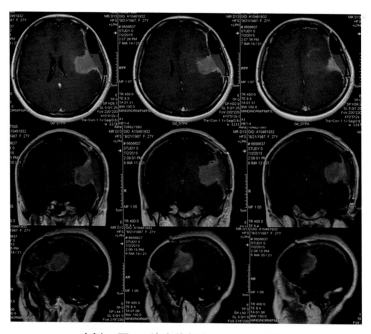

病例21图3　放疗前复查MRI（T_1增强）

中国恶性胶质瘤治疗专家共识。必须强调放疗靶区勾画时应参照近2周内复查的MRI，MRI扫描序列包括T_1增强、T_2/FLAIR、DWI/ASL以判断有无残留和（或）复发。患者术前有面部抽搐症状，考虑癫痫局部发作，术后需继续口服抗癫痫药物至少6个月。治疗过程中密切观察可能出现的骨髓抑制、胃肠道反应、脑水肿和神经功能变化，必要时给予对症处理。

四、治疗过程

1. 治疗方案　STUPP 方案。

2. 放射治疗

（1）CT 模拟定位：仰卧位，双上肢置体侧，增强扫描范围：颅顶至 C_2 椎体，扫描层距、层厚为 2mm/2mm。

（2）CT-MRI 图像融合靶区勾画（病例 21 图 4）：将 CT 定位图像与术后 3 周 MR 的 T_1+C/T_2 FLAIR 图像融合。GTV：T_1+C 显示的强化区域和手术残腔；CTV1：GTV 外扩 1cm；CTV2：GTV 外扩 2cm，各靶区要在脑干、眼眶、骨以及解剖屏障处回收，CTV1、CTV2 分别外放 3mm，形成 PTV1 及 PTV2。

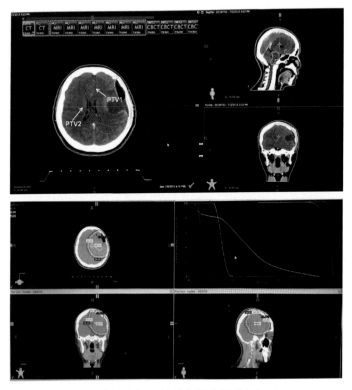

病例21图4　放疗靶区与DVH图

（3）放疗技术与处方剂量、要害器官限制：采用 VMAT 技术设计旋转调强计划；处方剂量：PTV1：DT 60Gy/30F，PTV2：DT 50Gy/25F。危及器官受量限制为：脑干 Dmax ＜ 54Gy，视交叉 Dmax ＜ 54Gy，左侧视神经 Dmax ＜ 54Gy，双侧晶体 Dmax ＜ 7Gy。

（4）计划评估：95% 的处方剂量包含 98% 靶区。

3. 化疗或药物治疗　放疗与 TMZ［75mg/（$m^2 \cdot d$）］口服化疗同时开始，1 次 / 日，连续服用 42 天，放化疗结束后继续辅助替莫唑胺 150 ~ 200mg/m^2 口服化疗 6 个月。

4. 治疗中的不良反应与处理　同步放化疗期间出现轻度脑水肿症状，Ⅰ度血小板抑制，对症治疗后均明显好转。

五、随访与处理意见

2015 年 8 月 20 日（同期放化疗结束时）复查颅脑 MRI 示（病例 21 图 5）：术腔血肿较前缩小，未见明显复发病灶。

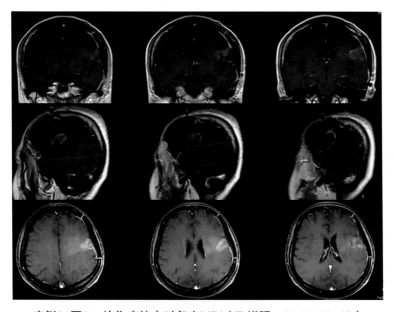

病例21图5　放化疗结束时复查MRI（T₁增强，2015-08-18）

2015 年 9 月 18 日（放化疗结束后 1 个月）复查颅脑 MRI 示：术腔血肿较前进一步缩小，周围强化明显，未见明显复发迹象。嘱继续 TMZ 150mg/m^2，5/28 方案辅助化疗，如无不适，则 1 个月后 TMZ 加量至 200mg/m^2 5/28 方案维持 6 个月。

2015 年 11 月 16 日（放化疗后 3 个月）第三次复查颅脑 MRI 示（病例 21 图 6）：左侧颞叶、顶叶可见囊实性异常信号影，增强扫描强化明显，不排除复发可能。结合病史及影像学特点，考虑假性进展可能。

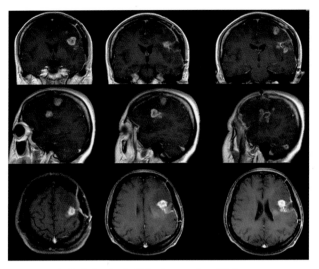

病例21图6　放疗结束后3个月复查MRI（T₁增强，2015-11-16）

2016年2月28日（放化疗后6个月）第四次复查颅脑MRI，左侧颞叶及顶叶可见不规则异常信号影，左颞叶病灶范围较前次缩小，顶叶不规则病灶较前增大并伴囊变可能。继续观察随访。

2016年5月3日（放化疗后9个月）复查颅脑MRI示（病例21图7）：左颞叶病灶较前次范围缩小，左顶叶不规则病灶较前缩小。同时ASL灌注成像提示左颞叶及左顶叶病灶区域低灌注（病例21图8）。根据以上复查结果，结合患者无特殊主诉，仍考虑假性进展可能，建议继续观察。

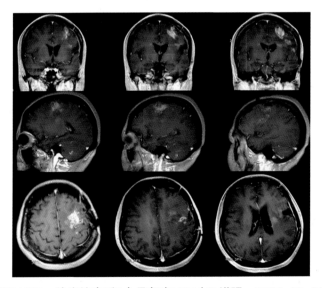

病例21图7　放疗结束后9个月复查MRI（T₁增强，2016-05-03）

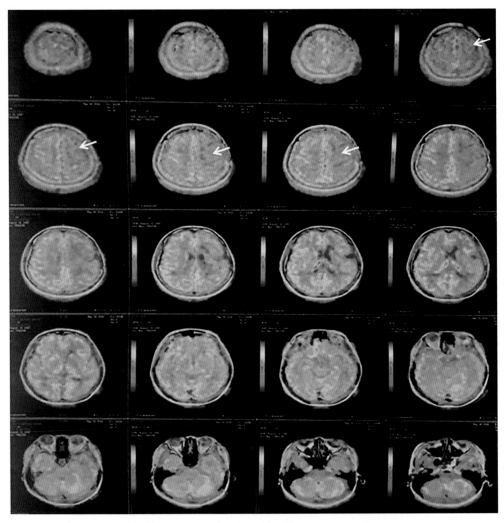

病例21图8　放疗结束后9个月复查PWI（ASL），
箭头所示为MR强化区，表现为低灌注（2016-05-04）

2016 年 10 月初（放化疗后 1 年 2 个月），患者出现头晕、视物模糊、四肢活动障碍症状，症状进行性加重，至 2016 年 10 月 11 日复查颅脑 MRI 示（病例 21 图 10）：左顶叶、左颞叶异常范围较前显著缩小；小脑多发不规则异常信号影，增强显示强化较明显，$C_{4\sim6}$ 节段脊髓肿胀异常信号影。

多学科讨论意见：小脑及 $C_{4\sim6}$ 节段脊髓内病灶为 GBM 脑脊液播散可能性大，左顶叶及左颞叶原发灶区为假性进展。患者无手术机会，KPS < 60 分（四肢运动障碍，生活无法自理），因患者无法耐受放射治疗，建议最佳支持治疗。

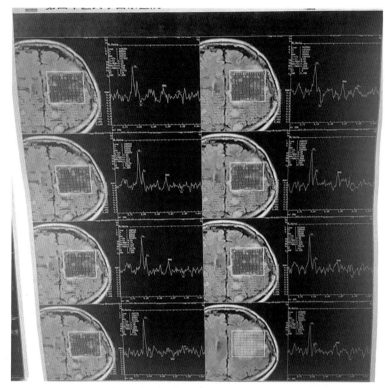

病例21图9　放疗结束后9个月复查MRS（2016-05-04）

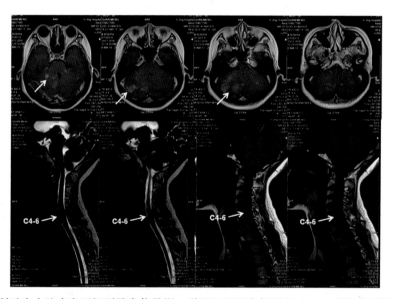

箭头所示为小脑多发不规则异常信号影，增强显示强化较明显，$C_{4\sim6}$节段脊髓肿胀异常信号影

病例21图10　放疗结束后1年2个月复查颅脑MRI

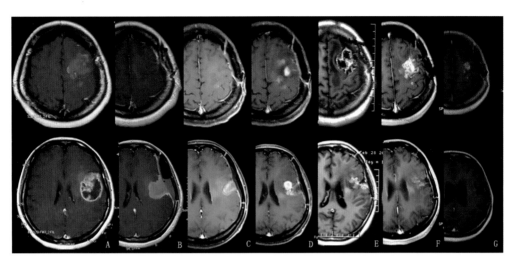

A. 2015–06–08 术前；B. 2015–07–02 术后；C. 2015–08–18；D. 2015–11–16；E. 2016–02–28；F. 2016–05–03；G. 2016–10–11

病例21图11 放疗结束后假性进展病灶区影像对比

六、经验分享

1. 恶性脑胶质母细胞瘤，手术完整切除是关键，术后 4 ~ 6 周内行放化疗并疗后 1 个月开始继续口服 TMZ 维持治疗是标准的治疗选择。

2. 假性进展通常发生在同期放化疗后的 3 ~ 6 个月，要结合患者的主诉，参照多模态功能影像，如 ASL/PWI、MRS 等，综合分析判断并与复发、放射性坏死相鉴别。

七、相关知识点

1. 胶质母细胞瘤术后同步放化疗的获益 EORTC/NCIC 26981–22981 的Ⅲ期临床研究，对 573 名 18 ~ 70 岁且 PS 0 ~ 2 分的患者进行随机分组，分别接受单纯放疗 60Gy 或放疗＋同步及辅助替莫唑胺化疗，替莫唑胺将中位生存期由 12.1 个月提高到 14.6 个月，5 年总生存率由 1.9% 提高到 9.8%。研究表明替莫唑胺联合放化疗组 3 ~ 4 级血液毒性更高（7% vs 0），但对生活质量并无影响[1]。

2. 胶质母细胞瘤放疗剂量的选择和分割模式

（1）多项前瞻性研究已证实标准分割（1.8 ~ 2Gy/F）总量达到 60Gy 可以提高生存率。Walker MD 等对 18 ~ 70 岁高级别胶质瘤患者的随机研究发现，60Gy/30F 组较 45Gy/20F 组可明显提高生存率。尚无研究显示采用常规分割，剂量提升至大于 60Gy 的标准能带来生存获益[2]。

（2）一些尝试增加剂量强度的方案包括超分割、加速分割、大分割或立体定向放射外科（SRS）推量。这些分割方式在普通胶质母细胞瘤患者（＜70岁且体力状况良好）中没有获得令人信服的益处。一项RCT研究发现，加速且剂量提升的超分割放疗（1.6Gy/F，2次/天，总量70.4Gy）与同常规分割（59.4Gy）相比没有差异。RTOG9305Ⅲ期RCT发现，60Gy常规分割基础上采用SRS推量（15～24Gy）没有生存获益[3]。

3．GBM靶区设计问题

（1）靶区设计存在多样性：RTOG采用两段放疗计划，第一阶段照射水肿区（MRI T_2/FLAIR相上高信号区域）、术腔和大体残留肿瘤（T_1增强信号区），第二段针对术腔和残留肿瘤推量。包括MD Anderson研究组在内的一些研究组织采用2段放疗模式仅照射切除术腔和大体肿瘤，不针对性照射水肿区域，这类方式的失败模式与照射水肿区的方式相似。EORTC采用一段放疗方法，把增强肿瘤信号区域、术腔和较宽的外扩边界作为全疗程放疗的靶区，而不针对水肿区照射。

（2）几乎所有研究证实80%～90%的多形性胶质母细胞瘤（glioblastoma multiforme，GBM）复发发生在高剂量区。不论靶区设计如何，中心性复发仍然占绝对优势。美国脑肿瘤协会的一些机构发表的评估小CTV边界的回顾性研究结果，显示小至5mm的边界并未增加边缘复发风险，其中大部分研究包含3～5mm额外的PTV边界。

（3）减小靶区体积可能减少正常脑组织受照剂量，但其临床意义尚未被深入研究。EORTC 22844研究对低级别胶质瘤患者进行随机分组，分别接受45Gy或59.4Gy脑部放疗，该研究发现高剂量放疗导致功能水平的下降[4]。由于胶质母细胞瘤患者人群中，有关海马保护的数据缺乏，专家组不推荐对该类患者在制定计划时为了保护海马区而牺牲靶区覆盖。

4．GBM术后放化疗后假性进展的发生机制

（1）关于假性进展的生物学发生机制目前尚未完全阐明，但对假性进展的发生有以下两种假说：①血管损伤假说。血管内皮细胞对放射治疗最为敏感，放疗时血管内皮细胞死亡使血-脑屏障破坏，引起血管源性脑水肿，脑组织缺血、缺氧，脑组织的低氧进一步导致血管内皮生长因子的表达上调，血管系统的通透性增加，促进炎症、水肿的发生。这些变化在影像学上表现为对比增强、范围增加及水肿形成，即假性进展。②肿瘤细胞破坏假说。由于TMZ在临床中应用后假性进展发生率有所增加，Hegi等人提出TMZ可以增强射线对GBM细胞DNA的破坏能力，使肿瘤细胞大量坏死、崩解，引起肿瘤细胞周围炎症渗出、组织水肿，在影像学表现为假性进展[5]。

（2）在组织病理诊断缺乏的情况下，对假性进展的诊断应综合考虑患者的临床资料、生物标记物及影像学检查。目前来说形态学的影像手段CT、MRI应用最广泛，功能影像（使用多示踪剂的PET、功能MRI等）可揭示肿瘤细胞的代谢状态、乏氧情况和增生阶段等生物学信息，但是如何结合这些多模态影像进行假性进展的确定，仍未

形成统一的共识。

5．GBM 术后发生脑脊液播散问题

（1）目前的研究表明，GBM 术后发生脑脊液播散的风险较低，但尸检中发现，高达 15%～25% 的 GBM 术后患者脑脊液中找到播散种植的证据，由于其中大部分患者未出现明显症状，故临床中所发现的 GBM 脑脊液播散的比例较低。

（2）文献报道结果显示，GBM 发生脑脊液播散的中位时间为 10～13 个月，其患者中位生存期约为 16 个月。Chan DT 等人 2016 年发表了中国 GBM 患者的脑脊液播散模式及因素分析，36 例 GBM 复发患者中，30% 发现脑脊液播散，有意思的是，GBM 患者从诊断至发生脑脊液播散的中位 PFS 最长，但发生脑脊液播散后生存期最短，术中突破脑室和同步放化疗均为 GBM 脑脊液播散的危险因素[6]。

（苏　宁　石　梅）

参考文献

[1] Gorlia T，van den Bent M，Hegi ME，et al.Nomograms for predicting survival of patients with newly diagnosed glioblastoma：prognostic factor analysis of EORTC and NCIC trial 26981–22981/CE.3[J].Lancet Oncol，2008，9（1）：29–38.

[2] Walker MD，Green SB，Byar DP，et al.Randomized comparisons of radiotherapy and nitrosoureas for the treatment of malignant glioma after surgery[J].N Engl J Med，1980，303（23）：1323–1329.

[3] Souhami L，Seiferheld W，Brachman D，et al.Randomized comparison of stereotactic radiosurgery followed by conventional radiotherapy with carmustine to conventional radiotherapy with carmustine for patients with glioblastoma multiforme：report of radiation therapy oncology group 93–05 protocol[J].Int J Radiat Oncol Biol Phys，2004，60（3）：853–860.

[4] Karim AB，Maat B，Hatlevoll R，et al.A randomized trial on dose–response in radiation therapy of low–grade cerebral glioma：european organization for research and treatment of cancer（EORTC）study 22844[J].Int J Radiat Oncol Biol Phys，1996，36（3）：549–556.

[5] Hegi ME，Janzer RC，Lambiv WL，et al.Presence of an oligodendroglioma–like component in newly diagnosed glioblastoma identifies a pathogenetically heterogeneous subgroup and lacks prognostic value：central pathology review of the EORTC_26981/NCIC_CE.3 trial[J].Acta Neuropathol，2012，123（6）：841–852.

[6] Chan DT，Hsieh SY，Kam MK，et al.Pattern of recurrence and factors associated with cerebrospinal fluid dissemination of glioblastoma in Chinese patients[J].Surg Neurol Int，2016，7：92.

病例22　胶质母细胞瘤术后同期放化疗（四）

一、病历摘要

患者：女性，41岁，以"肢体抽搐伴意识障碍5天"为主诉入院。

现病史：患者于2015年1月31日无诱因出现突发肢体抽搐，伴意识障碍，双眼凝视，口吐少许白沫，持续约1分钟左右，自行缓解。后反复发作，于当地县医院行颅脑增强CT及MRI示（病例22图1）：右额叶占位。于当地医院行丙戊酸钠抗癫痫治疗后转入我院，2015年2月9日在全麻下行"右额叶占位切除术"。术中见肿瘤位于右侧额叶脑实质内，约4cm×5cm×5cm，囊实性，血供丰富，界欠清，周围脑组织水肿伴胶质增生。术后病理（病例22图2）及免疫组化示：Ki-67（约30%），CgA（－），Syn（＋），CD56（＋），CK（－），EMA（－），ER（±），GFAP（＋），结合部分形态学特点考虑为胶质母细胞瘤（WHO Ⅳ级）。术后1个月余转入放疗科。患者自发病以来，精神饮食较差，余无异常。

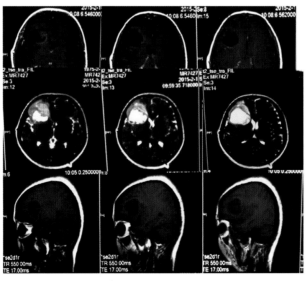

病例22图1　术前MRI

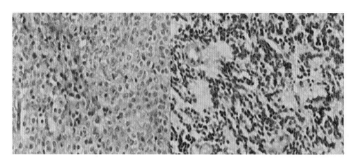

病例22图2　术后病理（异性瘤细胞大小不一致，可见栅栏样坏死和小血管增生）

既往史、个人史、家族史均无特殊。

查体：患者一般状态良好，生命体征正常，营养评估正常。

神经系统检查：语言清晰但欠流利。思维力、判断力、定向力正常，记忆力及计算力正常。双侧肢体肌力Ⅴ级，余神经系统查体未见异常。

实验室及辅助检查：血常规、肝肾功能、电解质五项均无异常，营养状态良好。

术后3周复查MRI提示：右额部术区残腔，范围约3.7cm×3.1cm，伴右侧额叶脑水肿。

二、病例特点

本例患者为中年女性，以癫痫为首发症状。右侧额叶肿瘤大小4cm×5cm×5cm；术前MRI影像特征，T_1增强表现为不规则占位，混杂信号，周围花斑样强化；T_2可见病灶周围广泛水肿。术后病理证实胶质母细胞瘤（WHO Ⅳ级），为高级别胶质瘤。术后3周复查MRI提示：右侧额叶脑水肿，未见明显残留病灶。

三、专家（主任医师）分析

胶质母细胞瘤是星形细胞肿瘤中恶性程度最高的胶质瘤。肿瘤位于皮质下，多数生长于幕上大脑半球各处。呈浸润性生长，常侵犯几个脑叶，并侵犯深部结构，还可经胼胝体波及对侧大脑半球。发生部位以额叶最多见。手术能否完整切除与预后有明显的相关性。考虑到患者系胶质母细胞瘤（WHO Ⅳ级），且Ki-67增生指数约30%，提示肿瘤细胞增生速度快。根据NCCN指南[1]和中国恶性胶质瘤治疗专家共识[2]，术后应行同步放化疗及辅助化疗。化疗方案可选择STUPP方案［术后4周，同步放化疗期间 TMZ 75mg/（$m^2 \cdot d$），连服42天；辅助化疗期间 150～200mg/（$m^2 \cdot d$），d1–d5，每28天重复，共6个周期］或START方案［术后2周开始，为期2周替莫唑胺75mg/（$m^2 \cdot d$）；之后同STUPP方案，同步放化疗6周，辅助化疗6周期］。放疗参照2016年ASTRO指南，术后3周左右行定位CT，同时复查MRI（MRI扫描序列包括MRI平扫、

MRI 增强、DWI、MRS、PWI）以便进行精确靶区勾画。放疗期间及放疗结束后 1 周给予脱水治疗，减轻颅内水肿。患者以癫痫大发作为主要症状，术后建议继续口服抗癫痫药物至少 6 个月。

四、治疗过程

1. 治疗方案　STUPP 方案。

2. 放射治疗

（1）CT 模拟定位：仰卧位，双上肢置体侧，增强扫描范围：颅顶至 C_2 椎体，扫描层距、层厚为 2.5mm/2.5mm。

（2）CT–MRI 图像融合：将 CT 定位图像与术后 3 周 MRI 的 T_1+C/T_2 FLAIR 图像融合。

（3）靶区勾画：采用 EORTC 靶区勾画方法（病例 22 图 3）。

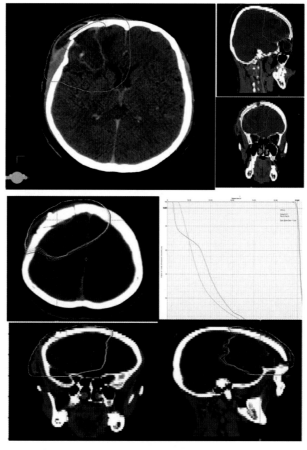

病例22图3　放疗靶区与DVH图

　　GTV ＝术腔加任何残存增强肿瘤（术后 MRI，T_1 增强扫描），CTV ＝ GTV 加 2cm 边界；PTV ＝ CTV 加 3 ～ 5mm 边界。各靶区要在脑干、眼眶、骨以及解剖屏障处回收。

　　（4）处方剂量和危及器官限制：采用 VMAT 技术设计旋转调强计划；处方剂量：PTV：DT 60Gy/30F。危及器官受量限制为：脑干 Dmax ＜ 54Gy，视交叉 Dmax ＜ 54Gy，左侧视神经 Dmax ＜ 54Gy，双侧晶体 Dmax ＜ 7Gy。

　　（5）计划评估：95% 的处方剂量包含 97% 靶区，110% 的处方剂量点均在靶区内，且不超过 3% 的靶区体积。

　　3. 化疗或药物治疗　术后 4 周，同步放化疗期间 TMZ 75mg/（$m^2 \cdot d$），连服 42 天；辅助化疗期间 150 ～ 200mg/（$m^2 \cdot d$），d1-d5，每 28 天重复，共 6 个周期。

　　4. 治疗中的不良反应与处理　同步放化疗期间出现轻度脑水肿症状，Ⅰ 度骨髓抑制，未出现癫痫发作，对症治疗后均明显好转。

五、随访与处理意见

　　2015 年 3 月 6 日（术后 4 周）复查 MRI 示（病例 22 图 4）：①右额部颅骨骨质术后改变，右额部皮下水肿；右额部术区残腔，范围约 3.7cm×3.1cm，边缘强化，伴右额叶脑水肿，请结合临床；②扫及双侧腮腺区数个结节影，大者径约 0.9cm，请结合临床并随访。③双侧鼻旁窦少许炎变。

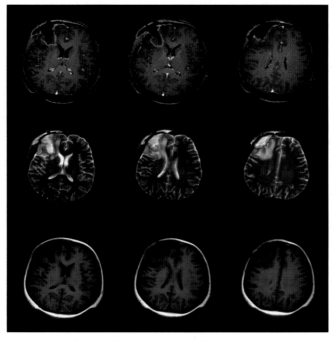

病例22图4　术后4周复查头颅MRI（2015-03-06）

2015年6月9日（放疗后3个月）复查头颅MRI示（病例22图5）：右额部颅骨骨质术后改变；右额部术区残腔，范围约2.5cm×1.8cm，边缘轻微强化；DWI示腔内部分区域弥散稍受限。残腔周围脑水肿，请结合临床；扫及双侧腮腺区数个结节样影。余脑灰白质结构清晰，脑实质内未见异常信号影，中线结构居中，颅骨骨质信号未见异常。右额叶间变性胶质瘤术后，带膜定位增强头部MRI增强扫描：与2015年3月5日定位片比较：①右额部颅骨骨质术后改变，右额部术区残腔较前明显缩小，边缘强化较前减弱，右额叶脑水肿较前减轻，请结合临床；②原扫及双侧腮腺区数个结节影，部分较前显示模糊，请结合临床并随访。

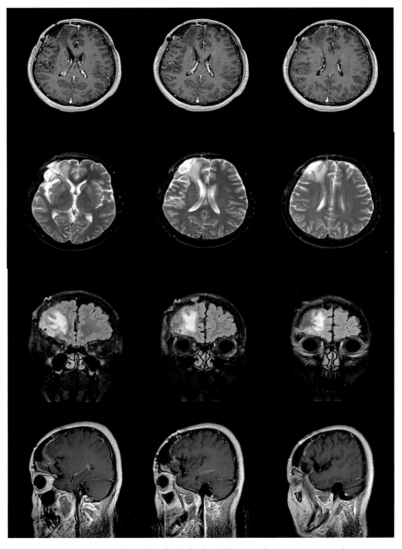

病例22图5　放疗后3个月复查头颅MRI（2015-06-09）

2015 年 10 月 15 日（放疗后 7 个月）复查头颅 MRI 示（病例 22 图 6）：右额部颅骨骨质术后改变；右额部术区残腔，范围约 2.5cm×1.8cm，边缘轻微强化；DWI 示腔内部分区域弥散稍受限。残腔周围脑水肿，请结合临床；扫及双侧腮腺区数个结节样影。余脑灰白质结构清晰，脑实质内未见异常信号影，中线结构居中，颅骨骨质信号未见异常。扫及双侧腮腺区数个稍长 T_2 小结节信号影，大者短径 0.4cm。右额叶间变性胶质瘤术后，头部 MRI 增强扫描：与 2015 年 6 月 9 日片比较：①右额部颅骨骨质术后改变，右额部术区残腔及周围脑组织水肿，较前未见明显变化；②扫及双侧腮腺区数个小结节，同前相似。

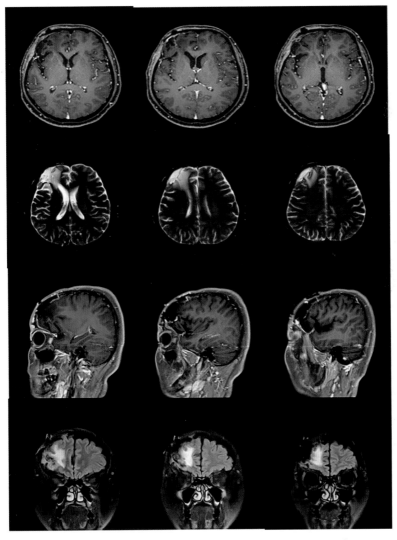

病例22图6　放疗后7个月复查头颅MRI（2015-10-15）

2016 年 3 月 1 日（放疗后 1 年）复查头颅 MRI 示（病例 22 图 7）：右额部颅骨骨质术后改变；右额部术区残腔，范围约 2.5cm × 1.6cm，边缘散在斑点状强化影。残腔周围轻度脑水肿；扫及双侧腮腺区数个稍长 T_2 小结节信号影，大者短径 0.4cm。余脑灰白质结构清晰，脑实质内未见异常信号影，中线结构居中，颅骨骨质信号未见异常。右额叶间变性胶质瘤术后，头部 MRI 增强扫描：与 2015 年 10 月 15 日片比较：①右额部颅骨骨质术后改变，右额部术区残腔及周围脑组织水肿，同前基本相似；②扫及双侧腮腺区数个小结节，部分较前缩小，部分同前相似。

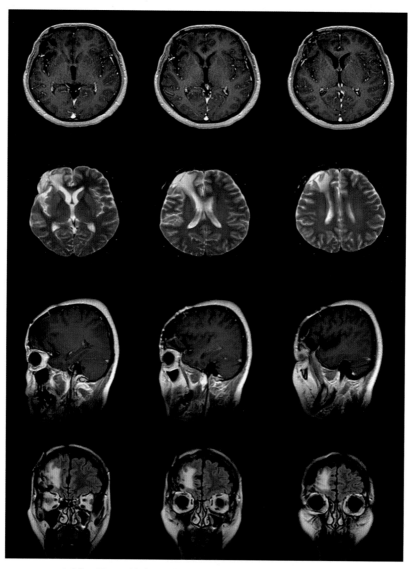

病例22图7　放疗后1年复查头颅MRI（2016-03-01）

2016 年 8 月 29 日（放疗后 1 年 6 个月）复查头颅 MRI 示（病例 22 图 8）：右额叶间变性胶质瘤术后，头部 MRI 增强扫描：与 2015 年 10 月 15 日片比较：①右额部颅骨骨质术后改变，右额部术区残腔及周围脑组织水肿，同前基本相似。②扫及双侧腮腺区数个小结节，部分较前缩小，部分同前相似。脑胶质瘤术后，头部 MRI 增强扫描：右侧额部术后硬膜外积液，额叶残腔形成，现未见明确肿瘤复发征象，请随访。

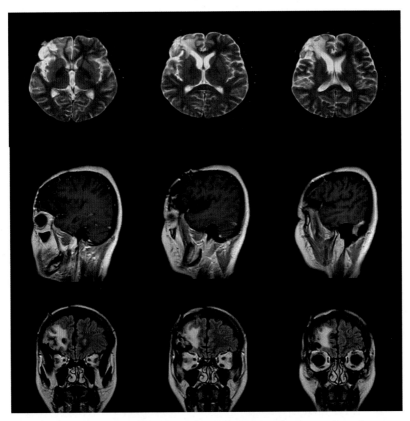

病例22图8 放疗后1年6个月复查头颅MRI（2016-08-29）

2017 年 1 月 18 日（放化疗后近 2 年）复查头颅 MRI（病例 22 图 9）：右额部颅骨骨质术后改变；右额部术区残腔，范围约 2.5cm×1.6cm，边缘散在斑点及条索状强化影；残腔周围轻度脑水肿；余脑灰白质结构清晰，脑实质内未见异常信号影，中线结构居中，颅骨骨质信号未见异常。扫及双侧腮腺区数个稍长 T_2 小结节信号影，大者短径 0.4cm。右额叶间变性胶质瘤术后，头部 MRI 增强扫描：与 2016 年 3 月 1 日旧片比较：①右额部颅骨骨质术后改变，右额部术区残腔及周围脑组织水肿，同前变化不明显，随访。②扫及双侧腮腺区小结节影，同前相似，随访。

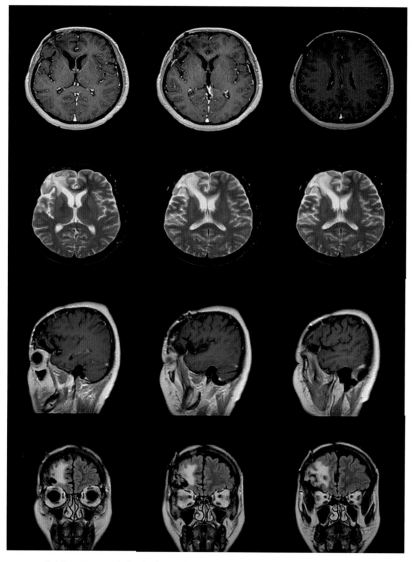

病例22图9　放疗后1年10个月复查头颅MRI（2017-01-18）

六、经验分享

1. 高级别胶质细胞瘤标准的治疗方案是手术完整切除，术后4周左右行同步放化疗及辅助化疗。STUPP方案及START方案均为《中国中枢神经系统胶质瘤诊断与治疗指南（2015）》推荐。

2. EORTC较ASTRO靶区勾画范围略小，不用中途修改计划。患者耐受性好，临床操作方便。

七、相关知识点

1. 切除程度与 GBM 患者的预后呈正相关，推荐最大范围地安全切除手术，术前进行全面评估，常用的影像学检查方法包括 CT 平扫、MRI 平扫、MRI 增强，必要时可行 DWI、MRS、PWI，甚至 PET、DTI、BOLD 等。其中 MRI 的 T_1+ 增强有助于分级，T_1+ 增强和 T_2/FLAIR 有助于定肿瘤边界。如果高度怀疑是胶质瘤，需要做最大范围安全切除，不能做到全切的患者需要部分切除或开颅活检或穿刺活检，最后做病理诊断及分子病理诊断明确。

Joo JD 等[3] 于 2012 年 8 月在 J Korean Neurosurg Soc 上发表文章显示，与 NTR（次全切除）、STR（部分切除）和 Bx-（活检）相比，GTR（完全切除）能显著延长中位无进展生存期（11 个月 VS 8 个月）。

2. 同步及辅助替莫唑胺放化疗的获益　目前 NCCN 指南及中国专家共识均推荐 STUPP 方案为标准术后治疗方案：术后 4 周，同步放化疗期间 TMZ 75mg/（$m^2 \cdot d$），连服 42 天；辅助化疗期间 150 ～ 200mg/（$m^2 \cdot d$），d1-d5，每 28 天重复，共 6 个周期。在 OS、PFS、MST 方面 STUPP 方案较单纯放疗、单独放疗 ＋ TMZ 辅助化疗或 TMZ 同步放化疗，具有显著提升，同时不良反应能耐受。

STUPP vs 单纯放疗：EORTC/NCIC 26981-22981[4～5] 的 Ⅲ 期临床研究，对 573 名 18 ～ 70 岁且 PS 0 ～ 2 分的患者进行随机分组，分布接受单纯放疗 60Gy 或 STUPP 方案。STUPP 方案将中位生存由 12.1 个月提高到 14.6 个月（$P < 0.001$），5 年总生存率由 1.9% 提高到 9.8%，死亡风险降低 37%。虽然 3 ～ 4 级血液毒性更高（7% VS 0%），但对生活质量并无影响。

STUPP 方案与单独放疗 ＋ TMZ 辅助化疗比较：一项回顾性分析[6]，用于比较 STUPP 与单独放疗 ＋ 替莫唑胺辅助化疗治疗新诊断 GBM 的疗效。共纳入 43 名患者，放疗剂量为 60Gy，同步放化疗阶段替莫唑胺剂量为 75mg/（$m^2 \cdot d$），辅助化疗阶段剂量为 150 ～ 200mg/（$m^2 \cdot d$），连续用药 5 天，每 28 天为一个疗程，多数患者持续治疗至疾病进展。与放疗 ＋ 替莫唑胺辅助化疗相比，替莫唑胺同步放化疗 ＋ 辅助化疗显著延长患者中位生存期（25.5 个月 VS 15.6 个月）和 2 年生存率（51% VS 36%，$P < 0.05$）。

STUPP 方案 VS TMZ 同步放化疗：一项单中心、回顾性分析，比较替莫唑胺同步放化疗 ＋ 辅助化疗与替莫唑胺同步放化疗（未辅助化疗）治疗新诊断 GBM 的疗效。共纳入 181 名患者，放疗剂量为 60Gy，替莫唑胺同步放化疗阶段剂量为 75mg/（$m^2 \cdot d$），辅助化疗阶段剂量为 150 ～ 200mg/（$m^2 \cdot d$），连续用药 5 天，每 28 天为一个疗程。STUPP 组中位总生存期为 18.5 个月，而替莫唑胺同步放化疗组（未辅助化疗）中位总生存期为 12.7 个月（$P < 0.0001$）。STUPP 组中位 PFS 为 8.67 个月，而替莫唑胺同步放化疗组中位 PFS 为 5.98 个月（$P = 0.025$）。

3. 生物靶向治疗及其他全身治疗　两项大型 Ⅲ 期研究（RTOG 0825[7] 和 AVAglio[8]）显示在标准替莫唑胺放化疗基础上增加贝伐珠单抗未能改善总生存，但都提示贝伐单抗有 PFS 延长的趋势。RTOG 0825 研究中，贝伐单抗组患者生活质量下降、更多临床症状及神经认知功能的下降。相反，AVAglio 研究中，贝伐珠单抗组患者的基线生活质量及 PS 水平维持更久，对糖皮质激素的依赖更少。两项研究中贝伐珠单抗组均出现更多 3 级以上毒性。

现有研究表明：在标准化放疗基础上增加其他全身治疗药物未能证实能够改善患者生存。

（冯　梅）

参考文献

[1] NCCN clinical practice guidelines in oncology : central nervous system cancers（2016.V2），M53–M56

[2] 周良辅，毛颖，王任直，等 . 中国中枢神经系统胶质瘤诊断和治疗指南 [J]. 中华医学杂志，2016，（7）: 45–509.

[3] Joo JD，Chang JH，Kim JH，et al.Temozolomide during and after radiotherapy for newly diagnosed glioblastomas : a prospective multicenter study of korean patients[J].J Korean Neurosurg Soc，2012，52（2）: 92–97.

[4] Stupp R，Mason WP，van den Bent MJ，et al.Radiotherapy plus concomitant and adjuvant temozolomide for glioblastoma[J].N Engl J Med，2005，352（10）: 987–996.

[5] Stupp R，Hegi ME，Mason WP，et al.Effects of radiotherapy with concomitant and adjuvant temozolomide versus radiotherapy alone on survival in glioblastoma in a randomised phase Ⅲ study : 5–year analysis of the EORTC–NCIC trial[J].Lancet Oncol，2009，10（5）: 459–466.

[6] Sher DJ，Henson JW，Avutu B，et al.The added value of concurrently administered temozolomide versus adjuvant temozolomide alone in newly diagnosed glioblastoma[J].J Neurooncol，2008，88（1）: 43–50.

[7] Gilbert MR，Dignam J，Won M，et al.RTOG 0825：Phase Ⅲ double–blind placebo–controlled trial evaluating bevacizumab（Bev）in patients（Pts）with newly diagnosed

glioblastoma（GBM）[J].J Clin Oncol，2013，31（1）：1.

[8] Wick W，Cloughesy TF，Nishikawa R，et al.Tumor response based on adapted Macdonald criteria and assessment of pseudoprogression（PsPD）in the phase Ⅲ AVAglio trial of bevacizumab（Bv）plus temozolomide（T）plus radiotherapy（RT）in newly diagnosed glioblastoma（GBM）[J].J Clin Oncol，2013，31（Supplabstr 2002）：73-79.

病例23　胶质母细胞瘤术后同期放化疗（五）

一、病历摘要

患者：男性，63岁，确诊"左侧颞叶胶质母细胞瘤术后"。

现病史：患者于2015年3月26日因"头痛、头晕伴运动性失语1个月余，加重伴步态不稳1周"而入院。入院1个月前，患者出现头痛、头晕，伴记忆力下降、运动性失语，遂于当地医院就诊，经对症治疗后无效。1周前，患者病情加重伴步态不稳，3天前出现呕吐症状，呕吐物为食物残渣，无发热，无意识障碍、四肢抽搐等症状，患者为进一步治疗入我院。入院后，于2015年3月27日行颅脑CT平扫、胸部CT增强扫描：①平扫示左颞叶一枚等密度结节占位并周围大片脑水肿带，必要时完善颅脑MRI检查。中线右移约0.9cm；②左肺上野前段一枚肺大疱。双肺慢性支气管炎肺气肿征象。两侧胸腔背侧胸膜增厚；③两侧肺门区软组织稍增厚；两侧肺门区、纵隔区内多枚肿大淋巴结显示。入院诊断为"左颞叶占位"，考虑脑胶质瘤可能性大，于2015年4月1日在我院行"左侧颞叶肿瘤切除术"，术后病理（病例23图1）（左颞叶包块）结合HE及免疫组化GFAP（＋），Ki-67（阳性率10%），P53（＋），NSE（＋），Syn（个别＋），符合胶质母细胞瘤。患者发病以来，精神、食欲、睡眠尚可，大小便未发现明显异常，体重无明显变化。

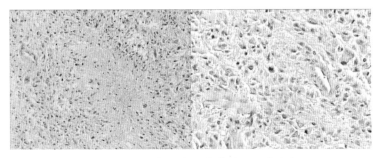

病例23图1　术后病理（胶质母细胞瘤）

既往史、婚育史、家族史无特殊，有吸烟史，余个人史无特殊。

查体：患者一般状态尚可，生命体征正常，扶入病房，营养评估正常。

神经系统检查：运动性失语，有构音障碍，记忆力稍减退，无失用症，无失认症，无遗忘，有错构，无智力障碍。左上肢肌力及左下肢肌力Ⅳ级，肌张力正常；右上肢及右下肢肌力Ⅳ级，肌张力正常，其余神经系统查体未见异常。

实验室与辅助检查：血常规、肝肾功能、离子五项均无异常，营养状态良好。

术后 1 天（20150-04-02）复查颅脑 CT 平扫示：①左侧颞部颅骨呈术后改变，左侧颞叶实质内多数积气影，边缘少许积血及周围脑水肿；②左侧额部颅内板下方少量积气。

术后 6 周（2015-05-12）复查颅脑 MRI 增强扫描提示（病例 23 图 2）：①左侧颞部颅骨呈术后改变，左颞叶术后残腔形成，增强后边缘强化，周围少量脑水肿，请结合临床随访；②左额部硬膜下少量积血，请随访。

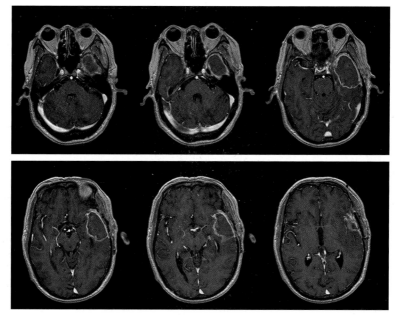

病例23图2　放疗前复查MRI（T₁增强）

二、病例特点

本例患者为中老年男性，诉头痛、头晕伴运动性失语、步态不稳，神经系统检查运动性失语，有构音障碍，记忆力稍减退，无失用症，无失认症，无遗忘，有错构，无智力障碍。四肢肌力Ⅳ级，肌张力正常，其余神经系统查体未见异常。术前颅脑 CT 平扫提示：左颞叶脑实质内一等密度结节占位影，大小约 3.2cm × 2.8cm，周围颞、顶、枕叶见大片脑水肿带。左侧侧脑室推挤变窄，中线结构向右推挤约 0.9cm。术后病理及免疫组化均诊断为"胶质母细胞瘤"。术后 6 周（2015 年 5 月 12 日）复查 MRI 提示肿瘤已行完整切除，未见明显残留病灶。

三、专家（主任医师）分析

胶质母细胞瘤是星形细胞肿瘤中恶性程度最高的胶质瘤，预后差，常见发病年龄在 60 岁左右，肿瘤位于皮质下，多数生长于幕上大脑半球各处，呈浸润性生长，常侵犯几个脑叶，并侵犯深部结构，还可经胼胝体波及对侧大脑半球，额叶、颞叶是胶质母细胞瘤最常见的好发部位。该病例的组织病理确诊为胶质母细胞瘤，肿瘤体积为大小约 3.2cm×2.8cm，手术能否完整切除与预后有明显的相关性，评估完整切除的标准，除了外科医生的认定外，主要依赖术后 72 小时内 MRI 复查结果。患者预后的不良因素：①病理为胶质母细胞瘤，肿瘤恶性程度高；②患者于术后 8 周（2015-05-26）开始行放疗，术后放疗时间延误，影响疗效。建议在伤口愈合，并且 PS 评分 0～1 的情况下，术后 4～6 周内给予放化综合治疗，方案应参照 STUPP 方案、NCCN 指南和中国恶性胶质瘤治疗专家共识。必须强调放疗靶区勾画时，应参照近 2 周内复查的 MRI，MRI 扫描序列包括 T_1 增强、T_2/FLAIR、DWI/ASL 以判断有无残留和（或）复发。患者有癫痫发作的可能，术后予以口服抗癫痫药物至少 6 个月。治疗过程中密切观察可能出现的骨髓抑制、胃肠道反应、脑水肿和神经功能变化，必要时给予脱水等对症处理。

四、治疗过程

1. 治疗方案　STUPP 方案。

2. 放射治疗

（1）CT 模拟定位：仰卧位，双上肢置体侧，增强扫描范围：颅顶至 C_2 椎体，扫描层距、层厚为 3mm/3mm。

（2）采用 RTOG 靶区勾画法（两阶段法）（病例 23 图 3）：CT-MRI 图像融合靶区勾画，将 CT 定位图像与术后 MRI 的 T_1 增强 /T_2 图像融合。第一阶段放疗 CTV1：T_1 增强显示的强化区域＋手术残腔＋T_2（水肿区），外扩 2cm；第二阶段放疗 CTV2：T_1 增强显示的强化区域＋手术残腔，外扩 2cm；各靶区要在脑干、眼眶、骨以及解剖屏障处回收，CTV1、CTV2 分别外放 3～5mm，形成 PTV1 及 PTV2。

（3）放疗技术与处方剂量、要害器官限制：采用 CT 扫描技术设计旋转调强计划；处方剂量：PTV1：DT 60Gy/30F，PTV2：DT 50Gy/25F。危及器官受量限制为：脑干 Dmax＜54Gy，视交叉 Dmax＜54Gy，左侧视神经 Dmax＜54Gy，双侧晶体 Dmax＜7Gy。

（4）计划评估：95% 的处方剂量包含 98% 靶区。

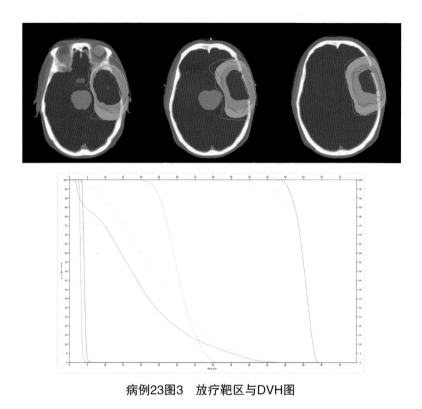

病例23图3　放疗靶区与DVH图

3．化疗或药物治疗　放疗与 TMZ［75mg/（m^2·d）］口服化疗同时开始，1 次／日，连续服用 42 天，放化疗结束后，继续辅助替莫唑胺 150 ~ 200mg/m^2 口服化疗 6 个月。

4．治疗中的不良反应与处理　同步放化疗期间出现轻度脑水肿症状，Ⅰ度骨髓抑制，对症治疗后均明显好转。

五、随访与处理意见

2015 年 7 月 1 日（放疗结束时）复查，第 2 次颅脑 MRI 增强扫描示（病例 23 图 4，与 2015-05-12 片比较）：①左侧颞部颅骨呈术后改变，左颞叶术后残腔形成，增强边缘强化，较前减弱；周围少量脑水肿，较前减轻，请随访；②左额部硬膜下少量积血，较前减少。治疗期间，予以脱水、抗癫痫、补液、营养神经、改善脑循环等治疗，患者病情平稳，完成阶段治疗后，予以出院。

2015 年 10 月 10 日（放疗后 3 个月）复查，第 3 次颅脑 MRI 增强扫描示（病例 23 图 5）：①左侧颞部颅骨呈术后改变，左颞叶术后残腔形成，增强边缘强化，较前减弱；另邻近术区深面脑实质区（左侧侧脑室下角前方）环状强化结节影，伴周围脑实质水肿改变，较前新增，考虑局部复发所致可能性大，结合临床；②左额部硬膜下少量积液影，同前基本类似。

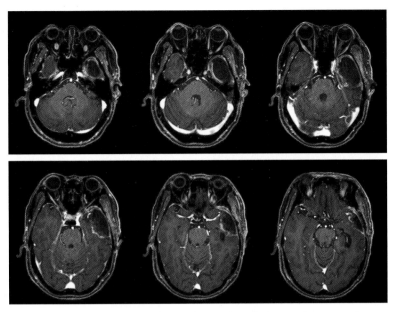

病例23图4　放化疗结束时复查MRI（T₁增强，2015-07-01）

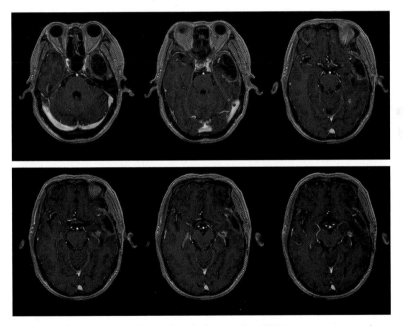

病例23图5　放疗结束后3个月复查MRI（T₁增强，2015-10-10）

2016年1月6日（放疗后6个月）患者再次入院复查，入院时，患者无头痛、恶心、呕吐，诉运动性失语，有构音障碍，有错构、虚构，思维力、判断力、定向力正常。查体：神清合作，步入病房，神经系统检查阴性。第4次颅脑MRI增强扫描示（病例23图6，与2015-10-10旧片比较）：①左侧颞部颅骨呈术后改变，左颞叶术后残腔形成，较前稍减小；②术后深面脑实质及基底节区不规则片团影，边缘强化，较前明显增大；左额顶叶邻近脑膜区明显强化结节，较前新增，周围大片水肿，考虑局部复发所致可能性大，请结合临床，随访；③左额部硬膜下少许积液，较前稍减少。予以脱水、改善脑循环等治疗，患者病情平稳，拟继续治疗，但患者及家属放弃治疗，自动出院。

目前患者病情稳定，无头痛、恶心、呕吐、乏力，有言语功能障碍，建议继续予以脱水对症治疗，抗癫痫治疗，定期随访。

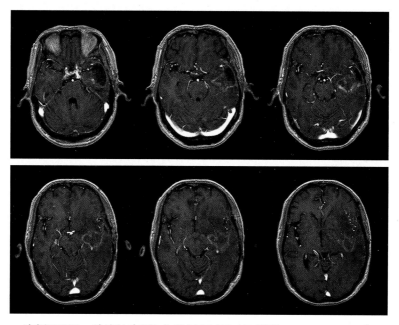

病例23图6　放疗结束后6个月复查MRI（T₁增强，2016-01-06）

六、经验分享

恶性脑胶质母细胞瘤，手术完整切除是关键，术后4～6周内行放化疗，并且放化疗后1个月开始继续口服TMZ维持治疗是标准的治疗选择。

七、相关知识点

1. 利用MRI　术后≤72小时，可以评估肿瘤切除的范围。

2. 术后4～6周内应行放疗。胶质母细胞瘤术后等待放射治疗的时间过长的问题已经强调了近二十年。这个问题甚至在某些发达国家，如加拿大和澳大利亚等更为突出。更长的等待时间使患者焦虑同时可能会影响患者的生存率。在Irwin等[1]研究中发现，在手术后每延迟 1 周时间开始放疗，会减少 8.9% 的总生存率（95% CI 2% ~ 16.1%）。换句话说，每延迟 1 天，患者增加 1.2% 的死亡风险（95% CI 0.3% ~ 2.2%）。他们的研究模型表明，一个"典型"的 GBM 患者，延迟 6 周开始放疗（即手术后 2 ~ 8 周），中位生存期减少 11 周。但也有文献报道术后放疗等待时间的短暂延长（小于 6 周）对总生存率并无影响[2]，这项研究总结了 16 个前瞻性的 RTOG 临床试验，但在试验中绝大部分患者都是在术后 6 周之内开始放疗，因此不能得出 6 周之后开始放疗患者的生存影响。

（徐　鹏　李　昉）

参考文献

[1] Irwin C，Hunn M，Purdie G，et al.Delay in radiotherapy shortens survival in patients with high grade glioma[J].J，Neurooncol，2007，85（3）：339-343.

[2] Blumenthal DT，Won M，Mehta MP，et al.Short delay in initiation of radiotherapy may not affect outcome of patients with glioblastoma：a secondary analysis from the radiation therapy oncology group database[J].J Clin Oncol，2009，27（5）：733-739.

病例24　胶质母细胞瘤术后同期放化疗（六）

一、病历摘要

患者：女性，66 岁，确诊"左颞顶枕胶质母细胞瘤术后"。

现病史：患者于 2016 年 2 月因头晕于 2016 年 2 月 10 日当地医院行 CT 示：左侧大脑半球枕顶叶区巨大占位，周围伴大片水肿带，性质待定。2016 年 2 月 14 日于上海某医院行颅脑 MRI 提示胶质瘤可能（病例 24 图 1），并于当月 22 日在该院行脑胶质瘤切除（患者口述），病理示：左颞顶枕胶质母细胞瘤（WHO Ⅳ级）。2017 年 3 月 7 日复查颅脑 MRI 示（术后 2 周，病例 24 图 2）：左枕顶术后、术区囊性灶，边缘线样强化伴周围水肿带，两侧额叶皮层下腔隙缺血灶。为求进一步治疗，遂来我院。

既往史、个人史、家族史均无特殊。

查体：患者一般状态良好，生命体征正常，营养评估正常。神经系统查体未见异常。

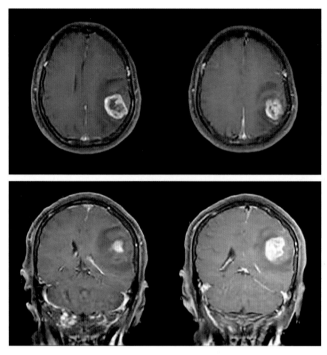

病例24图1　术前MRI（2017-02-14）

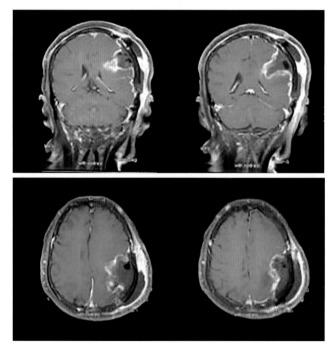

病例24图2　术后2周复查MRI（2017-03-07）

实验室与辅助检查：血常规、肝肾功能、离子五项均无异常，营养状态良好。

术后 2 周复查颅脑 MRI 提示：左侧顶枕叶胶质瘤术后，局部残腔伴水肿，较前有所吸收好转，建议结合临床。右放射冠区可疑结节同前，缺血灶可能，请随访。

二、病例特点

本例患者为 66 岁的老年女性，左侧大脑半球枕顶叶区巨大占位。术后证实胶质母细胞瘤（WHO Ⅳ级），分子病理检测未做，依据术后 2 周 MRI 提示未见明显残留病灶。

三、专家（主任医师）分析

放疗是胶质母细胞瘤（WHO Ⅳ级）主要的辅助治疗手段之一。早期发表的随机研究结果显示 GBM 患者接受辅助放疗后的 MS 为 7 ~ 12 个月，明显优于单一术后的 3 ~ 4 个月。目前建议辅助放疗患者于患者术后恢复良好的情况下及早进行（术后 4 ~ 6 周）。颅内肿瘤的放疗考虑 3D-CRT 或者 IMRT。以尽可能减少正常脑组织的照射体积和剂量。尤其是视神经、视交叉和脑干。目前的研究结果显示，GBM 的放疗范围仅应包括肿瘤和亚临床病灶，而并非全脑。≤ 70 岁 GBM 患者同期使用替莫唑胺（TMZ）化疗继以辅助 TMZ 化疗。

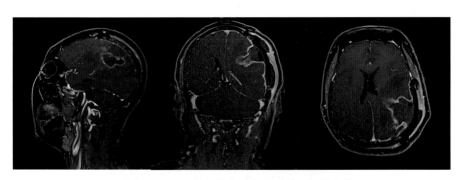

病例24图3 放疗前复查MRI（术后3周）

四、治疗过程

1. 治疗方案 拟针对瘤床及外放边界行质子＋重离子放疗，DT：质子：50Gy/25F，碳离子：12Gy/4F，定期复查 CT-review。同步 TMZ 化疗。

2. 放射治疗

（1）CT 模拟定位：仰卧位，双上肢置体侧，增强扫描范围：颅顶至 C_2 椎体，扫描层距、层厚为 3mm/3mm。体位固定（于放疗前第 10 天完成）：根据放射野设计的需要，制作个体化体位固定装置。患者取仰卧位，双手分别置于身体两侧，使用双组分聚氨酯泡沫以固定身体和头部；热塑料面膜加热至 60 ~ 82℃后，覆盖在患者头颈肩部位以适形其外部轮廓（注：最终成形的头颈肩面罩的厚度为 1 ~ 2mm，质子或重离子放射在此深度无剂量，将不会影响治疗效果）。

（2）模拟定位 CT 扫描（于放疗前第 9 天完成）。

（3）平扫 CT 模拟定位扫描。

（4）定位 CT 扫描范围：上至颅顶外 1.5cm，下至锁骨上，扫描层厚 0.3cm。

（5）根据肿瘤部位确定合适的定位线标记。

（6）获取其他影像学资料（于放疗前第 9 天完成）：在使用放疗体位固定装置的条件下获取 MRI 影像。

（7）放疗计划设计（靶区勾画和计划于放疗前第 8 天开始，各 3 天内完成）。

（8）确定 GTV/CTV：将治疗体位下增强 MRI（T_1、T_2 序列及增强、FLAIR 序列）与定位 CT 融合，由临床医师在每一层定位 CT 上勾画 GTV 和 CTV。

（9）确定计划靶区（PTV）：外放边界由主诊医师和物理治疗师共同决定。

（10）确定正常器官：在每一层定位 CT 上勾画正常组织，包括颅脑、眼球、视神经 / 交叉、脑干、脊椎神经至 C_2；勾画重要的功能区（如海马等），如有可能，在功能性 MRI 的指导下勾画重要的功能区（病例 24 图 4）。

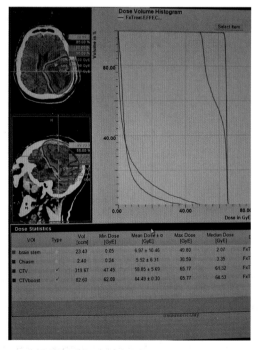

病例24图4　放疗靶区与DVH图

（11）放射治疗野的设置：根据肿瘤部位及周围 OARs，设计单野、两个侧向对穿野、多野放射，目的是保证肿瘤受到足量放射而正常组织在耐受量之下。当放射靶区靠近皮肤且体积较大时，应设计多野放射以减少皮肤剂量；每天按照放射计划照射设定的照射野，每周 5 次。物理治疗师应在确保同等质量及放射剂量分布的情况下设计最少的放射野。

（12）剂量要求：尽量达到 95% 处方剂量线包绕 95% CTV 体积，90% 处方剂量线包绕 90% PTV 体积，但需首先确保正常器官的剂量在可耐受范围内，尤其当肿瘤邻近重要 OAR（如视神经、视交叉、脑干、脊髓、脑组织），剂量优化须以重要 OAR 优先。

（13）放疗计划的验证（于放疗开始前 2 天完成）：由物理治疗师和主诊医生共同决定是否通过。

（14）GTV：术后 MRI T_1 增强序列 /MET-PET 及功能性 MRI 所观察到的术后瘤床体积；CTV：GTV+15 ~ 20mm；CTVboost：GTV 外扩 5cm，各靶区要在脑干、眼眶、骨以及解剖屏障处回收，CTVs 外放 1 ~ 2mm 摆位误差外加粒子放射剂量不确定误差边界形成 PTVs。

（15）放疗技术与处方剂量、危及器官剂量：采用质子联合重离子调强放疗（IMPT + IMCT）；处方剂量：CTV：DTH 质子 50Gy/25F，CTVboost：DT 碳离子 15Gy/5F。危及器官受量限制为：脑干 Dmax < 54Gy，全脑 Dmax < 60Gy，10% < 54Gy，晶体 Dmax < 6Gy。

（16）计划评估：95% 的处方剂量包含 99% 靶区。

3. 化疗或药物治疗　放疗与 TMZ［75mg/（m^2·d）］口服化疗同时开始，1 次 / 日。放疗期间使用地塞米松联合甘露醇预防脑水肿。

4. 治疗中的不良反应与处理　同步放化疗期间出现轻度脑水肿症状，Ⅰ度血小板抑制，对症治疗后均明显好转。

五、随访与处理意见

患者随访时间：治疗结束后于 1 周内行首次随访，4 ~ 6 周内行再次随访，其后 3 年内每 2 ~ 3 个月随访一次，3 年后每 4 ~ 6 个月一次，5 年后每年随访一次。

六、经验分享

脑胶质瘤的病因迄今未明，绝大多数恶性胶质瘤并无潜在病因。含 N-亚硝基化合物饮食、职业性危险因素和电磁场暴露如手机使用和头部外伤等可能潜在病因目前均无定论。低度恶性脑胶质瘤同 Ⅰ、Ⅱ 型神经纤维瘤病相关。但仅 5% 的恶性胶质瘤呈家族性，且多数家族性病例没有明确的遗传学病因。目前脑胶质瘤尚无有效的普查手段，且没有证据显示高度恶性脑胶质瘤的早发现、早治疗对患者预后有任何助益。

七、相关知识点

1. 脑胶质瘤生物学行为　脑胶质瘤通常不发生转移，且极少通过淋巴扩散。向周围正常脑组织呈"指样侵袭性生长"是 WHO Ⅱ～Ⅳ级胶质瘤的最显著的生物学特征。目前影像学检查对侵及范围无法正确判断，肿瘤对脑组织的侵犯范围通常远超出 MRI 显示的肿瘤边界。因此，脑胶质瘤尤其是间变型星形细胞瘤和 GBM 难以被手术完全切除。

50%～60% 的星形细胞瘤伴 TP53 基因突变。低度恶性脑胶质瘤通常伴有 1p/19q 杂合性缺失（1p/19q LOH），在少突胶质细胞肿瘤发生率为 50%～80%。TP53 基因突变同 1p/19q 缺失为互不共存的基因改变。1p/19q LOH 不仅是 WHO Ⅲ级（间变少突及少突－星形胶质细胞瘤）的重要预后因素，同时可提示对氮芥、甲基苄肼、长春新碱（即 PCV 方案）化疗的反应性。70%～80% 的低度恶性脑胶质瘤伴 IDH1 突变。原发性 GBM 中 3% 伴 IDH1 突变，但低级脑胶质恶转而成的 GBM 中，近 50% 伴 IDH1 突变。无 IDH 突变 LGG 的生物学行为更接近 HGG。

O6-甲基鸟嘌呤 DNA 甲基转移酶（O6-MGMT）是一种 DNA 修复酶，可保护染色体免受烷化剂的致突变、致癌和细胞毒作用的损伤。胶质瘤中 MGMT 的甲基化（mMGMT）与肿瘤的耐药性相关，可影响患者的化疗效果及预后。然而，替莫唑胺（temozolomide，TMZ）治疗伴 mMGMT 的 GBM 患者可显著延长其 OS 和 PFS。虽然 40%～95% 的低度恶性脑胶质瘤伴 mMGMT，但 mMGMT 对其预后的相关性目前尚不明朗。

2. 脑胶质瘤的治疗[1～4]　间变型星形细胞瘤（AA）与胶质母细胞瘤（GBM）的治疗以手术切除为主。手术应在保证功能的前提下尽可能切除肿瘤。获肿瘤完全切除（GTR）者的预后优于仅完成部分切除和活检者。美国 MD Anderson 癌症中心的一项大样本回顾性研究结果显示，肿瘤完全切除（即术后 MRI 中残余体积＜2%）者的中位生存期为 13 个月，显著优于未完全切除者的 8.8 个月（$P < 0.0001$）。然而，目前肿瘤部分切除较活检对患者的预后是否有显著影响并无定论。

因 AA 和 GBM "侵袭性指样生长"的特征，肿瘤被完全切除的可能性极低，故术后辅助治疗是高度恶性脑胶质瘤治疗的重要环节。术后应在 24～48 小时内完成颅脑 CT 或 MRI 增强扫描以明确肿瘤残存情况，便于确定缩野后的照射靶区。也有学者建议依术前 CT 或 MRI 所显示的肿瘤范围缩野。目前以发表的文献提示两种缩野方法对肿瘤复发似无显著影响。

替莫唑胺（TMZ）是目前 GBM 治疗的最常用化疗药物。EORTC 和 NCIC 共同完成的一项Ⅲ期临床研究，对初治 GBM 患者随机比较了单一放疗（总剂量为 60Gy）和放疗同期联合 TMZ 化疗 [75mg/（m²·d），共 6 周]，继以 TMZ 辅助治疗 [150 ～ 200mg/（m²·d），共 5 天，28 天为 1 个疗程，共 6 个疗程] 的疗效。结果显示，联合治疗较单一放疗可显著改善患者的中位生存期（14.6 个月 VS 12.1 个月，$P < 0.001$）与两年生存率（26.5% ：10.4%），且联合治疗可耐受。该研究的 5 年随访分析结果显示，接受 TMZ 化疗者的 2 年、3 年和 5 年总生存率分别达 27%、16% 和 10%，均明显高于仅接受放疗者的 11%、4.5% 和 2%。TMZ 在年龄为 60 ～ 70 岁的患者中同样有效。MGMT 的甲基化（mMGMT）状态是多因素分析中最明显的预后和判断 TMZ 疗效的因素。

虽然目前并无直接比较 TMZ 与亚硝脲类药物治疗 GBM 疗效的研究，但 TMZ 的耐受性明显优于亚硝脲类药物。因此，放疗联合使用 TMZ 目前为 GBM 辅助治疗的基本策略，但对年龄＞ 70 岁的患者是否使用 TMZ 可根据 mMGMT 的状态决定。

然而，替莫唑胺在 AA 治疗中的常规应用尚未获随机研究结果的证实。意大利的一项回顾性结果显示，术后接受放疗辅助 TMZ 治疗患者的总生存率和无进展生存率较未接受 TMZ 者并无显著提高，但该项研究并未针对 mMGMT 状态对预后的影响予以分析。

恶性脑胶质瘤富含新生血管，故血管生成抑制剂对其疗效一直是研究的重点。然而，目前已完成并发表的两项随机临床研究结果显示，放疗联合 TMZ 的基础上加用贝伐单抗对初治 GBM 患者的 2 年总生存率或中位生存时间较仅接受放疗和 TMZ 者无显著影响。药物治疗建议：GBM 的放疗同期联合使用 TMZ [75mg/（m²·d），不超过 49 天]。辅助 TMZ 化疗在放疗完成后 4 周开始，每 28 天为 1 个周期，第 1 个周期时，第 1 ～ 5 天使用 150mg/（m²·d），若患者耐受性良好，在无血液学毒性的前提下，在随后每个周期中，第 1 ～ 5 天加量至 200mg/（m²·d）。因 TMZ 可能导致淋巴细胞减少而增加机会性感染的概率，故接受放疗同期联合 TMZ 的患者在治疗期间应口服 SMZ-TMP 磺胺类药物以预防卡氏肺囊虫肺炎等感染

3. 脑胶质瘤的质子重离子放疗 [5 ～ 10]　Fitzek 等完成的 II 期临床研究，给予了 23 例 KPS 评分＞ 70 分且术后残余肿瘤体积＜ 60cc 的患者高达 90Gy 的质子或光子放射治疗。结果显示，高剂量区（90Gy）内几乎没有肿瘤复发，而复发常出现于临近高剂量区的 60 ～ 70Gy 剂量范围内。23 例患者的中位生存期高达 20 个月，且 4 例患者生存期为 22 ～ 60 个月。有趣的是，7 例患者出现了放射性脑坏死，但其生存期较未出现脑坏死者显著延长（$P = 0.01$）。

Combs 等发表的一项回顾性研究，比较了光子放疗、联合放化疗（光子放疗联合 TMZ）和碳离子治疗 AA（16 例）和 GBM（32 例）的疗效。三组患者的中位生存期分别为 9 个月、14 个月和 18 个月。接受放化疗和碳离子治疗者的总生存期间无显著差异。然而，接受三种治疗的 GMB 和 AA 患者的无进展生存期分别为 5 个月、6 个月、8 个月和 15 个月、6 个月、34 个月，接受碳离子治疗者的 PFS 均显著优于联合放化疗和单一

光子治疗组。

日本学者完成的一项Ⅰ/Ⅱ期临床研究，给予了48位AA或GBM患者50Gy常规分割的光子放疗后，继以8次碳离子加量照射（加量照射剂量自16.8Gy递增至24.8Gy）。结果显示，AA和GBM患者的中位生存期分别为35个月和17个月；接受不同碳离子剂量的GBM患者的无进展生存期/中位生存期分别为4/7个月（16.8Gy）、7/19个月（18.4～22.4Gy）和14/26个月（24.8Gy）。碳离子加量放射治疗的耐受性良好，无患者出现Ⅲ度或以上的毒副反应。

（朱颖超）

参考文献

[1] Lee SW，Fraass BA，Marsh LH，et al.Patterns of failure following high-dose 3-D conformal radiotherapy for high-grade astrocytomas：a quantitative dosimetric study[J]. Int J Radiat Oncol Biol Phys，1999，43（1）：79-88.

[2] McDonald MW，Shu HK，Curran WJ Jr，et al.Pattern of failure after limited margin radiotherapy and temozolomide for glioblastoma[J]. Int J Radiat Oncol Biol Phys，2011，79（1）：130-136.

[3] Gebhardt BJ，Dobelbower MC，Ennis WH，et al.Patterns of failure for glioblastoma multiforme following limited-margin radiation and concurrent temozolomide[J].Radiat Oncol，2014，9：130.

[4] Paulsson AK，McMullen KP，Peiffer AM，et al.Limited margins using modern radiotherapy techniques does not increase marginal failure rate of glioblastoma[J]. Am J Clin Oncol，2014，37（2）：177-181.

[5] Walker MD，Strike TA，Sheline GE.An analysis of dose-effect relationship in the radiotherapy of malignant gliomas[J]. Int J Radiat Oncol Biol Phys，1979，5（10）：1725-1731.

[6] Friedman HS，Prados MD，Wen PY，et al.Bevacizumab alone and in combination with irinotecan in recurrent GBM[J]. J Clin Oncol，2009，27（28）：4733-4740.

[7] Gutin PH，Iwamoto FM，Beal K，et al.Safety and efficacy of bevacizumab with hypofractionated stereotactic irradiation for recurrent malignant gliomas[J].Int J Radiat Oncol Biol Phys，2009，75（1）：156-163.

[8] Combs SE，Bruckner T，Mizoe JE，et al.Comparison of carbon ion radiotherapy to

photon radiation alone or in combination with temozolomide in patients with high-grade gliomas : explorative hypothesis-generating retrospective analysis[J]. Radiother Oncol，2013，108（1）：132-135.

[9] Mizoe JE，Tsuj Ⅱ H，Hasegawa A，et al.Phase Ⅰ/Ⅱ clinical trial of carbon ion radiotherapy for malignant gliomas : combined X-ray radiotherapy，chemotherapy，and carbon ion radiotherapy[J]. Int J Radiat Oncol Biol Phys，2007，69（2）：390-396.

[10] Levin VA，Bidaut L，Hou P，et al.Randomized double-blind placebo-controlled trial of bevacizumab therapy for radiation necrosis of the CNS[J]. Int J Radiat Oncol Biol Phys，2011，79（5）：1487-1495.

病例25　胶质母细胞瘤术后同期放疗

一、病历摘要

患者：女性，52 岁，诊断"右额叶胶质母细胞瘤术后"。

现病史：患者于 2015 年 3 月 5 日因"反复失眠 3 个月"就诊于我院。入院后，自诉 3 个月前，反复失眠，偶感头疼，无头晕、恶心、呕吐、肢体乏力，无意识障碍、四肢抽搐等症状。颅脑 MRI 示（病例 25 图 1）：①右侧额叶占位，肿瘤大小 3.6cm×3.0cm×4.1cm，T_1 增强病灶表现为不均匀强化，病灶内坏死明显，病灶周围水肿，性质待定？②左额镰旁脑膜瘤。入院后考虑为脑胶质瘤可能性大，于 2015 年 3 月 12 日在我院行"右侧额叶肿瘤切除术"，术后病理示（病例 25 图 2）：（右侧额叶包块）符合多形性胶质母细胞瘤，免疫组化："PCK（-），LCK（-），HCK（-），CK5/6（-），P63（-），CK7（散在个别细胞 +），CK20（-），CK8/18（-），EMA（+），TTF-1（-），Vimentin（+），S-100（-），HMB45（-），Malan-A（-），LCA（-），GFAP（部分 +），CD99（+），CD117（-），Desmin（-），SMA（-），CDX-2（-），CD56（+），CD57（-），PR（-），Ki-67（阳性率 80%），恶性肿瘤，多系胶质母细胞瘤。术后 1 个月余，请我科会诊拟行术后放疗。患者自发病以来，反应较前迟钝，记忆力较前减退，饮食较差，余无异常。

个人史、家族史均无特殊。

查体：患者一般状态良好，生命体征正常，营养评估正常。

神经系统检查：语言清晰，欠流利，思维力、判断力、定向力正常，记忆力及计算力减退。双侧肢体肌力 V 级，余神经系统查体未见异常。

实验室及辅助检查：血常规、肝肾功能、电解质均无异常，营养状态良好。

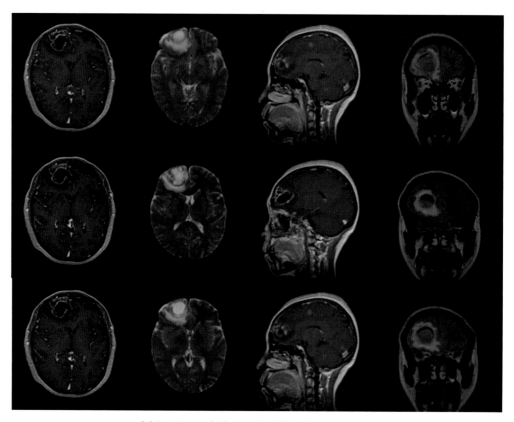

病例25图1　术前MRI（T$_1$增强及T$_2$/FLAIR）

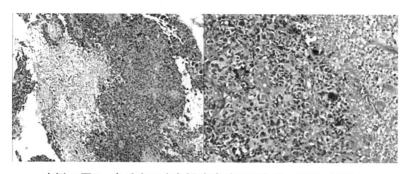

病例25图2　术后病理（右额叶胶质母细胞瘤，WHO Ⅳ级）

术后 5 周（2015-04-17）复查 MRI 增强扫描提示（病例 25 图 3）：①右额叶术后残腔形成，周围脑实质片状水肿，残腔边缘强化，考虑术后改变，未见明显残留病灶；②左额镰旁脑膜瘤，同 2015 年 3 月 5 日旧片相似。

二、病例特点

本例患者为中老年女性，诉轻度失眠、头疼，无其他明显不适，神经系统查体基本正常。术前颅脑 MRI 影像特征（病例 25 图 1）：右侧额叶肿瘤大小 3.6cm×3.0cm×4.1cm，T_1 增强病灶表现为不均匀强化，病灶内坏死明显，T_2/FLAIR 可见病灶周围水肿，倾向恶性胶质瘤。术后病理及免疫组化均诊断为胶质母细胞瘤（WHO Ⅳ级）。术后 5 周（2015 年 4 月 17 日），复查颅脑 MRI 提示肿瘤已行完整切除，未见明显残留病灶。

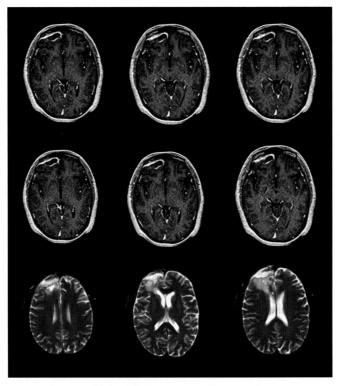

病例25图3　术后放疗前复查MRI（T_1增强/T_2）

三、专家分析

胶质母细胞瘤是星形细胞肿瘤中恶性程度最高的胶质瘤，预后差，新诊断的中位年龄是 64 岁，肿瘤位于皮质下，多数生长于幕上大脑半球各处，呈浸润性生长，常侵犯几个脑叶，并侵犯深部结构，还可经胼胝体波及对侧大脑半球，额叶是胶质母细胞瘤最常见的好发部位。该病例的组织病理确诊为胶质母细胞瘤，肿瘤体积为 3.6cm×3.0cm×4.1cm，手术能否完整切除与预后有明显的相关性，评估完整切除的标准，除了外科医生的认定外，主要依赖术后 72 小时内 MRI 复查结果。患者预后的不良因素：①胶质母细胞瘤（WHO Ⅳ级）；②Ki-67阳性率80%，提示肿瘤细胞增生速度快。建议在伤口愈合并 PS 评分 0～1 的情况下，术后 4～6 周内给予放化疗综合治疗，方案应参照 STUPP 方案、NCCN 指南和中国恶性胶质瘤治疗专家共识。必须强调放疗靶区勾画时，应参照近 2 周内复查的 MRI，MRI 扫描序列包括 T_1 增强、T_2/FLAIR、DWI/ASL 以判断有无残留和（或）复发。患者有癫痫发作的可能，术后予以口服抗癫痫药物至少 6 个月。治疗过程中密切观察可能出现的骨髓抑制、胃肠道反应、脑水肿和神经功能变化，必要时给予脱水等对症处理。

四、治疗过程

1. 治疗方案　拟行 STUPP 方案治疗，因患者体质不佳，又合并糖尿病、银屑病，故放弃替莫唑胺化疗。仅予以手术＋术后放疗。

2. 放射治疗

（1）CT 模拟定位：仰卧位，双上肢置体侧，增强扫描范围：颅顶至 C_4 椎体，扫描层距、层厚为 3mm。

（2）采用 RTOG 靶区勾画法（两阶段法）（病例 25 图 4）：CT-MRI 图像融合靶区勾画，将 CT 定位图像与术后 MRI 的 T_1 增强 /T_2 图像融合。第一阶段放疗 CTV1：T_1 增强显示的强化区域＋手术残腔＋T_2（水肿区），外扩 2cm；第二阶段放疗 CTV2：T_1 增强显示的强化区域＋手术残腔，外扩 2cm；各靶区要在脑干、眼眶、骨以及解剖屏障处回收，CTV1、CTV2 分别外放 3～5mm，形成 PTV1 及 PTV2。

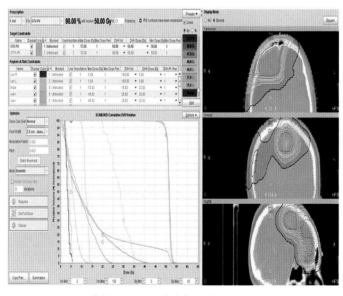

病例25图4　放疗靶区与DVH图

（3）放疗技术与处方剂量、要害器官限制：采用 TOMO 技术调强计划；处方剂量：PTV1：DT 46Gy/23F，PTV2：DT 60Gy/30F。危及器官受量限制为：脑干 Dmax ＜ 55Gy，视交叉 Dmax ＜ 55Gy，右侧视神经 Dmax ＜ 55Gy，双侧晶体 Dmax ＜ 7Gy。

（4）计划评估：95% 的处方剂量包含 98% 靶区。

3. 治疗中的不良反应与处理　同步放疗期间出现轻度脑水肿症状，Ⅰ度骨髓抑制，对症治疗后均明显好转。

五、随访与处理意见

2015 年 12 月 4 日（放疗结束后 6 个月）因"右侧肢体乏力 2 个月"而入院，复查颅脑 MRI 示（病例 25 图 5）：①右额叶术后残腔形成，较前稍缩小，残腔边缘强化，较前范围稍增大、强化减弱，周围脑实质片状水肿，较前稍加重。未见明显复发迹象；②左额镰旁脑膜瘤，周围新增大片脑水肿灶及条状强化灶，MRS 测量范围内未见确切恶性肿瘤代表物表现。请随访。予以脱水等对症治疗后，症状缓解，于 2015 年 12 月 28 日第三次复查颅脑 MRI 示（病例 25 图 6）：①右额叶术后残腔形成，边缘轻度强化，较前强化减低；周围脑实质片状水肿，较前类似。随访；②左额镰旁占位灶，较前强化减低，周围大片状脑水肿及条状强化灶，同前类似。随访。准予出院，嘱其继续口服抗癫痫药物，定期复查。

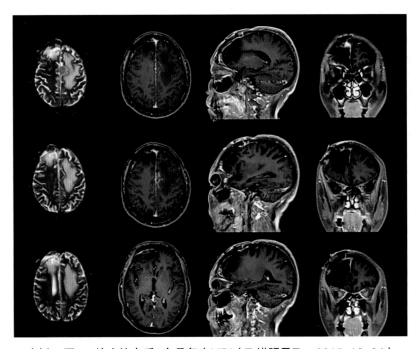

病例25图5　放疗结束后6个月复查MRI（T_1增强及T_2，2015-12-04）

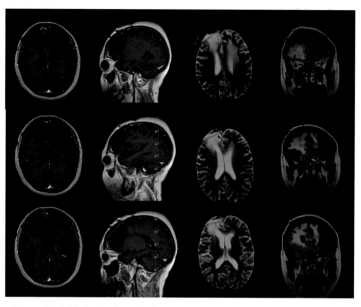

病例25图6　放疗结束后7个月复查MRI（T₁增强及T₂/FLAIR，2015-12-28）

2016年3月在某大型医院行"左额镰旁脑膜瘤切除术"，具体内容不详。

2016年4月19日（放疗后10个月）第四次复查颅脑MRI示（病例25图7）：①右额叶术后残腔形成，边缘轻度强化，较前强化减低；周围脑实质片状水肿，较前类似。随访；②左额镰旁异常信号影，范围较前相似，较前强化减低，周围片状脑水肿，同前类似，左侧额部硬脑膜下少量积液，较前相似。

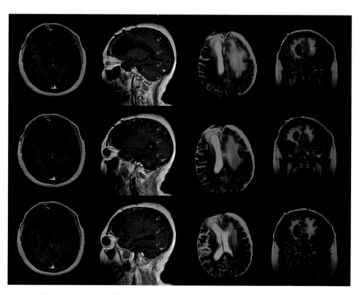

病例25图7　放疗结束后10个月复查MRI（T₁增强及T₂/FLAIR，2016-04-19）

2016 年 5 月 17 日（放疗后 1 年）第五次复查颅脑 MRI 示（病例 25 图 8）：①右额叶术后残腔形成，硬脑膜外及硬脑膜下少量积液，周围脑实质片状水肿，较前类似。随访；②左额镰旁异常信号影，范围较前相似，周围片状脑水肿，较前减轻，左侧额部硬脑膜下少量积液，较前明显减少。

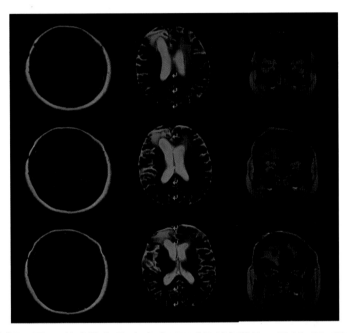

病例25图8　放疗结束后1年复查MRI（T₁平扫及T₂，2016-05-17）

2016 年 10 月 18 日（放疗后 1 年余）因"右侧肢体无力、双下肢水肿 4 个月余，加重伴心慌 2 个月"再次入院。入院时，患者语言清晰，说话欠流利，思维力、判断力、定向力正常，记忆力及计算力减退。查体：神清合作，右侧肢体肌力Ⅳ级，其余神经系统检查阴性。复查颅脑 MRI 示（病例 25 图 9、病例 25 图 10）：①右额叶术后残腔形成及颅板下少量积液，术区少许异常强化条索影，较强新增，周围脑实质水肿，较前稍加重；MRS 示右侧侧脑室前角前方术区及邻近内侧胼胝体走行区呈肿瘤代谢改变（病例 25 图 11）；综合考虑胶质瘤术后局部复发可能。②左额镰旁异常强化影，较前缩小，周围片状脑水肿较前减轻。原左侧额部硬脑膜下少量积液，较前好转。结合病史及影像学特点，考虑复发可能。于 2016 年 10 月 27 日在我院再次行"右侧额叶病灶切除术"，术后病理示"未查见恶性肿瘤"，临床考虑为"脑胶质瘤放疗后改变"，术后予以脱水、营养神经、对症支持等治疗。由于患者体质不佳，又合并糖尿病等内科疾病，住院期间出现心力衰竭、肺部感染，经抗感染、利尿、止咳祛痰、控制血糖、营养支持等治疗后，病情减轻，于 2017 年 2 月 4 日出院。

目前患者病情稳定，仍右侧肢体无力，言语功能障碍，建议予以对症、支持治疗，定期随访。

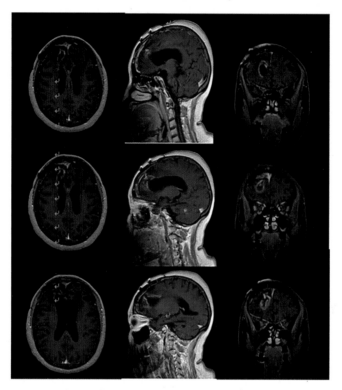

病例25图9　放疗结束后1年4个月复查MRI T₁增强（2016-10-19）

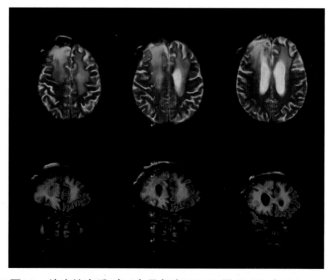

病例25图10　放疗结束后1年4个月复查MRI T₂及FLAIR（2016-10-19）

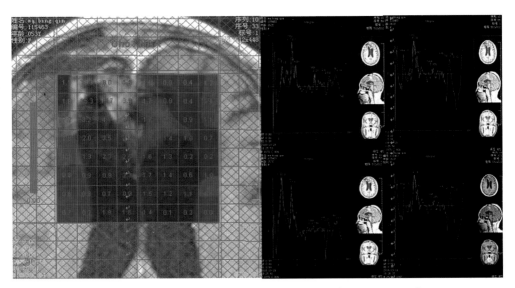

病例25图11　放疗结束后1年4个月复查MRS（2016-10-19）

六、经验分享

1. 脑胶质母细胞瘤，手术完整切除是关键，术后 4 ~ 6 周左右行术后放疗，因患者体质不佳，合并糖尿病、银屑病等内科疾病，放弃替莫唑胺化疗。但 STUPP 方案及 START 方案为标准治疗方案。

2. 脑胶质瘤相关临床分子标记物，如 IDH 1/2 基因突变、1p/19q 染色体缺失、$BRAF_{V600E}$ 基因突变、MGMT 启动子甲基化等，对肿瘤的分子病理分型诊断和分级、判断预后、治疗具有重要的临床意义，由于条件限制、认识不足、价格昂贵等，未能检测，现阶段很难达到个体化治疗的水平。

七、相关知识点

1. 手术切除程度与 GBM 患者的预后呈正相关，推荐最大范围地安全切除手术　术前进行全面评估，常用的影像学检查方法包括 CT 检查、MRI 平扫及增强，必要时可行 DWI、MRS、PWI，甚至 PET、DTI、BOLD 等。其中 MRI 的 T_1 增强图像有助于分级，T_1 增强和 T_2/FLAIR 图像有助于确定肿瘤边界。如果高度怀疑是脑胶质瘤，需要做最大范围的安全切除，不能做到全切的患者需要部分切除或开颅活检或穿刺活检，最后做病理诊断及分子病理诊断明确。Joo JD 等研究显示，与 NTR（次全切除）、STR（部分切除）和 Bx（活检）相比，GTR（完全切除）能显著延长中位无进展生存期（11 个月 VS 8 个月）[1]。

2. 胶质母细胞瘤术后治疗方案的选择　应根据治疗前特征，如年龄和体能状态等调整治疗方案，对于年龄 < 70 岁，KPS ≥ 70 分的 GBM 患者，切除或活检后外照射放疗的最佳剂量是 60Gy，2Gy/F，6 周完成治疗。应注意保证剂量在关键结构，如脑干、视交叉、视神经等可接受的范围内。

EORTC/NCIC26981-22981 的Ⅲ期临床研究，纳入 573 例新诊断胶质母细胞瘤患者，年龄 18 ～ 70 岁且 PS 0 ～ 2 分的患者进行随机分组，分别接受单纯放疗 60Gy（286 例）或放疗＋同步及辅助替莫唑胺化疗（287 例），随访 28 个月，结果显示，替莫唑胺将中位生存期由 12.1 个月提高到 14.6 个月，5 年总生存率由 1.9% 提高到 9.8%。研究表明，替莫唑胺联合放化疗组可显著改善患者生存，且安全可耐受，3 或 4 级血液毒性比例仅为 7%[2~4]。

年龄大和体能状态差应该根据预后因素指导患者的个体化治疗，在高龄（≥ 70 岁）、KPS ≥ 50 分的患者中，推荐活检 / 切除后进行放射治疗，证据显示放疗（与单独支持治疗比较）改善了总生存期，且未降低生活质量（HQE）。在老年患者中，没有证据显示常规照射方法（60Gy/30F，6 周）与低分次放疗（如 40Gy/15F，3 周）比较有更好的获益。加拿大一项前瞻性随机临床试验，纳入 ≥ 60 岁，KPS ≥ 50 的 GBM 患者 100 例，随机分为常规放疗组 51 例（60Gy/30F，6 周），低分次放疗组（如 40Gy/15F，3 周）。结果显示，两组总生存相当，且常规放疗组糖皮质激素需求更高[5]。

3. 胶质母细胞瘤分子标记物检测的意义　脑胶质瘤相关临床分子标记物，如 IDH1、IDH2 基因突变提示低风险，预后优于无突变的胶质瘤；1p/19q 染色体联合性缺失提示病理分型为少突胶质细胞瘤，对放化疗敏感，患者预后较好；Ki-67 可判断恶性程度和分级，高表达预后较差；具有 MGMT 启动子甲基化的胶质瘤患者倾向于在替莫唑胺化疗中获益，提示患者预后较好；携带 BRAF$_{V600E}$ 突变的患者可在维罗非尼治疗中获益。脑胶质瘤相关分子标记物对肿瘤的分子病理分型诊断和分级、准确地判断预后、治疗新靶点具有重要的临床意义[6]。

4. GBM 靶区设计问题

（1）靶区设计存在多样性：RTOG 采用两阶段放疗计划，第一阶段照射水肿区（MRI T$_2$/FLAIR 相上高信号区域）、术腔和大体残留肿瘤（T$_1$ 增强信号区），第二阶段针对术腔和残留肿瘤推量。包括 MD Anderson 研究组在内的一些研究组织采用 2 段放疗模式，仅照射切除术腔和大体肿瘤，不针对性照射水肿区域，这类方式的失败模式与照射水肿区的方式相似。EORTC 采用一阶段放疗方法，把增强肿瘤信号区域、术腔和较宽的外扩边界作为全疗程放疗的靶区，而不针对水肿区照射[7]。

（2）几乎所有研究证实 80% ～ 90% 的 GBM 复发，发生在高剂量区，不论靶区设计如何，中心性复发仍然占绝对优势。

（3）尽管胶质母细胞瘤是广泛浸润性的，局部脑照射与全脑照射比较生存期相当。推荐局部脑照射为 GBM 的标准方案。减少靶区使得受辐射影响的正常脑组织更少，应该会导致后期毒性更少，但还有待验证。

（冯　梅）

参考文献

[1] Joo JD，Chang JH，Kim JH，et al.Temozolomide during and after radiotherapy for newly diagnosed glioblastomas：a prospective multicenter study of korean patients [J].J Korean Neurosurg Soc，2012，52（2）：92-97.

[2] Stupp R，Mason WP，van-den-Bent MJ，et al.Radiotherapy plus concomitant and adjuvant temozolomide for glioblastoma[J].N Engl J Med，2005，352（10）：987-996.

[3] Stupp R，Hegi ME，Mason WP，et al.Effects of radiotherapy with concomitant and adjuvant temozolomide versus radiotherapy alone on survival in glioblastoma in a randomised phase Ⅲ study：5-year analysis of the EORTC-NCIC trial[J].Lancet Oncol，2009，10（5）：459-466.

[4] Gorlia T，van-den-Bent MJ，Hegi ME，et al.Nomograms for predicting survival of patients with newly diagnosed glioblastoma：prognostic factor analysis of EORTC and NCIC trial 26981-22981/CE.3[J].Lancet Oncol，2008，9（1）：29-38.

[5] Roa W，Brasher PM，Bauman G，et al.Abbreviated course of radiation therapy in older patients with glioblastoma multiforme：a prospective randomized clinical trial[J].J Clin Oncol，2004，22（9）：1583-1588.

[6] Szopa W，Burley TA，Kramer-Marek G，et al.Diagnostic and therapeutic biomarkers in glioblastoma：current status and future perspectives[J].Biomed Res Int，2017，2017：8013575.

[7]《中国中枢神经系统胶质瘤诊断和治疗指南》编写组 . 中国中枢神经系统胶质瘤诊断和治疗指南（2015）[J]. 中华医学杂志，2016，96（7）：485-509.

病例26　老年患者胶质母细胞瘤术后大分割放疗

一、病历摘要

患者：女性，66岁，确诊"右颞胶质母细胞瘤术后"。

现病史：患者于2017年3月因"头痛"在当地医院行颅脑MRI提示右颞异常信号影，考虑胶质瘤可能（病例26图1）。于2017年3月9日在上海某医院行右颞肿瘤手术切除术，术后病理示胶质母细胞瘤（WHO Ⅳ级）。分子病理提示MGMT > 10%，IDH1/2无突变，1p19q完整，TERT部分突变。患者术后恢复可，无头晕头痛、恶心呕吐等其他不适主诉。术后第14天开始辅助替莫唑胺120mg每天一次口服化疗，共服用10天后，自行停药。术后40天转入放疗科。患者自发病以来，反应较前迟钝，精神较焦虑，依从性较差，胃纳睡眠欠佳，余无异常。

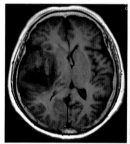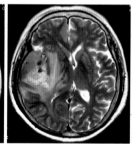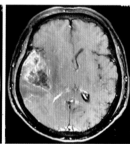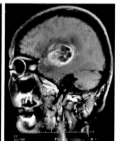

病例26图1　术前MRI（2017-02-27）

既往史、个人史、家族史均无特殊。

查体：患者一般状态良好，生命体征正常，营养评估正常。

神经系统检查：语言清晰但欠流利。思维力、判断力、定向力正常，记忆力及计算力减退。双侧肢体肌力Ⅴ级，余神经系统查体未见异常。

实验室与辅助检查：血常规、肝肾功能、离子五项均无异常，营养状态良好。

术后6周复查颅脑MRI提示：右颞术后改变，右基底节区仍见异常强化灶（病例26图2）。

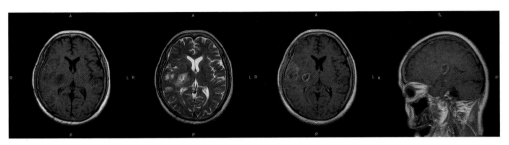

病例26图2 放疗前复查MRI（2017-04-20）

二、病例特点

本例患者为老年女性，右颞胶质母细胞瘤术后，原拟定术后 2 周即开始替莫唑胺化疗＋STUPP 方案放化疗，但患者依从性差，自停化疗药物，且术后近 6 周才入院放疗。

三、专家（主任医师）分析

本例患者为 66 岁，女性，患胶质母细胞瘤，目前 KPS 评分＞60 分。目前国际上对于老年的年龄界定尚无统一标准，欧洲和北美的几项研究多以 65 岁或 70 岁以上为老年患者，目前国内多以 65 岁为年龄界限。虽然该老年患者 KPS 评分＞60 分，但该患者依从性不好，且术后 6 周复查颅脑 MRI 提示右侧基底节区异常强化灶明显增大，考虑患者肿瘤恶性程度高，肿瘤增生快，预后不佳。建议行大分割放疗。患者术后两周即开始每天服用替莫唑胺 120mg 化疗，化疗期间并未出现恶心呕吐、骨髓抑制等相关毒副反应，但患者对化疗心存畏惧，自行停药，患者 MGMT＞10%，为对替莫唑胺敏感人群，建议患者在放疗期间仍同步替莫唑胺辅助化疗。治疗过程中密切观察可能出现的骨髓抑制、胃肠道反应、脑水肿和神经功能变化，必要时给予对症处理。

四、治疗过程

1. 治疗方案 大分割放疗＋同步替莫唑胺化疗。

2. 放射治疗

（1）CT 模拟定位：仰卧位，双上肢置体侧，增强扫描范围：颅顶至 C_2 椎体，扫描层距、层厚为 2mm/2mm。

（2）CT-MRI 图像融合靶区勾画（病例26图3）：将 CT 定位图像与术后 6 周 MR 的 T_1+C/T_2 FLAIR 图像融合。GTV：T_1+C 显示的强化区域和手术残腔；CTV1：GTV 外扩 2cm；各靶区要在脑干、眼眶、骨及解剖屏障处回收，CTV1 外放 3mm，形成 PTV1。

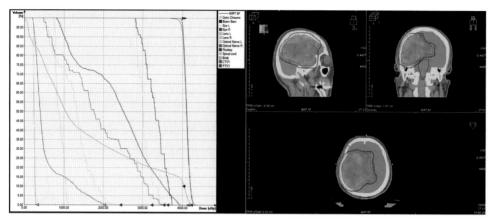

病例26图3　放疗靶区与DVH图

（3）放疗技术与处方剂量、要害器官限制：采用调强计划；处方剂量：PTV1：DT 40Gy/15F。危及器官受量限制为：脑干 Dmax < 40Gy，视交叉 Dmax < 40Gy，左侧视神经 Dmax < 40Gy，双侧晶体 Dmax < 7Gy。

（4）计划评估：95% 的处方剂量包含 98% 靶区。

3. 化疗或药物治疗　放疗与 TMZ［75mg/（m^2·d）］口服化疗同时开始，1 次 / 日，连续服用 21 天，放化疗结束后继续辅助替莫唑胺 150 ~ 200mg/m^2 口服化疗 6 个月（病例 26 图 4）。

4. 治疗中的不良反应与处理　同步放化疗期间出现轻度脑水肿症状，对症治疗后明显好转。

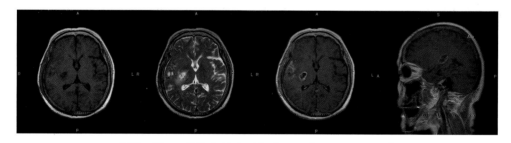

病例26图4　放化疗结束时复查MRI（2017-05-15）

五、随访与处理意见

患者目前一般情况可，继续辅助替莫唑胺口服化疗中。

六、经验分享

1. 高级别胶质瘤以手术治疗为主，辅以放疗、化疗等综合治疗；高级别胶质瘤术后放疗可以取得生存获益，强烈推荐术后尽早开始放疗（术后 2 ~ 4 周）。

2. 对于老年患者或一般情况较差患者，可进行大分割治疗。

七、相关知识点

1. 老年患者胶质母细胞瘤概况　近年来随着人口老龄化及 CT、MRI 等先进诊断技术在临床上的应用，老年人 GBM 发病率逐渐上升，1/3 以上的 GBM 患者年龄大于 65 岁，预计到 2030 年，50% 的 GBM 患者年龄大于 65 岁。老年人胶质瘤临床表现有如下特点：起病隐匿、发展快、病程短、常出现肢体定位症状及明显的精神智力障碍。同时老年胶质瘤患者往往同时伴有内科伴发病如高血压、动脉硬化和糖尿病等。老年患者全身状况及脑组织的生理和病理生理和青壮年患者也存在明显不同。这些给老年人 GBM 治疗特别是放射治疗带来很大影响，包括疗效下降和治疗不良反应增加[1]。如何提高老年GBM 疗效是当前神经肿瘤学的研究热点。

2. 老年患者胶质母细胞瘤的大分割放疗　意大利的回顾性临床试验将患者分成两组，一组是标准 TMZ 同期放化疗（60Gy/30F），一组是同期 TMZ 化疗联合大分割放疗（40Gy/15F），结果显示两组中位生存期分别是 12 个月和 12.5 个月，无进展生存期分别是 5.6 个月和 6.7 个月，差别无统计学意义；而治疗不良反应方面，高剂量常规放疗组发生率明显高于大分割放疗组，不良反应包括：2 ~ 3 级的神经毒性（40% VS 14%）、KPS 的下降比例（44% VS 23%），以及治疗后的激素使用量等[2]。该研究提示大分割放疗与高剂量常规分割放疗疗效相仿，而毒副反应显著降低，是老年人 GBM 合理而有效的放疗方法。

2012 年，Annika 在 *Lancet Oncol* 上报道了一项临床Ⅲ期研究[3]，总共 342 例 60 岁以上老年人 GBM 患者随机分成三组：TMZ 组、标准 6 周方案放疗（60Gy/30F）组和大分割放疗（34Gy/10F）组，结果显示：TMZ 组和大分割放疗组的中位生存时间分别是 8.3 和 7.5 个月，差别没有统计学意义（$P = 0.12$），相比之下，标准 6 周方案放疗组疗效较差，只有 6 个月（$P = 0.01$）。同时，标准 6 周方案放疗因为放疗周期长，不良反应较多以及部分患者在治疗中出现肿瘤早期进展，使得该组中无法完成全部疗程的患者比例增多，这也是疗效较差的原因之一。这提示老年人 GBM 患者对标准 6 周放疗方案耐受性较差，尤其对于那些预后不佳、预期生存期较短的患者。加拿大对 100 例 60 岁以上老年人 GBM 的随机试验也显示：标准 6 周方案放疗（60Gy/30F）组和大分割方案组（40Gy/15F，3 周）的中位生存期分别是 5.1 个月和 5.6 个月，差别没有统计学差别（$P = 0.57$），而大分割放疗疗程短，不良反应较少，更易为老年人 GBM 患者接受[4]。

2015 年版 NCCN 指南对于大于 70 岁的老年 GBM 术后患者推荐单纯大分割放疗（循证医学Ⅰ类证据）；对于小于 70 岁，但卡氏评分（KPS）< 60 分、无 MGMT 启动子甲

基化的患者也推荐单纯大分割放疗。大分割放疗推荐方案包括：34Gy/10F、40Gy/15F 和 50Gy/20F。

该患者年龄 66 岁，虽然 KPS 评分＞60 分，但患者依从性较差，术后 6 周入放疗科时，瘤床周围新发异常强化灶，考虑疾病复发可能。患者肿瘤恶性程度高，预后不佳，预期生存有限。故采取了大分割治疗 40Gy/15F（单次分割剂量 2.67Gy）。按照 NCCN 指南推荐，大分割放疗靶区勾画仍然按照常规分割进行。

3. 胶质母细胞瘤治疗时机问题　高级别胶质瘤术后放疗是重要的辅助治疗手段。高级别胶质瘤的生存期与放疗开始期密切相关。术后早期放疗能有效延长高级别胶质瘤的生存期。建议在伤口愈合并 PS 评分 0 ~ 1 的情况下，术后 2 ~ 4 周内即给予放化综合治疗。最近国内一项多中心临床试验对新诊断的 GBM 患者，在 STUPP 方案基础上增加手术后 2 周开始 TMZ 早期治疗 14 天 [75mg/（m^2·d）]，虽然无进展生存期没有明显延长，但显示总生存期比单纯 STUPP 方案组明显延长（17.6 个月 VS 13.2 个月，$P =$ 0.021），而且毒副反应没有明显增加[5]。因此，在手术后早期（2 周后）如果没有化疗禁忌，特别是后续放疗不能及时进行的患者，可以在放疗开始前就给予 TMZ 化疗。

（倪春霞　盛晓芳）

参考文献

[1] Dolecek TA，Propp JM，Stroup NE，et al.CBTRUS statistical report：primary brain and central nervous system tumors diagnosed in the United States in 2005-2009[J].Neuro Oncol，2012，14（5）：1-49.

[2] Minniti G，Scaringi C，Lanzetta G，et al.Standard（60gy）or short-course（40gy）irradiation plus concomitant and adjuvant temozolomide for elderly patients with glioblastoma：a propensity-matched analysis[J].Int J Radiat Oncol Biol Phys，2015，91（1）：109-115.

[3] Malmström A，Grønberg BH，Marosi C，et al.Temozolomide versus standard 6-week radiotherapy versus hypofractionated radiotherapy in patients older than 60 years with glioblastoma：the nordic randomised，phase 3 trial[J].Lancet Oncol，2012，13（9）：916-926.

[4] Roa W，Brasher PM，Bauman G，et al.Abbreviated course of radiation therapy in older patients with glioblastoma multiforme：a prospective randomized clinical trial[J].J Clin Oncol，2004，22（9）：1583-1588.

[5] Mao Y，Yao Y，Zhang LW，et al.Dose early postsurhical temozolomide plus

concomitant radiochenotherapy regimen have any benefit in newly-diagnosed glioblastoma patients？ A multi-center, randomized, parallel, open-label, pase Ⅱ clinical trial[J].Chin Med J, 2015, 128（20）: 2751-2758.

病例27　弥漫性中线胶质瘤术后放化疗

一、病历摘要

患者：女性，11 岁，汉族，确诊"弥漫性中线胶质瘤术后"。

现病史：患者于 2017 年 2 月因"头痛、呕吐半个月余"于当地医院就诊，MRI 提示右侧丘脑占位，2017 年 2 月 16 日行脑室外引流术，2017 年 2 月 24 日全麻下行肿瘤部分切除术，术后病理示：弥漫性中线胶质瘤（WHO Ⅳ级），IDH1（-），H3K27M（+）。术后 14 天转入放疗科。

既往史、个人史、家族史均无特殊。

查体：患者一般状态良好，生命体征正常，营养评估正常。

神经系统检查：思维力、判断力、定向力、记忆力及计算力均正常。左侧肢体肌力Ⅲ⁺级，余神经系统查体未见异常。

实验室与辅助检查：血常规、肝肾功能均无异常，营养状态良好。

二、病例特点

本例患者为 11 岁女性，右丘脑占位性病变部分切除术后，术后病理示：弥漫中线胶质瘤（WHO Ⅳ级），IDH1（-），H3K27M（+）。依据术后放疗前 MRI 提示肿瘤部分切除（病例 27 图 1），脊髓 MRI 未见明显转移播散（病例 27 图 2）。

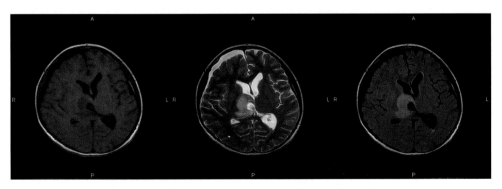

病例27图1　放疗前颅脑MRI（2017-03-09）

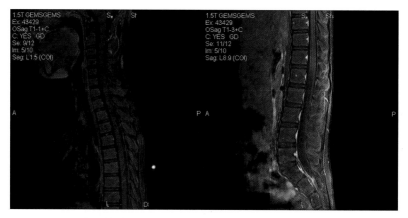

病例27图2　放疗前脊髓MRI（2017-03-10）

三、专家（主任医师）分析

弥漫性中线胶质瘤主要是星形胶质细胞的分化和H3K27M突变，肿瘤细胞弥漫性浸润邻近和远处的脑组织，WHO Ⅳ级，主要发生于儿童，中位年龄为5～11岁。好发部位脑干（DIPG）、丘脑、脊髓，软脑膜播散约40%，预后差，2年生存率＜2%。

四、治疗过程

1. 治疗方案　STUPP方案。

2. 放射治疗

（1）CT模拟定位：仰卧位，双上肢置体侧，扫描范围：颅顶至C_2椎体，扫描层距、层厚为2.5mm/2.5mm。

（2）CT-MRI图像融合靶区勾画（病例27图3）：将CT定位图像与术后2周MR的T_1+C/T_2 FLAIR图像融合。CTV1：T_2 FLAIR异常信号区域、手术残腔及脑室系统；CTV2：T_2 FLAIR异常信号区域和手术残腔，各靶区要在脑干、眼眶、骨以及解剖屏障处回收，CTV1、CTV2分别外放5mm，形成PTV1及PTV2。

（3）放疗技术与处方剂量、要害器官限制：采用VMAT技术设计旋转调强计划；处方剂量：PTV1：DT 39.6Gy/22F，PTV2：DT 18Gy/10F。危及器官受量限制为：脑干Dmax＜54Gy，视交叉Dmax＜54Gy，视神经Dmax＜54Gy，双侧晶体Dmax＜5Gy。

（4）计划评估：95%的处方剂量包含98%靶区。

3. 化疗或药物治疗　放疗与TMZ［75mg/（m^2·d）］口服化疗同时开始，1次/日，放化疗结束后继续辅助替莫唑胺150～200mg/m^2口服化疗6个月。

4. 治疗中的不良反应与处理　同步放化疗期间出现轻度脑水肿症状，无明显骨髓抑制，对症治疗后明显好转（病例27图4）。

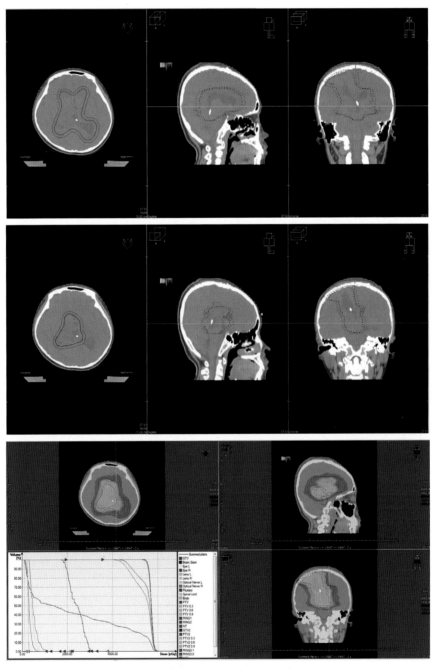

病例27图3　放疗靶区与DVH图

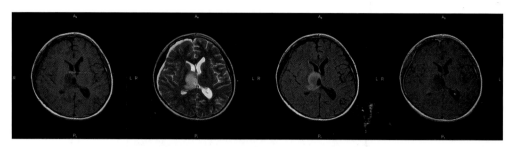

病例27图4　放疗中颅脑MRI（2017-03-30）

五、随访与处理意见

患者放疗后予辅助替莫唑胺 150 ～ 200mg/m^2 口服化疗，放疗后 1 个月及 3 个月复查颅脑 MRI 病灶稳定（病例 27 图 5、病例 27 图 6），患者无不适主诉，左侧肢体肌力有所恢复。

建议患者定期随访颅脑 MRI 及脊髓 MRI，两年内每 3 个月复查颅脑 MRI[4]。

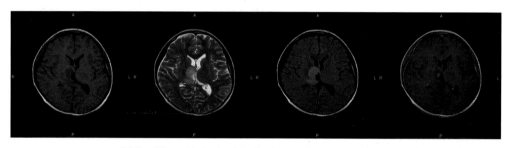

病例27图5　放疗后1个月颅脑MRI（2017-05-22）

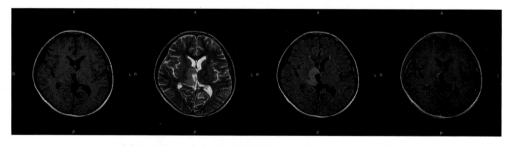

病例27图6　放疗后3个月颅脑MRI（2017-07-18）

六、经验分享

弥漫性中线胶质瘤诊断要点：弥漫性星形细胞瘤，生长在中线结构（丘脑、脊髓、脑干等）并伴 H3K27M 突变，肿瘤细胞可弥漫性浸润邻近和远处的脑组织，WHO Ⅳ 级，软脑膜播散约 40%，预后差。辅助治疗方案可参考 GBM 标准治疗，可以考虑 STUPP 方案。但是替莫唑胺临床获益尚不明确。

七、相关知识点

弥漫性中线胶质瘤 H3-K27M 突变型是一类主要表现为星形细胞分化并伴有组蛋白 H3-K27M 突变的浸润性中线高级别胶质瘤。好发于儿童及青少年（平均年龄在 7 ～ 11 岁），偶见于成年人，累及中线结构——丘脑、脑干及脊髓，也可见于脑室、松果体及小脑等部位[1]。

其中儿童常见于脑干，成人则最常见于丘脑部位。从病理上来说，有宽泛的组织学改变，弥漫性星形细胞瘤，部分可为少突胶质细胞瘤。可伴有神经节细胞、上皮样及横纹肌样细胞分化；PXA、PMA 及室管膜瘤结构。25% 可见微血管增生及坏死，40% 出现软脑膜播散。发病年龄、部位、浸润性生长及 H3-K27M 突变为诊断的重要依据，组织学分级不是判断预后的唯一指标。从病理诊断来说，组织学高级别胶质瘤＋免疫组化标记 H3-K27M 突变可诊断。而组织学低级别胶质瘤＋免疫组化标记 H3-K27M 突变，需增加 H3-K27M 突变分子检测进一步明确诊断[2]。其治疗目前仍以 GBM 的诊疗方案作为参照，选用 STUPP 方案[3]，可以考虑增加靶向药物治疗及免疫治疗等试验性方案，已有文献报道个体化靶向药物及免疫治疗可以延长生存期[4, 5]，但是与对照组相比仍未达到统计学差异。

（陈　淑　盛晓芳）

参考文献

[1] Kleinschmidt DeMasters BK，Mulcahy Levy JM.H3 K27M mutantgliomas in adults vs. children share similar histological features and adverse prognosis[J].Clinical Neuropathologys，2018，37（2）：53-63.

[2] Fleischhack G，Massimino M，Warmuth-Metz M，et al.Nimotuzumab and radiotherapy for treatment of newly diagnosed diffuse intrinsic pontine glioma（DIPG）: a phase Ⅲ clinical study[J].J Neurooncol，2019，143（1）：107-113.

[3] Mao Y，Yao Y，Zhang LW，ey al.Does early postsurgical temo-zolomide plus concomitant radiochemotherapy regimen have any benefit in newly-diagnosed glioblastoma patients : a multi-center, randomized, parallel, open-label, phase Ⅱ clinical trial[J] ? Chin Med J（Engl），2015，128（20）：2751-2758.

[4] Chang SM，Wen PY，Vogelbaum MA，et al.Response assessment in neuro-oncology

（RANO）: more than imaging criteria for malignant glioma.Table 1[J].Neurooncol Pract，2015，2（4）: 205-209.

[5] He P，Chen W，Qiu XX，et al.A rare highgrade glioma with a histone H3 K27M mutation in the hypothalamus of an adult patient[J].World Neurosurg，2019，128: 527-531.

病例28 间变星型细胞瘤术后放化疗后复发再程放疗

一、病历摘要

患者：女性，54岁，确诊"左颞顶枕叶间变星型细胞瘤（WHO Ⅲ～Ⅳ）术后，放化疗后复发"。

现病史：患者于2013年6月因"头晕、头痛"在锦州市某医院查颅脑MRI提示左侧颞顶枕占位，遂于2013年6月27日转诊北京某医院，复查颅脑MRI：示左侧颞顶枕占位考虑胶质母细胞瘤可能性大。2013年7月8日在全麻下行左顶枕开颅肿瘤切除术，术中见肿瘤位于枕部，肿瘤囊壁部分位于脑表面，边界不清，沿瘤周水肿带切除肿瘤，镜下完整切除病变大小约6cm×4cm×3cm，术后病理示：间变性星形细胞瘤，局部胶质母细胞瘤（WHO Ⅲ～Ⅳ），术后恢复可，2013年7月31在本院行术后辅助放疗，处方剂量：95.2% PGTVtb 66Gy/2.2Gy/30F，95% PTV1 56.1Gy/1.87Gy/30F，同时予以替莫唑胺100mg每日一次同步化疗，过程顺利，放疗结束后予以替莫唑胺辅助化疗六周期，定期复查未见明显异常。2014年9月底无明显诱因开始出现头晕、头痛，在外院复查颅脑MRI提示胶质瘤术后复发，予以替莫唑胺（150mg/m²×5d）化疗一周期，我院复查颅脑MRI提示：颅内新发转移病灶，提示肿瘤复发、浸润可能性大。拟行放疗来诊。近来患者一般情况可，无发热畏寒，偶有头晕头痛，无恶心呕吐，无咳嗽，咳痰，无胸闷气促，无腹胀腹痛，无四肢抽搐，大小便正常。

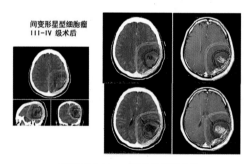

病例28图1 术后放疗靶区

既往史、个人史、家族史均无特殊。

查体：患者一般情况良好，各生命体征正常，营养评估正常。

辅助检查（病例28 图2）：

2013 年 7 月 24 日（术后 9 天）我院颅脑 MRI：左侧颞顶枕叶及硬膜下见出血性异常信号影，范围约 3.0cm×2.5cm，推压左侧侧脑室后角，考虑术后改变可能大，请结合临床并追随。

2013 年 9 月 4 日（术后 1.5 个月）我院颅脑 MRI：左侧颞顶枕叶及硬膜下见出血性异常信号影，范围较前缩小，现约 2.2cm×2.5cm，推压左侧侧脑室后角，考虑术后改变可能大，请继续并追随。

2013 年 12 月 2 日（术后放疗后 3 个月）：左侧颞顶枕叶及硬膜下见异常信号影，约 2.2cm×2.5cm，T_2WI/FLAIR 呈低信号伴边缘高信号环，周围少许水肿，推压左侧侧脑室后角，同前相仿，考虑术后改变可能大，请继续并追随。

2014 年 10 月 31 日（术后放疗后 13 个月）：①左侧顶叶侧脑室后角旁、左侧颞叶新出现多发灶异常信号区，大者约 3.6cm×2.1cm，呈不均匀花环样强化，形态极不规则，T_2WI/FLAIR 呈稍高信号，灶周伴大片状水肿信号影，肿瘤复发、浸润可能性大。②左侧颞顶枕叶及硬膜下环形强化影，形态、范围及强化程度同前相仿，考虑术后改变，请追随。

2014 年 11 月初经北京某医院专家会诊认为脑恶性胶质瘤复发。本院采用 TOMO 技术给予大分割挽救放疗。

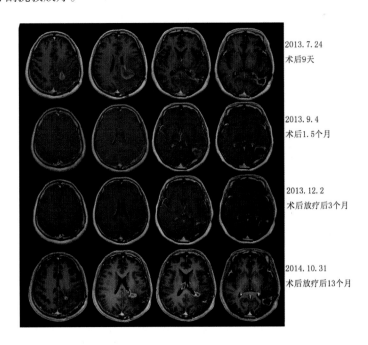

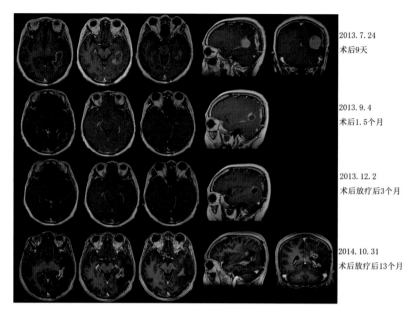

病例28图2　随诊MRI

二、病例特点

本例患者为54岁中年女性，左颞顶枕叶间变性星形细胞瘤（WHO Ⅲ ~ Ⅳ），行"左顶枕开颅肿瘤切除术"，术后放疗及同步替莫唑胺化疗后，以替莫唑胺辅助化疗六周期，13个月后复发。

三、专家分析

该患者术后放化疗后复发，外科拒绝再次手术。采用 FSRT 放疗有效控制复发灶。

四、治疗过程

1．治疗方案　TOMO。

2．CT 模拟定位　患者仰卧位，B 枕，头颈肩膜固定，双手置于身体两侧，增强CT 定位扫描，层厚 2mm，范围包括头顶到锁骨水平。

3．CT-MRI 图像融合靶区勾画（病例 28 图 1）将定位 CT 与近期复查 MRI 的 T_1 增强和 T_2 FLAIR 图像融合。GTV1-1 分别为左侧顶叶侧脑室后角旁、左侧颞叶新出现转移瘤病灶，PTV1.2 为 CTV1.2 外扩 3mm 形成，同时勾画脑干、脊髓、视神经、视交叉、晶体等危及器官。

4．放疗技术与处方剂量、危及器官限量　使用 TOMO 放疗技术（病例 28 图）；95% GTV1 ~ 2：59.5Gy/3.5Gy/17F。危及器官受量限制为：脑干 Dmax < 30Gy，视神经、

视交叉 Dmax < 30Gy，双侧晶体 Dmax < 5Gy。

5. 放疗中同步替莫唑胺 75mg/（$m^2 \cdot d$），放疗日口服。

6. 放疗质控 每次放疗前行 CBCT 验证，校正后治疗。

7. 治疗中的不良反应及处理 同步替莫唑胺治疗后，诉偶有恶心呕吐，予昂丹司琼对症治疗后好转。放疗中出现轻微明显颅高压症状，予以甘露醇、氯化钾等支持治疗。

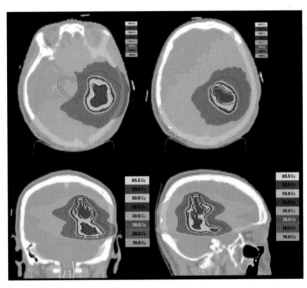

病例28图3 再程放疗TOMO计划剂量分布图

五、随访及处理意见

2015 年 2 月 2 日（挽救放疗后 2 个月）复查颅脑 MRI 示（病例 28 图 4）：①左侧颞顶枕叶侧脑室枕角旁及硬膜下可见不规则形病变，T_2WI/FLAIR 稍高信号，大者约 4.2cm × 2.9cm，周围大片不规则水肿，增强扫描其边缘呈不规则厚壁强化，不均匀，病变较前明显增大，需警惕肿瘤较前进展，建议结合临床并密切追随。②左侧脑室受压，中线结构略扭曲，较前略明显。③左侧颞枕部术后改变，术区残腔内上方见沿侧脑室后角及三角区浸润生长不规则异常信号，T_2WI 稍高信号，周围大片不规则水肿，MRS 示病变部分 CHO 波明显升高（病变 CHO 值 24629，对侧正常脑实质约 15125），NAA 波降低（病变 NAA 值 15684，对侧正常脑实质 22296），出现 Lac 波（峰值 42080），Cr 波可见显示，综上所述考虑肿瘤复发。

此时患者出现右侧视野缺损，轻度右侧肢体运动障碍、轻度语言障碍，伴头晕，右手肌力Ⅳ级，能独立行走。临床予以替莫唑胺及安维汀治疗。

2015年3月9日（治疗后3个月）复查颅脑MRI示（病例28图4）：左侧颞顶枕叶侧脑室枕角旁及硬膜下可见不规则形病变，$T_2WI/FLAIR$稍高信号，最大截面约4.4cm×2.7cm，周围大片不规则水肿，增强扫描其边缘呈不规则厚壁强化，同前相仿，建议追随。

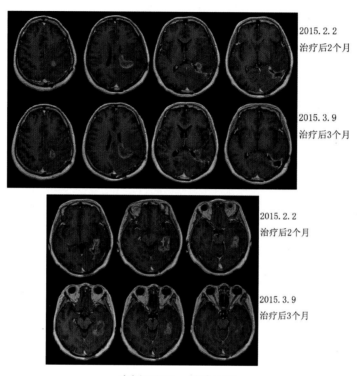

2015.2.2
治疗后2个月

2015.3.9
治疗后3个月

2015.2.2
治疗后2个月

2015.3.9
治疗后3个月

病例28图4　随诊MRI

六、经验分享

复发挽救有效。随诊中一度影像学改变考虑病情进展，但无法病理证实。临床考虑还是不除外假性进展，给予安维汀300mg一次，共6次，有效缓解脑水肿症状。大分割放疗对于复发脑胶质瘤是有效的，采用安维汀治疗脑水肿效果明显。患者挽救放疗后生存近2年半，生活能自理。本例患者治疗的亮点在于大分割放疗联合安维汀对于复发脑胶质瘤是有效的。

七、相关知识点

1. 由于间变性脑胶质瘤是浸润性生长趋势，立体定向放射治疗在常规放疗的基础上针对残存病灶推量或对复发患者行挽救治疗，选择合适病例能获有效控制[1]。

2. 由于间变性胶质瘤的生物学行为与多形性胶质母细胞瘤非常相似，且替莫唑胺的不良反应较少，间变性胶质瘤术后辅助化疗方案也可以考虑采用 TMZ[2, 3]。

3. 贝伐珠单抗（bevacizumab，商品名安维汀 Avastin）作为一种血管内皮细胞生长因子抗体，主要应用于肺癌、结直肠癌等恶性肿瘤的治疗。近年来，多个肿瘤中心陆续有学者报道，用贝伐珠单抗可有效减轻放射后脑水肿，改善放射性脑损伤[4]。贝伐珠单抗治疗放射性脑损伤的机制：血管损伤是放射性脑损伤形成的重要环节，射线可导致血管内皮细胞凋亡，引起血 – 脑屏障破坏；另一方面，局部微循环障碍时，脉管系统氧供缺乏，进而刺激血管内皮及星形胶质细胞分泌血管内皮细胞生长因子（vascular endothelial growth factor，VEGF），使血管通透性增加并加重缺氧，上述过程可使 VEGF 和细胞间黏附分子 1（ICAM-1）表达进一步增加[5]。VEGF 有两种重要的生物学特性，一方面，作为血管源性肽成分，可导致病理性血管再生和毛细血管扩张；另一方面，会引起血管通透性增加，导致病灶周围水肿以及 MRI 出现增强效果。贝伐珠单抗是一种人源化抗 –VEGF 单克隆抗体，通过与 VEGF 结合，可防止后者与内皮细胞表面受体结合，减少内皮细胞增生和新生血管形成，减少血管通透性。目前有多位学者研究发现贝伐珠单抗对缓解难治性脑水肿疗效显著[6]。

（肖建平）

参考文献

[1] Gorlia T.et al.Nomograms for predicting survival of patients with newly diagnosed glioblastoma : prognostic factor analysis of EORTC and NCIC trial 26981–22981/CE.3[J].Lancet Oncol，2008，9（1）：29–38.

[2] Walker MD，Green SB，Byar DP，et al.Randomized comparisons of radiotherapy and nitrosoureas for the treatment of malignant glioma after surgery[J].N Engl J Med，1980，303（23）：1323–1329.

[3] Souhami L，Seiferheil W，Brachman D，et al.Randomized comparison of stereotactic radiosurgery followed by conventional radiotherapy with carmustine to conventional radiotherapy with carmustine for patients with glioblastoma multiforme : report of radiation therapy oncology group 93–05 protocol[J].Int J Radiat Oncol Biol Phys，2004，60（3）：853–860.

[4] Karim AB，Maat B，Hatlevoll R，et al.A randomized trial on dose–response in radiation therapy of low–grade cerebral glioma : european organization for research and treatment of cancer（EORTC）study 22844[J].Int J Radiat Oncol Biol Phys，1996，36（3）：

549–556.

[5] Hegi ME, Janzer RC, Lambiv WL, et al.Presence of an oligodendroglioma–like component in newly diagnosed glioblastoma identifies a pathogenetically heterogeneous subgroup and lacks prognostic value：central pathology review of the EORTC_26981/NCIC_CE.3 trial[J]. Acta Neuropathol, 2012, 123（6）: 841–852.

[6] Chan DT, Hsieh SYP, Kam MKM, et al.Pattern of recurrence and factors associated with cerebrospinal fluid dissemination of glioblastoma in Chinese patients[J].Surg Neurol Int, 2016, 7: 92.

第三章 脑膜瘤

病例29 WHO Ⅰ级脑膜瘤质子放疗

一、病历摘要

患者：女性，55岁，确诊"左额叶胶质母细胞瘤术后"。

现病史：患者于2012年10月因头痛在北京某部队医院就诊，MRI发现颅底及左侧海绵窦占位，从鼻咽取活检病理诊断为脑膜瘤，未行进一步治疗。2015年8月20日华山医院神经病理会诊提示脑膜瘤，WHO Ⅰ级。2015年1月至北京另一家医院就诊，医生建议：考虑到手术风险和治疗效果，不建议手术。2015年1月查PET-CT示：左侧海绵窦，鞍旁及桥小脑角区不规则软组织阴影，FDG摄取增高，考虑脑膜瘤。患者目前头闷胀不适，向左看时复视，左耳听力下降，左眼视力下降（既往视力正常）。于我院行MRI增强（2015-07-17）示：颅底占位、广泛侵犯，结合病史，需考虑恶性脑膜瘤可能，鼻旁窦及左侧乳突气房炎症，两侧颈部多发细小淋巴结。为进一步治疗前往我院。门诊拟"颅底脑膜瘤，WHO Ⅰ级"收入院，患者病期饮食可，眠可，体重无明显变化。

既往史、个人史、家族史均无特殊。

查体：KPS 100分，全身浅表淋巴结未扪及明显增大。

神经系统检查：颅神经Ⅱ（+），左眼视力下降0.4，右眼视力0.6。向左看时复视，眼球活动可。左耳听力下降。

实验室与辅助检查：血常规、肝肾功能、离子五项均无异常，营养状态良好。

MRI（本院，2015-07-17）：颅底占位、广泛侵犯，结合病史，需考虑恶性脑膜瘤可能。

病理组织检查（外院，2015-08-20）：脑膜瘤，WHO Ⅰ级。

二、病例特点

本例患者为55岁的中老年女性，根据患者的病史、体检和病理检查结果，明确诊断为"颅底脑膜瘤，WHO Ⅰ级"。MRI发现颅底及左侧海绵窦占位，从鼻咽取活检病理诊断为脑膜瘤（病例 29 图 1），未行进一步治疗。

三、专家（主任医师）分析

脑膜瘤是一种常见的颅内肿瘤，占所有颅内肿瘤的 30%。年发病率是 6/10 万。2% ~ 3% 的患者是偶尔发现的无症状的脑膜瘤患者，这些患者尸检中 8% 被证实是混合类型脑膜瘤。脑膜瘤的组织病理学分型遵循 WHO 标准，其中 90% 为 WHO Ⅰ 型，5% ~ 7% 为 WHO Ⅱ 型或不典型脑膜瘤，2% ~ 3% 为 WHO Ⅲ 型。不同病理分型的脑膜瘤术后治疗策略不同，复发模式不同。WHO Ⅰ 型颅底脑膜瘤的治疗考虑单一质子治疗或光子治疗（45 ~ 50Gy）后继以质子加量。本例患者无法手术而通过活检获取病理后拟行放射治疗，给予质子根治性放疗 DT 54Gy/27F/5.2 周。

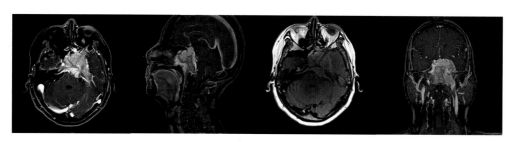

病例29图1　放疗前MRI

四、治疗过程

1. 治疗方案　拟针对可见肿瘤行根治性质子放疗，具体：54Gy/27F。放疗前口服地塞米松片预防照射区域脑组织水肿。

2. 放射治疗

（1）CT 模拟定位：仰卧位，头颈肩热塑膜面罩固定体位，双上肢置体侧。CT 平扫扫描范围：颅顶至 C_2 椎体，扫描层距、层厚为 3mm/3mm。

（2）CT-MRI 图像融合靶区勾画（病例 29 图 2）：将 CT 定位图像与增强 MR 定位图像融合。拟针对颅底病灶进行积极放疗，在 CT 上为患者勾画靶区以及正常组织，靶区包 GTV、CTV，采用碳离子射线，采用 IMCT 技术，照射总剂量 54Gy，单次剂量 2Gy，照射次数 27F，照射频次为每天一次（周一至周五）GTV：可见肿瘤；CTV-Boost：GTV+3mm，需避开脑干、视神经、视交叉、脊髓等重要 OARs 外放 1 ~ 3mm 边界。

（3）放疗技术与处方剂量、要害器官限制：采用 IMPT 技术设计计划；处方剂量：CTV-Boost：DT 54Gy/27F。危及器官受量限制为：脑干 Dmax < 54Gy，视交叉 Dmax < 54Gy，1% PRV < 60Gy，视神经 Dmax < 54Gy，1% PRV < 6000，脊髓 Dmax < 45Gy，1% PRV < 5000，双侧腮腺 Dmean < 25Gy，V30 < 50%，V20Gy < 20cc，单侧 Dmean

< 20Gy。双侧晶体 Dmax < 6Gy，耳蜗 Dmax < 45Gy。

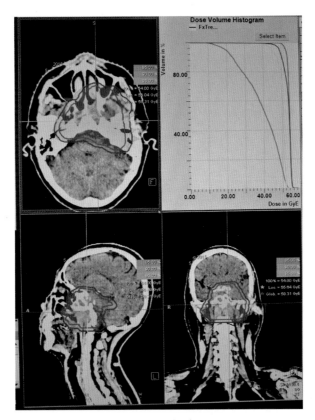

病例29图2　放疗靶区与DVH图

（4）计划评估：尽量达到 95% 处方剂量线包绕 95% CTV 体积，90% 处方剂量线包绕 90% PTV 体积，但需首先确保正常器官的剂量在可耐受范围内，尤其当肿瘤邻近重要 OAR（如视神经、视交叉、脑干、脊髓、脑组织），剂量优化须以重要 OAR 优先。

3. 药物治疗　放疗期间口服小剂量地塞米松片，每日 2 次，预防脑组织水肿。

4. 治疗中的不良反应与处理　患者放疗期间出现 I 度口腔黏膜反应，给予康复新液、金口馨液对症治疗后痊愈。患者治疗结束时查体提示：向左看时复视较前好转，余神经征同入院。左耳听力下降同入院。

五、随访与处理意见

2015 年 10 月 16 日（放疗结束时）复查颅脑 MRI 示（病例 29 图 3）：颅底偏左侧巨大不规则肿块影，平扫 T_1WI 呈等信号，T_2WI 呈相对略高信号，DWI 呈高信号，ADC 图呈低信号，增强后可见明显强化，病灶边界不清，上达蝶鞍顶部水平，垂体显示不清，视交叉受累显示不清、左侧颞底侵犯；向下侵犯鼻咽侧壁；向后累及左侧头长肌受累，枕骨斜坡，桥前池受压变扁、椎 – 基底动脉向右侧移位，左侧大脑幕脑膜似不对称性强化；向前达后鼻孔及翼腭窝，突破蝶窦后壁及左侧眶上裂；向外侵犯左侧翼肌、左侧颞下窝，左侧海绵窦，颅底多发管腔结构受累，病灶形态及累及范围大致同前。临床评估疗效为肿瘤病灶稳定，SD。

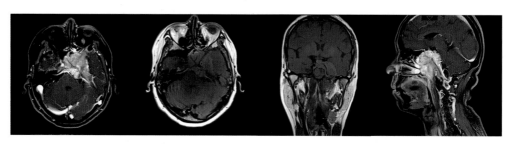

病例29图3　放疗结束时复查MRI（2015-10-16）

2016年1月22日（放疗结束后3个月）复查颅脑MRI示（病例29图4）：对比2015-10-16片：颅底脑膜瘤放疗后，颅底偏左侧巨大不规则肿块影伴周围结构侵犯，病灶范围及信号大致同前。上颌窦、蝶窦、筛窦及两侧乳突炎症较前明显。左侧腮腺肿大伴不均匀明显强化。两侧颈部多发细小淋巴结同前。颅底占位大致同前。临床评估疗效为肿瘤较前略有缩小，SD。

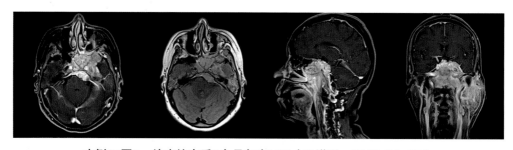

病例29图4　放疗结束后3个月复查MRI（T₁增强，2016-01-22）

2016年9月6日（放化疗后9个月）第三次复查颅脑MRI示（2016-08-24外院）：鞍区、鞍旁、前中颅底及左侧鼻咽异常强化灶，与2014年12月8日MRI比范围增大，右侧顶部及大脑镰旁异常信号影，考虑脑膜瘤。目前患者为治疗后复查遂至我院。与我院2016年1月检查对比，肿瘤有所缩小。临床评估疗效为肿瘤较前略有缩小，SD。嘱患者半年后下次复查。

患者随访时间：治疗结束后于4～6周内行首次随访，其后2年内每3～4个月随访一次，2～3年后每半年一次，5年后每年随访一次。

六、经验分享

质子重离子治疗脑膜瘤适应证包括位于颅底或颅内，包括被病理证实的或未经病理证实但临床及影像等各项证据支持的脑膜瘤 WHO Ⅰ级（部分切除或活检后，即 Simpson Ⅳ~Ⅴ级切除）、WHO Ⅱ级（部分切除或活检后，即 Simpson Ⅳ~Ⅴ级切除）、WHO Ⅲ级（不论手术完整程度）。颅底脑膜瘤的治疗考虑单一质子治疗或光子治疗（45~50Gy）后继以质子加量。WHO Ⅰ级脑膜瘤 CTV-Boost 总剂量54Gy，分割剂量1.8~2Gy。照射剂量建议采用此剂量，但同样可使用相似 BED 的总剂量/分割剂量。

七、相关知识点

1. 脑膜瘤初始治疗　脑膜瘤初始治疗以手术为主，尤其是能完整切除的预后很好。而放射外科治疗和 EBRT 治疗只选择性地用于一部分患者：肿瘤残留或复发，高分级病理类型或者仅靠影像学诊断为脑膜瘤的患者[1, 2]。

2. 脑膜瘤辅助治疗　放疗，无论是单次剂量或者常规分割剂量，都被用于良性脑膜瘤复发后未完全切除的患者，或者新诊断的和复发的不典型脑膜瘤患者，或者间变脑膜瘤患者。对于初次诊断为良性脑膜瘤的患者行不完全切除术后或者不典型脑膜瘤完全切除术后的补充放疗暂无相关共识[3, 4]。

Goldsmith 等指出140例良性脑膜瘤次全切除术后给予52Gy以上剂量的辅助放疗对比单纯次全切除术治疗，可明显提高 PFS（93% VS 65%，10年）。而良性脑膜瘤术后给予54Gy/27F 的辅助放疗已成为共识[5]。

3. 局部进展脑膜瘤的治疗　巨大型或者有症状的脑膜瘤，即使不能完整切除，手术仍是必要的治疗手段，且对于这些病灶范围较大的，有症状的或者病理类型复杂的不能完全切除的或仅能部分切除的脑膜瘤，EBRT 可以获得理想的长期肿瘤局控。考虑到有些病灶的解剖位置的特殊性，单次分割和多次分割剂量的放疗有时候也是一种初始治疗的首选治疗方式[6]。

（朱颖超　傅　深）

参考文献

[1] Longstreth WT Jr, Dennis LK, McGuire VM, et al.Epidemiology of intracranial meningioma[J].Cancer, 1993, 72（3）: 639-648.

[2] Whittle IR, Smith C, Navoo P, et al.Meningiomas[J].Lancet, 2004, 363（9420）:

1535–1543.

[3] Nakasu S, Hirano A, Shimura T, et al.Incidental meningiomas in autopsy study[J]. Surg Neurol, 1987, 27（4）: 319–322.

[4] Cabada T, Caballero MC, Insausti I, et al.The role of diffusion–weighted imaging in the evaluation of meningiomas : radio–pathologic correlation[J].Radiologia, 2009, 51（4）: 411–419.

[5] Chamoun R, Krisht KM, Couldwell WT.Incidental meningiomas[J].Neurosurg Focus, 2011, 31（6）: E19.

[6] Cornelius JF, Stoffels G, Filß C, et al.Uptake and tracer kinetics of O–［2–（18）F–fluoroethyl］–L–tyrosine in meningiomas : preliminary results[J].Eur J Nucl Med Mol Imaging, 2015, 42（3）: 459–467.

病例30　脑膜瘤伽马刀治疗

一、病历摘要

患者女性，52岁，间断头痛伴恶心呕吐3年，无肢体无力，无肢体抽搐，无言语及感觉障碍。行颅脑MRI发现右顶上矢状窦旁巨大占位，最大径为5cm。增强扫描可见肿瘤明显强化。可见脑膜尾征。于2002年10月28日在河北张家口某医院行开颅手术，术后病理示"内皮细胞型脑膜瘤，WHO Ⅰ级"。2006年5月14日因肿瘤复发在河北张家口某医院行再次开颅手术，手术未能全切肿瘤。近来复查颅脑MRI示：右顶上矢状窦旁脑膜瘤术后改变，可见肿瘤残留。2006年8月3日因肿瘤残留行头部伽马刀治疗。查体（-）。

既往体健，个人史及家族史无特殊。实验室检查未见异常。

二、病例特点

患者为中年女性，因头痛，恶心呕吐发现颅内巨大占位，行两次开颅手术，病理示"内皮细胞型脑膜瘤，WHO Ⅰ级"。近来复查头颅核磁示右顶上矢状窦旁脑膜瘤术后改变，可见肿瘤残留。

三、专家（主任医师）分析

患者为中年女性，上矢状窦旁脑膜瘤，曾行两次开颅手术。病理诊断明确。良性脑膜瘤，残留肿瘤位于上矢状窦，不适合再次手术，适合伽马刀治疗。

四、治疗经过

患者治疗经过：局麻下安装立体定位头架，行头颅核磁增强扫描，层厚 2mm，无间距，轴位及冠状位扫描。DICOM 图像传至伽马刀计划系统（病例 30 图 1），进行规划，周边剂量 12Gy，中心剂量 26.7Gy，45% 等剂量曲线。治疗顺利，术后安返病房。

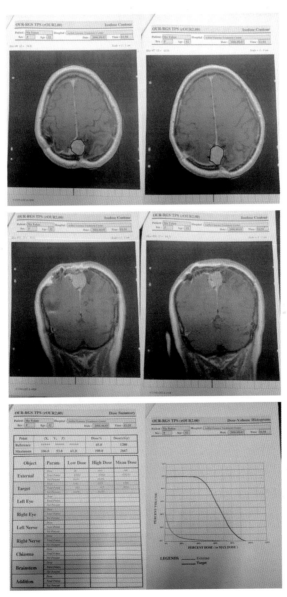

病例30图1 伽马刀治疗规划图

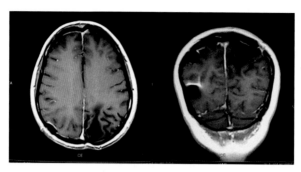

病例30图2　复查颅脑MRI增强扫描，肿瘤基本消失（2007-10-22）

五、相关知识点

脑膜瘤人群发生率为2/10万，仅次于胶质瘤，为颅内原发肿瘤的第二位，绝大部分为良性。脑膜瘤发病率女性高于男性，比例约为2∶1，儿童发病少见，约占脑膜瘤患者的1%～4%[1]。

自1991年首次报告用伽马刀治疗脑膜瘤以来，脑膜瘤伽马刀治疗在各地广泛开展。脑膜瘤属Larson靶区类型Ⅱ型，即晚反应病灶被晚反应的正常组织包绕。而且脑膜瘤多为良性肿瘤，生长缓慢，形状多较规则。故被认为很适合伽马刀治疗。

截止到2015年12月，全世界Leksell伽马刀已为961 170例患者进行了治疗。其中脑膜瘤病例为125 760例，占伽马刀治疗的良性脑肿瘤的35.7%，居伽马刀治疗的良性脑肿瘤的首位，在伽马刀治疗的单病种中，居脑转移瘤之后的第二位。由此可见，立体定向伽马刀治疗在脑膜瘤的治疗中具有相当重要的地位[2]。

1. 伽马刀治疗脑膜瘤的理论依据

（1）脑膜瘤为脑外肿瘤，很少侵犯周围的脑组织，且边界清楚，在MRI片上能清楚显示肿瘤边界，伽马刀治疗时通过准确地辨别瘤体界限，能清楚地勾画出靶区，剂量计划可以完整覆盖肿瘤组织。而且，肿瘤附着的硬脑膜、蛛网膜和供应血管等也均可包括在治疗范围内。从而达到治疗肿瘤，减轻周围损害的作用[3]。

（2）脑膜瘤生长缓慢。脑膜瘤一般血供丰富，较高的放射剂量照射后产生迟发性血管闭塞，造成脑膜瘤内缺血、坏死。按照放射生物学分类，脑膜瘤作为良性脑瘤，属晚反应组织，而其周围脑组织也属晚反应组织。因此，放射生物学效应所致的瘤细胞损伤和脑膜瘤供应血管闭塞等作用将得以充分表现。

（3）伽马刀的放射生物学特性，它发出的窄束的γ射线能精确聚焦于靶区，一次照射时局部产生致死性剂量，不考虑靶区对射线的敏感问题，达到摧毁病灶的目的。而且肿瘤边界剂量锐减，适合于形态不规则的肿瘤边缘，可以使周围正常组织基本不受损害。

（4）尽管放射外科属高剂量辐射，但因瘤周正常结构的受照剂量随距离的增大呈梯度锐减，伽马刀治疗后肿瘤邻近的颅神经功能麻痹发生率仍较低，提示放射外科治疗在保护颅神经功能方面的安全性。

（5）伽马刀的治疗时间较普通放疗大大缩短，且避免了手术麻醉、出血或感染等的风险，患者容易接受。

2. 伽马刀治疗脑膜瘤的适应证　综合文献，伽马刀治疗脑膜瘤的适应证包括：①一般肿瘤直径小于 3cm，无明显的颅内压增高，患者不愿手术；②手术切除困难的蝶骨嵴内侧或海绵窦区、岩骨尖的脑膜瘤或手术易引起神经功能障碍者；③年老体弱，全身情况较差，不能耐受麻醉、手术或有手术禁忌者；④术后残留或复发的肿瘤；⑤高龄（＞70 岁）患者，且影像资料证实肿瘤持续生长者[3, 4]。

3. 伽马刀治疗的剂量选择　直至 1989 年才有大组的关于伽马刀治疗脑膜瘤的详细报道。早期，伽马刀治疗脑膜瘤的边缘剂量大多选择在 15 ～ 18Gy，甚至高达 32Gy。

Ganz（1993 年）提出，伽马刀治疗脑膜瘤边缘剂量应不低于 12 ～ 15Gy，并认为剂量越高，则治疗效果更好。但 Ganz（1995 年）在比较不同边缘剂量的两组病例的疗效后，强调边缘剂量不应小于 12Gy。1997 年，Ganz 经过随访高边缘剂量治疗脑膜瘤出现的并发症后得出结论：边缘剂量最好不大于 15Gy，并且绝对不要超过 18Gy。

Pan 等（1998 年）总结 80 例治疗结果后认为，边缘剂量的选择与肿瘤受照体积相关：对于小体积的脑膜瘤（≤5ml）应采用 15 ～ 16Gy；较大体积的脑膜瘤（≥10ml）应采用 12 ～ 14Gy。对于 5ml 以上的脑膜瘤，17Gy 以上的边缘剂量易引起明显的并发症。在使用高边缘剂量的病例组中，Stafford（2001 年）将边缘剂量的选择与肿瘤体积相联系，肿瘤体积按 < 4.2cm^3，4.2 ～ 14.1cm^3，和 > 14.1cm^3 分为三组，边缘剂量分别对应为 20Gy、18Gy 和 16Gy。统计学分析显示，过高的边缘剂量与脑膜瘤的生长控制率间差异无统计学意义。

王滨江等（1996 年）报告对 38 例术后残留或复发的脑膜瘤进行伽马刀治疗。平均边缘剂量为 12.6Gy（10 ～ 20Gy）。平均随访 20 个月，14 例肿瘤缩小，其中 5 例边缘剂量为 12Gy，9 例＞ 12Gy。边缘剂量 ≥ 12Gy，对肿瘤生长有良好控制作用。

低剂量照射也有获得良好疗效的报道。Nakaya 等（1999 年）报告伽马刀治疗 11 例病灶邻近视交叉或压迫脑干的脑膜瘤，边缘剂量小于 10Gy，患者平均随访 35.7 个月，未见复发增大。然而，Shin（2001 年）报道伽马刀治疗 40 例海绵窦脑膜瘤，22 例边缘剂量大于 14Gy，平均随访 37 个月，复发率为 0。15 例边缘剂量 10 ～ 12Gy，复发率高达 20% ～ 100%。目前，伽马刀治疗脑膜瘤的边缘剂量多建议选择 12 ～ 15Gy。

4. 肿瘤控制率　伽马刀治疗后通过定期影像随访评价肿瘤体积变化的控制情况。肿瘤缩小或控制生长均是脑膜瘤伽马刀治疗后有效的标志，并可由此得出治疗组肿瘤的控制率。Stafford 报道伽马刀治疗后 5 年肿瘤控制率达 89%，其中 56% 的脑膜瘤治疗后缩小。肿瘤控制率与肿瘤的组织学表现显著相关（$P < 0.0001$）。良性脑膜瘤的 5 年肿瘤控制率达 93%，而不典型脑膜瘤仅为 68%，恶性脑膜瘤则为 0。Lee 等报道 159 例海绵窦区肿瘤伽马刀治疗后 5 ~ 10 年肿瘤的控制率是（93.1±3.3）%，颅神经功能保留率为 81.34%。Pendl 等对 162 例脑膜瘤患者（手术 92 例）进行了 25 ~ 97 个月的观察，影像控制率为 98%（肿瘤表现为缩小或不变），临床满意率为 96%（症状改善或稳定），1.8% 患者出现并发症；Eustacchio 等观察 121 例（60 例手术后）患者 60 ~ 117 个月（中位值 82 个月）的结果为：影像控制 98.3%，临床满意率为 95%，3.3% 患者出现并发症；Kreil 等对 200 例患者（90 例术后）行伽马刀放射外科治疗后随访 60 ~ 144 个月（中位期 96 个月），5 年肿瘤无进展控制率为 98.5%，2.5% 患者出现并发症[5]。

Pendl 报道 197 例颅底脑膜瘤，伽马刀治疗后平均随访 55 个月，51% 肿瘤缩小，控制生长 47%，仅 2% 瘤体增大。Roche 等报道伽马刀治疗 80 例海绵窦脑膜瘤，平均随访 30.5 个月，65% 的随访病例肿瘤治疗后瘤体大小不变，32% 治疗后瘤体缩小，3% 治疗后瘤体增大。Prasad（1999 年）总结文献中 637 例脑膜瘤的治疗效果，平均肿瘤控制率 93%，肿瘤复发率 0 ~ 11%（平均 6.0%）。Nicolta 等（2001 年）对 62 例后颅凹脑膜瘤治疗后平均随访 28.7 个月，55% 瘤体缩小，40% 瘤体生长控制，5% 增大[6]。Shin 对伽马刀治疗 40 例海绵窦脑膜瘤的研究显示：治疗后脑膜瘤复发与恶性脑膜瘤、或仅对瘤体进行部分性治疗或瘤体向鞍上生长以及肿瘤向海绵窦外多方向生长等因素有关。

5. 临床表现

（1）临床症状：伽马刀治疗后，脑膜瘤患者的神经损害症状多维持治疗前水平或略有好转。Stafford 报道 190 例脑膜瘤治疗后 8% 症状改善，73% 保持不变，15% 症状加重，另有 4% 随访中死亡。Pendl 报道 164 例患者中，35% 临床症状改善，61% 症状稳定，4% 症状加重。Kondziolka 等报道 203 例矢状窦旁脑膜瘤，治疗后平均随访 3.5 年，84% 的神经功能状态保持术前水平或好转，16% 出现暂时的、伴有症状的脑水肿。其中 33 例随访一年以上的在职患者中，30 例（91%）仍在工作。110 例患者中有 9% 出现神经功能障碍加重。Roche 报道伽马刀治疗 80 例海绵窦脑膜瘤，无新增的动眼神经损害。54 例原有动眼神经麻痹者，15 例改善，8 例消失，1 例加重。13 例原有三叉神经痛者，1 例加重，5 例维持不变，4 例改善，3 例消失。

（2）影像学表现：伽马刀治疗的定期影像随访观察用以评价肿瘤容积的变化情况、肿瘤造影剂强化现象和瘤周水肿情况，从而证实疗效。多数学者将术后影像变化分为容积不变、减少、增大以及中心强化减低等几种，并以随访资料中肿瘤体积减小或不变列入肿瘤控制率的计算。一般治疗后 6 个月影像随访仅见瘤体生长控制，随访 5 ~ 18 个月以上，部分病例 MRI 影像上可出现瘤体中央 T_1 加权呈低信号，T_2 加权呈高信号。

瘤体中心强化不均或强化减弱。

Lunsford 等将瘤体中心不强化或强化减低称为"黑洞"现象，认为这是治疗有效的信号，多数会继而出现迟发的瘤体缩小。产生"黑洞"变化的原因，与伽马刀直接导致组织坏死、细胞凋亡和血管闭塞有关。在原来肿瘤部位会再出现"白矮星"现象，指肿瘤中心强化减弱、缩小后，在原来肿瘤部位出现复强化。这是因为瘤体内纤维化改变所致。随访影像中瘤体强化减弱后的复强化，如果不伴瘤体积增大，不应被认为是肿瘤复发的信号。

Schelemmer 等尝试通过放射外科治疗后脑膜瘤病例进行质子波谱磁共振检查，观察病灶内的代谢变化。并帮助鉴别肿瘤组织。

6. 病理改变　良恶性脑膜瘤伽马刀治疗后的病理变化是不同的。伽马刀治疗后不同时期的病理表现也存在差异。我院曾对 7 例伽马刀治疗后再次手术切除的病理标本进行分析。其中伽马刀治疗后 5 个月的脑膜瘤病理显示细胞肿胀，细胞核多形性，血管壁增厚、血管壁内膜皱缩。治疗后一年的病理显示，肿瘤中心凝固性坏死，细胞溶解，肿瘤边缘部分瘤细胞结构仍然存在。同时可见血管壁纤维化，伴部分血管内血栓形成。治疗后两年的病理显示，坏死区域扩大，瘤体内血管闭塞，血管壁玻璃样变性伴血管内栓塞。伽马刀治疗后脑膜瘤免疫组织学研究显示：PCNA 指标 15% ~ 70%（平均 47.1%）。恶性脑膜瘤的 PCNA 指标高达 70%。提示部分肿瘤细胞仍具有较高的增值能力。Kawashima 的研究也发现，虽然治疗后病理显示瘤内坏死和血管闭塞，不典型脑膜瘤的细胞残留较多。良性脑膜瘤细胞内野生型 P53 增高，Bcl-2 表达减低，MIB-1 L 减低。而不典型脑膜瘤虽然 MIB-1 L 也减低，但突变型 P53 和 Bcl-2 表达均不变[7]。

7. 恶性脑膜瘤　Stafford 根据病例随访，发现不典型性脑膜瘤或恶性脑膜瘤，即使运用高剂量伽马刀治疗，5 年生存率分别仅为 76% 或 0，5 年肿瘤生长控制率分别为 68% 或 0。认为即使联合手术、外放射治疗和伽马刀治疗，恶性脑膜瘤治疗后的复发率相对良性脑膜瘤明显增高，治疗后 5 年生存率极低。有关伽马刀治疗后的病理变化和免疫组织学研究也证明了这一点。Ojemann 对 22 例恶性脑膜瘤行伽马刀治疗，5 年生存率为 40%。根据统计分析，发现体积小于 8cm³ 的恶性脑膜瘤，患者同时又较年轻，伽马刀治疗预后相对较好[8]。

8. 并发症

（1）早期症状：伽马刀放射外科治疗脑膜瘤的早期并发症罕见，3% ~ 4% 术后出现头痛、恶心呕吐、低热等反应，可在 24 ~ 48 小时之内消失，无不良后果。可使用镇吐、激素等对症治疗。治疗前存在头痛、癫痫等症状者，仍需对症抗癫痫治疗。

（2）颅神经功能障碍：Stafford 报告 24 例（13%）的患者出现与治疗有关的并发症。其中 15 例（8%）出现颅神经麻痹，包括视神经、动眼神经、三叉神经、展神经、面神经及听神经损害。无后组颅神经损害。出现颅神经损害的时间为治疗后 1 ~ 98 个月（平均 6 个月）。至报告时，2 例加重，8 例维持不变，4 例明显好转。统计分析未发现肿瘤体积、边缘剂量、既往放疗史等与放射损伤并发症有关。Morita 建议视神经的受照剂量应小于 10Gy，三叉神经半月神经节受照剂量应小于 19Gy。海绵窦外侧壁受照剂量应低于 20Gy。由于肿瘤长期侵蚀或压迫颅神经，会降低神经组织对放射线的耐受性，而且肿瘤压迫本身可以造成神经变性。因此，制定治疗计划时应综合进行考虑[9]。

（3）脑水肿：脑膜瘤伽马刀治疗后最常见的并发症是脑水肿。脑膜瘤伽马刀治疗后瘤周水肿的发生率为 8.5% ~ 20%，脑水肿严重者表现为头痛、颅内压增高、原有神经功能缺失加重或出现新的神经损害征象。综合文献报道，脑膜瘤术后瘤周水肿发生的影响因素有：边缘剂量（> 18Gy）、肿瘤生长部位（大脑凸面）、老龄、术前的瘤周水肿状况和术前神经功能状态。Ganz 等人推测，幕上中线附近的脑膜瘤邻近皮层静脉，引流区域的侧支循环很少或没有，在伽马刀治疗后可能影响深静脉的引流，造成或加剧瘤周水肿；Kalapurkal 等人认为，放射外科治疗后促进血管炎性介质的释放，产生放射性血管炎性反应，使肿瘤血供增加，皮层盗血现象严重，从而促进瘤周水肿的发生[10]。

综上所述，伽马刀治疗脑膜瘤的创伤小，能控制肿瘤生长，对位于凸面较小的脑膜瘤、术后残留的脑膜瘤以及颅底部位生长的较小脑膜瘤的疗效肯定、并发症少，无疑是一种安全有效的治疗方法，是微侵袭神经外科的发展方向之一。

（孙君昭）

参考文献

[1] Abdel Aziz KM，Sanan A，Van Loveren HR，et al.Petroclival meningioms：predictive parameters for transpetrosal approaches[J].Neurosurgery，2000，47（1）：139-150.

[2] Neil Dwyer G，Lang DA，Davis A，et al.Outcome from complex neurosurgery：an evidence based approach[J].Acta Neurochir，2000，142（4）：367-371.

[3] Roberti F，Sckhar LN，Kalavakonda C，et al.Posterior fossa meningiomas：surgical experience in 161 cases[J].Surg Neurol，2001，56（1）：8-20.

[4] Iwai Y，Yamanaka K，Nakajima H，et al.The treatment of skull base meningiomas combining surgery and radiosurgery[J].J Clin Neurosci，2001，8（6）：528-533.

[5] Kreil W，Luggin J，Fuchs I，et al.Long term experience of gamma knife radiosurgery for benign skull base meingiomas[J].J Neurosurg Psychiatry，2005，76（10）：1425-1430.

[6] Nicolato A，Giorgetti P，Foroni R，et al.Gamma knife radiosurgery in skull base meningiomas : a possible relationship between somatostat in receptor decrease and early neurological improvement without tumour shrinkage at short term imaging follow up[J].Acta Neurchir（Wien），2005，147（4）: 367–375.

[7] 刘阿力，王忠诚，孙时斌，等 . 海绵窦区的肿瘤及伽马刀治疗 [J]. 中华神经外科杂志，2002，18（3）: 173–177.

[8] Zacherhofer I，Wolfsberger S，Aichnolzer M，et al.Gammaknife radiosurgery for cranial base meningiomas : experience of tumor control，clinical course，and morbidity in a followup of more than 8 year[J].Neurosurgery，2006，58（1）: 28–36.

[9] Black PM，Villavicencio AT，Rnouddou C，et al.Aggressive surgery and focal radiation in the management of meningiomas of the skull base preservation of function with maintenance of local control[J].Acta Neurochir（Wien），2001，143（6）: 555–562.

[10] Lee JY，Niranjan A，Mclenmey J，et al.Stereotactic radiosurgery providing long–term tumor control of cavemous sinus meningiomas[J].J Neurosurg，2002，97（1）: 65–72.

病例31　非典型脑膜瘤术后放疗

一、病历摘要

患者：男性，23 岁，确诊"左额巨大镰旁脑膜瘤术后"。

现病史：患者于 2017 年 5 月因"头痛、恶心，伴反应迟钝 2 年"，在当地医院行颅脑 MRI（病例 31 图 1）发现左额巨大镰旁占位。于 2017 年 5 月 22 日在上海某医院行左额大静脉窦旁脑膜瘤切除＋血管窦重建术（复杂），术中见肿瘤基底少许位于左额凸面硬膜，左侧矢状窦壁和大脑镰，肿瘤质地韧，与脑组织粘连极为紧密。因矢状窦未闭塞，电凝烧灼矢状窦壁并剪除受累的大脑镰基底。最终肿瘤达到 Simpson Ⅰ 类切除。术后病理诊断为非典型脑膜瘤（WHO Ⅱ级）。免疫组化结果: EMA（－），VIM（＋），SSTR2a（＋），STAT6（－），PR（＋），CK（－），GFAP（－），CD34（－），Ki–67（7%），ER（－）。术后有时仍有恶心，无头痛。术后 3 周转入放疗科。自发病以来，患者胃纳睡眠可。

既往史、个人史、家族史均无特殊。

查体：患者一般状态良好，生命体征正常，营养评估正常。

神经系统检查：语言清晰。思维力、判断力、定向力正常，记忆力及计算力正常。

双侧肢体肌力Ⅴ级，余神经系统查体未见异常。

实验室与辅助检查：血常规、肝肾功能、离子五项均无异常，营养状态良好。

术后3周复查MRI提示：左额叶术后改变（病例31图2）。

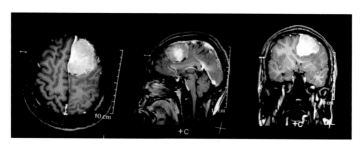

病例31图1　术前MRI（T₁增强2017-05-03）

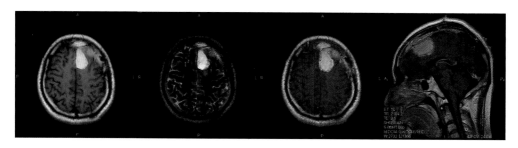

病例31图2　放疗前复查MRI（2017-06-15）

二、病例特点

本例患者为青年男性，左额叶巨大镰旁脑膜瘤，虽然术中达到Simpson Ⅰ类切除，但病理类型达到WHO Ⅱ级，即使手术全切，仍推荐术后局部放疗。

三、专家（主任医师）分析

脑膜瘤首选治疗是手术治疗。对于脑膜瘤的放疗，以前认为脑膜瘤是"抗放射线的"，放疗对于脑膜瘤没有疗效。但近年来相关研究认为放疗可以控制脑膜瘤的生长。目前认为放疗应该作为一种除手术之外的适宜有效的治疗方法。该患者术前肿瘤巨大，术后病理为非典型脑膜瘤（WHO Ⅱ级），非典型脑膜瘤有丝分裂活性较强，细胞丰富（该患者Ki-67达到7%），术后易复发。推荐术后局部辅助放疗，降低局部复发率。

四、治疗过程

1. 治疗方案　局部放疗。

2．放射治疗

（1）CT 模拟定位：仰卧位，双上肢置体侧，增强扫描范围：颅顶至 C_2 椎体，扫描层距、层厚为 2mm/2mm。

（2）CT–MRI 图像融合靶区勾画（病例 31 图 3）：将 CT 定位图像与放疗前 MR 的 T_1+C/T_2 FLAIR 图像融合。GTV：T_1+C 显示的手术残腔；CTV1：GTV 外扩 1cm；CTV2：GTV 外扩 2cm，各靶区要在脑干、眼眶、骨以及解剖屏障处回收，CTV1、CTV2 分别外放 3mm，形成 PTV1 及 PTV2。

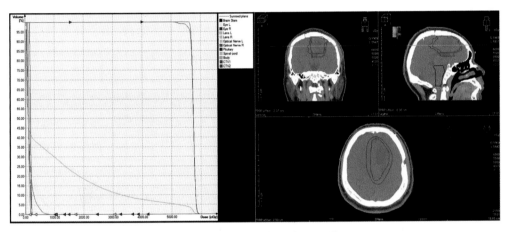

病例31图3　放疗靶区与DVH图

（3）放疗技术与处方剂量、要害器官限制：采用调强计划；处方剂量：PTV1：DT 56Gy/28F，PTV2：DT 40Gy/20F。危及器官受量限制为：脑干 Dmax < 54Gy，视交叉 Dmax < 54Gy，左侧视神经 Dmax < 54Gy，双侧晶体 Dmax < 7Gy。

（4）计划评估：95% 的处方剂量包含 98% 靶区。

3．治疗中的不良反应与处理　放疗期间无新增不适（病例 31 图 4）。

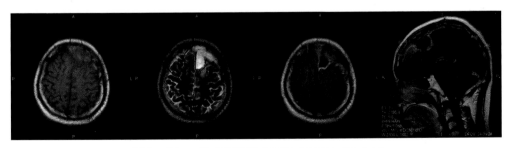

病例31图4　放疗期间复查MRI（2017-07-10）

五、随访与处理意见

建议一年内每隔3个月随访，五年内每隔6～12个月随访，之后每隔1～3年随访。

六、相关知识点

1. 脑膜瘤概况　在颅内肿瘤中，脑膜瘤的发生仅次于胶质瘤，为颅内良性肿瘤中最常见者，占颅内肿瘤的20%。其中85%～90%位于幕上，大约有一半位于前颅窝底和中颅窝底。好发部位依次为大脑凸面、矢状窦旁、大脑镰旁和颅底（包括蝶骨嵴、嗅沟、桥小脑角等）[1]。WHO根据复发倾向和侵袭性对脑膜瘤进行了分级，分为良性（Ⅰ级）、非典型性（Ⅱ级）和间变性（Ⅲ级）。该患者为最常见的大脑镰旁脑膜瘤[2]。大脑镰旁脑膜瘤按照肿瘤与大脑镰附着部位分为前、中、后1/3三种，临床症状各有不同。位于前1/3的患者可有长时间头痛、渐进性精神状态改变、癫痫和颅内压增高等症状；中1/3患者经常出现对侧肢体肌力下降或感觉异常；后1/3症状隐袭，可仅表现为颅高压[3]。治愈脑膜瘤唯一明确的方法是手术完整切除，并且切除越多，复发的概率就越小。切除的可行性和危险性依赖于肿瘤的位置。对于侵袭性强、复发的、残留的或不能手术切除的脑膜瘤可采取放射治疗抑制生长[4]。有研究表明达到Simpson Ⅰ、Ⅱ类切除对于减少脑膜瘤复发有重要意义。该患者肿瘤位于镰旁前1/3，术中达到Simpson Ⅰ类切除。但病理为非典型脑膜瘤，仍推荐行放疗[5]。

2. 脑膜瘤的放射治疗　2016年NCCN指南推荐对于部分WHO Ⅰ级（有症状；无症状但肿瘤≥3cm或者虽然肿瘤＜3cm但可能致神经功能障碍）、WHO Ⅱ级、WHO Ⅲ级均推荐术后行局部放疗。WHO Ⅰ级放疗剂量推荐为45～54Gy；WHO Ⅱ级术后辅助放疗推荐54～60Gy；WHO Ⅲ级放疗剂量推荐达到59.4～60Gy。WHO Ⅱ级脑膜瘤术后放疗靶区为瘤床外放1～2cm[6]。

（倪春霞　盛晓芳）

参考文献

[1] Longstreth Jr WT, Dennis LK, McGuire VM, et al.Epidemiology of intracranial meningioma[J].Cancer, 1993, 72（3）: 639-648.

[2] Whittle IR, Smith C, Navoo P, et al.Meningiomas[J].Lancet, 2004, 363（9420）: 1535-1543.

[3] Nakasu S, Hirano A, Shimura T, et al.Incidental meningiomas in autopsy study[J].

Surg Neurol，1987，27（4）: 319-322.

[4] Cabada T，Caballero MC，Insausti I，et al.The role of diffusion-weighted imaging in the evaluation of meningiomas : radio-pathologic correlation[J].Radiologia，2009，51（4）: 411-419.

[5] Chamoun R，Krisht KM，Couldwell WT.Incidental meningiomas[J].Neurosurg Focus，2011，31（6）: E19.

[6] Cornelius JF，Stoffels G，Filß C，et al.Uptake and tracer kinetics of O-［2-（18）F-fluoroethyl］-L-tyrosine in meningiomas : preliminary results[J].Eur J Nucl Med Mol Imaging，2015，42（3）: 459-467.

第四章 脑转移瘤

病例32 颅内多发脑转移瘤Novalis系统分次SRS治疗

一、病历摘要

患者：男性，39岁，因"左肺腺癌脑、骨多发转移易瑞沙治疗后1年，头痛1个月"于2015年8月22日入院。

现病史：患者于2014年7月因咳嗽在外院诊断左肺占位（病例32图2），经皮肺穿刺病理回报为腺癌，EGFR基因19外显子突变；颅脑MRI提示左侧顶叶单发病灶（病例32图1），直径约1cm；全身骨扫描提示椎体转移，当时外院诊断为"左肺腺癌并脑、骨转移（ⅣB期）"。外院予吉非替尼250mg、1次/日，1个月后肺部CR，头部病灶及骨转移灶PR。2015年7月肺部出现新发病灶，再次活检，病理同前，基因检测无突变。予卡铂＋培美曲塞化疗1周期，肺部病灶PR。2015年8月出现头痛头晕，伴恶心呕吐、步态不稳。2015年8月21日颅脑MRI示颅内多发病灶较前明显增多、增大。故为求进一步治疗来我院。患者自发病以来，反应较前迟钝，记忆力较前减退，饮食较差，体重明显下降，大便有困难，余无异常。

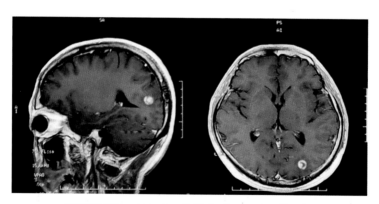

病例32图1 2014年7月发病时MRI（T₁增强）

既往史、个人史、家族史均无特殊。

查体：KPS评分40分，GPA评分1分，消瘦面容，心肺腹部未扪及包块，周身无压痛。

神经系统检查：神清，精神差，言语清楚，对答切题。思维力、判断力、定向力正常，记忆力及计算力减退。颈项强直，骸下4横指。双侧肢体肌力Ⅴ级，双侧巴宾斯基征未引出，闭目难立征阳性，余神经系统查体未见异常。

实验室与辅助检查：血常规、肝肾功能、离子五项均无异常。

颅脑MRI（2015-08-21，病例32图3）：左小脑半球、双侧侧脑室前角旁、左顶叶、双侧额叶多发占位病变，最大病灶直径4.2cm。

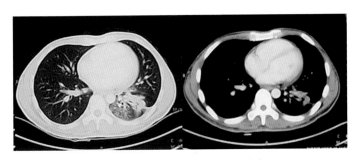

病例32图2　2014年7月发病时胸部CT

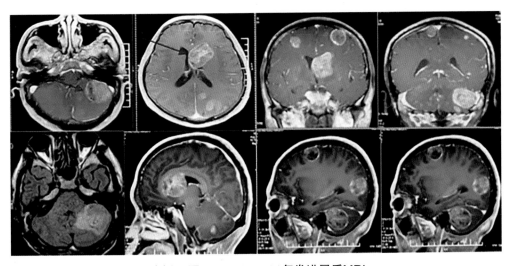

病例32图3　2015-8-21复发进展后MRI

二、病例特点

本例患者为39岁的中年男性，病情危重，已出现头痛、呕吐及颈强等颅高压表现，2015年8月21日颅脑MRI所见：颅内可见18个病灶，幕上、幕下分布，最大病灶位于左小脑，直径4.2cm，病灶体积28ml；胼胝体病灶体积24ml。第一代TKI药物（吉非替尼）服用1年后进展。

三、专家（主任医师）分析

颅外肿瘤转移到脑十分常见，有症状的脑转移发生率约为 6/10 万，其中 50% 原发部位来源于肺。对于大体积脑转移，国外文献尚无统一标准，一般认为最大病灶直径 ≥ 3cm，或者体积 ≥ 14cm 为大体积，指南推荐的治疗手段包括手术、WBRT、SRS 或联合治疗。而该患者为 TKI 治疗后复发进展，颅内病灶最大直径为 4.5cm，可见病灶达 18 个，颅内病灶总体积达 116cm³，患者已出现颅高压症状，随时有可能导致脑疝，甚至危及生命。神经外科手术难以解决幕上、幕下病灶；直接全脑放疗，其水肿毒性反应可能直接导致脑疝风险。采用 SRS 治疗，该如何把握分割方式和剂量，如何个体化制订治疗方案，是危重患者治疗前必须重视的问题。针对该患者，目前威胁最大的颅内病灶为左小脑病灶，第一步治疗的重点需关注左小脑病灶的疗效，通过无框架放射外科系统（Novalis 系统）实现 FSRS 治疗，同时治疗期间要灵活应用脱水剂（甘露醇）及皮质醇激素的联合应用，确保患者治疗过程中能平稳耐受放射性水肿毒性反应。治疗前必须经患者本人及家属充分知情同意，告知可能出现的风险，如治疗过程中出现脑疝风险，保守脱水无效情况下可能需要开颅去骨瓣减压术。

四、治疗过程

1. 治疗方案　FSRS；脱水＋激素治疗；化疗及靶向药物治疗。

2. 放射治疗

（1）CT 模拟定位：仰卧位，双上肢置体侧，增强扫描范围：颅顶至 C₂ 椎体，扫描层距、层厚为 2mm/2mm。

（2）CT-MRI 图像融合靶区勾画：将 CT 定位图像与定位 MRI 的 T₁+C/T₂ FLAIR 图像融合。

（3）放疗技术与处方剂量：采用图像引导下的无框架立体定向放射外科技术。2015 年 8 月 24 日第一次 SRS 靶区为左小脑病灶（病例 32 图 4），中心剂量 8Gy。临近脑干 Dmax < 2Gy。2015 年 8 月 27 日第二次 SRS 靶区为后颅窝体积较小两个病灶（病例 32 图 5），中心剂量 16Gy。

（4）2015 年 9 月 5 日及 2015 年 9 月 22 日第二、三次 MRI 定位扫描，融合对比左小脑靶区体积变化。2015 年 9 月 10 日第三次 SRS 靶区为胼胝体病灶（病例 32 图 6），中心剂量 8Gy。2015 年 9 月 30 日第四次 SRS 靶区为左小脑病灶（第二次，病例 32 图 7），中心剂量 8Gy。2015 年 10 月 9 日第五次 SRS 靶区为胼胝体病灶（第二次，病例 32 图 8），中心剂量 8Gy。2015 年 10 月 15 第六次 SRS 靶区为余下病灶（病例 32 图 9），中心剂量 12Gy。

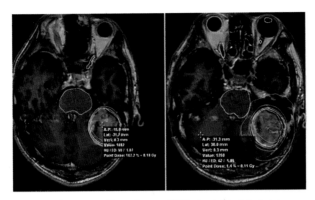

病例32图4 第一次SRS靶区（2015-08-24）

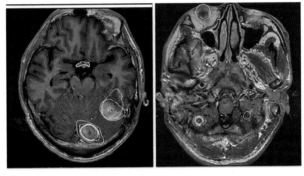

病例32图5 第二次SRS靶区（2015-08-27）

（5）计划评估：靶区内剂量平坦均匀，靶区边缘剂量梯度陡，90%的靶区体积受量、80%靶区体积受量。

3. 治疗中的不良反应与处理 FSRS期间出现颅高压症状，予加强脱水、激素治疗后好转。Ⅰ度消化道症状，对症治疗后均明显好转。

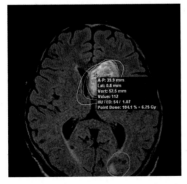

病例32图6 第三次SRS靶区
（2015-09-10）

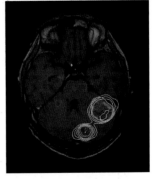

病例32图7 第四次SRS靶区
（2015-09-30）

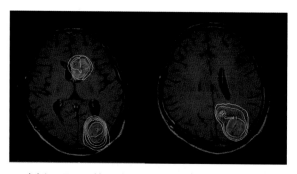

病例32图8　第五次SRS靶区（2015-10-09）

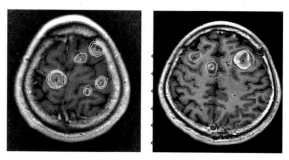

病例32图9　第六次SRS靶区（2015-10-15）

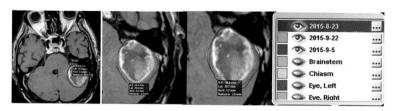

2015-08-23治疗前靶区范围（红色线），病变最大直径42mm。2015-09-05第二次自适应定位靶区范围（蓝色线），边缘缩小1.4mm，体积约缩退6ml。2015-09-22第三次自适应定位靶区范围（绿色线），边缘缩小2.9mm，体积约缩退14ml

病例32图10　左小脑转移灶SRS治疗后不同时间靶区体积变化对比

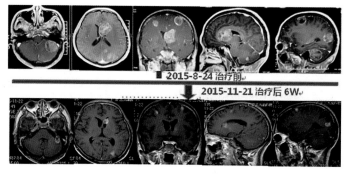

病例32图11　颅内转移灶SRS治疗前后对比

五、随访与处理意见

2015 年 11 月 21 日分次 SRS 结束 6 周时复查 MRI 示：颅内多发病灶均明显缩小。2016 年 4 月电话随访患者因肺部感染、呼吸困难死亡。

六、经验分享

1. 对于颅内多发、危重脑转移瘤，采用无框架放射外科系统行分次 SRS 治疗安全、有效，患者耐受性良好。

2. 对于有高颅压症状的脑转移瘤，放射外科治疗过程中脱水、激素治疗减轻急性放射性水肿的处理需高度重视、灵活把握。

3. 对于颅内多发转移瘤，治疗过程中重点关注不同位置病灶的风险预后，如后颅窝、围脑干等高风险区域的责任病灶的处理。

4. SRS 治疗前后是否联合全脑放疗，需根据临床具体情况而定，对于转移灶 ≤ 3 个，可考虑单独 SRS 治疗，对于转移灶 > 3 个，建议联合全脑放疗。对于危重患者，有高颅压风险的患者全脑放疗要慎重应用。

七、相关知识点

1. 脑转移瘤的 RTOG RPA 分类和中位生存期（病例 32 表 1）　判断脑转移瘤的预后，肿瘤放疗组织（RTOG）根据预后因素（包括体能状态、年龄和多发性还是孤立性脑转移灶）将患者分为三类。研究所用的特定分析方法称为"回归分割分析 –RPA"。基于 RPA 的分类称为脑转移瘤的 RTOG RPA 分类。

病例 32 表 1　RPA 分类及中位生存期

RPA 分类	描述	中位生存期（月）
I	KPS ≥ 70 年龄 < 65 岁原发肿瘤可控制无颅外转移	7.1
II	KPS ≥ 70 年龄 ≥ 65 岁原发肿瘤不可控制其他部位转移不满足 I 和 III 类的所有其他患者	4.2
III	KPS < 70	2.3

2. 大体积脑转移瘤放射外科治疗的可行性　2003—2013 年，美国布朗大学 Alpert 医学院针对 93 例大体积转移瘤采用 SRS 治疗进行临床研究，转移灶直径占比分别为 3 ~ 3.5cm 29%，3.5 ~ 4cm 32%，≥ 4cm 39%；1 年、2 年、5 年生存率分别为 46%、29% 和 5%；10 例（11.8%）发生放射性坏死，其中 5 例无明显症状，3 例需激素治疗，

2 例需手术治疗，其结论认为大体积脑转移瘤 SRS 治疗患者可以耐受[1]。对于直径＞ 3cm 的转移灶，2013 年美国匹兹堡大学癌症中心对于＞ 3cm 的 36 例脑转移瘤进行了 FSRS，中位剂量 24Gy（12 ~ 27）/2 ~ 5F，中位体积 15.6ml（10 ~ 82.7），6 个月 PFS ＝ 73%，1 年 PFS ＝ 63%，6 个月 OS ＝ 22%，1 年 OS ＝ 13%，无急慢性放射不良反应发生，学者认为分次 SRS 对于大体积脑转移瘤安全性更佳[2]。

3．脑转移放射外科剂量的选择和分割次数

（1）2005—2012 年，日本学者一项非随机对照前瞻性 FSRT 治疗脑转移瘤临床研究：54 例患者，102 个转移瘤，61 个≥ 2.5cm，47 例有神经系统症状，对于＜ 4cm 病灶采用 27 ~ 30Gy/3F，对于≥ 4cm 采用 31 ~ 35Gy/5F FSRT 分割剂量，学者认为该剂量分割安全有效[3]。

（2）对于脑转移瘤剂量及分次选择需根据病灶的大小、位置，患者的一般状态及是否联合全脑等因素综合考虑。

4．无框架放射外科系统的特点与优势　与传统 SRS 微创治疗技术比较，BrainLAB 无框架立体定向放射外科治疗无创、无痛苦。该技术采用覆盖头颈的可固定、可拆卸的面罩，采用 ExacTrac 6D 红外 /X 线 DR 影像精确引导系统，治疗过程中以六维床进行亚毫米级精度调整、验证，在治疗舒适性、可重复性方面有显著优势[4]。

（山常国）

参考文献

[1] Daniel E，Paul R，Daniel G，et al.Stereotactic radiosurgery for large brain metastases[J].Journal of Clinical Neuroscience，2015，22（10）：1650-1654.

[2] Rodney E，Wegner MD，Jonathan E，et al.Fractionated stereotactic radiosurgery for large brain mctastases[J].JCO，2013，12：164-168.

[3] Murai T，Ogino H，Manabe Y，et al.Fractionated stereotactic radiotherapy using cyberknife for the treatment of large brain metastases：a dose escalation study[J].Clin Oncol，2014，26（3）：151-158.

[4] 张平，罗龙辉，戴鹏，等 .ExacTrac 6D 影像精确引导系统在脑转移瘤 SRS 中的应用 [J]. 中国医疗设备，2017，5：739-741.

病例33 乳腺癌脑膜转移治疗

一、病历摘要

患者：女性，54岁，因"头痛头晕2个月，左眼睑下垂及双眼视物重影半个月"于2011年7月22日首次入院

现病史：患者自2011年5月开始无诱因出现头痛，由后颈部延及额部，为持续性隐痛，程度进行性加重，伴头晕，以行走时较重，静止及卧床可缓解，7月初出现左眼睑下垂及双眼视物重影。7月14日当地颅脑MRI考虑颅内多发转移瘤。患者发病以来精神一般，头痛进行性加重影响睡眠，饮食可，大小便正常，体重51kg。

既往史：患者20年前因子宫肌瘤行子宫切除术，2010年11月行右侧乳腺癌改良根治术，术后病理：右乳浸润性导管癌。腋窝淋巴结见转移癌，伴有大量癌栓形成；HER-2（+++），Ki-67（90%强+），EGFR＜5%（弱+），P53（强+），ER-a（1%中等+），ER-b（30%弱+），PR（-），Tau（-），TOP Ⅱ（80%强+）。个人史、家族史无特殊。

查体：GCS评分14分，KPS评分40分，颈强，颏下4横指，左眼睑下垂，左眼外展2mm露白，巴宾斯基征（+）

入院诊断：右乳腺浸润性导管癌术后伴脑、骨、淋巴结多发转移。

二、病例特点

本例患者为中老年女性，乳腺癌诊断明确，术后未正规放化疗或内分泌治疗。入院时头痛剧烈，颈强，结合患者病史、症状、体征及外院的影像资料，不排除脑膜转移。

三、专家（主任医师）分析

乳腺癌在女性恶性肿瘤中排第一位，首选手术治疗，术后因根据分期及分型选择内分泌治疗或全身化疗。根据该患者术后免疫组化结果，分型为Her（+）型，治疗上可选择赫赛汀为基础的化疗。但是患者拒绝任何治疗，导致术后9个月即出现全身多发转移。本次主要因头部症状就诊，症状严重，考虑有脑膜转移。恶性肿瘤出现脑膜转移发生率低，大约5%～8%。典型的脑膜转移根据病史、症状、体征及外院的影像资料诊断较容易。下一步因明确是否有脑膜转移，根据结果制订具体的治疗方案。

四、治疗过程

2011 年 7 月 22 日颅脑 MRI 检查提示（病例 33 图 1 至病例 33 图 3）：双侧大脑、小脑半球示多发斑片状、结节样稍长 T_1 长 T_2 异常信号影，FLAIR 序列呈稍高信号影，增强后异常强化，全脑脑沟、脑裂内示多发线样 FLAIR 序列高信号影，增强后示多发异常线样强化。脊髓 MRI 提示 C_5 水平颈髓内小斑点状异常强化灶，考虑髓内转移灶（病例 33 图 4）。遂诊断乳腺癌并脑、脑膜及脊髓转移。

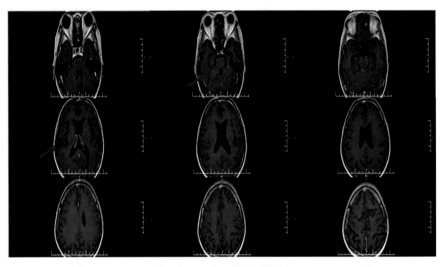

病例33图1　入院颅脑MRI（T_1轴位 增强，2011-07-22）

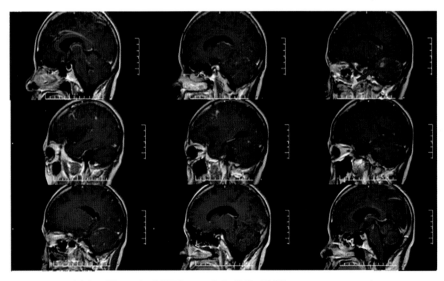

病例33图2　入院颅脑MRI（矢状位 增强，2011-07-22）

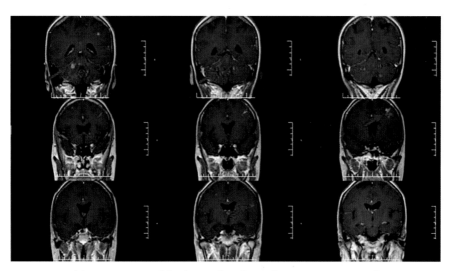

病例33图3　入院颅脑MRI（冠状位 增强，2011-07-22）

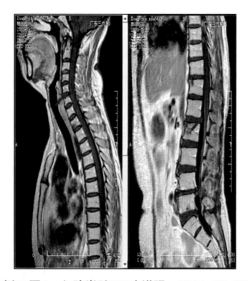

病例33图4　入院脊髓MR（增强，2011-07-22）

2011 年 7 月 22 日腰椎穿刺术，提示压力＞ 330mmH₂O ；脑脊液生化检 TP 4.68g/L，GLU 1.03mmol/L ；脑脊液细胞学见肿瘤细胞（病例 33 图 5）。考虑患者症状重，一般状态差，无法耐受全中枢放疗。遂于 2011 年 7 月 28 日至 2011 年 8 月 22 日行全脑放疗，DT 40Gy/20F，同步 TMZ 75mg/（m²·d）化疗。

2011 年 8 月 19 日颅脑 MRI 提示（病例 33 图 6 至病例 33 图 8）：双侧大脑、小脑半球仍示多发斑片状、结节样稍长 T₁ 长 T₂ 异常信号影，FLAIR 序列呈稍高信号影，增强后异常强化，病灶范围较前有缩小，其中右侧小脑半球病灶较前基本消失。全脑脑沟、脑裂内示多发线样 FLAIR 序列高信号影较前基本消失，增强后已未见明显异常线样强化。脊髓 MRI 提示 C_5 水平颈髓内转移灶已消失（病例 33 图 9）。

2011 年 8 月 24 至 2011 年 9 月 7 日局部继续加量，总量至 56Gy/28F。同时于 2011 年 8 月 24 日开始全脊髓放疗，单次 2Gy，全脊髓放疗期间暂停 TMZ 口服化疗。放疗 7 次后，因肺部感染终止全脊髓放疗。给以抗感染对症后好转出院（病例 33 图 10、病例 33 图 11）。

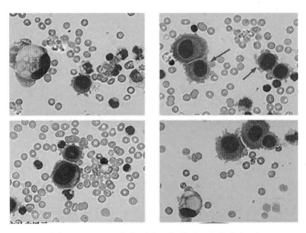

病例33图5　脑脊液细胞学找到肿瘤细胞

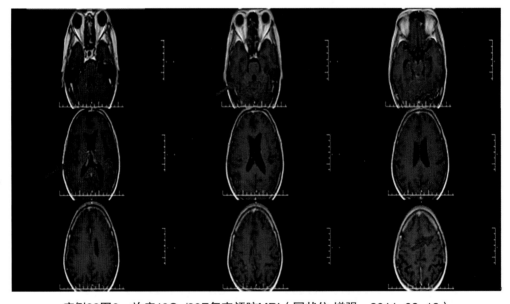

病例33图6　放疗40Gy/20F复查颅脑MRI（冠状位 增强，2011-08-19）

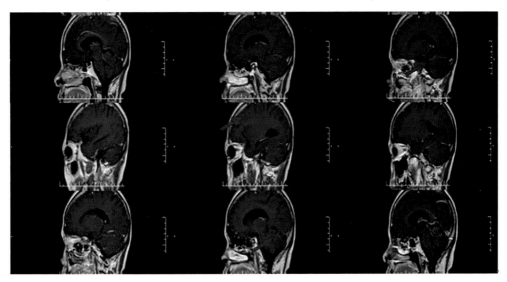

病例33图7　放疗40Gy/20f复查颅脑MRI（矢状位 增强，2011-08-19）

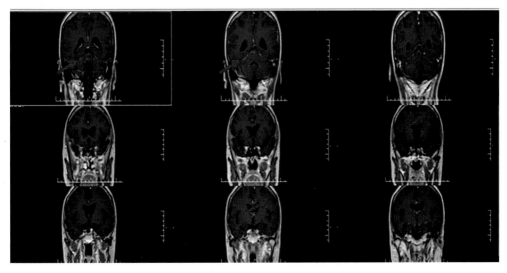

病例33图8　放疗40Gy/20F复查颅脑MRI（冠状位 增强，2011-08-19）

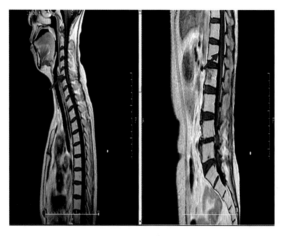

病例33图9　放疗40Gy/20F复查脊髓MR（增强，2011-08-19）

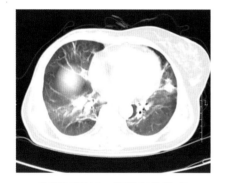

病例33图10　双肺多发炎症
（胸部平扫，2011-09-05）

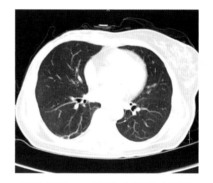

病例33图11　双肺多发炎症吸收
（肺部平扫，2011-09-13）

五、随访与处理意见

全脑放疗后患者头痛缓解，颈强消失，停用脱水及止痛药物。放疗后2个月，患者KPS从40分升高到80分。2011年12月因肺部再次感染，家属放弃积极治疗。2012年12月25日死于肺部感染，总生存8个月。

六、经验分享

1. 脑膜转移癌诊断是关键，诊断明确后，应加强脱水降颅压、止痛，尽早治疗。

2. 治疗策略以全脑放疗联合替莫唑胺化疗效果好。

七、相关知识点

1. 脑膜转移癌的诊断[1]　根据以下4方面进行诊断：①明确的恶性肿瘤病史及诊

治经过；②新近出现神经系统临床症状和体征；③典型的 CT 及 MRI 等影像学表现；④ CSF 细胞学检查癌细胞。凡具备①、②项加上③或④项，即可确诊。

2. 脑膜转移癌的治疗　脑膜转移癌主要是姑息性的治疗。包括支持治疗、局部放疗、鞘内灌注化疗、全身化疗和脑脊液分流术等。

糖皮质激素和脱水药物（如甘露醇）常用于 LM 中颅内高压的治疗，但治疗效果的逐渐减弱和不良反应都制约其长期使用[2]。镇痛、抗癫痫、抗抑郁、镇吐等药物治疗和营养支持治疗可在一定程度上缓解 LM 症状，改善患者的生存质量。

全脑放疗是治疗脑膜转移癌的主要方式之一，放疗后可迅速减少实体瘤病灶，有助于脑脊液循环恢复，缓解中枢神经系统症状、体征，但不能治疗整个蛛网膜下隙的肿瘤。全脑全脊髓放疗易出现严重的骨髓抑制和高病死率，局限了在临床中的使用。WBRT 范围须包括脑膜、颅底、基底池和 C_{1-2} 椎体水平的椎管，通常给予 30 ~ 36Gy/3Gy 方案，预后较好的患者还可选择 40Gy/2Gy 方案，而预期生存时间短的患者也可选择 5×4Gy 方案[3]。

由于血 – 脑屏障的存在，常规的大分子抗肿瘤药物无法进入脑内，在中枢神经系统很难达到有效地抑制或杀伤肿瘤细胞的药物浓度。经 CSF 化疗较好的解决药物浓度问题，常用药物包括甲氨蝶呤、阿糖胞苷、阿糖胞脂质体等。经 CSF 化疗可通过腰穿和储液囊脑室导管系统两种方式给药。腰穿需要反复操作注药，患者比较痛苦。经储液囊脑室内给药较腰穿的优点为操作简便、痛苦小、药物随 CSF 循环在脑室系统和蛛网膜下隙中分布更均匀，避免硬膜外、硬膜下误注射和 CSF 渗漏。这些化疗药物对脑膜及蛛网膜上小于 3mm 的种植转移灶有较好的疗效[4]。

系统性化疗既要参考原发肿瘤的组织学类型，还要选择血 – 脑屏障、血 –CSF 屏障透过性好和全身不良反应小的药物。目前能透过血 – 脑屏障和血 – 脑脊液屏障的化疗药物有卡莫司汀、拓扑替康、卡培他滨和大剂量甲氨蝶呤等[3]。目前用于胶质瘤中的化疗药物替莫唑胺，属于新型二代烷化剂类口服化疗药物，能有效通过血 – 脑屏障，有广谱抗肿瘤活性作用。目前替莫唑胺用于脑转移瘤中有部分报道，但是用于脑膜转移瘤中报道罕见。

LM 患者出现高颅压、脑积水，药物治疗等难以控制时，可考虑行侧脑室腹腔分流术[5]，建立人工 CSF 循环通路，缓解症状，改善预后。

（周江芬）

参考文献

[1] 伊帅，王平，庞青松 . 脑膜转移癌诊疗现状 [J]. 国际肿瘤学杂志，2010，37（5）：365-368.

[2] Leal T，Chang JE，Mehta M，et al.Leptomeninge ai metastasis：challenges in diagnosis and treatment [J].Curr Cance r Ther Rev，2011，7（4）：319-327.

[3] Mack F，Baumert BG，Schafer N，et al.Therapy of leptomeningeal metastasis in solid tumors[J].Cancer Treat Rev，2016，43（11）：83-91.

[4] Le Rhun E，Taillibert S，Chamberlain MC.Carcinomatous meningitis：Leptomeningeai metastases in solid tumors[J].Surg Neurol Int，2013，4（4）：265-288.

[5] Zhang XH，Wang XG，Piao YZ，et aL.Lumboperitoneal shunt for the treatment of leptomeningeal metastasis [J].Med Hypotheses，2015，84（5）：506-508.

病例34　危重大体积脑转移瘤SRS联合脑室外引流术挽救性治疗

一、病历摘要

姓名：林某某，女性，59 岁，主因"发现肺癌 6 个月，头痛恶心呕吐 2 周，昏睡 2 天"于 2013 年 9 月 14 日入院。

现病史：患者于 2012 年 10 月无明显诱因出现左侧髋部疼痛，未重视，12 月疼痛加重至不能行走。2013 年 1 月 7 日在广州某医院就诊，全身 PET-CT 检查示：右肺上叶尖段肺癌，纵隔 4R 淋巴结转移，左髂骨体、左耻骨转移。活检示：肺鳞癌，EGFR 突变（＋）。予口服易瑞沙 250mg、2 次 / 日；2013 年 2 月至另一家医院行左髂骨放疗（2 周，具体剂量不详），放疗后疼痛缓解。2013 年 9 月初感头痛，为额顶部持续性胀痛，逐渐加重，伴恶心呕吐，外院行颅脑 MRI 示：①右侧侧脑室三角区旁占位病灶，结合病史考虑脑转移瘤合并右侧侧脑室内室管膜及脉络丛转移可能性大；②右侧大脑镰下疝。予脱水等对症治疗后无明显改善，2013 年 9 月 12 日出现昏睡，为进一步治疗，急诊救护车入院，以"肺癌脑转移，肺癌全身转移，2 型糖尿病"收入我科。患者起病来精神食欲差，大小便正常，体力活动下降。

既往史：既往有糖尿病病史 4 年，未正规用药，未监测血糖。

个人史、家族史均无特殊。

查体：GCS 评分 13 分，KPS 评分 20 分，RPA Ⅲ级　GPA 1.5，神志嗜睡，颈稍强。

实验室与辅助检查：PET-CT（2013-01-07，外院）：右肺上叶尖段肺癌，纵隔 4R 淋巴结转移，左髂骨体、左耻骨转移。病理（2013-01-15，外院）：肺鳞癌，EGFR 突变（+）。MR（2013-09-10，外院）：①右侧侧脑室三角区旁占位病灶，结合病史考虑脑转移瘤合并右侧侧脑室内室管膜及脉络丛转移可能性大；②右侧大脑镰下疝。

二、病例特点

本例患者为 59 岁中年女性，既往肺鳞癌病史，MRI 影像特征，右侧侧脑室三角区旁示一团块状长 T_1 偏等 T_2 异常信号影，FLAIR 序列呈等信号影，其后缘示线样各序列高信号影，增强后明显强化，邻近右侧侧脑室三角区、颞角异常扩大与病变分界不清，增强后相应室管膜及右侧侧脑室脉络丛异常强化；周围示片状长 T_1 长 T_2 水肿信号影，FLAIR 序列呈高信号影，累及右侧内囊后肢；右侧侧脑室受压变窄左偏，中线结构左偏；脑干、环池明显受压，右侧大脑镰下疝已形成（病例 34 图 1）。诊断为肺癌脑转移并脑疝形成，病情危重，首选手术切除，患者家属拒绝手术切除，急诊行右侧脑室颞脚穿刺外引流术后（病例 34 图 2、病例 34 图 3），行 SRS 治疗；SRS 治疗后 6 周，复查 MRI 可见最大径肿瘤最大径 12mm 中线居中，环池未受压。

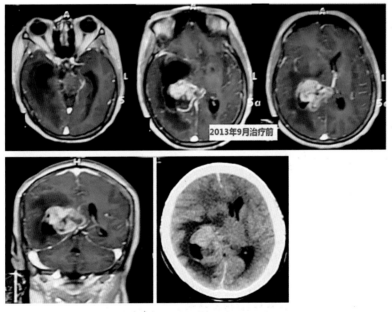

病例34图1　术前MRI及CT（T_1增强）

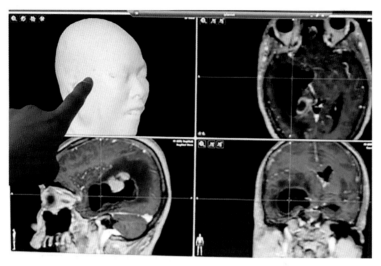

病例34图2　神经导航下行右侧脑室颞脚穿刺外引流术

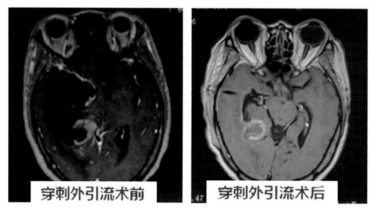

病例34图3　穿刺外引流术后占位效应明显改善

三、专家（主任医师）分析

　　脑转移瘤是成人常见的颅内肿瘤，总体发病率为 8.3/10 万，其中肺癌发生脑转移最为常见，尤其在非小细胞肺癌中，脑转移发生率高达 30% ~ 50%。对于单发及肿瘤直径小于 3cm 的脑转移瘤，手术及 SRS 均可选择；在本例中，患者肿瘤最大径 53mm，体积 33ml，中线移位 13mm，环池明显受压，右侧大脑镰下疝已形成，应首选手术切除：手术能解除颅高压、迅速缓解症状，并为进一步治疗创造条件；但肿瘤累及基底节、脑干，且占位范围广，手术风险较大，术后易导致患者偏瘫，家属拒绝行手术切除。回顾病史，患者肺部原发病理为鳞癌，鳞癌对放射线敏感，SRS 后放射生物效应可导致肿瘤迅速缩小并带来症状的改善，风险主要是会进一步增加颅内压，脑疝加重并危及生命；回顾 MRI 影像特征，患者占位效应由肿瘤实体部分及囊性部分构成，如能将囊液放出，就为 SRS 创造了条件。治疗过程需密切监测患者生命体征，如有脑疝加重情况，需紧急处理，并关注有可能出现的骨髓抑制、胃肠道反应、肺部炎症等变化。

四、治疗过程

1. 手术 2013 年 9 月 14 日急诊行右侧脑室颞脚穿刺外引流术。

2. SRS 2013 年 9 月 17 日局麻下行第一次立体定向放射治疗。2013 年 9 月 25 日局麻下行第二次立体定向放射治疗。

（1）CT 定位：局麻下带定位框架，仰卧位，双上肢置体侧，扫描范围：颅顶至 C_2 椎体，扫描层距、层厚为 2mm/2mm。

（2）CT–MRI 图像融合靶区勾画（病例 34 图 4、病例 34 图 5）：将 CT 定位图像与 MR 定位的 T_1+C/T_2 FLAIR 图像融合。GTV：T_1+C 显示的强化区域。

（3）放疗技术与要害器官限制：采用美国 RADIONICS X–knife 2 系统，危及器官受量限制为：脑干 Dmax < 8Gy，视交叉 Dmax < 5Gy，左侧视神经 Dmax < 5Gy，双侧晶体 Dmax < 1Gy。

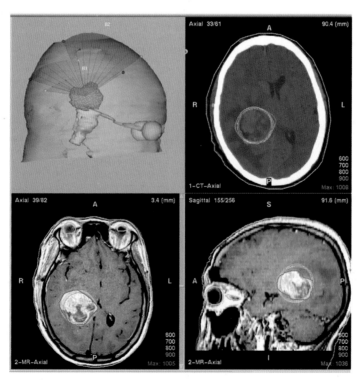

病例34图4 SRS靶区

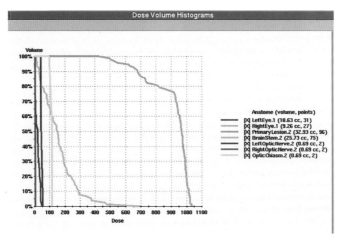

病例34图5　DVH图

（4）处方剂量与计划评估：中心剂量10Gy/F、2F；60%的等剂量线包含100%靶区。

3. 全脑放疗　2013年10月8日至2017年10月26日行全脑放疗：DT＝30Gy/15F，2Gy/F，5F/W。

4. 治疗中的不良反应与处理　放疗期间出现轻度脑水肿症状，对症治疗后明显好转。

五、随访与处理意见

2013年11月在当地医院行TP方案化疗。2014年3月电话随访患者因重症肺炎离世。

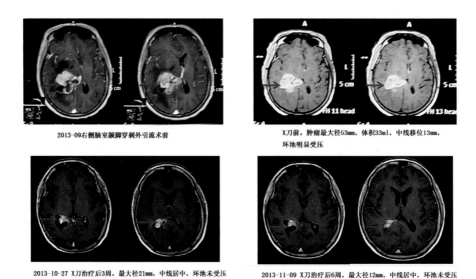

病例34图6　X刀后影像对比图（T_1增强）

六、经验分享

1. 放射生物学的电离辐射原理和血管二次损伤及免疫反应是治疗成功的重要因素。

2. 放射敏感肿瘤的放射生物效应导致肿瘤迅速缩小会带来症状的改善。

3. 首先需处理患者的责任病灶，并要根据患者病情，灵活应用手术、放疗、化疗、靶向治疗、放射外科等多种治疗手段，与神经外科的深度合作是本例成功的重要前提。

七、相关知识点

1. SRS 的放射生物学基础 生物受到照射的瞬间发生分子水平变化，生物大分子损伤，机体表面虽然无明显病态，但内部发生一系列改变：DNA 断裂、解聚、黏度下降，某些酶降低或丧失活性，线粒体、溶酶体、内质网、核膜的分子结构破坏。射线直接作用于有机大分子称直接作用，辐射与生物组织内水分子作用产生自由基称间接作用，肿瘤组织受射线打击后与正常组织反应不同肿瘤组织处于增生周期的细胞多，照射后致死性损伤比正常组织多，肿瘤组织细胞周期恢复不如正常组织快。

2. 高剂量放疗的二次损伤效应 高剂量放疗存在内皮细胞损伤、血管损伤所带来二次损伤效应。动物模型研究显示：当单次照射剂量＞10Gy，肿瘤内有效血管容积明显减少；随着单次照射剂量增加，内皮细胞存活分数逐渐降低；且在相同分割剂量下，肿瘤内皮细胞比正常组织中内皮细胞存活分数更低。推断：单次大剂量照射下，对肿瘤内皮细胞及功能血管具有更强的损伤效应。

3. 高剂量放疗的免疫学效应 动物模型（A549 肺癌细胞系）研究显示：单次 12Gy 照射 27 天后观察，HE 染色显示大量肿瘤细胞出现细胞核及胞质的降解；瘤体内出血，大量炎性细胞浸润。免疫荧光法检测发现：模型组细胞间质改变达 42%，大量脉管基底膜破坏、细胞间质增厚、出血及炎性细胞浸润。大剂量照射后，细胞因子：IL-6、TNF-α、IL-1β、IFN-γ 表达增多，可能介导了相关免疫作用机制。

（蔡林波 洪伟平 肖 霄 杨艳莹）

病例35　小细胞肺癌合并特殊位置多发脑转移瘤放疗

一、病历摘要

患者：男性，53岁，主因"小细胞肺癌放化疗后1.5年，头痛1周"入院。

现病史：患者于2014年1月开始出现咳嗽、咳痰，未予重视，后出现痰带血丝，到北京某医院就诊，行PET-CT检查示：右肺门可见FDG代谢增高结节，大小为2.3cm×2.2cm×2.8cm，边缘不光滑，可见棘突状突起，纵隔多发肿大淋巴结。诊断为"右肺中央型肺癌，伴多发纵隔淋巴结转移"。支气管镜下活检提示：小细胞肺癌。诊断明确后，行诱导化疗2周期后，同步放化疗后辅助化疗，疗效评价为大PR。2014年7月行全脑预防性放疗，PTV：25Gy/2.5Gy/10F。2015年6月出现头痛伴右侧肢体肌力下降、步态不稳，无恶心呕吐，无视物模糊、复视，无言语障碍。我院颅脑MRI提示：脑多发转移。收入我科拟行脑转移瘤治疗。患者自发病以来一般情况可，饮食二便正常，睡眠可，体重无明显减轻。

既往史、个人史、家族史均无特殊。

查体：KPS评分70分，全身浅表淋巴结未及明显肿大。

神经系统检查：神清语利，自主体位，轮椅推入病室，右侧肢体肌力Ⅳ级，活动感觉正常。

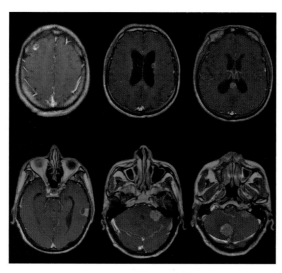

病例35图1　放疗前MRI

实验室检查：未见明显异常，营养状态好。

辅助检查：我院支气管镜下活检病理（2014-03-28）：（FOB）小细胞恶性肿瘤。形态符合小细胞癌。我院脑MRI（2015-06-24）：双侧大脑半球、小脑多发结节，大者位于右侧小脑，约2.3cm，$T_2WI/FLAIR$呈不均匀中高信号，增强扫描不均匀强化，病变周围可见不同程度水肿区。诊断为：脑多发转移瘤。

二、病例特点

本例患者为中年男性，右肺中央型小细胞肺癌，诱导化疗＋同步放化疗＋辅助化疗后疗效达到大PR，行脑预防放疗后1年出现脑多发转移灶。

三、专家分析

该患者为小细胞肺癌脑多发转移，脑转移瘤大体积者2个，小体积转移瘤多发12个，有的位于视交叉，有的位于脑室腔内。由于做过脑预防照射，本次肿瘤负荷大，仅针对病灶照射。大体积病灶3.5Gy/15F，其他灶采用3Gy/15F。放疗后采用椎管内化疗。

四、治疗过程

1. 治疗方案 TOMO。

2. CT模拟定位 患者仰卧位，头颈肩膜固定，双手置于身体两侧，增强CT定位扫描，层厚2mm，范围包括：头顶到锁骨水平。

3. CT-MRI图像融合靶区勾画 将定位CT与近期复查MRI的T_1增强和T_2 FLAIR图像融合。GTV1-14为颅内多发转移瘤病灶。同时勾画全脑、脑干、脊髓、视神经、视交叉、晶体等危及器官。

4. 放疗技术与处方剂量、危及器官限量 使用TOMO放疗技术（病例35 图2）；95% GTV9.10 52.5Gy/3.5Gy/15F；95% GTV1-8、11-14：45Gy/3Gy/15F；危及器官受量限制为：脑干Dmax＜30Gy，视神经、视交叉Dmax＜30Gy，双侧晶体Dmax＜5Gy。

5. 放疗质控 每次放疗前行CBCT验证，校正后治疗。

6. 治疗中的不良反应及处理 从放疗第一日预防性使用甘露醇及钾片，每放疗日使用，必要时使用地塞米松控制颅高压。患者诉偶有轻微头痛、头晕等颅高压症状。放疗中血象及电解质正常。

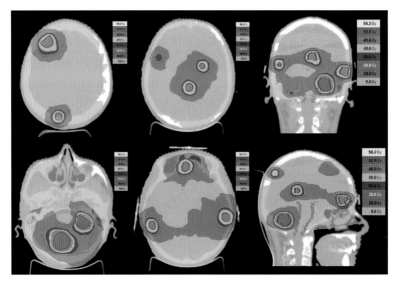

病例35图2　TOMO计划剂量分布图

五、随访及处理意见

2015 年 7 月 20 日（治疗结束）颅脑 MRI 示：双侧大脑半球、小脑多发转移瘤，较前缩小，大者位于右侧小脑，约 1.8cm×1.6cm，T_2WI/FLAIR 呈不均匀中高信号，增强扫描不均匀强化，病变周围水肿较前减轻。

2015 年 8 月 26 日患者出现双眼视力减退，建议完善腰穿明确是否脑膜转移。

2015 年 9 月 1 日腰穿，脑脊液中发现小细胞癌成分。

2016 年 9 月 1 日肝脏 MRI 检查示肝多发转移瘤。行化疗 4 周期。

2015 年 9 月 6 日至 9 月 18 日行 3 次鞘内化疗，每次鞘内注射 MTX 10mg。

2015 年 9 月 18 日腰穿：脑脊液中未见恶性细胞。

2015 年 9 月 23 日患者出现一过性失语，伴畏寒、发热，体温 37.8℃，抽搐一次，口角右偏，无二便失禁、意识丧失。

2015 年 9 月 24 日（治疗后 2 个月）颅脑 MRI 示：①左侧额叶新出现异常信号，T_2WI FLAIR 呈脑回样稍高信号，DWI 扩散受限，增强扫描未见强化，考虑为急性脑梗死；②双侧大脑半球、小脑多发转移瘤，较前缩小，大者位于右侧额叶，约 1.1cm×0.7cm，T_2WI/FLAIR 呈不均匀中高信号，增强扫描不均匀强化，病变周围水肿较前减轻。考虑左额叶急性脑梗死，改善微循环治疗，患者右上肢肌力恢复。

2015 年 12 月 8 日（治疗后 4.5 个月）颅脑 MRI 示：①原左侧额顶叶异常信号影，现已欠具体，请追随；②双侧大脑半球、小脑多发转移瘤，大部分同前相仿，少部分较前缩小，大者位于右侧小脑，约 1.2cm×1.1cm；③右侧颞叶新出现小斑片状 T_2WI/

FLAIR 高信号，增强未见强化，请追随。

2016 年 2 月 22 日（治疗后 7 个月）颅脑 MRI 示：①双侧大脑半球、小脑多发转移瘤，较前增多，部分略有增大，现大者位于右侧小脑，约 1.2cm×1.1cm，请结合临床继续追随；②原右侧颞叶小斑片状 T_2WI/FLAIR 高信号此次检查未见具体显示，请追随。患者双顶叶出现多个微小新灶转外医院行脑伽马刀放疗（具体不详）。

2016 年 5 月 6 日我院 PET-CT 示：①右肺上叶根部肿物，警惕肿瘤残存；②左肺下叶近膈面类结节，考虑肿瘤残存；③肝脏 V、Ⅵ段低密度灶，考虑转移瘤；④脑实质内未见明确异常代谢增高灶，建议结合增强 MRI 检查；⑤骶管内软组织密度影，考虑转移可能大。

2016 年 6 月 3 日（治疗后 10 个月）颅脑 MRI 示：双侧大脑半球、小脑多发转移瘤较前进一步增多、增大，现大者约 1.2cm×1.0cm，T_2WI/FLAIR 呈高信号，部分周围伴片状水肿区，增强扫描可见不均匀强化，请结合临床并追随。

2016 年 8 月 7 日患者死亡，死因为"左肺下叶转移、多发肝转移、脑膜脊膜转移、多发脑转移等进展，多程放化疗后患者一般情况差，最终呼吸循环衰竭死亡。"

随诊 MRI 见病例 35 图 3。

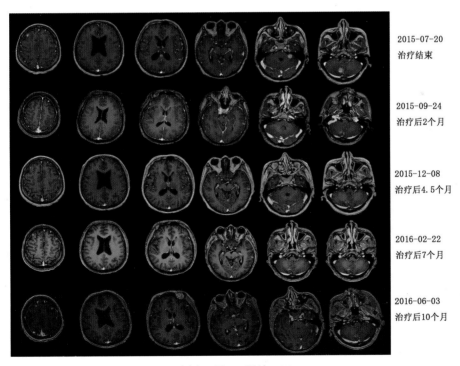

病例35图3 随诊MRI

六、经验分享

如此重症的小细胞肺癌脑转移伴椎管内转移，经过 TOMO 多病灶照射，加椎管内化疗和伽马刀挽救治疗，放疗后生存 13 个月，还算是不错的结果。最后死于广泛多发转移。

该病例的亮点在于重症的小细胞肺癌脑转移伴椎管内转移，经过 TOMO 及椎管内化疗和伽马刀挽救治疗，延长了 13 个月生存时间，实属不易，而且 12 个病灶同步加量，需要丰富的经验和充分的准备，这是成功之处。

七、相关知识点

1. 采用 TOMO 技术治疗，文献报道的剂量差异较大，剂量分割方式的选择应根据转移瘤部位、大小、病理类型、周围重要器官具体而定。治疗小病变时可以给予单次高剂量照射，随着病变的增大，周围正常组织受量也随之增加，这时应减小单次剂量以避免晚期并发症的发生。同理，当病变位于功能区、重要器官（如脑干、视通路）周围时也要减小单次剂量。转移瘤体积越大，单次剂量应越小，但总剂量应高。多发、大体积转移瘤放疗期间，有条件可采用替莫唑胺同步化疗，加速肿瘤控制。

2. 关注靶区紧邻的正常结构是否为重要器官或重要结构：如脑干、脑脊液循环通路、重要功能区、视神经、视通路等。在这种情况下，单次剂量的高低取决于周围重要结构的单次治疗时的实际受量（重要结构单次分割剂量限于 1 ~ 1.5Gy 以下，尤其是已接受过全脑放疗的患者），以其在可耐受安全剂量范围为原则。

（肖建平）

病例36 乳腺癌合并单发脑转移瘤多次原位复发再治疗

一、病历摘要

患者：女性，46 岁，主因"右乳腺癌术后化疗后 3 年余，脑转移放疗后术后复发 1 个月余"入院。

现病史：2012 年 8 月患者无意中发现右乳房 3cm×2cm 包块，质硬，活动差，无压痛，为明确诊断就诊于北京某医院，行穿刺活检示：右乳腺浸润性导管癌，诊断为 $cT_2N_1M_0$，予多西他赛＋卡铂方案新辅助化疗 6 周期（具体用法及剂量不详），化疗后疗效评价 PR，于 2012 年 12 月 19 日予以"右乳肿物局部扩大切除＋右腋窝淋巴结清扫术"，术后病理示：（右）乳腺浸润性导管癌，切缘阴性，淋巴结转移 0/17，ER（－），PR（－），HER2（+++），Ki-67（+50%），FISH 检测示基因扩增。术后恢复可，术后予以曲妥珠单抗靶向治疗 1 年，定期复查，病情平稳。2015 年 5 月复查相关影像示：右乳腺癌局部复发，于确诊医院行"右乳腺癌根治术"，术后行辅助化疗 6 周期（具体方案不详）。2016 年 1 月无明显诱因出现言语不利伴活动不便，2016 年 1 月 20 日行 PET-CT 提示左侧额叶脑转移瘤，于北京某医院行伽马刀治疗 1 次（具体剂量不详），2016 年 3 月复查颅脑 MRI 示脑转移瘤较前缩小。2016 年 7 月患者出现言语不利、头晕、右上肢麻木、右下肢无力，复查颅脑 MRI 示左额叶转移瘤复发（病例 36 图 1），就诊于北京某医院，于 2016 年 8 月行"开颅左额叶转移瘤切除术"，术后病理不详。2016 年 9 月 30 日患者再次出现言语不利伴右上肢无力，复查颅脑 MRI 示原位复发。20 天前患者为求脑转移瘤进一步治疗就诊于我院，拟行脑转移瘤复发病灶放疗。患者自发病以来一般情况可，饮食二便正常，睡眠可，体重无明显减轻。

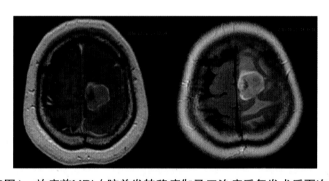

病例36图1　放疗前MRI（脑单发转移瘤伽马刀治疗后复发术后再次复发）

既往史、个人史、家族史均无特殊。

查体：KPS 评分 70 分，NRS 评分 0 分，全身浅表淋巴结未及明显肿大，右乳缺如呈术后改变，可见约 18cm 手术瘢痕，愈合好，胸壁及乳腺未及明显异常。

神经系统检查：言语不利，头晕、右上肢麻木、右上肢活动自如，右下肢感觉正常，肌力Ⅲ级。余肢体感觉活动正常，肌力为Ⅴ级。

实验室检查：未见明显异常，营养状态好。

辅助检查：术后病理（宣武医院，2012-12-25）示：（右）乳腺浸润性导管癌，切缘阴性，淋巴结转移 0/17，ER（－），PR（－），HER2（+++），Ki-67（+50%），FISH 检测示基因扩增。我院病理会诊同仁医院脑转移瘤术后病理（2014-04-23）：（颅内、左额顶）转移性低分化腺癌。免疫组化结果符合乳腺原发。颅脑 MRI（2016-10-21）：①左侧额叶转移瘤伴脑水肿；②左侧额顶部颅板信号不均匀，可符合术后改变。（左侧额叶肿物，大小约 2.6cm×2.6cm×2.4cm，贴邻脑膜，T_2WI/FLAIR 内部低信号，周边环状高信号，增强扫描环形明显强化，肿物内见强化减低区。周围可见大片水肿，左侧脑室受压。中线轻度右移。）

二、病例特点

本例患者为中年女性，HER2 阳性乳腺癌，发病时为乳腺癌中期病变，经过手术及化疗治疗，3.5 年后出现颅内单发转移瘤，经过伽马刀放疗、手术后均短期复发。

三、专家分析

该患肿瘤生物学行为比较偏恶性，脑转移瘤伽马刀治疗 7 个月复发，手术切除后 1 个半月再次局部复发。对于这类患者术后应该及时放疗。

四、治疗过程

1. 治疗方案　VMAT。

2. CT 模拟定位　患者仰卧位，头颈肩膜固定，双手置于身体两侧，增强 CT 定位扫描，层厚 2mm，范围包括：头顶到锁骨水平。

3. CT-MRI 图像融合靶区勾画　将定位 CT 与近期复查 MRI 的 T_1 增强和 T_2 FLAIR 图像融合。GTV 为左侧额叶转移瘤病灶；Boost：GTV 内收 0.3cm。同时勾画脑干、脊髓、视神经、视交叉、晶体等危及器官。

4. 放疗技术与处方剂量、危及器官限量　使用 VMAT 放疗技术（病例 36 图 2）。95% GTV 52.5Gy/3.5Gy/15F；95% Boost 60Gy/4Gy/15F。危及器官受量限制为：脑干 Dmax＜30Gy，视神经、视交叉 Dmax＜30Gy，双侧晶体 Dmax＜5Gy。

5. 放疗质控　每次放疗前行 CBCT 验证，校正后治疗。

6. 治疗中的不良反应及处理　从放疗第一日预防性使用甘露醇及钾片，每放疗日使用，患者未诉头痛、头晕等颅高压症状。放疗中血象及电解质正常。

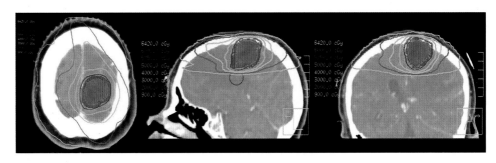

病例36图2　VMAT计划剂量分布图

五、随访及处理意见

2017 年 1 月 17 日（治疗后 1.5 个月）颅脑 MRI（病例 36 图 3）：左侧额叶肿物，最大截面约 2.2cm×1.9cm，贴邻脑膜，较前略减小，$T_2WI/FLAIR$ 内部低信号，周边环状高信号，增强扫描环形明显强化，肿物内见强化减低区。周围可见大片水肿区，左侧脑室受压较前好转。左侧额顶部颅板信号不均匀。

2017 年 5 月 13 日（治疗后 5.5 个月）颅脑 MRI（病例 36 图 3、病例 36 图 4）：①左侧额叶肿物，最大截面约 1.9cm×1.5cm，贴邻脑膜，较前略减小，$T_2WI/FLAIR$ 内部低信号，周边环状高信号，增强扫描环形明显强化，肿物内见强化减低区。周围可见大片水肿区，左侧脑室受压同前相仿。左侧额顶部颅板信号不均匀；②余双侧大脑半球、小脑、脑桥未见明确异常强化结节及肿物影；③中线结构居中。

2017 年 12 月 1 日（治疗后 12 个月）颅脑 MRI：同 2017 年 5 月相仿。

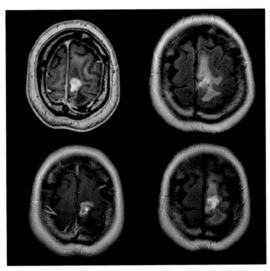

2017-01-17
治疗后 1.5 个月

2017-05-13
治疗后 5.5 个月

病例36图3 随诊MRI

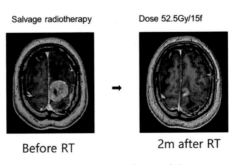

Salvage radiotherapy   Dose 52.5Gy/15f

Before RT   2m after RT

病例36图4 随诊MRI对比

六、经验分享

对于颅内转移瘤伽马刀治疗后复发，术后再次原位复发的患者，可以采用分次大分割放疗，使用 VMAT 技术加图像引导，精准治疗的应用获得好结果。

七、相关知识点

1. 该患者治疗的亮点在于对于同一部位的多次复发，分次图像引导下 VMAT 技术大分割放疗，能获得肿瘤基本消失的优异结果，体现了技术的高超和丰富的经验。因治疗属姑息治疗，解决症状为主要目的，而入院时患者左额的转移灶（位于功能区）T_2 像已显示周围大片水肿，这种水肿与 2016 年 1 月行伽马刀有关，在这种情况下再次放疗需要防范再次发生放射性水肿影响右侧肌力。

2. 对于某些有脑疝倾向、中线移位等颅内高压危象病例，可先行抗血管生成药物治疗，待水肿范围缩小、症状改善后 SRT，因为行 SRS 周围正常组织受量和体积比 VMAT 小。

3. 既往因脑转移瘤接受过全脑放疗，化疗，脑部手术的患者，都可考虑再接受 SRT 治疗。

（肖建平）

病例37　肺癌合并囊性脑转移瘤放疗

一、病历摘要

患者：男性，65 岁，主因"右肺上叶腺癌术后化疗后 1 年余，发现脑转移 1 个月"入院。

现病史：患者于 2014 年 4 月无明显诱因出现乏力，逐渐加重，于我院行胸部 CT 检查示：右肺上叶肿物，最大截面为 2.2cm×4.2cm。2014 年 6 月 9 日行"胸腔镜下右肺上叶切除术"，术后病理示：右肺上叶癌（分化差），伴坏死，结合免疫组化符合低分化腺癌，少部分（约 5%）伴鳞状分化，肿瘤未累及叶、段支气管和脏层胸膜。未见脉管瘤栓及神经侵犯。淋巴结未见转移 0/20。诊断为"右肺腺癌"，于 2014 年 7 月 25 日到 2014 年 10 月 10 日行术后化疗：多西他赛＋顺铂，4 周期。2015 年 12 月外院颅脑 MRI 示：左侧顶叶、右侧侧脑室旁及小脑半球多发脑转移。为求放疗收入院。患者自发病以来一般情况可，偶有头晕，无头痛呕吐。饮食二便正常，睡眠可，体重无明显减轻。

既往史、个人史、家族史均无特殊。

查体：KPS 评分 70 分，NRS 评分 0 分，全身浅表淋巴结未及明显肿大。

神经系统检查：言语流利，偶有头晕、右下肢感觉正常，肌力Ⅳ级。余肢体感觉活动正常，肌力均为Ⅴ级。

实验室检查：未见明显异常，营养状态一般。

辅助检查：

我院术后病理（2014-06-19）：（1）（右肺上叶）、（2）（右肺上叶肿物1）冰1、（5）（右肺上叶肿物2）冰2、（6）（右肺上叶肿物3）冰3 及冰3余 右肺上叶癌（分化差），伴坏死，癌细胞胞质透明，主要呈实性，局部有腺管，结合免疫组化，符合低分化腺癌，少部分（约5%）伴鳞状分化，肿瘤未累及叶、段支气管和脏层胸膜。未见明确脉管瘤栓及神经侵犯。肿瘤较破碎，最大径约 2cm，癌旁肺组织局部呈阻塞性机化性肺炎。支气管切缘未见癌。淋巴结未见转移癌（0/20）。pTNM 分期：$pT_{1a}N_0$，免疫组化结果显示：ALK-D5F3（−），ALK-Neg（−），HER2（−），c-MET（2+）。腺癌区域 CK5 & 6（−），Napsin-A（−），P40（−），P63（−），TTF1（3+）；鳞状分化区域 CK5 & 6（2+），Napsin-A（−），P40（−），P63（1+，局部 2+），TTF1（−）。

我院脑 MRI（2016-01-07）：左侧顶叶、右侧侧脑室旁及小脑半球见多个结节影，周围可见片状水肿带，$T_2WI/FLAIR$ 稍高信号，增强后可见环形强化，大者约 3.5cm × 2.7cm（病例 37 图 1）。余脑实质未见明确异常信号。诊断为：脑内多发转移瘤。

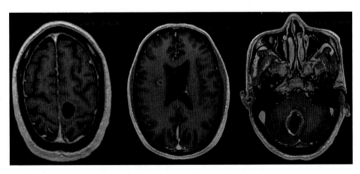

病例37图1　颅脑MRI

二、病例特点

本例患者为中年男性，右肺上叶低分化腺癌 $T_{1a}N_0M_0$ 起病，1.5 年后出现颅内多发转移瘤。目前基因检测 EGFR19 号染色体有突变。

三、专家分析

肺腺癌脑转移，基因检测 EGFR19 号染色体有突变。转移灶呈囊性伴部分实性变。位于功能区和脑干后方。采用分次 FSRT 治疗，用 TOMO 技术，并同步用替莫唑胺增敏获得良好控制。

四、治疗过程

1. 治疗方案　TOMO。

2. CT 模拟定位　患者仰卧位，头颈肩膜固定，双手置于身体两侧，增强 CT 定位扫描，层厚 2mm，范围包括：头顶到锁骨水平。

3. CT–MRI 图像融合靶区勾画　将定位 CT 与近期复查 MRI 的 T_1 增强和 T_2 FLAIR 图像融合。GTV1、GTV2、GTV3 分别为为左侧顶叶、右侧侧脑室旁、右侧小脑脑干后方转移瘤病灶，同时勾画脑干、脊髓、视神经、视交叉、晶体等危及器官。

4. 放疗技术与处方剂量、危及器官限量　使用 TOMO 放疗技术（病例 37 图 2）；95% GTV1、GTV3：52Gy/4Gy/13F；95% GTV2：39Gy/3Gy/13F。危及器官受量限制为：脑干 Dmax < 40Gy，视神经、视交叉 Dmax < 30Gy，双侧晶体 Dmax < 5Gy。以上计划完成 11 次以后复查 MRI，融合后脑转移瘤病灶缩小，根据新 MRI 重新勾画靶区，重新做计划，Ⅱ 程处方为：95% GTV1、GTV2、GTV3：8Gy/4Gy/2F。总结：95% GTV1、GTV3：52Gy/4Gy/13F；95% GTV2：41Gy/13F。

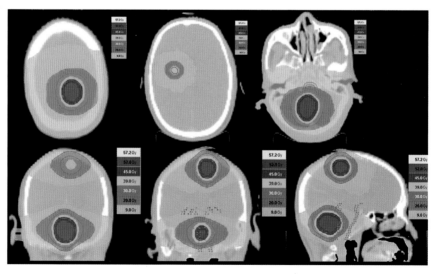

病例37图2　TOMO计划剂量分布图

5. 放疗中同步特罗凯口服。

6. 放疗中同步替莫唑胺　75mg/（$m^2 \cdot d$），放疗日口服。

7. 放疗质控　每次放疗前行 CBCT 验证，校正后治疗。

8. 治疗中的不良反应及处理　同步替莫唑胺治疗后，诉恶心呕吐，予昂丹司琼对症治疗后好转。放疗中未见明显颅高压症状。

五、随访及处理意见

2016 年 4 月 1 日（治疗后 2 个月）颅脑 MRI：左侧顶叶、右侧侧脑室旁及小脑半球见多发转移瘤，周围少许水肿带，较前明显缩小，T_2WI/FLAIR 稍高信号，增强后可见环形强化，大者约 0.6cm×1.4cm。

2016 年 6 月 1 日（治疗后 4 个月）颅脑 MRI：左侧顶叶、右侧侧脑室旁及小脑半球多发转移瘤，T_2WI/FLAIR 稍高信号，增强后可见环形强化，大者约 0.6cm×1.3cm，较前略缩小。

2017 年 4 月 6 日（治疗后 1.1 年）颅脑 MRI：原左侧顶叶、右侧侧脑室旁转移瘤，现显示欠确切；右侧小脑半球转移瘤，T_2WI/FLAIR 呈稍高信号，增强后环形强化，周围可见片状水肿带，同前大致相仿，请继续追随。

随诊 MRI 见病例 37 图 3。

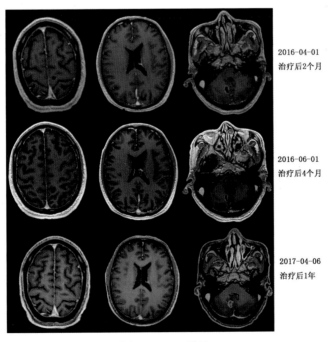

2016-04-01
治疗后2个月

2016-06-01
治疗后4个月

2017-04-06
治疗后1年

病例37图3　随诊MRI

六、经验分享

该患从病变部位和体积都宜选择 TOMO 技术分次治疗。治疗后观察 16 个月，没有发现新灶。没有明显水肿，治疗病灶均呈良好控制。患者没有不适症状和体征。囊性病变也可以通过分次同步放化疗获得较好控制。

七、相关知识点

1. 该患者治疗亮点是 TOMO 治疗后 16 个月，囊实性病灶均呈良好控制，未见新灶和明显水肿。放疗中可以同步靶向治疗，获得更好的局部和全身控制。

2. 立体定向放射治疗是否需要全脑照射结合　立体定向放射治疗是否需要全脑照射结合，这个问题存在两大派不同意见。许多学者对 SRS 加 WBRT 的必要性提出质疑。坚持 SRS/SRT 加 WBRT 的理论依据是 WBRT 可以杀灭颅内亚临床转移灶，提高颅内无病生存率。反对 SRS/SRT 加 WBRT 的理由是增强 MRI 的应用明显提高了微小转移瘤的检出率及 WBRT 后长期生存患者认知功能障碍危险性增加。

Sneed 对美国 10 家医院的 983 例脑转移瘤患者的回顾性分析[1]发现 SRS 加 WBRT 与单纯 SRS 相比未能延长患者生存时间。Chidel 等[2]回顾性分析 135 例脑转移转移瘤患者，结果显示 SRS 加 WBRT 与单独 SRS 中位生存期分别为 6.4 个月和 10.5 个月（$P = 0.07$），但 2 年颅内无病生存率分别为 60% 和 34%（$P = 0.027$），有显著差异。2012 年中国医学科学院肿瘤医院回顾性分析 1995—2010 年 98 例多发脑转移瘤患者[3]，44 例患者接受 SRT 作为初治，54 例患者接受 SRT 加 WBRT 联合治疗，结果显示中位生存期为 13.5 个月，两组无显著差异，单独 SRT 组将 WBRT 作为挽救性治疗可以使 50% 的患者终生避免 WBRT 治疗。SRS/SRT 加 WBRT 虽能提高无病生存率，但考虑到复发后能用 SRS 作为挽救性治疗，目前多数治疗中心不主张一律加 WBRT，尤其是单发、放射抗拒的脑转移瘤。Flannery 等[4]报道了非小细胞肺癌单发脑转移瘤 SRS 与 SRS + WBRT 的回顾性研究，72 例诊断为单发脑转移的非小细胞肺癌患者进入该研究。结果显示中位生存期为 15.7 个月，5 年实际生存率为 10.4%。SRS + WBRT 与 SRS 相比，并没有增加患者的生存率，前者的中位生存期为 12 个月，后者的中位生存期为 7.7 个月（$P = 0.73$）。有 4 个临床对照研究比较了单发或少发脑转移瘤 SRS 和 SRS + WBRT 的疗效，其中 2 组为随机对照，2 组为非随机对照。2006 年 Aoyama 的随机对照研究中指出单独应用 SRS 与脑肿瘤复发相关，但它并不会导致神经系统功能丧失或增加神经系统相关死亡发生的风险[5]；2009 年 Chang 的另一随机对照研究显示 SRS + WBRT 存在使学习能力和记忆功能降低的巨大风险[6]；2000 年 Li 非随机对照研究指出 WBRT + SRS 除了有良好的脑病灶控制外并不显示出比单独应用 SRS 具有更大优势[7]；而 2012 年 Ma 的另一项非随机对照研究指出，在治疗 NSCLC 脑转移患者时，WBRT 应与 SRS 相结合，其总生存期及肿瘤控制率均有所提高 [8]。综上研究，除了 Ma 的研究外，其结果均显示 SRS + WBRT 与 SRS 相比虽然降低了颅内复发率，但总生存率没有差异。对于这一争议，2014 年 Duan 等人发表了一篇关于 WBRT 联合 SRT 与单独行 SRT 治疗的 Meta 分析，该分析收集了 PubMed，EMBASE，Cochrane Library 数据库截止到 2013 年 10 月的相关文献，结论指出 WBRT 联合 SRT 治疗在病灶局部控制率及脑新发转移灶控制率具有优势，但单独 SRT 治疗具有更良好的神经功能，由于样本量不够大，没有明确提及 OS 情况，仍需要更多文献数据的支持 [9]。另外，其中一项研究 [6] 中期统计发现治疗后 4 个月时 SRS + WBRT 组认知功能障碍较 SRS 组明显增加而提前中止研究。SRS + WBRT 不良反应主要为治疗后认知功能障碍，近期研究显示 WBRT 后认知功能障碍可能为海马区损伤引起，正在进行的 RTOG 0933 试验应用 IMRT 技术行全脑放疗同时保护海马区以明确能否降低认知功能障碍的发生。如果得到阳性结果，脑转移瘤 SRS 与 WBRT 如何结合的治疗策略可能得到统一。

（肖建平）

参考文献

[1] Sneed PK，Suh JH，Goetsch SJ，et al.A multi-institutional review of radiosurgery alone vs.radiosurgery with whole brain radiotherapy as the initial management of brain metastases[J].Int J Radiat Oncol Biol Phys，2002，53（3）：518-526.

[2] Chidel MA，Suh JH，Reddy CA，et al.Application of recursive partitioning analysis and evaluation of the use of whole brain radiation among patients treated with stereotactic radiosurgery for newly diagnosed brain metastases[J].Int J Radiat Oncol Biol Phys，2000，47（4）：993-999.

[3] Xiujun Chen，Jianping Xiao，Xiangpan Li，et al.Fifty percent patients avoid whole brain radiotherapy：stereotactic radiotherapy for multiple brain metastases：a retrospective analysis of a single center[J].Clin Transl Oncol，2012，14（8）：599-605.

[4] Flannery TW，Suntharalingam M，Kwok Y，et al.Gamma knife stereotactic radiosurgery for synchronous versus metachronous solitary brain metastases from non-small cell lung cancer[J].Lung Cancer，2003，42（3）：327-333.

[5] Aoyama H，Shirato H，Tago M.Stereotactic radiosurgery plus whole-brain radiation therapyvs stereotactic radiosurgery alone for treatment of brain metastases：a randomized

controlled trial[J].JAMA，2006，295（21）：2483-2491.

[6] Chang EL，Wefel JS，Hess KR.Neurocognition in patients with brain metastases treated with radiosurgery or radiosurgery plus whole-brain irradiation：a randomised controlled trial[J].Lancet Oncol，2009，10（11）：1037-1044.

[7] Li B，Yu J，Suntharalingam M.Comparison of three treatment options for single brain metastasis from lung cancer[J].Int J cancer，2000，90（1）：37-45.

[8] Ma LH，Li G，Zhang HW，et al.Hypofractionated stereotactic radiotherapy with or without whole-brain radiotherapy for patients with newly diagnosed brain metastases from non-small cell lung cancer[J].J Neurosurg，2012，117：49-56.

[9] Duan L，Zeng R，Yang KH.Whole brain radiotherapy combined with stereotactic radiotherapy versus stereotactic radiotherapy alone for brain metastases：a meta-analysis[J]. Asian Pac J Cancer Pre，2014，15（2）：911-915.

病例38　胃癌合并脑干转移瘤放射治疗

一、病历摘要

患者：男性，35岁，主因"胃低分化腺癌新辅助化疗后2年，复发远端胃切除术后1年，脑转移放疗后，骨转移化放疗后1周"入院。

现病史：患者于2014年2月无明显诱因出现剑突下疼痛，无恶心、呕吐及放射痛，进食后无缓解。就诊于北京某医院，腹部CT提示：胃体胃壁增厚，浆膜面模糊，行胃镜检查示：胃体溃疡样病变。病理我院会诊提示：胃低分化腺癌，Lauren弥漫型。2014年3月17日我院胃镜检查提示：胃癌，贲门区、胃左区、脾门区、腹膜后、腹主动脉旁多发淋巴结转移。2014年3月27日至2014年6月给予多西他赛＋奥沙利铂＋替吉奥/氟尿嘧啶泵入，疗效评价PR。2014年7月9日于我院全麻下行"远端胃切除术"，术后病理示：胃组织中见少许低分化腺癌（Lauren分型，弥漫型）残留，中度治疗后反应，肿瘤侵及浆膜下脂肪，未见明确脉管瘤栓及神经侵犯。淋巴结未见转移（0/27）。2014年9月11日给予多西他赛＋奥沙利铂＋替吉奥化疗2周期。2015年7月无明显诱因出现右侧肢体偏身感觉障碍及运动障碍，我院颅脑MRI示：桥脑、左侧小脑半球见两个圆形结节，大者约1.8cm×2.2cm，考虑为转移瘤。收入我科拟行放疗。患者自发病以来一般情况可，右侧肢体偏身感觉障碍及运动障碍，走路不稳，右腿有踩棉花感，右手精细动作障碍，并偶有头晕、头痛、无癫痫发作、无视力下降、视野缺损等症状，饮食二便正常，睡眠可，体重无明显减轻。

既往史、个人史、家族史均无特殊。

查体：KPS 评分 70 分，轮椅推入，共济失调步态，神清语利。全身浅表淋巴结未及明显肿大。腹部正中可见长约 6cm 手术瘢痕。

神经系统检查：言语流利，偶有头晕头痛。右侧肢体偏身感觉障碍、运动障碍，右下肢感觉肌力Ⅳ级。右手精细动作障碍。余肢体感觉活动正常，肌力均为Ⅴ级。

实验室检查：未见明显异常，营养状态可。

辅助检查：

术后病理（本院，2014-07-09）："胃癌新辅助化疗五周期后"（12）（远端胃）胃组织中见少许低分化腺癌（Lauren 分型，弥漫型）残留，伴间质纤维化及炎细胞浸润，符合中度治疗后反应。肿瘤侵及浆膜下脂肪，未见明确脉管内瘤栓及神经侵犯。肿瘤组织未累及幽门、十二指肠及（11）（大网膜），（4）（上切缘）、下切缘未见癌。淋巴结未见转移性癌（0/27），部分淋巴内可见纤维组织增生、泡沫细胞浸润及少许黏液，考虑为治疗后改变。（1）（1 组淋巴结）0/1（2）（12A 淋巴结）0/1（3）（7.8.9.+11P 淋巴结）0/5（5）（3 组淋巴结）0/3（6）（5 组淋巴结）0/1（7）（4SA 组淋巴结）0，脂肪组织（8）（4SB 组淋巴结）0，脂肪组织（9）（4D 淋巴结）0，脂肪组织（10）（6 组淋巴结）0/7（13）（4 组淋巴结）0/9 pTNM 分期：ypT_3N_0 免疫组化结果显示：（-），EGFR（1+），HER2（2+），TOP2A（2+），VEGF（-），c-MET（-）。HER2 基因扩增。

颅脑 MRI（本院，2015-70-22，病例 38 图 1）：桥脑、左侧小脑半球见两个圆形结节，大者约 1.8cm×2.2cm，T_2WI/FS 呈稍低信号，增强扫描可见明显强化，周围可见片状水肿区，考虑为转移。

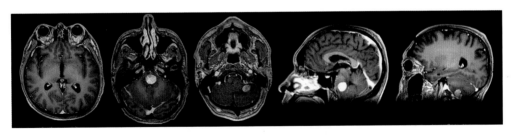

病例38图1 化疗前MRI

二、病例特点

本例患者为青年男性，胃低分化腺癌，$T_3N_0M_0$，术后化疗 2 周期后，因不能耐受化疗未能完成。术后 1 年即发生脑转移，且脑转移瘤位于脑干、小脑。

三、专家分析

患者出现脑转移瘤的特点为，数目不多，位置棘手，位于脑干及小脑内，特别是脑干内肿瘤几乎完全位于桥脑内，大大增加了放疗的风险。如何做才能即达到脑转移瘤的治疗剂量，又能尽量降低治疗风险？

四、治疗过程及随访

（一）Ⅰ程放疗

1. 治疗方案 TOMO。

2. CT 模拟定位 患者仰卧位，头颈肩膜固定，双手置于身体两侧，增强 CT 定位扫描，层厚 2mm，范围包括：头顶到锁骨水平。

3. CT-MRI 图像融合靶区勾画 将定位 CT 与近期复查 MRI 的 T_1 增强和 T_2 FLAIR 图像融合。GTV1 为桥脑转移病灶，GTV2 为小脑转移灶，同时勾画脑干、脊髓、视神经、视交叉、晶体等危及器官。

4. 放疗技术与处方剂量、危及器官限量 使用 TOMO 放疗技术（病例 38 图 2）。处方剂量为：Ⅰ程：95% GTV1 32.5Gy/2.5Gy/13F，95% GTV2 39Gy/3Gy/13F。复查颅脑 MRI，重新勾画靶区，行Ⅱ程计划：95% PⅡ GTV1 17.5Gy/2.5Gy/7F，95% PⅡ GTV2 21Gy/3Gy/7F，并在 GTV1、GTV2 分别内收 2mm 形成 BOOST1、BOOST2：95% BOOST1 21Gy/3Gy/7F，95% BOOST2 24.5Gy/3.5Gy/7F。危及器官受量限制为：脑干 Dmax < 40Gy，视神经、视交叉 Dmax < 30Gy，双侧晶体 Dmax < 5Gy。

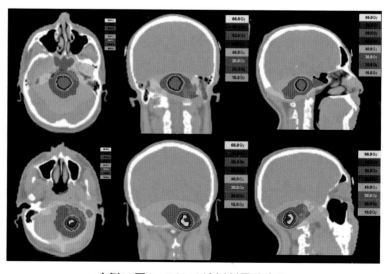

病例38图2 TOMO计划剂量分布图

其中，Ⅰ程放疗 13 次后，患者症状明显缓解、可步行入诊室，复查颅脑 MRI 可见脑干、小脑病变明显缩小，缩野行Ⅱ程放疗 7 次（放疗中缩野改二次计划）。

5. 放疗中用药　同步替莫唑胺：150mg/（m² · d），放疗日口服。因病灶位于小脑、脑干，放疗前 3 天予以甘露醇＋地塞米松预防预防恶性颅高压，以后每日予甘露醇控制脑水肿，并予以氯化钾片、止吐、保护胃黏膜等支持治疗。

6. 放疗质控　每次放疗前行 CBCT 验证，校正后治疗。

7. 治疗中的不良反应及处理　放疗中持续有轻微头痛头晕等颅高压症状，予甘露醇等对症治疗。

8. 随访与处理意见

2015 年 8 月 11 日（治疗中复查）颅脑 MRI 示（病例 38 图 3）：桥脑、左侧小脑半球、左侧额叶见多发圆形结节，前者较前增大，范围约 2.4cm×1.8cm，考虑为转移，较前增大、增多，部分周围水肿带范围亦较前饱满。因病灶小，未予处理，嘱密切观察。

2015 年 9 月 21 日（治疗后 1 个月）颅脑 MRI 示（病例 38 图 3）：桥脑、左侧小脑半球、左侧额叶转移瘤，$T_2WI/FLAIR$ 呈高信号，部分较前略饱满，部分较前略缩小，现大者约 2.3cm×2.1cm，请继续追随。

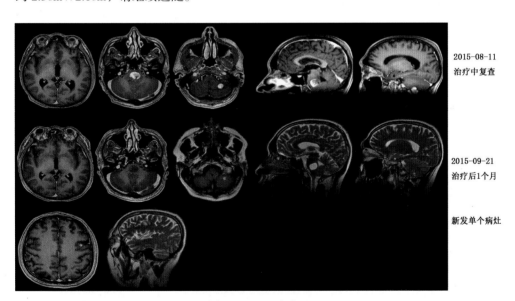

病例38图3　随访MRI

（二）Ⅱ程放疗

1. 治疗方案　X 刀。

2. CT 模拟定位　患者仰卧位，X 刀头部定位框架固定，双手置于身体两侧，增强CT 定位扫描，层厚 2mm，范围包括：头顶到锁骨水平包括定位框架上下界。

3. CT–MRI 图像融合靶区勾画　将定位 CT 与近期复查 MRI 的 T_1 增强和 T_2 FLAIR 图像融合。GTV 为左侧额叶转移瘤病灶。同时勾画脑干、脊髓、视神经、视交叉、晶体等危及器官。

4. 放疗技术与处方剂量、危及器官限量　使用 X 刀拉弧放疗技术（病例 38 图 4）；处方剂量为：PTV 30Gy/15Gy/2F；危及器官受量为脑干最大剂量 0.79Gy，视神经左侧 0.03Gy，右侧 0.43Gy，视交叉 0.64Gy。

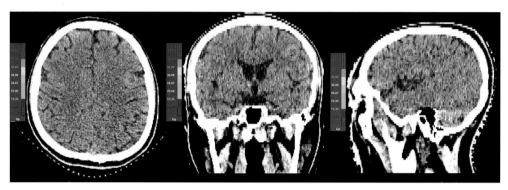

病例38图4　X刀计划剂量分布图

5. 放疗中遇到问题　患者第 2 次放疗中感严重胸闷、心悸、无头痛头晕。因不能坚持保持平卧位，第 2 次治疗剩余 3/4 野未能完成。

6. 放疗中用药　予甘露醇预防脑水肿，并予以氯化钾片支持治疗。

7. 放疗质控　每次放疗前行 CBCT 验证，校正后治疗。

8. 随访与处理意见

2015 年 11 月 3 日（治疗后 1 个月）颅脑 MRI（病例 38 图 5）：桥脑、左侧小脑半球、左侧额叶转移瘤，较前缩小，其中左侧小脑及额叶病灶于增强扫描已不具体，桥脑病灶现约 1.9cm×1.6cm，强化不明显，T_2WI/FLAIR 呈高信号，请继续追随。

2016 年 1 月 21 日（治疗后 3 个月）颅脑 MRI（病例 38 图 5）：桥脑转移瘤，约 1.9cm×1.6cm，较前略缩小或同前相仿，T_2WI/FLAIR 呈高信号，增强扫描轻度强化，请继续追随。原左侧小脑转移瘤处微小强化影，T_2WI/FLAIR 呈等信号，请追随。

2016 年 4 月 22 日（治疗后 6 个月）颅脑 MRI（病例 38 图 5）：①桥脑转移瘤，现大小约 2.2cm×1.7cm，较前增大，T_2WI/FLAIR 呈高信号，增强扫描轻度强化；②左侧小脑转移瘤处微小强化灶，约 0.4cm，T_2WI/FLAIR 稍高信号，同前大致相仿，建议追随。

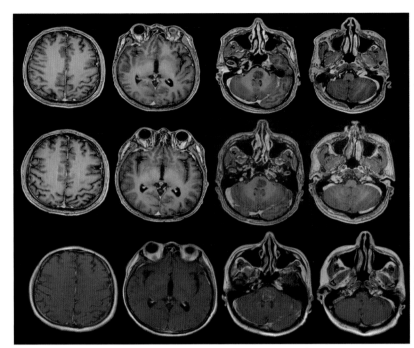

2015-11-03
X刀治疗后1个月

2016-01-21
X刀治疗后3个月

2016-04-22
X刀治疗后6个月

病例38图5　随访MRI

五、经验分享

患者年轻，脑干转移瘤和小脑转移灶共存，采用 TOMO 技术加图像引导，靶区设定 BOOST 区（GTV 内收 2mm），剂量分别给到 GTV 和 BOOST 区，在保证正常脑干组织安全的前提下，同步推量，达到加快肿瘤缩小、改善临床症状的目的。放疗后肿瘤完全缓解。放疗后一年死于全身远处转移。本治疗使患者生存期内没有截瘫发生，有一定的生活质量。

六、相关知识点

1. 本例患者术后 1 年出现桥脑和左侧小脑两个转移瘤，笔者给以 TOMO 技术积极治疗，达到了改善临床症状、延长生命的目的 [1]，因病变位于脑干，治疗具有风险，该病例有成功亮点。不足之处在于未考虑联合 WBRT[2]，如果联合的话，可能旧病变的局控会好些，新发的机会减少。

2. 在 X 刀单次剂量和总剂量的确定时，不可忽视一系列问题：①该靶区紧邻的正常结构是否为重要器官或重要结构：如脑干、脑脊液循环通路、重要功能区、视通路等。在这种情况下，单次剂量的高低取决于周围重要结构的单次治疗时的实际受量（重要结构限于 1 ~ 1.5Gy 以下，尤其是已接受全脑放疗的患者），以其能耐受为原则。通常可采用肿瘤单次剂量 3 ～ 3.5Gy，每天治疗，一周 5 次 [3]。②剂量分割方式对这些重要结构会有何不良反应？③有无解决办法？④预测是否能达到缓解症状和控制肿瘤的目的？综合分析后再做决定。

3. 靶区设定 BOOST 区（GTV 内收 2mm），剂量分别给到 GTV 和 BOOST 区，确保重要危及器官的安全，实现治疗目的 [4]。

4. 每次治疗前使用图像引导下立体定向放射治疗能保证每次体位重复性好，靶中心精度误差限定在 2mm 内，角度误差在 1°～ 2°。并能观察到随呼吸而动的靶区是否在计划的 PTV 内。使治疗更加安全 [5]，正常组织保护更加可靠。

（肖建平）

参考文献

[1] Sneed PK，Suh JH，Goetsch SJ，et al.A multi-institutional review of radiosurgery alone vs.radiosurgery with whole brain radiotherapy as the initial management of brain metastases[J].Int J Radiat Oncol Biol Phys，2002，53（3）：518-526.

[2] Chidel MA，Suh JH，Reddy CA，et al.Application of recursive partitioning analysis and evaluation of the use of whole brain radiation among patients treated with stereotactic radiosurgery for newly diagnosed brain metastases[J].Int J Radiat Oncol Biol Phys，2000，47（4）：993-999.

[3] Xiujun Chen，Jianping Xiao，Xiangpan Li，et al.Fifty percent patients avoid whole brain radiotherapy：stereotactic radiotherapy for multiple brain metastases：a retrospective analysis of a single center[J].Clin Transl Oncol，2012，14（8）：599-605.

[4] Flannery TW，Suntharalingam M，Kwok Y，et al.Gamma knife stereotactic radiosurgery for synchronous versus metachronous solitary brain metastases from non-small cell lung cancer[J].Lung Cancer，2003，42（3）：327-333.

[5] Aoyama H，Shirato H，Tago M.Stereotactic radiosurgery plus whole-brain radiation therapyvs stereotactic radiosurgery alone for treatment of brain metastases：a randomized controlled trial[J].JAMA，2006，295（21）：2483-2491.

病例39 肺癌合并脑室脑膜内转移放疗

一、病历摘要

患者：男性，44岁，已婚。主因"确诊右肺上叶小细胞癌3年，脑转移放疗后"入院。

现病史：患者于2013年5月出现干咳。2013年7月至兰州大学第二医院就诊。经胸部CT及支气管镜检查诊断为"右肺小细胞癌，左锁骨上、纵隔、右肺门淋巴结转移"。2013年8月1日至本院就诊。病理会诊示：右肺小细胞癌。8月2日至10月12日以顺铂＋依托泊苷化疗4周期，2周期后疗效为PR，4周期疗效为SD。11月11日至12月20日行胸部适形放疗，同时输注注射用甘氨双唑钠行放疗增敏治疗，疗效为PR。2014年1月20日至2月16日以环磷酰胺＋开普拓化疗2周期，复查疗效评价为SD。于2014年2月17日至2月28日行全脑预防性放疗（DT：25Gy/2.5Gy/10F），放疗期间出现轻微颅高压症状，对症处理后好转。2014年5月14日至6月7日给予：顺铂＋VP-16方案全身化疗2周期。出现Ⅲ度骨髓抑制，Ⅱ度胃肠道反应。之后定期复查，未见肿瘤复发迹象；2015年8月头颅核磁：左颞叶及脑室系统弥漫多发脑转移瘤。患者自发病以来，精神可，无明显头晕、头痛，无恶心、呕吐，饮食及睡眠良好，大小便正常。近期体重无明显下降。

既往史、个人史、家族史均无特殊。

查体：KPS评分80分，NRS评分0分，全身浅表淋巴结未及明显肿大。

神经系统检查：神清语利，肢体感觉活动正常，肌力为Ⅴ级。

实验室检查：未见明显异常，营养状态好。

辅助检查：

2015年8月14日（全脑预防放疗后1.5年）我院颅脑MRI：左侧颞叶及脑室系统弥漫性各壁可见多发异常信号结节与肿物，T_2WI/FLAIR呈高信号，不均匀强化，大者位于左侧颞叶、大小约4.4cm×3.7cm，其周围可见不规则脑水肿，考虑为多发转移瘤。

2013年8月21日我院病理（右肺活检）示：形态符合小细胞癌，伴挤压。免疫组化：LCA（－），CK（2+），p63（－），TTF1（2+），syn（1+），ki-67（80%+）。

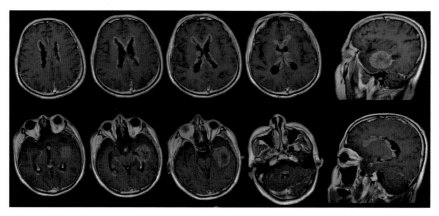

病例39图1　放疗前MRI脑室内多发转移瘤

二、病例特点

本例患者为中年男性，右肺小细胞肺癌，起病时为广泛期，经过规范初程化疗放疗后，疗效 PR，行预防性全脑放疗，1.5 年后出现左颞叶及脑室系统弥漫多发脑转移瘤。

三、专家分析

该患者为小细胞肺癌全脑预防治疗后，首发失败位置为脑室系统弥漫多发脑转移瘤。脑室内转移是脑转移瘤的一种少见发生部位，在脑转移瘤中所占比率很小。脑室内肿瘤可沿脑脊液发生种植性播散，是肿瘤沿自然管腔转移的生物学特点，故肺癌脑室内转移患者伴发脑膜转移的概率较高。需要行 MTX 方案鞘注化疗。

四、治疗过程

1. 治疗方案　TOMO。

2. CT 模拟定位　患者仰卧位，B 枕，头颈肩膜固定，双手置于身体两侧，增强 CT 定位扫描，层厚 2mm，范围包括：头顶到锁骨水平。

3. CT–MRI 图像融合靶区勾画　将定位 CT 与近期复查 MRI 的 T_1 增强和 T_2 FLAIR 图像融合。GTV1–3 为脑室内大块转移瘤病灶，其中 GTV1 因为体积较大，内收 2mm 生成 BOOST1；PTVbrain 为全脑。同时勾画脑干、脊髓、视神经、视交叉、晶体等危及器官。

4. 放疗技术与处方剂量、危及器官限量（病例39图2）　使用 TOMO 放疗技术；95% GTV1：35Gy/3.5Gy/10F；95% BOOST1：45Gy/4.5Gy/10F；95% GTV2–3：25Gy/2.5Gy/10F；95% PTVbrain：20Gy/2Gy/10F。危及器官受量限制为：脑干 Dmax < 30Gy，视神经、视交叉 Dmax < 30Gy，双侧晶体 Dmax < 5Gy。放疗中复查 MRI，重新勾画靶区，Ⅱ程计划处方：95% P2–GTV1：20Gy/4Gy/5F；95% P2–GTV2、GTV3：10Gy/2Gy/5F。Ⅰ／Ⅱ

程计划合成后，危及器官受量限制为：脑干 Dmax < 40Gy，视神经、视交叉 Dmax < 30Gy，双侧晶体 Dmax < 5Gy。

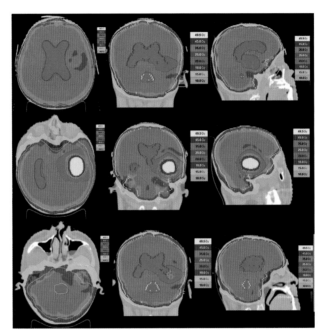

病例39图2　TOMO计划靶区及剂量分布图

5. 放疗质控　每次放疗前行 CBCT 验证，校正后治疗。

6. 治疗中的不良反应及处理　从放疗第一日预防性使用甘露醇及钾片，每放疗日使用，必要时使用地塞米松控制颅高压。治疗中患者诉轻微颅高压症状。治疗中血象及电解质正常。

7. 放疗后，于 2015 年 9 月 15 日至 2015 年 9 月 28 日共行 MTX 鞘注化疗 5 次。

五、随访及处理意见

2015 年 10 月 19 日（治疗后 1 个月）颅脑 MRI：原左侧颞叶及脑室系统弥漫性各壁多发结节与肿物，较前明显缩小、部分显示不清，左侧颞叶较大结节（周围水肿较前减轻）T_2WI/FLAIR 仍可见少许不规则环形高信号，增强可见少许点状轻度强化，治疗后改变？需警惕仍有肿瘤残余，请结合临床继续随诊。

2015 年 11 月 26 日（治疗后 2 个月）颅脑 MRI：原左侧颞叶及脑室系统弥漫性各壁多发结节与肿物，现大部分显示不清，左侧颞叶结节 T_2WI/FLAIR 仍可见少许不规则环形高信号，增强可见少许点状轻度强化，同前相仿，考虑以治疗后改变为主，请结合临床、继续随诊。

2016年1月11日（治疗后4个月）颅脑MRI：①左侧颞叶结节T_2WI/FLAIR仍可见少许不规则环形高信号，增强可见少许点状轻度强化，周围少许水肿表现，同前相仿，考虑以治疗后改变为主，请结合临床、继续随诊。②双侧侧脑室内部T_2WI/FLAIR略毛糙，增强扫描未见明确强化，建议追随。

2016年4月18日（治疗后7个月）颅脑MRI：①左侧颞叶结节T_2WI/FLAIR仍可见少许不规则环形高信号，增强可见少许点状轻度强化，周围少许水肿表现，同前相仿，考虑以治疗后改变为主，请结合临床、继续随诊。②侧脑室旁脑白质新见数个环形强化结节，大者约2.0cm×1.5cm，考虑多发转移瘤。侧脑室及第三、第四脑室室管膜增厚、T_2WI/FLAIR高信号，并见强化，脑室旁水肿范围较前增大，需警惕室管膜转移可能，请结合临床密切追随。

2016年5月4日至5月20日我院再程行TOMO技术放疗，CT模拟定位同前相仿，CT-MRI图像融合靶区勾画：将定位CT与近期复查MRI的T_1增强和T_2FLAIR图像融合。GTV1：侧脑室周边；GTV2：右侧脑室后角旁；GTV-Meninges：侧脑室脑膜复发灶。95%GTV1.2.Meninges：45.5Gy/3.5Gy/13F，危及器官受量在可耐受范围内。

2016年7月11日我院MRI：①脑室系统弥漫室管膜转移，侧脑室为著，较前减轻，强化程度及范围较前缩小，请结合临床密切追随。②余脑实质未见明确新发异常强化结节及肿物影。③中线结构居中。

随访颅脑MRI见病例39图3至病例39图5。

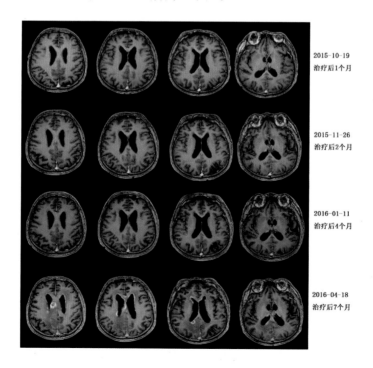

2015-10-19
治疗后1个月

2015-11-26
治疗后2个月

2016-01-11
治疗后4个月

2016-04-18
治疗后7个月

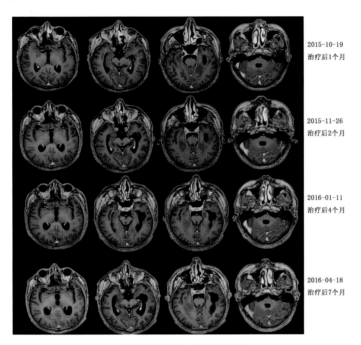

2015-10-19
治疗后1个月

2015-11-26
治疗后2个月

2016-01-11
治疗后4个月

2016-04-18
治疗后7个月

病例39图3　随诊MRI

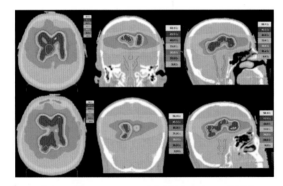

病例39图4　2016-05再程行TOMO计划

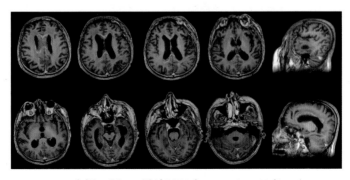

病例39图5　随诊MRI（2016-07-11）

六、经验分享

患者起病急症状重，脑实质大病灶伴脑室内多灶转移，经过 TOMO 技术同步照射加替莫唑胺同步放化疗获得良好控制：放疗第一计划同步给全脑 20Gy，考虑一年半前做过全脑预防照射 25Gy，放疗第二计划仅对病灶推量。放疗结束后椎管内化疗 5 个周期。在 TOMO 放疗后 8 个月脑室内弥漫性脑膜转移复发，行再程 TOMO 局部挽救放疗。

患者于 2016 年 12 月 8 日死于全身转移。TOMO 技术挽救放疗后生存 14 个月。

七、相关知识点

1. 3% ~ 5% 的实体瘤患者出现脑膜转移，常见于乳腺癌、肺癌、黑色素瘤，其中原发肺癌者占 13% ~ 29%[1]。文献[2] 报道脑膜转移发生的时间一般在原发肿瘤确诊后 10 个月至 33 个月，平均 12 个月。33% ~ 75% 同时合并脑（脊髓）实质转移。脑膜癌病情进展迅速，缺乏能显著改善生存率的治疗手段，预后差，未经治疗患者中位生存期 4 ~ 6 周。常用治疗方法包括全脑放疗、鞘内注射化疗、全身化疗等。中国医学科学院肿瘤医院吴熙教授行甲氨蝶呤鞘内注射治疗脑膜癌病 27 例，生存分析显示：确诊脑膜转移后患者中位生存期 4 个月，最短 1 个月，最长 22 个月。

2. 放疗通常联合鞘内化疗应用，但是目前缺乏前瞻性随机研究，放疗疗效是否优于鞘内注射甲氨蝶呤或放化疗联合是否优于单一治疗尚不能得出确切结论[3]。全脑、全脊髓放疗缓解脑膜转移瘤症状效果欠佳，并且其不良反应（尤其是骨髓抑制）的发生率较高，故该法较少采用。Gerrard 和 Franks[4] 建议对脑膜转移受累区行局部放疗，不但可以快速缓解症状，并且不良反应小。Chuan[5] 通过对 34 例脑膜转移患者进行临床分析，结果发现全脑放疗并不能延长患者生存期。天津医科大学附属肿瘤医院放疗科对 63 例脑膜转移瘤患者行预后因素单因素分析，发现放疗剂量为影响脑膜转移瘤的预后因素，放疗剂量 > 30Gy 组中位生存期为 91 天，放疗剂量 < 30Gy 和未放疗组中位生存期为 45 天，两组差异有统计学意义（$P = 0.009$）。

3. 颅内压增高是脑膜转移瘤放疗中最常见的表现，症状多为头痛、呕吐等。需要积极行降颅压治疗，如应用甘露醇、利尿剂、糖皮质激素等。若症状仍不能控制，可考虑脑室 - 腹腔分流术。

（肖建平）

参考文献

[1] Herrlinger U，Forschler H，Kuker W，et al.Leptomeningeal metastasis：survival and prognostic factors in 155 patients[J].J Neurol Sci，2004，223（2）：167-178.

[2] Lisenko Y，Kumar AJ，Yao J，et al.Leptomeningeal carcinomatosis originating from gastric cancer：report of eight cases and review of the literature[J].Am J Oncol，2003，26（2）：165-170.

[3] Berg SL，Chamberlain MC.Current treatment of leptomeningeal metastases：systemic chemotherapy，intratheeal chemotherapy and symptom management[J].Cancer Treat Res，2005，125：121-146.

[4] Gerrard GE，Franks KN.Overview of the diagnosis and management of brain，spine，and meningeal metastases[J].J Ncurol Neurosurg Psychiatry，2004，75（2）：37-42.

[5] Chuang TY，Yu CJ，Shih，v，et aL.Cytologically proven meningeal carcinomatosis in patients with lung cancer：clinical observation of 34 cases[J].J Formos Med Assoc，2008，107（11）：851-856.

病例40 全脑放疗后明显残存病灶立体定向放疗加量治疗

一、病历摘要

患者：男性，73岁，主因"左肺小细胞肺癌化疗放疗后2年，发现脑转移4个月"入院。

现病史：患者于2011年2月无明显诱因出现咳嗽伴血痰，伴胸闷，无胸痛、发热，当地医院按"气管炎"治疗，疗效欠佳。2011年2月胸片示左下肺肿物，来我院行胸部CT检查发现：左下肺支气管根部肿物，大小约5.2cm×4.9cm，伴肺门、纵隔多发淋巴结肿大。支气管镜下取病理活检：小细胞癌。于我院行CE方案化疗2周期，疗效达PR。2011年5月3日至2011年6月9日我院行胸部MRT放疗：PGTV 60Gy/2.14Gy/28F，同步CE方案化疗1周期，肿瘤进一步缩小。2012年11月患者出现左侧肢体无力，2012年11月8日我院颅脑MRI：右侧颞叶巨大肿物，约6.1cm×5.6cm，边界不清，中线左移，考虑转移瘤。2012年11月我科予全脑+脑转移瘤放疗：全脑40Gy/2Gy/20F，脑转移瘤60Gy/3Gy/20F。2013年2月复查颅脑MRI：右侧颞叶肿物较前缩小，现约 2.6cm×2.4cm，边界不清。对右侧颞叶转移瘤拟行进一步治疗再次收入我科。患者自发病以来一般情况可，饮食二便正常，睡眠可，体重无明显减轻。

既往史、个人史、家族史均无特殊。

查体：KPS 评分 80 分，NRS 评分 0 分，全身浅表淋巴结未及明显肿大，营养中等，神清语利，行走正常。

神经系统检查：神清语利，肢体感觉活动正常，肌力均为 V 级。

实验室检查：未见明显异常，营养状态一般。

辅助检查：

颅脑 MRI（本院，2012-11-08）：右侧颞叶可见巨大肿物，约 6.0cm×5.6cm，边界不清，T$_2$WI/FLAIR 高信号，周边可见大片水肿带，增强扫描可见不均匀环形强化，右侧脑室明显受压变窄，右侧海马沟回变形，中线结构左移。诊为：右侧颞叶转移瘤伴明显脑水肿。

颅脑 MRI（本院，2012-12-10）：右侧颞叶肿物较前缩小，现约 4.2cm×4.0cm，边界不清，T$_2$WI/FLAIR 高信号，周边可见大片水肿带，增强扫描仍可见不均匀环形强化，右侧脑室明显受压变窄较前好转，中线结构左移较前好转。

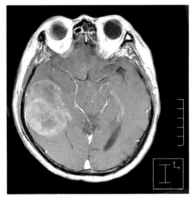 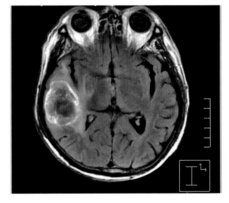

病例40图1　治疗前MRI　　　病例40图2　计划一治疗后肿瘤明显缩小，重新MRI定位

二、病例特点

本例患者为老年男性，左肺小细胞癌化放疗后 1 年 9 个月发生脑单发大转移灶，全脑加局部治疗后 3 个月复查，发现脑无新发病灶，已经治疗的单发脑转移瘤有明显残存。本次拟行立体定向放疗补量治疗（病例 40 图 3）。

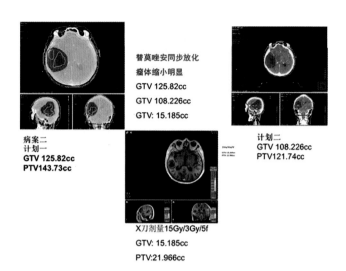

病例40图3 立体定向补量治疗中随转移瘤体积缩小行分段缩野治疗

三、专家分析

本例患者发病急，症状重，神经外科大夫和患者家属都拒绝手术。病灶很大，压迫内囊，肢体偏瘫。试行放疗。

四、治疗过程

1. 治疗方案 X刀（小多叶）。

2. CT模拟定位 患者仰卧位，X刀头部定位框架固定，双手置于身体两侧，增强CT定位扫描，层厚2mm，范围包括：头顶到锁骨水平包括定位框架上下界。

3. CT-MRI图像融合靶区勾画 将定位CT与近期复查MRI的T_1增强和T_2 FLAIR图像融合。GTV为右侧颞叶转移瘤病灶；Boost：GTV三维外扩0.2cm。同时勾画脑干、脊髓、视神经、视交叉、晶体等危及器官。

4. 放疗技术与处方剂量、危及器官限量 使用X刀小多叶放疗技术；PTV 15Gy/3Gy/5F；危及器官受量限制为：脑干Dmax < 10Gy，视神经、视交叉Dmax < 10Gy，双侧晶体Dmax < 1Gy。

5. 放疗质控：每次放疗前行ETX验证，校正后治疗。

6. 治疗中的不良反应及处理 从放疗第一日预防性使用甘露醇及钾片，每放疗日使用，患者未诉头痛、头晕等颅高压症状。治疗中血象及电解质正常。

五、随访及处理意见

2013年2月19日（治疗后2个月）颅脑MRI示：①右侧颞叶肿物较前缩小，约

2.6cm×2.4cm，边界不清，T₂WI/FLAIR 高信号，周边水肿带较前减少，增强扫描仍部分区域强化、大部分无强化，请追随。②余双侧大脑半球、小脑、脑桥未见明确异常信号。③左侧脑室未见明确扩张及移位。

2013 年 6 月 4 日（治疗后 6 个月，病例 40 图 4）颅脑 MRI 示：①右侧颞叶肿物较前增大，约 2.9cm×3.4cm，边界不清，T₂WI/FLAIR 高信号，周边环形强化，强化区较前增多。病变周边片状水肿，同前相仿。②余双侧大脑半球、小脑、脑桥未见明确异常信号。③左侧脑室未见明确扩张及移位。

2013 年 9 月 5 日（治疗后 9 个月，病例 40 图 5）颅脑 MRI 示：①右侧颞叶肿物较前增大，约 3.7cm×2.9cm，边界不清，T₂WI/FLAIR 高信号，环形强化；病变周边片状水肿范围较前扩大。②余双侧大脑半球、小脑、脑桥未见明确异常信号。③侧脑室未见明确扩张，中线结构无明显移位

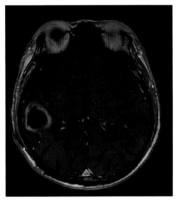 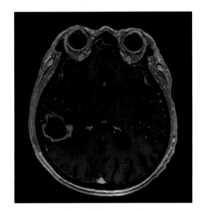

病例40图4　放疗后6个月MRI　　　　病例40图5　放疗后9个月MRI
（2013-06）　　　　　　　　　　（2013-09）

2014 年 6 月 5 日（治疗后 1.5 年）颅脑 MRI 示：①右侧颞叶区不规则强化影，呈边缘环形强化伴中央坏死，周围大片水肿，同前大致相仿，但其内侧缘结节状强化较前增多，请结合临床并随诊。②双侧大脑半球脑白质脱髓鞘改变，大致同前。③右侧侧脑室受压改变，同前相仿。④中线结构略左偏。

2015 年 3 月 17 日（治疗后 2 年）颅脑 MRI：①原右侧额颞叶区转移瘤较前略缩小，增强后不规则强化程度较前略减低，现最大截面约 5.7cm×5.6cm，中央坏死，周围大片水肿；肿物与侧脑室后角相连，右侧侧脑室较对侧缩小，同前相仿，请结合临床并随诊。②双侧侧脑室周围间质水肿及脑白质脱髓鞘改变，大致同前。③左侧枕颞内侧回见短条状强化，T₂WI/FSE 未见明确异常，建议追随，余脑实质未见明确新发异常信号或强化影。④原中线结构左偏较前改善。

患者 2014 年初开始出现头晕头痛，结合 MRI 考虑为治疗后脑水肿而致颅高压症状，一直断续使用甘露醇＋地塞米松治疗后好转。

2016 年 1 月患者复诊：目前患者左侧肢体活动障碍，左侧肢体感觉正常，生活需要人照顾，无头痛、恶心、呕吐，近期间断出现幻觉，说胡话，记忆力尚可，平素交流无问题，食欲正常，视力可，左眼部分视野缺失。以上症状考虑治疗后改变可能大。

六、经验分享

小细胞肺癌大体积转移灶采用 3Gy 分次，加用替莫唑胺同步放化疗，在治疗 5 次后症状开始改善，通过二次缩野，后程 X 刀技术推量获得满意效果，放疗后 2 年生活质量好。但晚期出现脑放射性损伤。在控制病灶和生存质量方面难以两全其美。放疗后目前随访 4 年仍生存，颅内控制较满意。

七、相关知识点

1. 本例患者治疗的亮点在于小细胞肺癌脑转移灶非常巨大，采用 3Gy 一次加 TMZ 同步放化疗，在治疗 5 次后症状开始改善，通过二次缩野，后程 X 刀技术推量获得满意效果。说明 SBRT 技术对晚期放射敏感肿瘤仍有治疗价值，也体现了作者丰富的经验和高超的水平。不足之处在于 60Gy 后 SRT 补量放射性损伤难以避免，可以在 40 ~ 50Gy 时缩野治疗。

2. 既往因脑转移瘤接受过全脑放疗、化疗、脑部手术的患者，可以考虑接受 SRT 治疗。由于转移瘤位于功能区所致一般状况较差、运动障碍的患者，也可以作为减症治疗，先行 SRT 治疗。

3. 脑转移瘤比其他部位转移瘤对射线反应要敏感些，立体定向放射治疗也不例外。剂量过高所导致的严重脑水肿是难以挽救的致死原因，在多程立体定向放射治疗和多发转移瘤的情况下，一定要考虑这一特殊性。出现颅高压症状、明显颅内水肿时需要积极处理。

4. 立体定向放射治疗受到转移瘤大小的限制。一般情况下，伽马刀治疗直径不超过 3cm 的脑转移瘤，X 刀分次治疗脑转移瘤最大径应该小于 4.0 ~ 4.5cm[1]。采用 IMRT 技术，可分次治疗大于 5cm 直径的脑转移瘤，联合 SRT 技术做缩野推量，获得满意疗效。

（肖建平）

参考文献

[1] Hoskin PJ，Brada M.Radiotherapy for Brain Metastases[J].Clin Oncol（R Coll Radiol），2001，13（2）：91-94.

病例41 卵巢癌合并多发大灶脑转移瘤放疗

一、病历摘要

患者：女性，57岁。主因"左卵巢癌术后3年余，脑转移瘤放疗后1年余，发现颅内新发肿瘤1个月"入院。

现病史：患者于2013年4月于我院诊断妇科肿瘤直肠转移，行紫杉醇＋卡铂化疗2周期，2013年7月15日行全子宫双附件大网膜切除术，部分直肠切除吻合术，术后病理提示：左卵巢低分化浆液性腺癌，术后于2013年7月30日开始行紫杉醇＋卡铂化疗6个疗程。2015年4月底出现头晕头痛、视物模糊、双下肢无力，无恶心、呕吐，无意识障碍，5月底出现小便间断性失禁，2015年5月29日复查颅脑MRI示：双侧大脑半球、脑桥左侧部、左侧小脑多发结节及肿物，不均匀强化，周围可见不同程度水肿区，大者位于左侧基底节区，约3.4cm×4.2cm，局部侧脑室受压，中线略右移，考虑多发脑转移。患者自此次发病以来，精神可，食欲、睡眠可，大便困难，小便间断性失禁。近期体重无明显下降。

既往史、个人史、家族史均无特殊。

查体：KPS评分80分，NRS评分0分，全身浅表淋巴结未及明显肿大。

神经系统检查：神清语利，肢体感觉活动正常，肌力为Ⅴ级。

实验室检查：未见明显异常，营养状态好。

辅助检查：

颅脑MRI（本院，2015-05-29）：双侧大脑半球、脑桥左侧部、左侧小脑多发结节及肿物，不均匀强化，周围可见不同程度水肿区，大者位于左侧基底节区，约3.4cm×4.2cm，局部侧脑室受压，中线略右移。考虑为多发转移瘤（病例41图1）。

病理（本院，2013-07-15）"卵巢腺癌化疗后"（全子宫＋右附件＋直肠癌根治标本）：左卵巢癌（分化差），符合低分化浆液性腺癌。子宫颈后壁及直肠肌壁见片状坏死、大量炎细胞浸润及泡沫细胞聚集，仅见极少许高度退变的癌细胞残留，左宫旁及子宫肌壁内可见灶状坏死及炎细胞浸润，符合肿瘤重度治疗后改变。右宫旁未见癌累及。直肠黏膜未见病变累及。子宫肌壁间平滑肌瘤。子宫腺肌症。右卵巢及右卵管组织。萎缩性子宫内膜。直肠上切缘及（下切缘）未见癌。肠壁淋巴结转移性癌（1/6），肿瘤细胞伴退变，另见2枚淋巴结伴有明显坏死及玻璃样变，符合治疗后改变，肿瘤未累及淋巴结被膜。（大网膜）、（直肠旁组织）纤维脂肪组织。ypTNM 分期：ypT_2N_1MX 免疫组化结果显示：AE1/AE3（3+），CA125（3+），CDX2（−），CK20（−），CK7（3+），PAX2（局灶+），PAX8（1+），WT1（3+）。

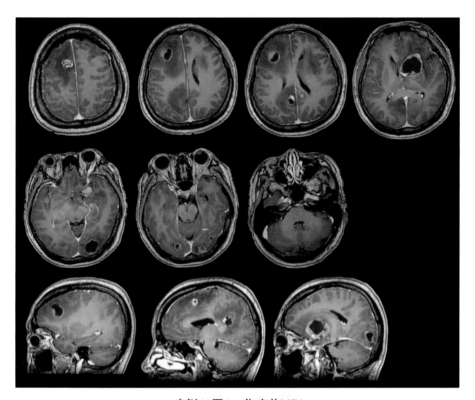

病例41图1　化疗前MRI

二、病例特点

本例患者为中年女性，卵巢低分化浆液性腺癌，起病时为局部晚期，经过规范初程化疗放疗手术后，疗效 CR，2 年后多发脑转移瘤，其中包含大体积脑转移瘤，多发脑转移瘤。

三、专家分析

该患发病急，12 个脑转移瘤病灶，颅压高症状明显。放疗分两个计划进行。考虑卵巢低分化浆液性腺癌对放疗比较敏感，先用调强技术行全脑照射加一个大灶同步推量，及时治疗。完成 10 次照射，症状迅速缓解，肿瘤明显缩小。第二步采用 TOMO 计划，重复脑核磁检查，融合后根据缩小后病灶范围重新勾画靶区。对病灶给予有效控制剂量，同时限制重要结构剂量。

四、治疗过程

1. 治疗方案　IMRT ＋ TOMO。

2. CT 模拟定位　患者仰卧位，B 枕，头颈肩膜固定，双手置于身体两侧，增强 CT 定位扫描，层厚 2mm，范围包括：头顶到锁骨水平。

3. CT-MRI 图像融合靶区勾画　将定位 CT 与近期复查 MRI 的 T_1 增强和 T_2 FLAIR 图像融合。GTV1 为左脑最大转移灶（内囊区），PTV1：CTV1 外扩 2mm；PTVbrain 为全脑。同时勾画脑干、脊髓、视神经、视交叉、晶体等危及器官。

4. 放疗技术与处方剂量、危及器官限量（病例 41 图 2、病例 41 图 3）　使用 IMRT 放疗技术；95% PTV1：30Gy/3.0Gy/10F；95% PTVbrain：20Gy/2Gy/10F；95% brainstem：15Gy/1.5Gy/10F。危及器官受量限制为：视神经、视交叉 Dmax ＜ 30Gy，双侧晶体

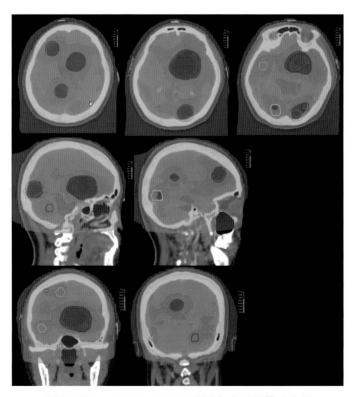

病例41图2　IMRT＋TOMO计划合成后剂量分布图

Dmax＜5Gy。此后复查MRI，勾画二程靶区，行TOMO计划：GTV1～12为影像可见脑转发转移病灶，Ⅱ程计划处方：95% P2_GTV1.4.5.7：35Gy/3.5Gy/10F；95% P2_GTV3.6.8-12：25Gy/2.5Gy/10F。Ⅰ/Ⅱ程计划合成后，危及器官受量限制为：脑干Dmax＜40Gy，视神经、视交叉Dmax＜30Gy，双侧晶体Dmax＜5Gy。

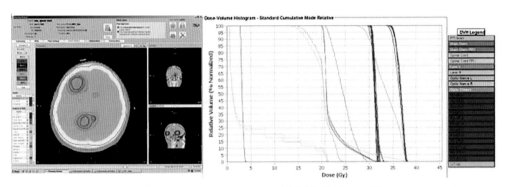

病例41图3 IMRT＋TOMO计划合成后DVH图

5. 放疗质控 每次放疗前行 CBCT 验证，校正后治疗。

6. 治疗中的不良反应及处理 从放疗第一日预防性使用甘露醇及钾片，每放疗日使用，必要时使用地塞米松控制颅高压。放疗中患者诉轻微颅高压症状。放疗中血常规及电解质正常。

7. 放疗后，于 2015 年 9 月 15 日至 28 日共行 MTX 鞘内注射化疗 5 次。

五、随访及处理意见

2015 年 8 月 27 日（治疗后 2 个月）颅脑 MRI 示：双侧大脑半球、左侧小脑多发结节及肿物，较前减少、缩小，不均匀强化，周围水肿区范围较前明显减小，现大者位于左侧基底节区，约 1.8cm×1.8cm，局部侧脑室受压减轻，中线右移不明显，请继续追随。

2015 年 11 月 10 日（治疗后 4 个月）颅脑 MRI 示：双侧大脑半球、左侧小脑多发结节及肿物，较前缩小，仍不均匀强化，周围水肿区范围较前略小，现大者位于左侧基底节区，约 1.6cm×1.7cm，局部侧脑室受压减轻，请结合临床。

2016 年 3 月 3 日（治疗后 9 个月）颅脑 MRI 示：脑内多发转移瘤，大致同前相仿，大者位于左侧基底节区，约 1.7cm×1.5cm，请继续追随。

2016 年 9 月 29 日（治疗后 15 个月）颅脑 MRI 示：脑实质数个转移瘤，同前大致相仿，现大者约 1.4cm×1.4cm，请继续追随。

2017 年 2 月 20 日（治疗后 20 个月）颅脑 MRI 示：①右侧侧脑室前角旁胼胝体可

见一异常信号，较前略增大，现大小约 1.5cm×0.9cm，T_2WI/FS 稍高信号，增强扫描明显强化。考虑转移。②脑实质另可见多发结节，同前大致相仿，T_2WI/FS 高信号，增强扫描强化不明显，大者约 1.4cm×1.2cm，可符合治疗后改变，请密切追随。

2017 年 3 月 6 日至 20 日我院行 II 程 VMAT 技术放疗（病例 41 图 4），CT 模拟定位同前相仿，CT-MRI 图像融合靶区勾画：将定位 CT 与近期复查 MRI 的 T_1 增强和 T_2 FLAIR 图像融合。GTV1：头颅 MRI 示右侧侧脑室前角转移病灶。95% GTV1：44Gy/4Gy/11F，危及器官受量在可耐受范围内。

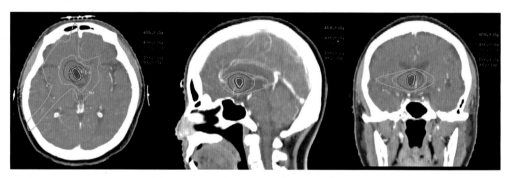

病例41图4 II 程VMAT放疗剂量分布图

2017 年 4 月 19 日（II 程治疗后 2 个月）我院颅脑 MRI：①右侧侧脑室前角旁胼胝体可见一异常信号，较前增大，水肿较前明显，现大小约 2.8cm×1.5cm，T_2WI/FS 稍高信号，增强扫描明显强化。②左侧侧脑室前角旁胼胝体新见异常信号结节，约 0.5cm，T_2WI/FS 稍高信号，增强扫描可见强化，转移瘤？请密切追随。③余脑实质另可见多发结节，同前相仿，T_2WI/FS 高信号，增强扫描强化不明显，现大者约 1.4cm×1.2cm，可符合治疗后改变，请密切追随。

2017 年 5 月 23 日（II 程治疗后 3 个月）我院颅脑 MRI：①右侧侧脑室前角旁胼胝体可见异常信号，大小约 3.5cm×1.8cm，较前增大，向内越过中线侵犯左侧胼胝体，T_2WI/FLAIR 呈稍高信号，增强扫描可见明显不均匀强化，病变周围水肿区范围扩大，考虑为转移瘤。左侧侧脑室前角旁胼胝体异常信号结节，较前增大，大小约 0.5cm×0.8cm，考虑为转移瘤。②右侧额叶异常信号结节，大者约 0.3cm，T_2WI/FS 呈稍高信号，周围伴片状水肿区，增强扫描可见明显强化，考虑为转移瘤。③右侧颞叶可疑强化灶，横轴位 T_2WI/FLAIR 及增强显示不具体，建议追随。④余脑实质多发异常信号影，T_2WI/FS 呈稍高信号，增强扫描强化不明显，大者约 1.4cm×1.2cm，符合治疗后改变，建议追随。⑤右侧侧脑室略受压，中线结构略左移。

颅脑 MRI 随诊见病例 41 图 5。

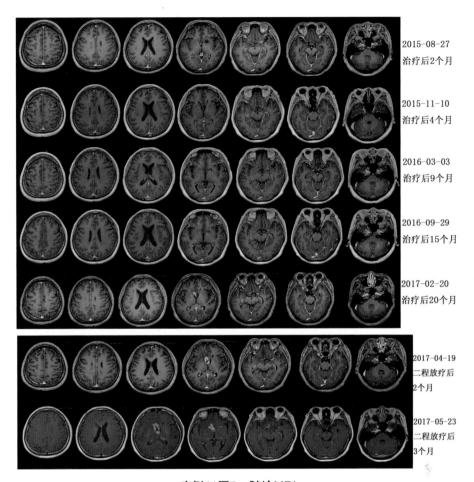

病例41图5　随诊MRI

六、经验分享

病情急、颅压高，脑转移瘤病灶 12 个，总体积达 111cc。考虑原发肿瘤对放疗敏感，对于本例思路总结如下：

1. 患者病情急，Ⅰ程计划调强放疗，全脑 20Gy/10F。

2. TOMO 技术全脑 2Gy/10F。

3. 同步病灶推量 3 ~ 3.5Gy/10F。

4. TOMO Ⅰ程共 12 个 GTV，总体积 111.66cc。

5. 剂量

（1）肿瘤：GTV1、GTV4、GTV5、GTV7 剂量：35Gy/3.5Gy/10F。

（2）肿瘤：GTV2、GTV3、GTV6、GTV8、GTV9、GTV10、GTV11、GTV12 剂量：30Gy/3Gy/10F。

（3）GTV 位置：脑干内肿瘤：GTV11 脑干附近：GTV1、GTV12 PTV Brain 剂量：20Gy/2Gy/10F。

6. 对于这类患者，采用 TOMO 技术同步推量加口服替莫唑胺能获理想疗效。

七、相关知识点

1. 脑转移瘤出现的形式、数目、大小、位置千变万化，各有不同，必须具体问题具体分析，熟练运用各种放疗技术，达到最佳的组合，达到最佳的治疗结果，更好地保护正常组织。

2. 采用 TOMO 技术治疗，全脑照射和对病灶同步推量时要警惕剂量过大造成颅压高而危及生命。

3. 多发脑转移瘤的标准治疗方案是 WBRT。但由于脑组织耐受射线剂量限制，肿瘤难以完全控制，中位生存期 3 ~ 6 个月。目前，单发和少发（2 ~ 5 个）脑转移瘤行单纯 SRS 渐成治疗主流。SRS 可以安全地对多发脑转移瘤进行治疗，Yamamoto[1] 报道一次治疗病灶最多达 43 个。而放射敏感肿瘤如卵巢癌、小细胞肺癌等脑转移瘤仍需行WBRT。

（肖建平）

参考文献

[1] Yamamoto M，Ide M，Nishio S，et al.Gamma knife radiosurgery for numberous brain metastases：Is this a safe treatment？ [J]Int J Radiat Oncol Biol Phys，2002，53（5）：1279-1283.

病例42　肺腺癌多发脑、脑膜转移瘤放疗

一、病历摘要

患者：女性，64 岁，主因"右上肺腺癌脑转移放疗后 1 年多，靶向治疗后双肺进展 10 余天"入院。

现病史：患者 2014 年 3 月无明显诱因出现咳嗽，无咳痰，无畏寒、发热等不适，经止咳治疗后好转。随后于右锁骨上扪及大小约 2cm×1cm 肿大包块，质硬，活动差，

无压痛。完善胸部 CT 示：双肺多发结节。为明确病因，于北京某医院行 PET–CT 检查示：右肺上叶尖段不规则结节，代谢活性增高，考虑为恶性。颅脑 MRI 检查示：左额叶及小脑蚓部多发结节，考虑为脑内转移瘤。2014 年 5 月行"右侧锁骨上淋巴结活检术"，术后病理：转移性腺癌，低分化，癌结节形成，考虑符合转移性肺腺癌。EGFR 基因监测：21 号外显子存在 L858R 位点突变。2014 年 6 月患者于我院行右锁骨上淋巴结穿刺细胞学示：发现癌细胞（非小细胞型，考虑为腺癌细胞）。给予口服易瑞沙治疗，定期复查。2014 年 12 月 19 日复查胸部 CT 病灶稳定，颅脑 MRI：可见新发病灶，考虑病情进展。入院拟行脑转移瘤治疗。患者自发病以来一般情况可，饮食、二便正常，睡眠可，体重无明显减轻。

既往史、个人史、家族史均无特殊。

查体：KPS 评分 90 分，NRS 评分 0 分，全身浅表淋巴结未及明显肿大。

神经系统检查：神清语利，肢体感觉活动正常，肌力为 V 级。

实验室检查：未见明显异常，营养状态好。

辅助检查：颅脑 MRI（本院，2015–01–05）：双侧大脑半球、小脑、脑桥多发强化结节，大者位于小脑，约 2.2cm×2.1cm，边缘可见不同程度水肿带，诊断为脑、脑膜多发转移瘤（病例 42 图 1）。

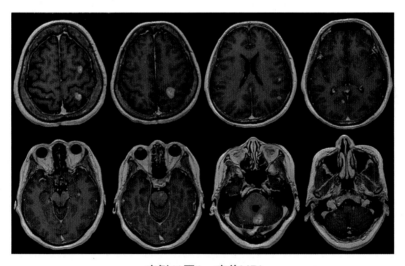

病例42图1 疗前MRI

二、病例特点

本例患者为中年女性，首发为颈部肿物，影像及病理证实为：右肺低分化腺癌，伴颅内多发转移瘤。EGFR 基因突变。

三、专家分析

该患诊断肺癌已有脑转移、锁骨上淋巴结转移。服用易瑞沙半年脑转移症状加重，病变进展。可以考虑采用 TOMO 技术全脑照射加 17 个病灶同步加量，以期病变获得很好控制、有较好生活质量。放疗后若出现难治性脑水肿可以考虑行贝伐珠单抗静脉滴注缓解。

四、治疗过程

1. 治疗方案　TOMO。

2. CT 模拟定位　患者仰卧位，B 枕，头颈肩膜固定，双手置于身体两侧，增强 CT 定位扫描，层厚 2mm，范围包括：头顶到锁骨水平。

3. CT-MRI 图像融合靶区勾画　将定位 CT 与近期复查 MRI 的 T_1 增强和 T_2 FLAIR 图像融合。GTV1 ~ 17 为颅内转移瘤病灶；全脑 PTVbrain。同时勾画脑干、脊髓、视神经、视交叉、晶体等危及器官。

4. 放疗技术与处方剂量、危及器官限量　使用 TOMO 放疗技术（2015-01-27 至 2015-02-24，病例 42 图 2）；95% GTV1 ~ 17：60Gy/3Gy/20F；95% 全脑 40Gy/2Gy/20F。危及器官受量限制为：脑干 Dmax < 30Gy，视神经、视交叉 Dmax < 30Gy，双侧晶体 Dmax < 5Gy。

5. 放疗质控　每次放疗前行 CBCT 验证，校正后治疗。

6. 治疗中的不良反应及处理　从放疗第一日预防性使用甘露醇及钾片，每放疗日使用，患者未诉头痛、头晕等颅高压症状。治疗中血象及电解质正常。

7. 放疗中同步使用 9291 靶向治疗。

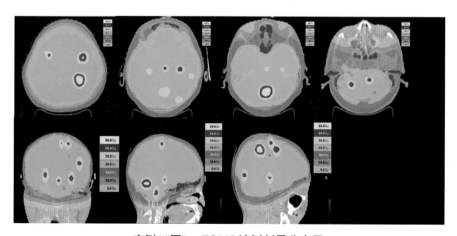

病例42图2　TOMO计划剂量分布图

五、随访及处理意见

2015 年 2 月 26 日（治疗后 1 个月）颅脑 MRI 示：双侧大脑半球、小脑及脑桥多发转移结节，部分较前略缩小，部分较前略显饱满，现大者仍位于小脑，约 2.5cm×1.9cm；部分病灶周围水肿范围较前扩大，请密切追随。

2015 年 5 月 14 日（治疗后 3 个月）颅脑 MRI 示：双侧大脑半球、小脑及脑桥多发转移结节，大小、分布基本同前，部分略缩小，大者位于小脑，约 2.3cm×1.9cm；部分病灶周围水肿范围较前缩小，请追随。

2015 年 9 月 21 日（治疗后 7 个月）颅脑 MRI 示：双侧大脑半球、小脑、脑桥多发转移结节，部分较前饱满，部分同前相仿，大者约 1.9cm×2.8cm，不均匀强化，左侧侧脑室后角受压，较前明显，请继续追随。

2016 年 2 月 3 日（治疗后 1 年）颅脑 MRI 示：①双侧大脑半球、小脑及脑桥多发转移结节，较前明显缩小，现大者约 2.2cm×2.0cm，不均匀强化，左侧大脑半球水肿、左侧侧脑室受压较前好转，请继续追随。②半卵圆中心及侧脑室旁散在 T_2 高信号影，未见明确强化，考虑脑白质脱髓鞘改变，同前相仿。

2016 年 8 月 11 日（治疗后 1.5 年）颅脑 MRI 示：①双侧大脑半球、小脑及脑桥多发转移瘤，呈环形强化，边界欠清，左顶叶大者约 1.5cm×2.0cm 较前缩小，小脑蚓部大者直径约 2cm 大致相仿，周围水肿范围大致相仿。②半卵圆中心及侧脑室旁散在 T_2WI/FLAIR 高信号影，未见明确强化，考虑脑白质脱髓鞘改变，同前相仿。

2017 年 2 月 17 日（治疗后 2 年）颅脑 MRI 示：①双侧大脑半球、小脑及脑桥多发转移瘤，部分较前略缩小，部分同前相仿，现大者约 1.6cm×1.8cm，不均匀环形强化，伴瘤周 T_2WI/FLAIR 高信号水肿带。②半卵圆中心及侧脑室旁散在 T_2WI/FLAIR 高信号影，未见明确强化，考虑脑白质脱髓鞘改变，同前相仿。

2017 年 8 月因脑水肿较重用贝伐珠单抗 300mg 一次，加生理盐水 250ml 静脉滴注后颅高压症状明显缓解。

随诊 MRI 见病例 42 图 3。

六、经验分享

本例患者治疗的亮点在于采用 TOMO 技术全脑照射及 17 个病灶同步加量，病变获得很好控制。目前随诊 3 年，生存中，病变控制好，未出现神经损伤征象。事实证明：全脑 40Gy/20F，局部病灶加量至 60Gy/20F，可以保证安全性的同时达到病灶的更好控制。随访内容关于生活质量的介绍偏少。

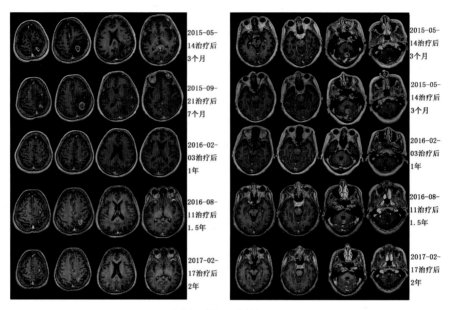

病例42图3　随访MRI

七、相关知识点

1. 全脑放疗（WBRT）　多发脑转移瘤的标准治疗方案是 WBRT。但由于脑组织耐受射线剂量限制，肿瘤难以完全控制，中位生存期 3 ~ 6 个月。目前，单发和少发（2 ~ 5 个）脑转移瘤行单纯 SRS 渐成治疗主流。SRS 可以安全地对多发脑转移瘤进行治疗，Yamamoto[1] 报道一次治疗病灶最多达 43 个。而放射敏感肿瘤如小细胞肺癌脑转移仍需行 WBRT。

2. 全脑放疗后，SRS 补量治疗　Andrews 等 [2] 报道了美国肿瘤放射治疗协作组（RTOG）组织的一项前瞻性随机研究（RTOG-9508），评价 WBRT 后，SRS 补量能否带来治疗上的好处。结果显示 WBRT ＋ SRS 能够显著提高中位生存期。WBRT ＋ SRS 能够提高所有单发且不能切除脑转移病灶患者的行为状态评分。给予 SRS 的患者，高剂量并不增加急性期和晚期损伤。结论：WBRT ＋ SRS 补量应该是单发且不能切除的脑转移患者的标准治疗方案，也适合多个脑转移病灶的患者。

3. 脑转移瘤数目　Evans 等 [3] 分析了 49 例死于脑转移的乳腺癌患者的情况中，多发脑转移比单发脑转移预后差，中位生存期前者 2.28 个月，后者 4.8 个月，转移灶直径小于 4cm 者预后好。随着靶向药物治疗和立体定向放射治疗技术的发展，脑转移瘤数目在对脑转移瘤患者预后因素的影响有所降低。

（肖建平）

参考文献

[1] Yamamoto M，Ide M，Nishio S，et al.Gamma knife radiosurgery for numberous brain metastases：Is this a safe treatment？ [J]Int J Radiat Oncol Biol Phys，2002，53（5）：1279-1283.

[2] Andrews DW，Scott CB，Sperduto PW，et al.Whole brain radiation therapy with or without stereotactic radiosurgery boost for patients with one to three brain metastases：phase Ⅲ results of the RTOG 9508 randomised trial[J].Lancet，2004，363：1665-1672.

[3] Evans AJ，James JJ，Cornford EJ，et al.Brain metastases from breast cancer：identification of a high-risk group[J].Clin Oncol（R Coll Radiol），2004，16（5）：345-349.

第五章 胚胎样肿瘤

病例43 髓母细胞瘤术后放射治疗

一、病历摘要

患者：女性，24岁，确诊"髓母细胞瘤术后"。

现病史：患者2015年9月无明显诱因出现头晕，无头痛，无恶心、呕吐，无肢体活动障碍，无肢体抽搐，持续数分钟可自行缓解，患者未予重视并未行诊治。后头晕逐渐加重，不能平卧，伴呕吐，同时出现视力减退，2016年2月20日至当地中医院就诊，查颅脑CT示：小脑半球异常密度影。后患者就诊于我院查MRI示（2016-03-07）：后颅窝中线第四脑室下部区域见类圆形异常信号，大小约3.0cm×2.8cm，T_1平扫呈稍低信号，病灶偏左侧可见小圆形更低信号区，T_2为不均匀高信号，增强后T_1低信号部分呈明显高信号，DWI病灶弥散受限，增强后病灶不均匀强化，平扫T_1低信号区无强化，病灶临近脑组织呈受压推移改变，第四脑室上部上移扩大，幕上脑室稍大。影像诊断：小脑中线第四脑室内占位，考虑室管膜瘤可能大。2016年3月8日在全麻下行小脑半球病变切除术（术前MRI见病例43图1）。术中见肿瘤位于小脑下蚓部深部，肿瘤基底位于延髓背侧，灰白色，边界欠清晰，大小约3.5cm×3.5cm×3.0cm。术中送冰冻病理为：（小脑蚓部）恶性肿瘤（髓母细胞瘤可能）。术后病理示（病例43图2）：（小脑蚓部）神经源性恶性肿瘤（结合形态及酶标，符合髓母细胞瘤）。免疫组化，单克隆抗体及癌基因检测：CK（-），EMA（-），Vim（局灶+），SMA（-），CD99（+），GFAP（+），Sy（+），Ki-67（+，15%），术后分期为$T_{3a}M_0$，后转入放疗科。患者自发病以来，神志清、精神可，饮食及睡眠可，大小便无特殊异常，体重无明显减轻。

既往史、个人史及家族史无特殊。

神经系统检查：言语清晰。思维力、判断力、定向力正常，记忆力及计算力减退。双侧肢体肌力Ⅴ级，余神经系统检查未见异常。

实验室与辅助检查：血常规、肝肾功能、电解质均无异常，营养状态良好。

术后13天颅脑MRI示：枕部呈术后改变，见斑片状混杂T_1长T_2信号，第四脑室区见类似囊状影，第四脑室以上脑室未见扩大，大脑实质内未见明显异常强化结节。

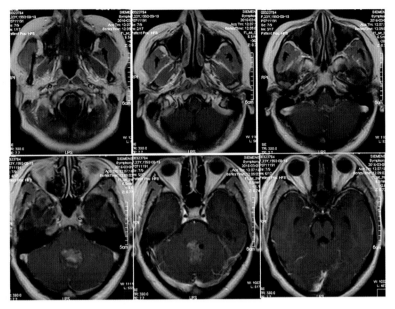

病例43图1　术前MRI（T_1增强，2016-03-05）

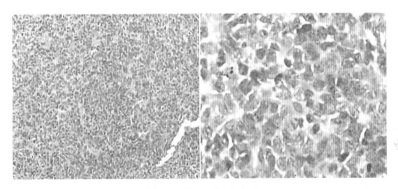

病例43图2　术后病理

2016 年 4 月 11 日放疗前脑脊液检查示：潘氏试验弱阳性；见散在组织细胞、炎症细胞，未见肿瘤细胞。

二、病例特点

本例患者为 24 岁的青年女性，第四脑室下部肿瘤，大小约 3.0cm × 2.8cm，T_1 平扫程稍低信号，T_2 为不均匀高信号，增强后 T_1 低信号部分呈明显高信号，DWI 病灶弥散受限，增强后病灶不均匀强化。术后病理证实髓母细胞瘤，分期为 $T_{3a}M_0$。据术后 MRI 及脑脊液检查提示肿瘤已完全切除，未见明显残留病灶。

三、专家（主任医师）分析

成人髓母细胞瘤发病率约 0.5/10 万，占成人神经系统肿瘤的 0.4%～1%。治疗方案多参照儿童髓母细胞瘤。手术是非转移性 MB 的首选，术后全脑全脊髓放疗是标准治疗。按组织学类型分为经典型、大细胞型、间变型和促结缔组织增生型。肿瘤全切是重要的预后因素，肿瘤全切和近全切（可疑残留）、次全切、部分切除患者的预后依次变差。一般认为 MB 术后 3～6 周放疗效果好。MB 的术后放疗一般先行 CSI 照射，后行后颅窝加量照射，照射剂量与预后存在量效关系。CSI 照射剂量多采用 36Gy，后颅窝照射剂量多采用 ≥ 54Gy。治疗过程中应针对可能出现的骨髓抑制、脑水肿等行相应处理。

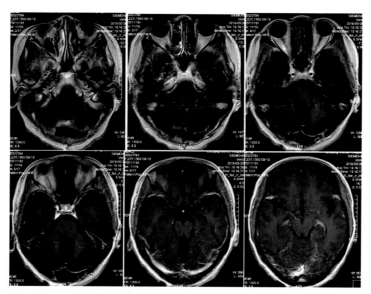

病例43图3　放疗前MRI（T_1增强，2016-03-18）

四、治疗过程

1. 治疗方案　先行全脑全脊髓放疗，之后行后颅窝加量照射。

2. 放射治疗

（1）CT 模拟定位：患者取仰卧位，双上肢置于身体两侧，头颈肩面罩及体部体罩固定，扫描范围为全脑＋全脊髓，扫描层厚 3mm。

（2）靶区勾画：在定位 CT 图像上逐层勾画全脑及全脊髓，勾画后颅窝，并勾画脑干、眼球、晶体、视神经、视交叉（病例43图4）。

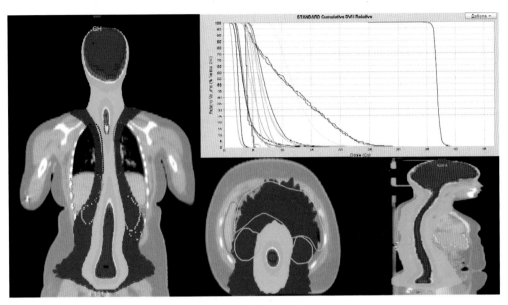

病例43图4　放疗靶区及DVH

（3）放疗技术与处方剂量，危及器官剂量限制：采用Tomo技术设计治疗计划。处方剂量：全脑全脊髓照射36Gy/20F，后颅窝加量照射18Gy/10F。2016年4月12日至2016年5月23日行放射治疗。危及器官剂量限制：晶体最大剂量＜7Gy，视神经＜54Gy，视交叉＜54Gy。

（4）计划评估：95%处方剂量包含100%靶区。

3．化疗或药物治疗　患者放疗后行TMZ 150～200mg/m²，d1-d5＋DDP 25mg/m² d1-d3化疗4周期。

4．治疗中的不良反应及处理　放疗期间出现脑水肿症状，Ⅲ度白细胞抑制，Ⅱ度中性粒细胞抑制，Ⅲ度贫血，0度血小板抑制。行人粒细胞集落刺激因子，促红细胞生成素治疗。患者顺利完成治疗。

五、随访

2016年5月23日（放疗结束时）复查颅脑MRI示：枕部呈术后改变，第四脑室区见类似囊状影，增强后未见强化，DWI未见明显弥散受限征象；第四脑室以上脑室未见扩大，大脑实质内未见明显异常强化结节。影像诊断：考虑术后改变。

2016年11月22日（放疗结束后6个月）复查颅脑MRI示：枕部呈术后改变，第四脑室区见类似囊状影，信号欠均匀，DWI未见明显弥散受限征象；第四脑室以上脑室未见扩大。MRS示：术后切缘区CHO峰无明显增高。影像诊断：考虑术后改变。

2017年4月27日（放疗结束后11个月）复查颅脑MRI示（病例43图5）：小脑蚓部局部术后改变，术区左侧缘见少许异常信号影，呈混杂信号，DWI未见弥散受限，增强后未见强化。影像诊断：小脑髓母细胞瘤术后局部左侧缘异常信号影，考虑术后改变。

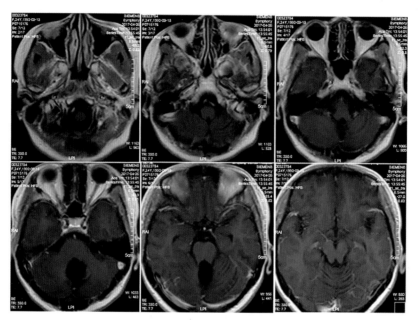

病例43图5　放化疗后复查MRI（2017-04-27）

六、经验分享

髓母细胞瘤的治疗，手术完整切除是关键，术后3~6周行放射治疗，高危患者可行化疗。

七、相关知识点

1. 髓母细胞瘤术后放疗模式　1953年Paterson等[1]报道了俯卧位、移动接野照射技术，应用全脑全脊髓（craniospinal irradiation，CSI）+后颅窝（posterior cranial fossa，PCF）加量照射治疗髓母细胞瘤（medulloblastoma，MB）患者，取得了3年总生存率为65%的治疗效果，从此奠定了CSI + PCF照射在MB治疗中的地位。Lai等[2]报道髓母细胞瘤术后照射CSI + PCF、PCF、CSI的3年无病生存率为67%、34%、37%（$P = 0.024$），3年总生存率为70%、39%、42%（$P = 0.038$）。目前髓母细胞瘤术后的标准治疗为CSI + PCF照射。

2．髓母细胞瘤放疗技术的演变　CSI 照射靶区长，一个照射野难以覆盖整个靶区，不可避免的涉及照射野之间的衔接问题。在二维放疗时代，CSI 照射分为颅脑的水平对穿野照射，全脊髓的后野照射。治疗体位采用俯卧位，便于照射野之间的衔接，脊髓照射野可采用 X 射线或电子线。由于技术的限制，CSI 照射野内、尤其照射野衔接处的照射剂量难以评估，正常组织的受照射剂量也不能评价。随着放射治疗进入三维时代，三维适形放疗（3D-CRT）、调强放疗（IMRT）、容积调强（VMAT）等技术也应用在 CSI 放射治疗中[3~5]。CSI 可采用更舒适，重复性更好的仰卧位治疗，治疗靶区及正常组织的照射剂量可评价，且可在治疗计划系统设计照射野间的衔接。但仍需使用移动接野技术实现 CSI 照射，这可能产生剂量冷点或热点。剂量冷点致剂量不足是肿瘤复发的原因之一，而剂量热点则可致严重并发症，文献中有放射性脊髓病的报道。螺旋断层放疗（helical tomotherapy，HT）是一项革命性的新技术，放射治疗不随治疗床的移动而间断，可一次完成长靶区照射，避免了照射野之间的衔接，是 CSI 的理想照射技术[6]。

3．MB 术后放疗剂量选择　MB 的术后放疗宜先行全脑全脊髓（CSI）照射，后行后颅窝（PCF）加量照射，照射剂量与预后存在量效关系。CSI 低剂量照射（小于 29/30Gy）疗效差[2,7]，近年 CSI 照射剂量多采用 36Gy[8,9]。后颅窝照射剂量至少需 50Gy[7]，而 < 54Gy 的后颅窝照射预后差[8]，目前后颅窝照射剂量多采用 ≥ 54Gy[9]。

4．MB 的化疗　成人 MB 的化疗多借鉴儿童化疗方案，目前无统一标准。口服细胞毒药物替莫唑胺可透过血 – 脑屏障，使其成为近年来 MB 化疗的一个新选择[10,11]。依据髓母细胞瘤的手术分期及术后是否肿瘤残留及转移状态可分为标危组和高危组。目前多数研究认为髓母细胞瘤术后有肿瘤残留，T_{3a} 分期以上，M+ 为高危组，建议患者行化疗，也有研究认为标危组患者也需要化疗[12]。

（孙宗文　陈媛媛）

参考文献

[1] Paterson E，Farr RF.Cerebellar medulloblastoma：treatment by irradiation of the whole central nervous system[J].Acta radiol，1953，39（4）：323-336.

[2] Lai SF，Wang CW，Chen YH，et al.Medulloblastoma in adults.Treatment outcome，relapse patterns，and prognostic factors[J].Strahlenther Onkol，2012，188（10）：878-886.

[3] Parker WA，Freeman CR.A simple technique for craniospinal radiotherapy in the supine position[J].Radiother Oncol，2006，78（2）：217-222.

[4] Seppala J，Kulmala J，Lindholm P，et al.A method to improve target dose homogeneity of craniospinal irradiation using dynamic split field IMRT[J].Radiother Oncol，2010，96（2）：209-215.

[5] Al-Wassia RK，Ghassal NM，Naga A，et al.Optimization of craniospinal irradiation for pediatric medulloblastoma using VMAT and IMRT[J].J Pediatr Hematol Oncol，2015，37（7）：e405-e411.

[6] Bauman G，Yartsev S，Coad T，et al.Helical tomotherapy for craniospinal radiation[J].Br J Radiol，2005，78（930）：548-552.

[7] Padovani L，Sunyach MP，Perol D，etal.Common strategy for adult and pediatric medulloblastoma：a multicenter series of 253 adults[J].Int J Radiat Oncol Biol Phys，2007，68（2）：433-440.

[8] Abacioglu U，Uzel O，Sengoz M，et al.Medulloblastoma in adults：treatment results and prognostic factors[J].Int J Radiat Oncol Biol Phys，2002，54（3）：855-860.

[9] Buglione M，Ghirardelli P，Triggiani L，et al.Radiotherapy for adult medulloblastoma：long term result from a single institution.A review of prognostic factors and why we do need a multi-institutional cooperative program[J].Rep Pract Oncol Radiother，2015，20（4）：284-291.

[10] Balducci M，Chiesa S，Chieffo D，et al.The role of radiotherapy in adult medulloblastoma：long-term single-institution experience and a review of the literature[J].J Neurooncol，2012，106（2）：315-323.

[11] Chargari C，Feuvret L，Levy A，et al.Reappraisal of clinical outcome in adult medulloblastomas with emphasis on patterns of relapse[J].Br J Neurosurg，2010，24（4）：460-467.

[12] Brandes AA，Franceschi E，Tosoni A，et al.Long-term results of a prospective study on the treatment of medulloblastoma in adults[J].Cancer，2007，110（9）：2035-2041.

病例44　中枢神经系统胚胎性肿瘤二次术后化疗联合放疗

一、病历摘要

患儿：男性，9岁。确诊"颅内多发中枢神经系统胚胎性肿瘤二次术后（左侧颞叶，右侧顶叶和枕叶）"。

现病史：患儿于2017年2月20日无明显诱因出现记忆力下降，间断性头晕、头痛，伴左侧耳鸣，呕吐3次，非喷射性，呕吐物为胃内容物，无发热、眩晕、复视，无听力下降，无肢体活动障碍，无发作性肢体抽搐。入院后行颅脑MRI（病例44图1，2017-03-07）示：两侧大脑半球不对称，中线结构右移，左侧侧脑室三角区可见大小约4.9cm×6.7cm×6.7cm团片状异常信号，右侧顶叶和枕叶分别见2.7cm×1.2cm和1.3cm×0.8cm的类圆形异常信号，边界清，增强后见左侧异常区斑片状不均匀强化，伴边缘结节环形强化，右侧顶叶和枕叶病变区轻度强化，考虑左侧侧脑室三角区室管膜瘤可能性大，右侧两病变性质待排。2017年3月9日行"左颞开颅肿瘤切除术"，术中所见：颞部脑表面颜色发白，肿胀，沿颞下回分离可见肿瘤位于颞中、下回皮层下，鱼肉状，血供丰富，与周边组织分界不清。镜下全切肿瘤及周边颞中、下回皮层。手术顺利，切除标本送病理检查。病理（病例44图2）示：高度恶性中枢神经系统胚胎性肿瘤（NOS），肿瘤标本大脑白质内可见肿瘤细胞弥散浸润性生长，细胞较小、密集，异型性明显，核分裂象可见，可见围绕血管的菊形团样。免疫组化：GFAP（−），OLIG-2（−），Ki-67（45%+），IDH1 R132H（−），p53（弥散强+），CD99（散在+），S-100（−），Nestin（+），Vim（散在+），Syn（局灶+），BRAFV600（−），CD20（−），CD70α（−），CD3（−），Bcl-6（−），CD10（−），PAX-5（−），H3K7M（−），β-catenin（+），CD56（+），NSE（+），NeuN（神经元+），EMA（−），OCT3-4（个别细胞+），CK（−），LIN28A（−），L1CAM（散在+），Nkx2.2（尤文肉瘤）（−）。术后4天行颅脑MRI（病例44图1，2017-03-13）示：左颞占位切除术后，左颞肿物未见明确显示，中线较术前居中，瘤腔周围可见水肿，其后方可见一小圆形高信号，增强后未见强化。右侧顶叶及枕叶类圆形异常信号较术前无明显变化，不均匀轻度强化。术后1周转入肿瘤内科化疗3次，方案为：MTX+VCR，化疗效果评估：PD。术后1.5个月，化疗3次后患儿突发意识丧失，肢体抽搐，表现为肢体先强直，后阵挛，症状持续数小时，予以安定多次静脉推注好转，复查颅脑MRI（病例44图1，2017-05-17）示：左侧术区较之前无明显变化，瘤腔内侧三角区条索状强化信号，右侧顶叶和枕叶病变较前明显增大。遂于2017年6月1日行"神经导航下右顶枕开颅肿瘤切除术"，术中所见：皮层表面正常，压力较高，定位下切开顶枕部皮层可见肿瘤，肿瘤顶叶后部及枕叶各一，形状相似，色灰红，质地较软，血供丰富，与周围脑组织边界欠清。镜下肿瘤分块全切，手术顺利，肿瘤组织送病理检查。病理示：中枢神经系统胚胎性肿瘤（NOS）WHO Ⅳ级：脑组织内弥散浸润性生长的肿瘤细胞，细胞较小，胞质少，异型性明显，病理性核分裂象易见，可见围绕血管的菊形团样。免疫组化：GFAP（−），OLIG-2（−），Ki-67（80%+），IDH1 R132H（−），p53（+），CD34（血管+），ATRX（+），CIC（+），Vim（少许+），Syn（局灶+），CD56（+），CD99（部分+），Nestin（+），

NeuN（神经元＋），特殊染色（网织纤维）（－）。二次术后两周行放射治疗。患儿自发病以来，饮食、睡眠及二便正常，体重无明显变化。

既往史、个人史、家族史均无特殊。

查体：患者一般状态良好，生命体征正常，营养评估正常。

神经系统检查：神清语利，四肢活动正常，双侧瞳孔等大等圆，直径 3mm，直接、间接对光反射灵敏，眼球各方向活动正常，面纹对称，伸舌居中，双侧肢体肌力 V 级，肌张力正常，双侧病理征未引出，余神经系统查体未见异常。

实验室与辅助检查：血常规、肝肾功能、离子五项均无异常，营养状态良好。

二次术后 7 天复查颅脑 MRI（病例 44 图 1，2017-06-07）示：右侧顶枕区术后改变，无肿瘤残留信号影；左侧颞叶内侧三角区瘤腔内可见条索状增强影，考虑肿瘤残留或复发？

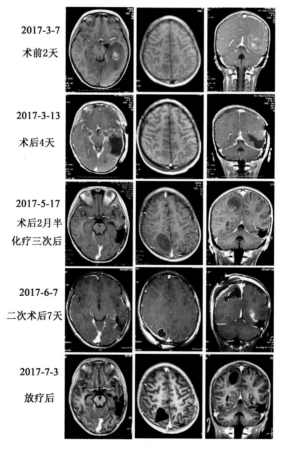

病例44图1　治疗过程中MRI检查

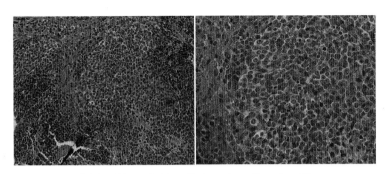

病例44图2 病理HE染色，左20倍，右40倍

二、病例特点

本例患者为9岁的儿童，颅内多发占位性病变（左侧颞叶、右侧顶叶和枕叶），左侧颞叶三角区肿瘤最大径＞6cm。术前MRI影像特征，T_1增强表现为左侧不均匀强化，边缘结节环形强化，T_2/FLAIR可见病灶周围广泛水肿，右侧顶叶和枕叶病变不均匀轻度强化，伴瘤周水肿，倾向恶性胶质瘤。患儿先行手术切除左侧颞叶病灶，然后行3次化疗，疗效为PD，右侧肿瘤进展后症状出现再次行二次手术切除右侧顶叶及枕叶病变，两次术后病理证实均为原发中枢神经系统胚胎性肿瘤（WHO Ⅳ级），依据术后1周MRI提示右侧肿瘤已行完整切除，未见明显残留病灶，左侧复查发现瘤腔周围强化灶，考虑复发或肿瘤残余。

三、专家（主任医师）分析

中枢神经系统（CNS）胚胎性肿瘤（embryonal tumours）是一种罕见的、恶性程度高的中枢神经系统肿瘤，该肿瘤可以发生在颅内任何部位，成年以额叶多见，快速侵袭性生长，有随着脑脊液向全脑全脊髓播散的倾向，所有CNS胚胎性肿瘤被归为恶性程度最高的Ⅳ级。2016年以前该类肿瘤称为原始神经外胚层肿瘤（primitive neuroectodermaltumors，PNETs），它是1973年Hart等最先发现的一种位于大脑半球的肿瘤，其组织学上类似小脑髓母细胞瘤，并将其命名为PNET。2016年最新WHO分类后引入了分子病理19号染色体C19MC段的扩增改变，废弃了PNET的概念。该例患者最终的病理诊断为NOS中枢神经系统胚胎性肿瘤，WHO Ⅳ级。美国脑肿瘤注册中心（Central Brain Tumor Registry of the United States，CBTRUS）的数据显示该肿瘤发生率为0.26/10万，占所有脑肿瘤的1.8%，占儿童幕上肿瘤的1%～5%，5岁前发病率更高。患有该病的患者有50%临床表现为持续升高的颅内压增高症状，如头痛、恶心等，小脑占位多有共济失调症状。病理显示这些肿瘤细胞因为具有多潜能的分化特征，因此可沿神经元细胞、室管膜细胞、星形细胞、肌细胞或黑色素细胞谱系分化。影像学表现虽有一定自身特点，但与转移瘤、淋巴瘤、低级别星形细胞瘤、生殖细胞瘤等其他颅内肿瘤比较缺乏特异性，因此不足以确诊，尤其是其影像学表现与髓母细胞瘤相似，难以鉴别。因为该肿瘤发病率少，所以目前还没有大型临床治疗研究，但手术无疑能够减轻临床症状，最大的局部控制和获取病理而被认为是首选。该例患儿经过左右大脑半球三处病变，经过两次手术将病灶全部切除。术后放疗已经被证实能够提高肿瘤局部控制率和生存期，常规全脑全脊髓给予 30～36Gy，给予后局部增量至 50～55.8Gy，目前有报道称联合化疗全脑全脊髓照射可以减量至 23.4Gy，但病灶局部不能减量。化疗目前证据比较少，但联合化疗能够减少全中枢的照射量，从而减轻放疗引起的不良反应。一个最近的Ⅲ期临床试验证实联合铂类为基础的化疗能够使患者 5 年生存率达到 85%。该患者第一次手术只切除了左侧病变，后给予化疗，然后再次手术，术后给予放疗，建议放疗后继续化疗。NCCN 指南建议最大程度的安全切除肿瘤，术后72 小时给予 MRI 检查，脊髓可以推迟到 2～3 周再行 MRI 检查或脑脊液肿瘤细胞检查。幕上肿瘤，肿瘤切除困难或者术后残余 ≥ 1.5cm^2，证实有播散的被认为是高危险患者，应该进行术后放化疗联合治疗；对于没有以上危险因素的低危患者，给予单独全脑全脊髓放疗，或全脑全脊髓放疗联合化疗。如果有条件可以在放疗前收集自体干细胞后期可以行挽救性治疗。治疗过程中密切观察可能出现的骨髓抑制、胃肠道反应、脑水肿和神经功能变化，必要时给予对症处理。

四、治疗过程

1. 治疗方案　全中枢照射：30.6Gy/18F，全脑推量至 36Gy/20F，瘤床：54Gy/29F。

2. 放射治疗

（1）X 线机模拟定位：俯卧位，头面部垫"船形枕"，双上肢置体侧，设定全颅全脊髓照射野，模拟机下观察体位，正确后用热塑面罩固定。

（2）全颅脑全脊髓常规照射，给予 30.6Gy/18F，（若为女性患儿骶孔采用两侧水平野等中心照射，以保护卵巢功能），后甩掉脊髓给予全脑增量至 36Gy/20F。

（3）一程完成前行局部照射野 CT 定位：仰卧位，双上肢置体侧：颅顶至 C$_5$ 椎体，扫描层距、层厚为 3mm/3mm。

（4）将 CT 定位图像与术后 MRI 的 T$_1$+C/T$_2$ FLAIR 图像融合靶区勾画：局部照射范围：根据手术范围和术前术后影像资料勾画瘤床，将瘤床外放 2～3cm 形成 CTV1（病例 44 图 3），再外放 3mm，形成 PTV1，采用 IMRT 技术设计旋转调强计划；处方剂量至：54Gy/29F。危及器官常规受量限制。

（5）计划评估：95% 的处方剂量包含 97% 靶区。

3. 放疗后化疗方案　没有推荐的一线化疗方案，可参考 MB 化疗方案。

4. 治疗中的不良反应与处理 放化疗期间出现轻度脑水肿症状，Ⅰ度血小板抑制，Ⅰ度脱发，对症治疗后均明显好转。

5. 放化疗过程复查MRI（2017-07-03，病例44图1）：左侧颞叶术后改变，三角区异常增强信号影较之前明显减少，右侧顶叶和枕叶术后改变，未见明显肿瘤残留。

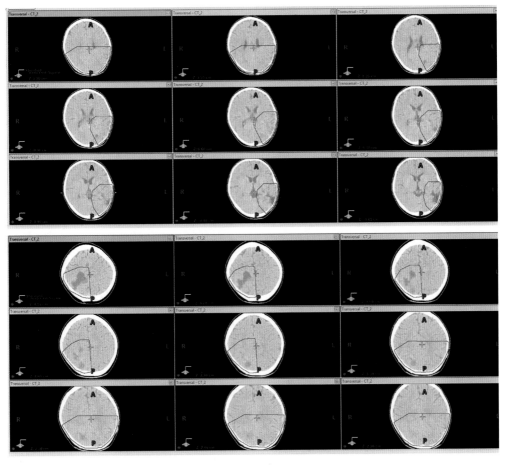

病例44图3 CTV1

五、经验分享

1. 中枢神经系统胚胎性肿瘤，首选在保证安全的情况下最大限度地切除肿瘤，切除范围和肿瘤位置、患者状态决定术后给予危险分层，决定放化疗方案。尽管该例患者2次肿瘤全切，但术后复查左侧近三角区发现肿瘤异常信号影，显示进展，术后行放疗和化疗的联合治疗是合适的治疗方案。

2. 全脑全脊髓照射是可以耐受治疗患者的最佳选择，但是对小于3岁的患儿，应优选化疗，择期放疗。

3. 该患者颅内多发肿瘤，从肿瘤细胞形态和免疫组化结果初步判断为性质相同肿瘤，然而它们是否来源于相同的肿瘤细胞，即多发肿瘤是通过脑脊液播散或其他方式从原发病灶转移到远膈部位，该问题需要更深一步的遗传学分析确定。

六、相关知识点

1. 中枢神经系统胚胎性肿瘤的预后影响因素　最新的统计分析中枢神经系统胚胎性肿瘤的 5 年生存率约为 72% ~ 81%，10 年生存率在 48% ~ 62%[1~3]，成人患者预后会更差一些，但随着治疗技术的提高 5 年生存率在过去 25 年提高了近 11%[4]。该病预后研究影响因素差别较大，而且根据年龄的分布不同影响因素也不同，肿瘤局部是复发率最高的区域。但总的来说肿瘤切除程度、术后放化疗、远处播散、肿瘤侵犯脑室、脑干受累和 KPS 评分是独立的预后因素，在儿童髓母细胞瘤中 M 分期也是一个独立的预后因素，化疗是否能够提高生存率和局部控制率争议比较大，有研究认为女性患者的生存期比男性要更长 [5~8]。随访最好的选择是治疗结束后的 2 年里每三个月复查一次，再后续的 3 年每半年复查一次，以后每年复查一次，全脑全脊髓的 MRI 和脑脊液复查被强烈建议。

2. 中枢神经系统胚胎性肿瘤减量研究　多项研究证实联合化疗可以将全中枢的 36Gy 下降到 23.4Gy，然而全中枢 18Gy 的照射剂量和瘤床区域小于 50Gy 显著增加了肿瘤播散种植和复发的机会[9]，中枢神经系统胚胎性肿瘤的治疗策略多是来自于对儿童的研究，一个 Ⅲ 期临床试验收集了 421 例非播散的患者，常规给予全脑全脊髓放疗 23.4Gy，病灶局部给予 55.8Gy 照射量，放疗后再给予两个方案的化疗：d0，CCNU，75mg/m² 口服，d1，CDDP，75mg/m² 静脉给药，d1，d7，d14，VCR，1.5mg/m² 静脉给药；d0，CDDP，75mg/m² 口服，d1，d7，d14，VCR，1.5mg/m² 静脉给药，d21，d22，VCR，1000mg/m² 静脉给药。研究发现全脑全脊髓给予 23.4Gy 没有降低局控率和生存期，该研究局控率和 5 年生存期分别达到了 81% 和 86%[10]，化疗方案对肿瘤控制和生存期没有显著影响。不良反应显示感染症状多发生在环磷酰胺组，电解质紊乱多发生在 CCNU 组。

3. 中枢神经系统治疗后复发问题　中枢神经系统胚胎性肿瘤大多数在 5 年后复发，复发的部位多是局部肿瘤区域，其次是脊髓软脊膜播散，个案报道有骨转移和全身多处远转[6, 11]。Chan AW 等人研究 32 个成人患者，5 年和 8 年的局部肿瘤控制率是 67% 和 59%，17 例发生了复发和远处转移，其中 3 例发生了脊椎的骨转移[10]。复发后肿瘤最大的安全切除手术依然是首选的治疗方法，高剂量的化疗或者联合自体干细胞移植可能会使复发后完全切除的患者受益[12, 13]。胶质瘤新一代化疗药替莫唑胺应用于复发的中枢神经系统胚胎性肿瘤也有一定的效果[14, 15]。肿瘤再次进展后单独化疗或放疗（包括立体定向放疗），或者放化疗联合治疗，同时给予最佳的支持治疗。

（邱晓光）

参考文献

[1] Riffaud L，Saikali S，Leray E，et al.Survival and prognostic factors in a series of adults with medulloblastomas[J].J Neurosurg，2009，111（3）：478-487.

[2] Padovani L，Sunyach MP，Perol D，et al.Common strategy for adult and pediatric medulloblastoma：a multicenter series of 253 adults[J].Int J Radiat Oncol Biol Phys，2007，68（2）：433-440.

[3] Carrie C，Lasset C，Alapetite C，et al.Multivariate analysis of prognostic factors in adult patients with medulloblastoma.Retrospective study of 156 patients[J].Cancer，1994，74（8）：2352-2360.

[4] Smoll NR.Relative survival of childhood and adult medulloblastomas and primitive neuroectodermal tumors（PNETs）[J].Cancer，2012，118（5）：1313-1322.

[5] Pehlivan M，Sahin HH，Pehlivan S，et al.Prognostic importance of single-nucleotide polymorphisms in IL-6，IL-10，TGF-beta1，IFN-gamma，and TNF-alpha genes in chronic phase chronic myeloid leukemia[J].Genet Test Mol Biomarkers，2014，18（6）：403-409.

[6] Padovani L，Sunyach AP，Perol D，et al.Common strategy for adult and pediatric medulloblastoma：a multicenter series of 253 adults[J].Int J Radiat Oncol Biol Phys，2007，68（2）：433-440.

[7] Zhang N，Ouyang T，Kang H，et al.Adult medulloblastoma：clinical characters，prognostic factors，outcomes and patterns of relapse[J].J Neurooncol，2015，124（2）：255-264.

[8] Chan AW，Tarbell NJ，Black，PM，et al.Adult medulloblastoma：prognostic factors and patterns of relapse[J].Neurosurgery，2000，47（3）：623-631.

[9] Merchant TE，Kun LE，Krasin MJ，et al.Multi-institution prospective trial of reduced-dose craniospinal irradiation（23.4Gy）followed by conformal posterior fossa（36Gy）and primary site irradiation（55.8Gy）and dose-intensive chemotherapy for average-risk medulloblastoma[J].Int J Radiat Oncol Biol Phys，2008，70（3）：782-787.

[10] Packer RJ，Gajjar A，Vezina G，et al.Phase Ⅲ study of craniospinal radiation therapy followed by adjuvant chemotherapy for newly diagnosed average-risk medulloblastoma[J].

J Clin Oncol，2006，24（25）：4202-4208.

[11] Herrlinger U，Steinbrecher A，Rieger J，et al.Adult medulloblastoma：prognostic factors and response to therapy at diagnosis and at relapse[J]. J Neurol，2005，252（3）：291-299.

[12] Dunkel IJ，Gardner SL，Jr J，et al.High-dose carboplatin，thiotepa，and etoposide with autologous stem cell rescue for patients with previously irradiated recurrent medulloblastoma[J].Neuro Oncol，2010，12（3）：297-303.

[13] Gill P，Litzow M，Buckner J，et al.High-dose chemotherapy with autologous stem cell transplantation in adults with recurrent embryonal tumors of the central nervous system[J]. Cancer，2008，112（8）：1805-1811.

[14] Cefalo G，Massimino M，Ruggiero A，et al.Temozolomide is an active agent in children with recurrent medulloblastoma/primitive neuroectodermal tumor：an italian multi-institutional phase Ⅱ trial[J].Neuro Oncol，2014，16（5）：748-753.

[15] Ruggiero A，Rizzo D，Attina G，et al.Phase I study of temozolomide combined with oral etoposide in children with recurrent or progressive medulloblastoma[J].Eur J Cancer，2010，46（16）：2943-2949.

第六章　生殖细胞肿瘤

病例45　颅内广泛播散的非生殖性生殖细胞肿瘤治疗

一、病历摘要

患者：男性，25 岁，确诊"颅内非生殖性生殖细胞瘤"。

现病史：患者于 2013 年 6 月起无诱因出现视力下降，于外院以"视神经炎"治疗效果不佳，视力持续下降至 2014 年 8 月视力丧失，并逐渐出现性格易激惹，精神变差，8 月 18 日出现嗜睡。外院颅脑 MRI 检查提示：鞍区，透明隔、左侧丘脑、第四脑室可见多发大小不等异常信号，其中鞍区病灶约 2.8cm×2.0cm 大小，T_2WI 呈不均匀高信号，T_1WI 呈等低信号，增强后鞍区病变呈不均匀及结节状强化（病例 45 图 1）。2014 年 8 月 20 日入我院。患者自发病以来，情绪较易激惹，记忆力较前减退，食欲缺乏，精神状态持续性变差。

既往史、个人史、家族史均无特殊。

查体：KPS 评分 20 分，GCS 评分 9 分（E2V3M4），生命体征正常。

神经系统检查：嗜睡状态，刺痛睁眼，刺激后可发声，四肢肌张力正常。

实验室与辅助检查：血清肿瘤标记物提示：人绒毛膜促性腺激素（HCG）445.8mIU/ml↑（0 ~ 5.3mIU/ml）。甲胎蛋白（AFP）0.99ng/ml。

垂体功能情况提示：总甲状腺素（T_4）56.36pmol/L，超敏促甲状腺素（hsTSH）6.147，三碘甲状腺原氨酸（T_3）1.37pmol/L，游离甲状腺素（FT_4）7.94pmol/L，游离三碘甲状腺原氨酸（FT_3）2.69pmol/L。

血常规：白细胞 $5.0×10^9$/L，血红蛋白 113g/L，血小板 $290×10^9$/L。

前白蛋白情况：白蛋白 53.2g/L，前白蛋白 156.9mg/L↓。

离子三项：钾（K）3.26mmol/L，钠（Na）169.70mmol/L，氯（Cl）134.5mmol/L。

尿液分析：24 小时尿量 4300ml/L，尿比重 1.008。

二、病例特点

本例患者为 25 岁的青年男性，临床表现为进行性视力下降，性格改变，精神差。

鞍区、侧脑室内多发病变。MRI 影像特征，鞍区、侧脑室及第三脑室可见团块状异常信号，病灶约 5.5cm×7.0cm 大小，T_2WI 呈不均匀高信号，T_1WI 程等低信号，增强后实性部分强化较均匀。人绒毛膜促性腺激素（HCG）445.8mIU/ml ↑（0 ~ 5.3mIU/ml）。影像学特点结合肿瘤标记物考虑诊断为非生殖性生殖细胞肿瘤。

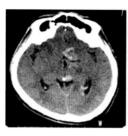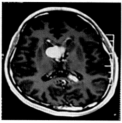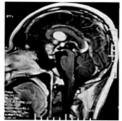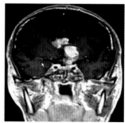

鞍区、双侧侧脑室、左侧丘脑多发病变，CT 呈等密度或稍高混杂密度提示肿瘤卒中，MRI 增强后提示为不均匀及结节状强化

病例45图1　治疗前CT及MRI（T_1增强）

三、专家（主任医师）分析

生殖细胞瘤的诊断主要依据病理学诊断，临床上也可依靠病史＋影像＋肿瘤标记物诊断。患者为 25 岁的青年男性，病史中有视力进行性下降、精神变差等特点，影像上提示为鞍区侧脑室内病变，血清肿瘤标记物提示 HCG 明显升高，可诊断为非生殖性生殖细胞肿瘤。患者病灶广泛，病情进展快，精神持续变差，治疗前影像提示肿瘤卒中，如行活检术不能迅速缓解病情，且行手术切除术难度高可能导致下丘脑损伤导致内环境紊乱，从而使临床症状加重。对于术前已根据影像和肿瘤标记物确诊的非生殖性生殖细胞瘤在病情较重且不适宜行手术的情况下可行化疗结合放疗为主的治疗，化疗可使用铂类为主的化疗方案。

四、治疗过程

1. 治疗方案　首先使用 BEP（顺铂＋依托泊苷＋博来霉素）方案化疗，Ⅰ程化疗结束后因临床症状无明显改善，考虑肿瘤卒中后单纯化疗难以控制肿瘤，缓解症状，遂予安排行急诊放疗。第一段全中枢放疗计划给予 30Gy/15F。患者完成 16Gy 后行 MRI 检查提示肿瘤明显缩小，HCG 检测由治疗前 445.8mIU/ml 降至 147mIU/ml，患者 KPS 评分由放疗前 20 分增加至 50 分，按计划完成全中枢放疗。原发病灶推量 20Gy/10F 至总量 DT 50Gy/25F。完成推量后复查头部 MRI，鞍区透明隔仍有残留，遂对残留病灶进行单次 SRS10Gy 推量（病例 45 图 2）。

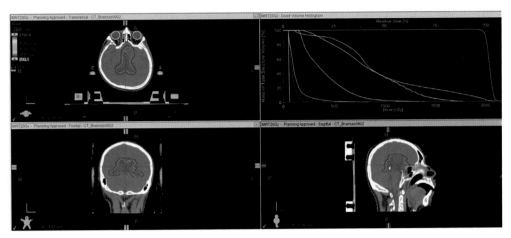

病例45图2　放疗靶区及DVH图

2. 放射治疗计划设计

（1）全中枢 CT 模拟定位：俯卧位，双上肢置体侧，增强扫描范围：颅顶至股骨上 1/3，扫描层距、层厚为 5mm/1mm。

（2）头部 CT 模拟定为：仰卧位，双上肢置体侧，增强扫描范围：颅顶至 C_2，扫描层距、层厚为 2mm/1mm。

（3）全中枢靶区勾画为：在 CT 扫描层面上将脑及脊髓勾画为 CTV，外扩 3mm 为 PTV1，PTV-CSI 处方剂量为 DT 30Gy/15F。

（4）原发病灶靶区勾画在 Brainlab 系统中将 CT 定位图像与 MR 的 T_1+C/T_2 FLAIR 图像融合。GTV1：T_1+C 显示的强化区域；GTV1 分别外放 5mm，形成 CTV1，CTV1 外放 2mm，形成 PTV2。采用 3D-CRT 技术设计计划；处方剂量：PTV1：DT 20Gy/10F。

（5）残留靶区推量勾画：在 Brainlab 系统中将 CT 定位图像与完成放疗 50Gy 后扫描的 MR 的 T_1+C 图像融合。GTV2：T_1+C 显示的强化区域；GTV2 分别外放 2mm，形成 PTV2。采用 SRS 技术设计计划；处方剂量：PTV2：DT10Gy/F。危及器官受量限制为：脑干 Dmax < 54Gy，视交叉 Dmax < 54Gy，左侧视神经 Dmax < 54Gy，双侧晶体 Dmax < 7Gy。

（6）计划评估：95% 的处方剂量包含 95% 靶区。

3. 化疗或药物治疗　患者在放疗前完成一周期 BEP 方案（顺铂 20mg/m² d1-d5 ＋依托泊苷 60mg/m² d1-d5 ＋博来霉素 10mg/m² d1，d5，d28 天重复方案）化疗。完成放疗后 1 个月患者开始原方案辅助化疗

4. 治疗中的不良反应与处理　放化疗期间出现Ⅳ度白细胞减少，Ⅱ度血小板减少，在第 1 次化疗后出现重症肺炎及鼻窦炎，对症处理后好转。

随诊检查颅脑 MRI 见病例 45 图 3。

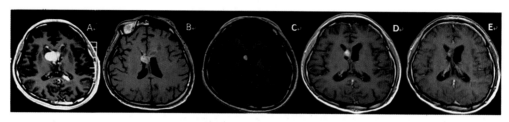

A ～ E 分别代表在治疗前、放疗 16Gy、放疗刚结束、放疗结束后 2 个月及放疗后 4 个月的肿瘤情况。各时间点对应的血清肿瘤标记物（HCG）值分别为：376.193U/L、147U/L、4.11U/L、< 1.2U/L、< 1.2U/L

病例45图3　随诊MRI

五、随访情况

患者放疗后综合评估为 PR。患者在放疗后第 2 程辅助化疗后再次出现重症肺炎死亡。

六、经验分享

1. 中枢神经系统生殖细胞瘤的诊断依靠病史＋影像＋血清肿瘤标记物的检查，如血清中 HCG 增高可明确诊断。

2. 目前国外对非生殖性生殖细胞瘤的治疗以化疗结合放疗为主，放化疗后存在残留建议手术或 SRS。对于此类一般状态差生殖细胞瘤如化疗后不能迅速改善症状，我们建议可联合急诊放疗。

3. 急诊放疗目的在于快速减轻因肿瘤负荷大带来的临床症状。对于有脊髓内播散的行全中枢放疗。

4. 化疗后再行全中枢放疗骨髓毒性较大，对于此类患者如何避免毒不良反应过大造成的相关事件，目前可选用长效升白药物。

七、相关知识点

1. 颅内生殖细胞瘤的分类　原发性中枢神经系统生殖细胞瘤（GCTs）包含不同类型的肿瘤，占所有原发性脑肿瘤的 0.5%，约 90% 的病例发生在 20 岁之前。基于临床病理特征被分为生殖细胞瘤和非生殖性生殖细胞瘤（Nongeininomatous，NGGCTs）。在欧洲和亚洲，这些肿瘤根据于血清和脑脊肿瘤标志物的升高水平被分为分泌型和非分泌型肿瘤 [1]。

2. 颅内生殖细胞瘤的诊断　颅内非生殖细胞性生殖细胞瘤的诊断基于以下方面：

临床症状与特征、肿瘤标记物、神经影像以及脑脊液细胞学检查和组织病理学诊断。2015 年 Murray[2] 等发表在柳叶刀肿瘤杂志的《颅内生殖细胞肿瘤治疗共识》：当患者拟诊断为生殖细胞瘤时，如血清脑脊液肿瘤标志物升高结合影像学特征，不需要手术活检即可作出颅内生殖细胞肿瘤诊断而行相应治疗。

3. 非生殖性生殖细胞瘤的治疗策略　畸胎瘤，生殖细胞瘤，非生殖性生殖细胞瘤（NGGCTs）的预后不同因此需要不同的治疗策略。对于 3 岁以上的儿童及成人，放射治疗是生殖细胞瘤及 NGGCTs 治疗策略中重要的组成部分。对于 NGGCTs，新辅助化疗联合全中枢放疗带来了良好的生存获益[3~4]。

对放化疗后 NGGCTs 残留肿瘤行手术切除，对影像检查残留肿瘤标志物降至正常患者可推迟手术，因为残留病灶往往是畸胎瘤或坏死组织或瘢痕组织[5]，但残留病灶增大或肿瘤标志物正常增加化疗剂量细胞瘤肿瘤不缩小可尽早手术以改善预后[6]。因此，对 NGGCTs 治疗手术尽可能放化疗治疗后。

（李　娟　赖名耀　蔡林波）

参考文献

[1] Sawamura Y，de Tribolet N，Ishii N，et al.Management of primary intracranial germinomas：diagnostic surgery or radical resection？[J]. J Neurosurg，1997，87（2）：262-266.

[2] Murray MJ，Bartels U，Nishikawa R，et al.Consensus on the management of intracranial germ-cell tumours[J].Lancet Oncol.2015，16（9）：e470-477.

[3] Joo JH，Park JH，Ra YS，et al.Treatment outcome of radiation therapy for intracranial germinoma：adaptive radiation field in relation to response to chemotherapy[J].Anticancer Res，2014，34（10）：5715-5721.

[4] Kellie SJ，Boyce H，Dunkel IJ，et al.Primary chemotherapy for intracranial nongerminomatous germ cell tumors：results of the second international CNS germ cell study group protocol[J].J Clin Oncol，2004，22（5）：846-853.

[5] Weiner HL，Lichtenbaum RA，Wisoff JH，et al.Delayed surgical resection of central nervous system germ cell tumors[J].Neurosurgery，2002，50（4）：727-733.

[6] Ogiwara H，Kiyotani C，Terashima K，et al.Second-look surgery for intracranial germ cell tumors[J].Neurosurgery，2015，76（6）：658-661.

病例46　生殖细胞瘤急诊放疗

一、病历摘要

患者：女性，17岁，确诊"颅内生殖细胞瘤"。

现病史：患者于2009年5月起无诱因出现纳差，疲倦，多饮多尿，2010年10月27日患者出现嗜睡。外院颅脑MRI检查提示：双侧脑室及三脑室可见巨大团块状异常信号，基本占据幕上脑室系统，病灶约9.1cm×7.7cm大小，信号不均匀，内可见大小不等囊性变，T_2WI呈不均匀高信号，T_1WI呈等低信号，增强后实性部分强化较均匀（病例46图1、病例46图2）。外科告知手术风险后患者拒绝手术。2010年5月来我院治疗。患者自发病以来，反应较前迟钝，记忆力较前减退，纳差，精神状态持续性变差。

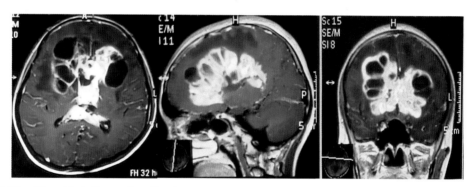

病例46图1　治疗前MRI（T_1增强）：脑室内囊实性病变，实性肿瘤部分增强后强化较均匀

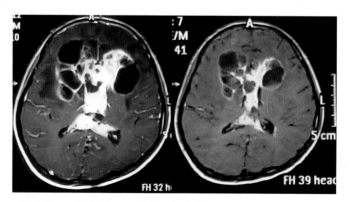

病例46图2　治疗前MRI与放疗10Gy后MRI对比（T_1增强）：病变范围较前明显缩小

既往史、个人史、家族史均无特殊。

查体：KPS 评分 20 分，GCS 评分 10 分（E2V3M5）嗜睡状态，生命体征正常，营养评估极重度营养不良。

神经系统检查：语言清晰流利。思维力、判断力、定向力正常，记忆力及计算力减退。双侧肢体肌力 Ⅴ 级，余神经系统查体未见异常。

实验室与辅助检查：血清肿瘤标记物提示：人绒毛膜促性腺激素（HCG）11.6mIU/ml ↑（0 ~ 5.3mIU/ml）。甲胎蛋白（AFP）0.99ng/ml。

垂体功能情况提示：总甲状腺素（T_4）56.36nmol/L，超敏促甲状腺素（hsTSH）4.951mU/l，皮质醇（COR）48.42nmol/L，三碘甲状腺原氨酸（T_3）1.39nmol/L，促肾上腺皮质激素 39.1ng/L，皮质醇 38.6μg/L ↓，三碘甲状腺原氨酸 1.34nmol/L，总甲状腺素 63.69nmol/L ↓，游离甲状腺素 8.91pmol/L ↓，超敏促甲状腺素 7.96mIU/L ↑。

血常规：白细胞 5.0×10^9/L，血红蛋白 103g/L ↓，血小板 290×10^9/L。

前白蛋白情况：白蛋白 53.2g/L，前白蛋白 143.6mg/L ↓。

离子三项：钾（K）4.26mmol/L，钠（Na）152.0mmol/L，氯（Cl）110.7mmol/L。

尿液分析：24 小时尿量 4300ml/L，尿比重 1.008。

二、病例特点

本例患者为 17 岁的青年女性，临床表现为纳差，精神差，多饮多尿。脑室内巨大囊实混合型软组织病变。MRI 影像特征，双侧脑室及第三脑室可见巨大团块状异常信号，基本占据幕上脑室系统，病灶约 9.1cm×7.7cm 大小，信号不均匀，内可见大小不等囊性变，T_2WI 呈不均匀高信号，T_1WI 呈等低信号，增强后实性部分强化较均匀。血清肿瘤标记物提示：HCG 11.6mIU/ml ↑（0 ~ 5.3mIU/ml）。影像学特点结合肿瘤标记物考虑诊断为生殖细胞瘤。

三、专家（主任医师）分析

生殖细胞瘤的诊断主要依据病理学诊断，临床上也可依靠病史＋影像＋肿瘤标记物诊断。患者为 17 岁的青年女性，病史中有多饮多尿、精神差、纳差等特点，影像上提示为脑室内囊实性病变，病变沿中线分布，累及鞍上区，血清肿瘤标记物提示 HCG 轻度升高，可诊断为生殖细胞瘤。患者病情进展快，肿瘤巨大，颅内压高，考虑活检不能迅速缓解病情，且活检可能导致病灶出血加重高颅压，从而使临床症状加重。建议手术部分切除减瘤及明确病理。在充分沟通病情后，患者家属对手术风险了解情况下拒绝手术。目前国外对纯生殖细胞瘤的治疗以首选化疗结合放疗为主，化疗可使用顺铂为主的化疗方案，但因患者颅内病变巨大，行化疗可因化疗期间摄入液体量大造成颅内压增高，加重症状，且患者一般状态较差，对化疗耐受性差，因为生殖细胞瘤对放疗的敏感性较高，在针对病灶的局部放疗小剂量下即可产生明显缩小，迅速缓解高颅压，减轻临床症状故首选治疗为放疗。尽管常规生殖细胞瘤的放疗采用先全脑（脑室）/全中枢后局部推量的放疗方式，但对于本患者颅内病变巨大，对大照射野放疗耐受性差，故采用先局部放疗肿瘤缩小后全中枢照射序贯辅助化疗的方式。

我们将临床上紧急进行的为迅速缓解放射敏感的危重肿瘤患者的放疗称为急诊放疗。

四、治疗过程

1. 治疗方案 第一段放疗计划给予 10Gy/5F，放疗 2 次后，患者精神好转。患者完成 10Gy 后行 MRI 检查提示肿瘤明显缩小，HCG 检测由治疗前 11.6mIU/ml 降至正常（2.7mIU/ml），患者 KPS 评分由放疗前 20 分增加至 50 分，改行全中枢放疗，全脑总剂量 32Gy，全脊髓剂量 30Gy，病灶推量至 42Gy。

2. 放射治疗计划设计

（1）CT 模拟定位：仰卧位，双上肢置体侧，增强扫描范围：颅顶至 C_2 椎体，扫描层距、层厚为 2mm/1mm。

（2）CT-MRI 图像融合靶区勾画：将 CT 定位图像与 MR 的 T_1+C/T_2 FLAIR 图像融合。GTV：T_1+C 显示的强化区域；GTV1 分别外放 2mm，形成 PTV1。采用 3D-CRT 技术设计计划；处方剂量：PTV1：DT10Gy/5F。危及器官受量限制为：脑干 Dmax < 54Gy，视交叉 Dmax < 54Gy，左侧视神经 Dmax < 54Gy，双侧晶体 Dmax < 7Gy。

（3）计划评估：95% 的处方剂量包含 95% 靶区。

3. 化疗或药物治疗 放疗后 1 个月开始使用 DDP 75mg/（m^2·d）＋博来霉素 1.5mg/m^2＋尼莫司汀 2mg/kg 化疗 6 周期。

4. 治疗中的不良反应与处理 放疗后辅助化疗期间出现Ⅲ度白细胞减少，Ⅱ度血小板减少，对症治疗后均明显好转。

五、随访情况

患者治疗后规律随访，至 2017 年 4 月随访时间为 81 个月，末次随访未见肿瘤复发征象。复查 MRI 见病例 46 图 3。

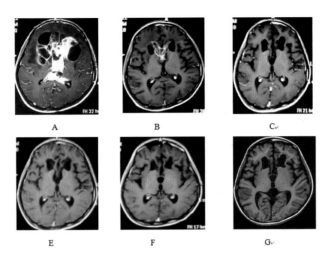

A. 治疗后 2 个月（2010-12）；B. 治疗后 8 个月（2011-06）；C. 治疗后 12 个月（2011-11）；E. 治疗后 15 个月（2012-02）；F. 治疗后 27 个月（2013-02）；G. 治疗后 81 个月（2017-04）

病例46图3　治疗后复查MRI（T1增强）

六、经验分享

1. 中枢神经系统生殖细胞瘤的诊断依靠病史＋影像＋血清肿瘤标记物的检查，如血清中 HCG 轻度增高可明确诊断。

2. 目前国外对纯生殖细胞性生殖细胞瘤的治疗以首选化疗结合放疗为主，而对于此类一般状态差，肿瘤巨大的纯生殖细胞瘤我们建议先行放疗。

3. 急诊放疗目的在于快速减轻因肿瘤负荷大带来的临床症状。因此建议首选局部小剂量放疗。减轻症状后方可行全脑放疗或全脑室放疗。对于有脊髓内播散的行全中枢放疗。

4. 化疗结合减量放疗，目前是生殖细胞瘤治疗的趋势。

七、相关知识点

1. 颅内生殖细胞瘤的诊断　颅内生殖细胞瘤分为生殖细胞瘤，非生殖细胞瘤性生殖细胞瘤，混合型生殖细胞瘤。治疗手段包括手术、放疗及化疗，但不同类型肿瘤其治疗策略不同。其中生殖细胞瘤对放疗敏感，根治性切除肿瘤，并未能使患者获得生存获益，如果影像学高度怀疑颅内生殖细胞瘤仅需活检明确病理诊断[1]。

2. 放疗在生殖细胞肿瘤中的作用　放疗是颅内生殖细胞瘤治愈性手段，给予肿瘤 40 ~ 50Gy 照射剂量患者 10 年生存率达 90%[2]，单独放射治疗即可治愈肿瘤，全中枢放疗是肿瘤播散患者的标准治疗[3]。

3. 目前的放疗研究热点　鉴于放疗对颅内生殖细胞瘤预后较好，如何降低放疗毒性是近年研究热点，如联合化疗降低放疗剂量及缩小照射范围，但该方式目前存在一定争议。2008 年 Eom[4] 等认为虽然化疗＋放疗降低放疗剂量可提高生活质量，但增加了复发比例。2013 年 Calaminus[5] 等发表研究表明肿瘤局限性生殖细胞瘤单独全中枢放疗与全中枢放疗联合化疗 5 年总生存期无统计学差异，但放疗联合化疗 5 年无进展生存期更好（0.97 + 0.02 VS 0.88 + 0.04；P = 0.04）。2013 年 Shim[6] 等发表前瞻性随机对照研究结果显示对局限性纯生殖细胞瘤只要照射靶区合理采用低于 40Gy 放疗剂量即可获得良好肿瘤控制而放疗毒性较小，并不需要通过化疗来降低放疗剂量，对播散肿瘤则建议联合化疗。

（李　娟　赖名耀　蔡林波）

参考文献

[1] Sawamura Y，de Tribolet N，Ishii N，et al.Management of primary intracranial germinomas：diagnostic surgery or radical resection？ [J]J Neurosurg，1997，87（2）：262-266.

[2] Ogawa K，Shikama N，Toita T，et al.Long-term results of radiotherapy for intracranial germinoma：a multi-institutional retrospective review of 126 patients[J].Int J Radiat Oncol Biol Phys，2004，58（3）：705-713.

[3] Jinguji S，Yoshimura J，Nishiyama K，et al.Factors affecting functional outcomes in long-term survivors of intracranial germinomas：a 20-year experience in a single institution[J].J Neurosurg Pediatr，2013，11（4）：454-463.

[4] Eom KY，Kim IH，Park CI，et al.Upfront chemotherapy and involved-field radiotherapy results in more relapses than extended radiotherapy forintracranial germinomas：modification in radiotherapy volume might be needed[J].Int J Radiat Oncol Biol Phys，2008，71（3）：667-671.

[5] Calaminus G，Kortmann R，Worch J，et al.SIOP CNS GCT 96：final report of outcome of a prospective，multinational nonrandomized trial for Children And adults with intracranial germinoma，comparing craniospinal irradiation alone with chemotherapy followed by focal primary site irradiation for patients with localized disease[J].Neuro Oncol，2013，15（6）：788-796.

[6] Shim KW，Park EK，Lee YH，et al.Treatment strategy for Intracranial primary Pure germinoma[J].Childs Nerv Syst，2013，29（2）：239-248.

病例47　颅内多发病灶生殖细胞瘤放疗（一）

一、病历摘要

患者：女性，18 岁，学生。主诉"烦渴、多饮、多尿、继发闭经 3 年，右足行走拖沓 2 个月，活检确诊颅内生殖细胞瘤"。

现病史：患者因"烦渴、多饮、多尿、继发闭经 3 年，右足行走拖沓 2 个月"于 2014 年 7 月来我院就诊。行禁水加压试验及垂体功能检查，诊断为"中枢性尿崩症、全垂体前叶功能减低"。垂体平扫＋增强 MRI（病例 47 图 1）：鞍区及鞍上占位病变，生殖细胞瘤？垂体后叶 T_1 高信号未见明确显示，符合中枢性尿崩症。头平扫＋增强 MRI：左侧基底节区斑片状低 T_1、高 T_2 信号，边界欠清，增强后未见明显强化。颈、胸、腰椎增强 MRI：未见明显异常。视力、视野检查正常。

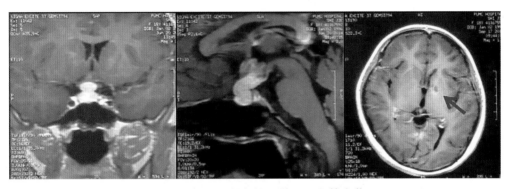

病例47图1　病灶部位：鞍区、左基底节

2014 年 7 月 30 日行腰椎穿刺术，脑脊液压力 90mmH$_2$O，脑脊液常规、生化：（−），肿瘤细胞（−）；脑脊液 CEA ＜ 0.200ng/ml，脑脊液 AFP ＜ 0.605ng/ml，脑脊液 β–HCG 42.7mIU/ml ↑；血 β–HCG 42.7mIU/ml。诊断考虑生殖细胞来源肿瘤可能，于 2014 年 8 月 13 日行"神经内镜下经鼻蝶鞍区肿物活检术"，术中于鞍背处可见灰白色肿瘤组织，质韧，血供不丰富。

术后病理（病例 47 图 2）：生殖细胞瘤；免疫组化：AE1/AE3（−），AFP（−），CD117（＋），PLAP（＋），CD20（−），CD3（−），HCG（−）。

术后予优甲乐、弥凝、泼尼松替代治疗。现诊断颅内生殖细胞瘤明确，建议放射治疗。

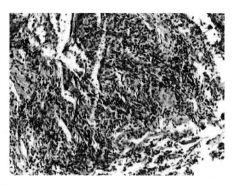

病理诊断：（鞍区肿物1、2）生殖细胞瘤。免疫组化结果示：AE1/AE3（-），AFP（-），CD117（+），CD30（ki-1）（-），OCT3/4（+），PLAP（+），CD20（-），CD3（-），HCG（-），HpL（-）

病例47图2　活检病理

二、病例特点

本例患者为青年女性，主要症状有中枢性尿崩症、继发闭经、右足行走拖沓。垂体及头颅增强MRI发现鞍区及左基底节区占位病变。经鞍区病变活检，病理诊断为"颅内生殖细胞瘤"。患者在治疗前进行了病情全面评估，包括垂体功能、血及脑脊液肿瘤标记物如AFP及β-HCG、脑脊液找肿瘤细胞、全脊髓的MRI检查，确认无脑脊液播散，为颅内多发生殖细胞瘤。

三、专家（主任医师）分析

患者现经鞍区病变活检，确诊"颅内生殖细胞瘤"。此病常见于儿童青少年，确诊时中位年龄在14～16岁。松果体、鞍区、基底节区为最常见的病灶部位，病变可以是单发、多部位，或在确诊时即有颅内播散。此患者病变位于鞍区及左基底节区，相对应的临床表现为全垂体功能减低及右足行走拖沓。因此疾病有随脑脊液播散的风险，在治疗前应进行相关检查评估，如脑脊液中发现肿瘤细胞或脊髓MRI发现病灶则证明病变已有播散。脑脊液中的肿瘤标记物β-HCG、AFP升高对诊断病灶来源于生殖细胞肿瘤有提示作用，但并不能代表肿瘤有播散。生殖细胞瘤对放射线非常敏感，因此放疗是根治颅内生殖细胞瘤的方法，10年生存率可达90%。但应注意生殖细胞瘤只是颅内生殖细胞肿瘤中的一种类型，其他类型的生殖细胞肿瘤如畸胎瘤、卵黄囊瘤、内胚窦瘤、绒毛膜细胞癌等对放射线并不敏感，需要进行手术、放疗、化疗等的综合治疗。此患者为双部位病灶，脑脊液β-HCG升高，脑脊液细胞学及脊髓MRI未见肿瘤，病理类型为生殖细胞瘤，应选择放疗为根治手段。全脑全脊髓照射曾经是颅内生殖细胞瘤的标准照射范围，但并发症较大，如对儿童颅骨、脊柱发育的影响等。近年来，对单发病灶的生殖细胞瘤，更推荐进行全脑室照射，疗效好且耐受性及并发症明显低于全脑全脊髓照射。对播散病灶进行全脑全脊髓照射也并无异议。但对孤立的双部位病灶病例，是否要全脑全脊髓照射有争议，我院的经验显示，颅内双部位病灶生殖细胞瘤不进行脊髓照射，脊髓失败率为18.2%，建议进行脊髓照射。照射剂量方面，文献报道肿瘤区根治剂量大多在40～50Gy，也有30Gy剂量即可根治的报道，但仅限于单纯成分的生殖细胞瘤，预防照射区域剂量建议20～25Gy。此患者已存在垂体前叶功能减低及尿崩症，即使肿瘤完全缓解垂体功能也难以恢复，必须长期予以相应的激素替代治疗提高长期生存的生活质量。

四、治疗过程

1. 治疗方案 根治性放疗，螺旋断层调强放疗。Course1：全脑全脊髓放疗，25.2Gy/14F（病例47图3）；Course2：鞍区病灶补量19.8Gy/11F（病例47图4）；Course3：左基底节病灶补量14.4Gy/8F（病例47图5）。

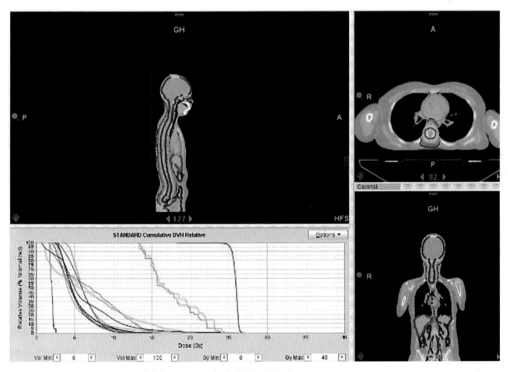

病例47图3 全脑全脊髓放疗，25.2Gy/14F

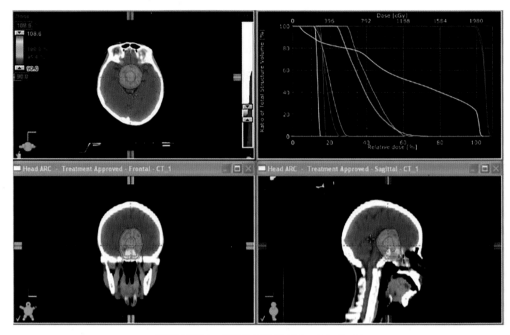

病例47图4　鞍区病灶补量19.8Gy/11F

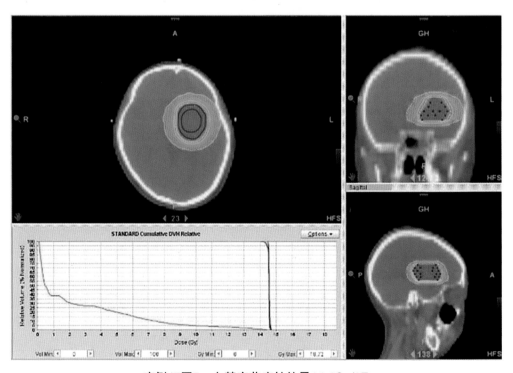

病例47图5　左基底节病灶补量14.4Gy/8F

2．放射治疗

（1）CT 模拟定位：仰卧位，双上肢置体侧，头颈肩膜＋体膜一体板固定，扫描范围：颅顶至耻骨联合上缘，扫描层厚为 5mm。

（2）靶区定义及勾画：CTV1：全脑全脊髓，勾画颅腔及椎孔内容物；PTV1 为 CTV1外扩 5 ~ 8mm。CTV2：鞍区病灶 +1cm；PTV2 为 CTV2 外扩 3mm。CTV3：左基底节病灶 +1cm；PTV3 为 CTV3 外扩 3mm。

（3）处方剂量、危及器官剂量及计划评估：处方剂量：PTV1：25.2Gy/14F；PTV2：45Gy/25F；PTV3：39.6Gy/22F。重要危及器官限量：晶体 mean ≤ 5Gy，甲状腺mean ≤ 8Gy，双肺 20% ≤ 8Gy、30% ≤ 6Gy、mean ≤ 5Gy，肝 30% ≤ 5 ~ 8Gy，肾30% ≤ 5 ~ 8Gy，小肠 50% ≤ 8Gy。

（4）计划评估：100% 处方剂量包含 95% 靶区

3．不良反应及处理　对症处理放射性脑水肿、骨髓抑制等主要毒不良反应。

五、随访和处理意见

2014 年 12 月（放疗后 1 个月），规律应用泼尼松、甲状腺素片、弥凝替代治疗，右足行走拖沓略有好转。复查鞍区增强 MRI 示（病例 47 图 6）：与老片比较：垂体及垂体柄病变明显变小；左侧基底节区病灶明显变小。检查垂体前叶功能：甲状腺轴及肾上腺轴基本正常，促性腺激素及生长激素低。

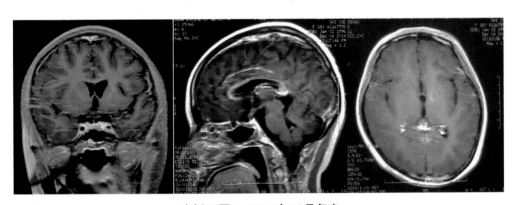

病例47图6　2014年12月复查

2015 年 3 月（放疗后 4 个月），复查鞍区增强 MRI（病例 47 图 7）：与前次片比较，垂体柄未见增粗；左侧基底节区病灶，较前有所缩小。垂体功能检查同前，继续激素替代治疗。

2015 年 7 月（放疗后 8 个月），腰穿脑脊液 β–HCG 0.80U/L，垂体平扫＋增强MRI 示（病例 47 图 8）：与其 2015 年 3 月老片比较，垂体柄未见增粗；左侧基底节区病灶，未见明显变化。垂体功能检查同前，继续目前治疗。

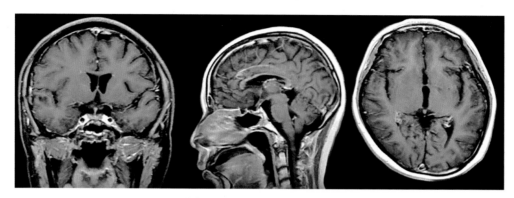

病例47图7　2015年3月复查

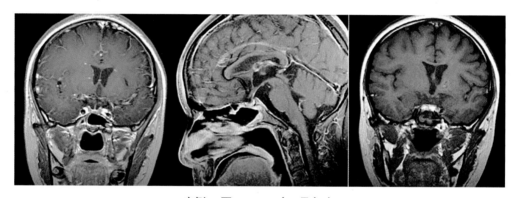

病例47图8　2015年7月复查

2016年4月（放疗后1.5年），垂体平扫＋增强MRI示（病例47图9）：垂体柄未见增粗，垂体体积小；左侧基底节区异常信号，大致同前。垂体功能检查：促性腺激素、性激素低下，ACTH、血皮质醇低，甲状腺轴正常。经询问，患者因担心泼尼松增加体重自行停药，嘱其遵医嘱用药。

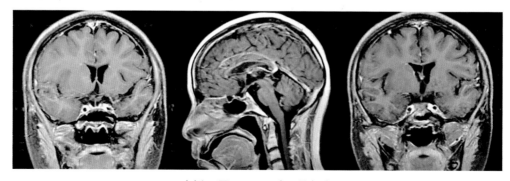

病例47图9　2016年4月复查

2016年12月（放疗后2年），垂体平扫＋增强MRI示（病例47图10）：垂体柄未见增粗，垂体略小；左侧基底节区异常信号，大致同前。激素替代及垂体功能检查同前。患者病情稳定已2年，闭经近5年，建议患者应用人工周期恢复月经保护子宫。

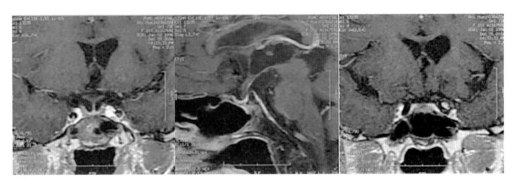

病例47图10　2016年12月复查

六、经验分享

1. 结合患者年龄、临床表现及影像学检查结果，应考虑到颅内生殖细胞肿瘤的诊断，活检病理是诊断金标准，对肿瘤的具体分类、治疗选择及预后有重要作用。

2. 患者活检病理为生殖细胞瘤，预后好，应争取通过放疗达到根治。

3. 对鞍区部位的放疗可能引起垂体功能低下，但并非所有患者均会出现，需要在治疗前全面评估垂体功能，一旦出现垂体功能低下，常常需要终生进行激素替代治疗。

七、相关知识点

1. 颅内生殖细胞肿瘤为来源于原始生殖细胞的一类肿瘤，根据分化方向不同，分为生殖细胞瘤、非生殖细胞瘤性生殖细胞肿瘤及两者混合性肿瘤（病例47图11）[1, 2]。

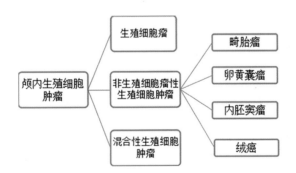

病例47图11　颅内生殖细胞肿瘤分类

2. 颅内生殖细胞肿瘤多见于儿童及青少年，病灶好发部位为松果体、鞍区、基底节区，病变可以是单发、多部位同时出现，或在确诊时即有中枢神经系统播散[3~5]。

3. 生殖细胞瘤对放疗敏感，单纯放疗可以达到根治，10 年生存率可达 90% 以上[6, 7]。

4. 非生殖细胞瘤性生殖细胞肿瘤对放疗不敏感，需要手术、放疗、化疗的综合治疗[8]。

5. 确诊生殖细胞瘤的"金标准"为病理诊断，可采用经鼻蝶手术、立体定向活检、开颅手术等方法取得肿瘤组织。但应注意由于活检组织的局限，对部分混合性生殖细胞肿瘤常常不能得到反映其全部组成成分的病理结果，还需结合肿瘤标记物检测及治疗反应确定[9~11]。

6. 在无法得到病理诊断的情况下，结合患者年龄、临床表现、影像学检查结果，可以对疑似生殖细胞肿瘤的病例进行诊断性放疗，筛选出其中对放疗高度敏感的病例，临床诊断为"生殖细胞瘤"。对诊断性放疗不敏感的病例，需要考虑的诊断有：非生殖细胞瘤性生殖细胞肿瘤、垂体炎症、增生性病变如 Langerhan's 组织细胞增生症等[12~14]。

7. 脑脊液中肿瘤标记物 AFP、β-HCG 升高对诊断颅内生殖细胞肿瘤有意义，分别提示肿瘤中含有胚胎癌（卵黄囊瘤、内胚窦瘤等）及滋养细胞成分[15, 16]。

8. 生殖细胞肿瘤治疗前需进行的检查有：头增强 MRI、脊髓 MRI、脑脊液检查（AFP、β-HCG 及找肿瘤细胞）、血 AFP、β-HCG、垂体功能评估[17]。

9. 生殖细胞瘤放疗常用照射野有：全脑室＋局部补量、全脑＋局部补量、全脑全脊髓＋局部补量。原则上对于局限病灶，推荐全脑室＋局部补量。播散病灶进行全脑全脊髓＋局部补量照射[18~20]。

10. 生殖细胞瘤对化疗同样敏感，但单纯化疗不能根治生殖细胞瘤，文献报道单纯化疗治疗生殖细胞瘤复发率高且复发时间早。进行化疗＋放疗的综合治疗与单纯放疗相比并不提高治疗效果，但可减少放疗剂量从而减少放疗相关并发症[21]。

11. 生殖细胞瘤治疗后需要长期随访观察，极少数病例可出现远期复发，平均时间约在初次治疗后 9 ~ 10 年[22, 23]。

12. 鞍区生殖细胞瘤确诊时及治疗后需要关注是否存在垂体功能低下，必要时进行激素替代治疗以保证患者长期生存的生活质量[24]。

（张福泉）

参考文献

[1] McCarthy BJ，Soichiro S，Kayama T，et al.Primary CNS germ cell tumors in japan and the united states：an analysis of 4 tumor registries[J].Neuro-Oncology，2012，14（9）：1194-1200.

[2] Echevarria AE，Fangusaro J，Goldman S，et al.Pediatric central nervous system germ cell tumors：a review[J].The Oncologist，2008，13（6）：690-699.

[3] Shirato H，Nishio M，Sawamura Y，et al.Analysis of longterm treatment of intracranial germinoma[J].Int J Radiat Oncol Biol Phys，1997，37（3）：511-515.

[4] Shibamoto Y，Sasai K，Oya N，et al.Intracranial germinoma：radiation therapy with tumor volume-based dose selection[J].Radiology，2001，218（2）：452-456.

[5] Ogawa K，Toita T，Kakinohana Y，et al.Longterm results of radiotherapy for intracranial germinoma：a multi-institutional retrospective review of 126 patients[J].Int J Radiat Oncol Biol Phys J，2004，58（3）：705-713.

[6] Utsuki S，Oka H，Tanaka S，et al.Longterm outcome of intracranial germinoma with HCG elevation in cerebrospinal fluid but not in serum[J].Acta Neurochir，2002，144（11）：1151-1155.

[7] 连欣，侯晓荣，刘志凯，等.41例原发鞍上＋松果体区生殖细胞瘤治疗分析及策略探讨[J].中华放射肿瘤学杂志，2016，（3）：216-219.

[8] Sawamura Y，Ikeda J，Shirato H，et al.Germ cell tumors of the central nervous system：treatment considerations bases on Ⅲ cases and their long-term clinical outcome[J].Eur J Cancer，1998，34（1）：104-110.

[9] Rogers SJ，Mosleh-Shirazi MA，Saran FH，et al.Radiotherapy of localized intracranial germinoma：time to sever historical ties？[J].Lancet Oncol，2005，6（7）：509-519.

[10] Shim KW，Kim TG，Suh CO，et al.Treatment failure in intracranial primary germinomas[J].Childs Nery Syst，2007，23（10）：1155-1161.

[11] Pin-I Huang，Yi-Wei Chen，Tai-Tong Wong，et al.Extended focal radiotherapy of 30Gy alone for intracranial synchronous bifocal germinoma：a single institute experience[J].Childs Nerv Syst，2008，24（11）：1315-1321.

[12] Lafay-Cousin L，Millar BA，Mabbott D，et al.Limited-field radiation for bifocal germinoma[J].Int J Radiat Oncol Biol Phys，2006，65（2）：486-492.

[13] Ogawa K，Yoshii Y，Shikama N，et al.Spinal recurrence from intracranial

germinoma : risk factors and treatment outcome for spinal recurrence[J].Int J Radiat Oncol Biol Phys, 2008, 72（5）: 1347-1354.

[14] Aydin F, Ghatak NR, Radie-Keane K, et al.The short-term effect of low-dose radiation on intracranial germinoma.A pathologic study[J].Cancer, 1992, 69（9）: 2322-2326.

[15] Shim KW, Park EK, Lee YH, et al.Treatment strategy for intracranial primary pure germinoma[J].Childs Nerv Syst, 2013, 29（2）: 239-248.

[16] Kanamori M, Kumabe T, Saito R, et al.Optimal treatment strategy for intracranial germ cell tumors : a single institution analysis[J].J Neurosurg Pediatr, 2009, 4（6）: 506-514.

[17] Khatua S, Dhall G, O' Neil S, et al.Treatment of primary CNS germinomatous germ cell tumors with chemotherapy prior to reduced dose whole ventricular and local boost irradiation[J].Pediatr Blood Cancer, 2010, 55（1）: 42-46.

[18] Alapetite C, Brisse H, Patte C, et al.Pattern of relapse and outcome of non-metastatic germinoma patients treated with chemotherapy and limited field radiation : the SFOP experience[J].Neuro Oncol, 2010, 12（12）: 1318-1325.

[19] Weksberg DC, Shibamoto Y, Paulino AC.Bifocal intracranial germinoma : a retrospective analysis of treatment outcomes in 20 patients and review of the literature[J].Int J Radiat Oncol Biol Phys, 2012, 82（4）: 1341-1351.

[20] Calaminus G, Kortmann R, Worch J, et al.SIOP CNS GCT 96: final report of outcome of a prospective, multinational nonrandomized trial for children and adults with intracranial germinoma, comparing craniospinal irradiation alone with chemotherapy followed by focal primary site irradiation for patients with localized disease[J].Neuro Oncol, 2013, 15（6）: 788-796.

[21] Kretschmar C, Kleinberg L, Greenberg M, et al.Pre-radiation chemotherapy with response-based radiation therapy in children with central nervous system germ cell tumors : a report from the Children' s Oncology Group[J].Pediatr Blood Cancer, 2007, 48（3）: 285-291.

[22] Merchant TE, Sherwood SH, Mulhern RK, et al.CNS germinoma : disease control and long-term functional outcome for 12 children treated with craniospinal irradiation[J].Int J Radiat Oncol Biol Phys, 2000, 46（5）: 1171-1176.

[23] O' Neil S, Ji L, Buranahirun C, et al.Neurocognitive outcomes in pediatric and adolescent patients with central nervous system germinoma treated with a strategy of chemotherapy followed by reduced-dose and volume irradiation[J].Pediatr Blood Cancer, 2011, 57（4）: 669-673.

[24] Qi XS, Stinauer M, Rogers B, et al.Potential for improved intelligence quotient

using volumetric modulated arc therapy compared with conventional 3-dimensional conformal radiation for whole-ventricular radiation in children[J].Int J Radiat Oncol Biol Phys，2012，84（5）：1206-1211.

病例48　颅内多发病灶生殖细胞瘤放疗（二）

一、病历摘要

患者：男性，24岁。主诉"颅内生殖细胞瘤，化疗3程后"。

现病史：患者于2014年9月无明显诱因出现烦渴、多饮、多尿，逐渐加重。2015年10月就诊于当地医院，查颅脑MRI示：垂体柄增粗。结合实验室检查符合"中枢性尿崩症"，予口服"弥凝"对症治疗，患者自觉多饮、多尿症状明显缓解。2016年5月出现头痛，伴双眼视力下降，左眼为著。于2016年7月就诊当地医院，查颅脑MRI平扫＋增强示：垂体柄明显增粗，视交叉受压上抬，鞍上可见一较大不规则团块状异常信号影，大小约3.2cm×2.9cm×3.0cm，增强扫描呈明显不均匀强化，边缘呈分叶状，紧邻双侧颈内动脉。查血β-HCG 1219.59U/L↑。于2016年8月8日收入我院内分泌科，垂体功能评价：肾上腺轴、甲状腺轴正常、性腺轴功能偏低。行腰穿，脑脊液结果回报：外观浅黄色透明，细胞总数 $226×10^6$/L，白细胞总数 $26×10^6$/L，单核细胞总数 $24×10^6$/L，多核细胞总数 $2×10^6$/L；CSF-Pro 0.94g/L，CSF-Cl 125mmol/L，CSF-Glu 3.4mmol/L；β-HCG 1890mIU/ml↑；CEA＜0.200ng/ml，AFP 0.6ng/ml；脑脊液细胞学：肿瘤细胞（-）。诊断考虑：中枢性尿崩症、鞍区占位生殖细胞瘤可能性大。于2016年8月15日在全麻下行神经内镜下经鼻蝶窦入路鞍区占位活检及鞍底重建术，病理诊断回报：病变符合生殖细胞瘤，免疫组化AE1/AE3（散在＋），AFP（-），CD117

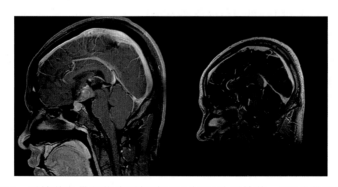

病例48图1　活检前及Ⅲ程化疗后颅脑MRI（图1为活检前，图2为Ⅲ程化疗后）

（＋），CD30（－），HpL（＋－），Ki-67（index70%），HCG（散在＋），OCT3/4（＋），PLAP（＋），CgA（－），Syn（－）。于2016年8月29日至2016年11月4日行Ⅲ程化疗（依托泊苷＋顺铂），过程顺利。2016年11月22日复查MRI：鞍区、下丘脑异常信号消失。血β-HCG 0.41U/ml。考虑病灶完全缓解，来我科行放疗。

二、病例特点

本例患者为青年男性，主要症状有中枢性尿崩症、头痛及视力下降。垂体增强MRI发现鞍区占位病变，累及垂体柄、下丘脑。经鞍区病变活检，病理诊断为"颅内生殖细胞瘤"。治疗前垂体功能评价发现仅性腺轴受损。血及脑脊液肿瘤标记物提示β-HCG升高，脑脊液检查未找到肿瘤细胞。综合考虑为颅内单发生殖细胞瘤，治疗方案选择化放疗综合治疗。Ⅲ程化疗后评估MRI及肿瘤标志物均提示病灶完全缓解，下一步拟进行减量放疗。

三、专家（主任医师）分析

患者为颅内单发病灶生殖细胞瘤，病灶位于鞍区。临床症状为中枢性尿崩症、头痛及视力下降，与肿瘤累及垂体柄、下丘脑影像抗利尿激素分泌相关，病变增大后对视交叉有压迫，所以出现视力下降。患者血及脑脊液中β-HCG明显升高，提示肿瘤为生殖细胞来源，并含有滋养细胞成分。MRI及脑脊液细胞学检查未发现肿瘤播散证据。病变活检确诊"颅内生殖细胞瘤"。此病以放疗为主要治疗手段，单纯放疗即可治愈。近年来更提倡进行化放疗的综合治疗方法，目的是在化疗达到病灶完全缓解的前提下，进行减量放疗（reduce-dose RT）以减少中枢神经系统放疗后的长期并发症，如神经认知功能下降及脑血管病等。此患者经Ⅲ程化疗后病灶达到完全缓解，下一步可进行减量放疗。放疗剂量减至原肿瘤区30Gy，脑室区20Gy。需要注意在进行减量放疗时，仅进行剂量减低而不缩小照射范围，仍按单发病灶生殖细胞瘤照射范围进行全脑室照射＋原发瘤区补量照射。患者有中枢性尿崩症，需要弥凝替代治疗，前叶功能尚可，暂不用泼尼松、甲状腺素等药物替代治疗。

四、治疗过程

1. 治疗方案　根治性放疗，螺旋断层调强放疗。Course1：全脑室20.4Gy/12F（病例48图2）；Course2：瘤区补量10.2Gy/6F（病例48图3）。

2. 放射治疗

（1）CT模拟定位：仰卧位，双上肢置体侧，头颈肩膜固定，扫描范围：颅顶至C₃，扫描层厚为3mm。

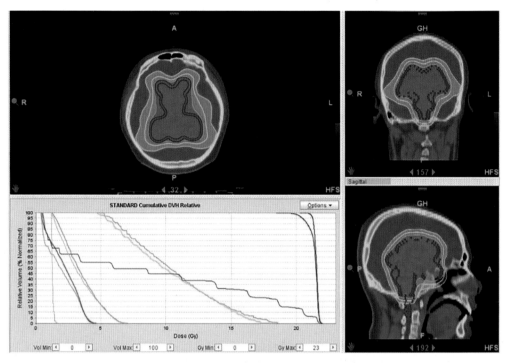

病例48图2　全脑室20.4Gy/12F

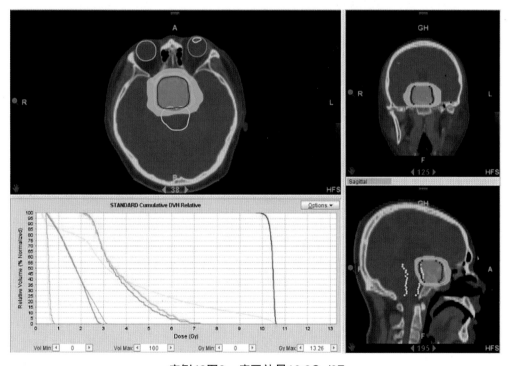

病例48图3　瘤区补量10.2Gy/6F

（2）靶区定义及勾画：CTV1：全脑室 +1cm；PTV1 为 CTV1 外扩 3mm。CTV2：鞍区原病灶区 +1cm；PTV2 为 CTV2 外扩 3mm。

（3）处方剂量、危及器官剂量及计划评估：处方剂量：PTV1：20.4Gy/12F；PTV2：30.6Gy/18F。重要危及器官限量：晶体 Dmean ≤ 5Gy，视交叉 Dmax ≤ 32Gy，视神经 Dmax ≤ 30Gy。

（4）计划评估：100% 处方剂量包含 95% 靶区。

3. 不良反应及处理　对症处理放射性脑水肿、骨髓抑制等主要不良反应。

五、随访和处理意见

2017 年 4 月患者放疗结束后 3 个月复查 MRI 示（病例 48 图 4）：颅内生殖细胞瘤治疗后改变，鞍区占位病变消失。血 β–HCG ＜ 0.1U/L，甲状腺、肾上腺功能正常，无需激素替代治疗。继续服用弥凝控制尿崩症。

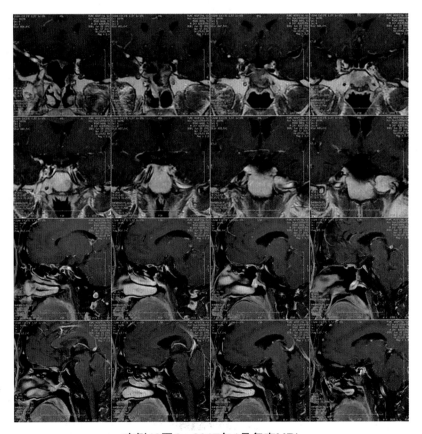

病例48图4　2017年4月复查MRI

六、经验分享

1. 此患者诊断明确，采用化放疗综合治疗的策略。在化疗达到病灶完全缓解后，进行了减量放疗。

2. 化放疗综合治疗生殖细胞瘤与单纯放疗相比，并不提高治疗效果，目的在于减少放疗后的远期神经系统并发症。本例患者近期疗效好，综合治疗的获益还需要进行长期观察。

七、相关知识点

见病例 47 颅内生殖细胞瘤相关知识点。

（张福泉）

病例49　颅内生殖细胞瘤放疗后复发治疗

一、病历摘要

患者：男性，34 岁。主诉"颅内生殖细胞瘤放疗后 10 年复发"。

现病史：患者于 2003 年 10 月因"中枢性尿崩症并垂体前叶功能低下，垂体柄及松果体占位、颅内生殖细胞瘤可能大"于我科行诊断性放疗，照射垂体柄及松果体病灶 20Gy/10F 后，复查 MRI 提示病灶明显缩小，临床考虑诊断"颅内生殖细胞瘤"。继续完成放疗，最终剂量：全脑室（包括垂体柄及松果体病灶）46Gy/23F，全脑 22Gy/11F，常规分割 2Gy/F，5 次 / 周。放疗后复查病灶完全消失，患者规律应用泼尼松、优甲乐、弥凝进行激素替代治疗。2013 年 4 月 2 日复查颅脑 MRI 示：新出现双侧脑室室膜下、第四脑室旁小脑内及延髓背侧斑片状异常信号，结合病史考虑为生殖细胞瘤颅内播散。全脊髓 MRI 检查未见异常。查血 β-HCG 正常，脑脊液 β-HCG 19mIU/ml，血及脑脊液 AFP 正常。2013 年 4 月 12 日行立体定向脑活检术，病理：生殖细胞瘤，PLAP（＋），CD117（＋），AE1/AE3（＋），HCG（±），Ki-67 50%。2013 年 4 月 28 日至 7 月 1 日行 4 周期 PE 化疗（VP-16 ＋顺铂，d1–d5），化疗 2 周期后评估 MRI 提示颅内播散病灶明显缩小。4 周期后再次评估 MRI：双侧脑室、第四脑室室管膜下少许点线样异常信号，较前减少。考虑化疗有效，现化疗结束，为再次放疗来我科。

二、病例特点

本例患者为青年男性，2003年前临床诊断"颅内生殖细胞瘤"，经放疗后病灶完全缓解。10年后复查发现颅内病灶复发、伴脑室膜下播散，经立体定向脑活检，病理证实为"生殖细胞瘤"。经4周期化疗后病灶基本消失，为再程放疗来我科。患者全垂体功能低下，规律进行激素替代治疗。

三、专家（主任医师）分析

患者为颅内生殖细胞瘤治疗后远期复发病例。2003年初治时诊断"颅内生殖细胞瘤"是结合临床表现、影像学特点及诊断性放疗效果做出的临床诊断。颅内生殖细胞瘤好发于儿童、青少年，确诊时的中位年龄为14岁，临床表现与发病部位相关，如发生在松果体区易引起梗阻性脑积水，发生于鞍上、垂体柄区易出现中枢性尿崩症及垂体功能低下，而基底节区病灶常会引起对侧肢体活动障碍。上述三个区域也是影像学上最常见的生殖细胞瘤发生部位，如似本例患者鞍上及松果体区同时出现病灶（双部位）被认为是颅内生殖细胞瘤的特征性表现。由于病灶部常位于颅内深部，过去由外科活检获得病理诊断比较困难。利用生殖细胞瘤对放射线高度敏感的特点，对疑诊病例可以进行病灶部位的诊断性放疗获得临床诊断。放疗是颅内生殖细胞瘤的根治手段，通过单纯放疗可以达到10年总生存率90%以上的治疗效果。经过长期随访发现，极少数病例可出现远期复发，平均时间约在初次治疗后9～10年。本例患者初治时的诊疗效果符合颅内生殖细胞瘤，复发后经立体定向脑活检得到的病理结果为"生殖细胞瘤"，进一步验证了之前的临床诊断。颅内生殖细胞瘤放后复发，再治疗仍可长期生存，考虑到Ⅱ程放疗的损伤问题，对本例患者采用了化放疗的综合治疗方法。目前的观点认为，生殖细胞瘤对化疗同样敏感，但单纯化疗不能根治生殖细胞瘤，进行化疗＋放疗的综合治疗与单纯放疗相比并不提高治疗效果，但可减少放疗剂量从而减少放疗相关并发症。此患者复发后经4周期PE方案化疗，病灶消退满意，可以进行减量的再程放疗。因病灶复发为脑室内播散，需要进行全脑全脊髓范围的放疗。患者垂体前叶功能低下及中枢性尿崩症在初次治疗前已存在，说明垂体功能已被病灶损害，这种功能损害即使病灶完全消退也难以恢复，需要长期进行激素替代治疗。

四、治疗过程

1. 治疗方案　螺旋断层调强放疗，全脑全脊髓放疗＋全脑室补量。

2. 放射治疗

（1）CT模拟定位：仰卧位，双上肢置体侧，头颈肩膜＋体膜一体板固定，扫描范围：颅顶至耻骨联合上缘，扫描层厚为 5mm。

（2）靶区定义及勾画：CTV1：全脑全脊髓，勾画颅腔及椎孔内容物（病例 49 图 1）；PTV1 为 CTV1 外扩 5 ~ 8mm；CTV2：全脑室 +1cm（病例 49 图 2）；PTV2 为 CTV2 外扩 3mm。

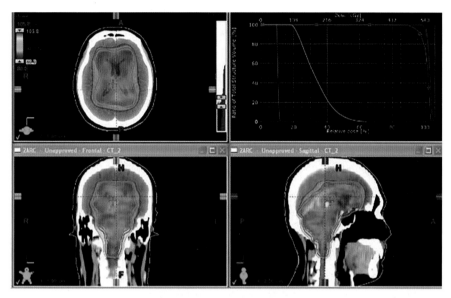

病例49图1　CTV1-全脑全脊髓

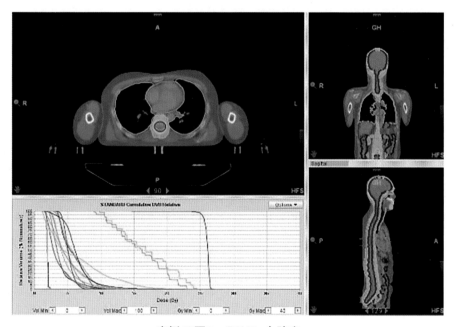

病例49图2　CTV2-全脑室

（3）处方剂量、危及器官剂量及计划评估：处方剂量：PTV1：25.2Gy/14F；PTV2：30.6Gy/17F。重要危及器官限量：晶体 mean ≤ 5Gy，甲状腺 mean ≤ 8Gy，双肺 20% ≤ 8Gy、30% ≤ 6Gy、mean ≤ 5Gy，肝 30% ≤ 5 ~ 8Gy，肾 30% ≤ 5 ~ 8Gy，小肠 50% ≤ 8Gy。

（4）计划评估：100% 处方剂量包含 95% 以上 PTV。

3．不良反应及处理　对症处理放射性脑水肿、骨髓抑制等主要不良反应。

五、随访和处理意见

患者 2013 年 9 月 12 日结束放疗，分别于 2013 年 11 月、2014 年 3 月、2015 年 4 月、2016 年 8 月来我院复查 MRI（病例 49 图 6），主诉有间断头晕、纳差，应用弥凝、优甲乐、泼尼松、十一酸睾酮进行激素替代治疗，垂体前叶功能检查尚可。复查 MRI，肿瘤完全消退，未见复发、播散。

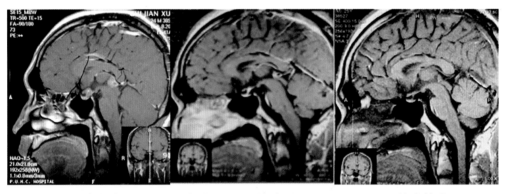

2003-10 放疗前　　　　　全脑室 20Gy 放疗后　　　　2003-11 放疗结束

病例49图3　放疗前后MRI对比

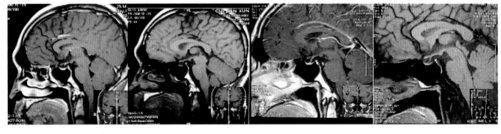

2004-05　　　　　2005-10　　　　　2006-10　　　　　2008-09

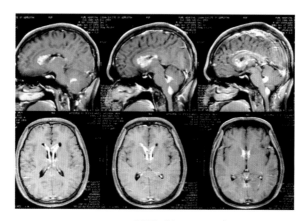

2013-04

病例49图4 复发、播散

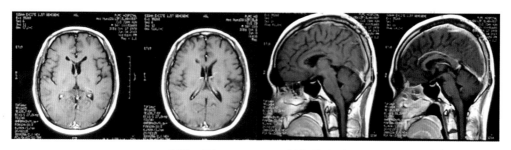

病例49图5 2013-06 Ⅳ程化疗后

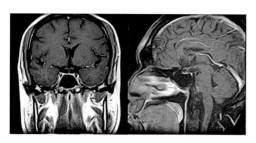

2013-11（再放疗后2个月）

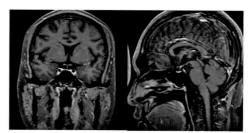

2014-03（再放疗后6个月）

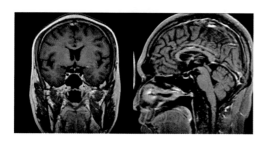

2015-04（再放疗后18个月）

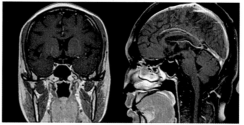

2016-08（再放疗后近3年）

病例49图6 再放疗后复查MRI

六、经验分享

1. 颅内生殖细胞瘤对放化疗敏感，目前认为放疗仍是本病的根治手段，化放疗综合治疗对减少放疗剂量降低远期损伤有益。

2. 需要关注颅内生殖细胞瘤有远期复发的可能，平均在初治后 9 ~ 10 年，复发后仍对放化疗敏感，治疗后可长期控制。

七、相关知识点

见病例 47。

（张福泉）

第七章　室管膜瘤

病例50　巨大复发室管膜瘤综合治疗

一、病历摘要

患者：男性，21岁，确诊"头痛2个月，加重伴呕吐1天"来诊。

现病史：患者于2010年11月因反复头痛，颅脑MRI示：右侧丘脑见巨大占位性病变，大小约5.0cm×5.6cm×6.0cm，平扫信号不均匀，内部长T_1长T_2信号，信号尚均匀，周围为等T_1等T_2信号，其内可见更长T_1短T_2信号，增强后呈周围环形强化，环壁较厚，多个类似信号病灶相互融合，周围可见片状长T_1长T_2水肿区，FLAIR上高信号，占位效应明显，右侧侧脑室后角受压、变形、扩张，病变周边可见条形长T_1长T_2 FLAIR低信号的脑脊液信号，中线结构向左侧偏移，幕下小脑及脑干无异常。多考虑恶性胚胎源性肿瘤。2010年11月15日行"脑室管膜瘤切除术"，镜下基本全切。术后病理示（病例50图1）：室管膜瘤Ⅱ级，术后未行辅助治疗，定期复查未见复发。2016年1月再次出现头部间断性胀痛，复查颅脑CT示：脑室管膜瘤术后复发。未遵医嘱行化疗，2016年3月12日头痛加重，伴间断性呕吐，呕吐物为胃内容物，无胸闷、气促等不适，遂来我院住院治疗。患者自起病以来，精神、饮食稍差，睡眠一般，大小便正常，余无异常。

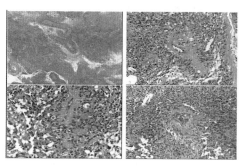

室管膜瘤Ⅱ级（瘤细胞丰富弥漫，瘤细胞围绕血管排列成假菊形团，瘤细胞体积小，核大，深染，部分区域可见片状钙化改变）

病例50图1　术后病理

既往史、个人史、家族史均无特殊。

查体：KPS 评分 60 分。神清，精神疲倦，慢性病容，头颅右侧枕部有一约 15cm 旧手术瘢痕。双眼瞳孔等大等圆，直径约 3mm，左眼矫正视力 4.3，右眼矫正后眼前 20cm 指数，对光反射存在，鼻翼无翕动，口唇无发绀。心肺阴性。四肢肌力 V−，双下肢肌张力稍高，余肌张力正常，生理反射存在，颈强直（+），脑膜刺激征（+），双下肢直腿抬高试验（+），加强征（+−），其余病理征未引出。

实验室与辅助检查：血常规、肝肾功能、离子情况未见明显异常。颅脑 MRI 示：①双侧侧脑室−第三脑室及鞍上区巨大肿块，考虑肿瘤复发；②幕上梗阻性脑积水；③右侧枕顶叶多发软化灶伴周围胶质增生，呈术后改变。脊髓 MRI：未见异常。

二、病例特点

本例患者为 21 岁青年男性，2010 年 11 月因脑肿瘤行手术切除，现术后 5 年余肿瘤复发，2016 年 3 月颅脑 MRI 示（病例 50 图 2）：双侧侧脑室−第三脑室及鞍上区示巨大不规则形状肿块影，边界较清晰，大小约 6.1cm×11.2cm×5.4cm，T_1WI 序列呈低信号，T_2WI 序列呈稍高信号，内见更高信号区，并见多条流空血管，FLAIR 序列呈稍高信号，内示更高信号影；增强扫描显示肿块呈不匀轻度强化，内见多发迂曲线样明显类血管样强化影，其内示斑片状无明显强化区；视交叉受压显示不清，垂体受压下移。中线结构居中。根据既往病史，考虑肿瘤复发。

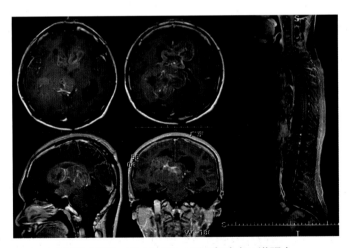

病例50图2　2016−03−13入院时（T_1增强）

三、专家分析

室管膜瘤是一种好发于儿童的偏良性肿瘤，其发病率占颅内所有肿瘤的 5% 左右。

多数颅内室管膜瘤的患者会在 10 岁前出现临床症状，且发病时间主要集中在 3～7 岁这个范围。室管膜瘤在脑室系统发病的概率较大，其中来源于后颅窝（尤其以第四脑室底壁最为多发）的病例占据多数，而在颅内其他部位则不常出现。本例病灶出现在右侧脑室，体积较大，在临床病例中较为少见。有文献报道，室管膜瘤可原发于室管膜及其周围残余部位（如脑室周围白质）。因此，有少数患者的病灶会生长入一侧大脑半球，甚至伴随着不断的生长而挤压大脑的凸面，而引发严重的临床症状。在影像学诊断中，发生于大脑实质的室管膜瘤主要需与脑胶质瘤和脑脓肿相鉴别。脑胶质瘤病灶中心常出现有大小不等的坏死区，而病灶周围往往伴有范围较大的水肿带，扫描后呈现花环样的不均一强化；脑脓肿患者临床症状出现迅速，体温异常升高，MRI 扫描后脓肿病灶在 DWI 上多为高信号（而室管膜瘤病灶多为低信号）；脑脓肿病灶的囊腔远远小于室管膜瘤。治疗方面，首先是解除脑脊液的梗阻，其次是尽可能全切除肿瘤。对于发生于第三脑室肿瘤的切除，要注意保护丘脑，特别是对穹隆柱应加以保护，以防对其损伤后引起长期昏迷。对于第四脑室肿瘤切除应特别注意避免或减少对脑干的损伤，当肿瘤与脑干粘连明显，术中在脑干或脑干背侧操作。易对生命中枢形成一定干扰，手术风险较大，有统计报道其死亡率为 3%～26.8%。

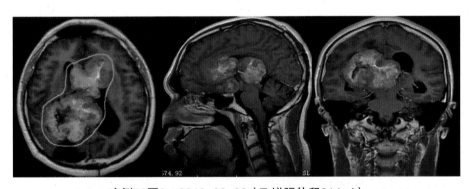

病例50图3　2016-03-30（T₁增强体积214ml）

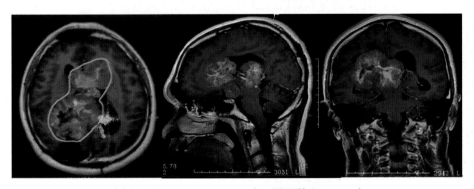

病例50图4　2016-04-14（T₁增强体积210ml）

四、治疗过程

1. 治疗方案　贝伐珠单抗靶向治疗＋同步放化疗＋靶向治疗。

2. 放射治疗

（1）CT 模拟定位：仰卧位，双上肢置体侧，扫描范围：颅顶至 C_2 椎体，扫描层距、层厚均为 2mm/2mm。

（2）CT–MRI 图像融合靶区勾画：将 CT 定位图像与术后最新 MRI 的 T_1+C/T_2 FLAIR 图像融合。GTV1：第三脑室、鞍上区及脑干周围病灶；GTV2：为右侧脑室前角、体部、后角病灶；PTV1（病例 50 图 5）：GTV1 外扩 3cm，PTV2（病例 50 图 6）：外扩 3cm。（原则上各靶区要在脑干、眼眶、骨及解剖屏障处回收，但该患者颅内肿瘤巨大，侵犯范围广，累及脑干、鞍区、丘脑、颅底，所以在靶区设计时不进行 CTV 外扩，参考 SRS 原理，直接 GTV 外扩 3mm 作为 PTV）。

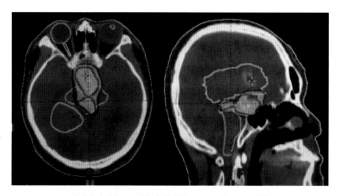

病例50图5　放疗靶区PTV1与DVH图

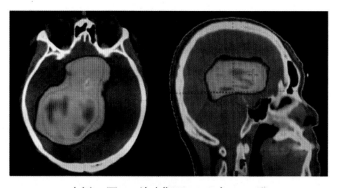

病例50图6　放疗靶区PTV2与DVH图

（3）放疗技术与处方剂量、要害器官限制：采用 VMAT 技术设计旋转调强计划；处方剂量：PTV1：DT 54Gy/27F，PTV2：DT 36Gy/12F ＋ 24Gy/4F。危及器官受量限制为：

脑干 Dmax < 54Gy，视交叉 Dmax < 54Gy，双侧晶体 Dmax < 7Gy。

（4）计划评估：95% 的处方剂量包含 98% 靶区。

3．化学治疗 放疗同时口服替莫唑胺［TMZ 75mg/（$m^2 \cdot d$）］，1 次 / 晚。

4．靶向治疗

（1）Avastin（10mg/kg）。

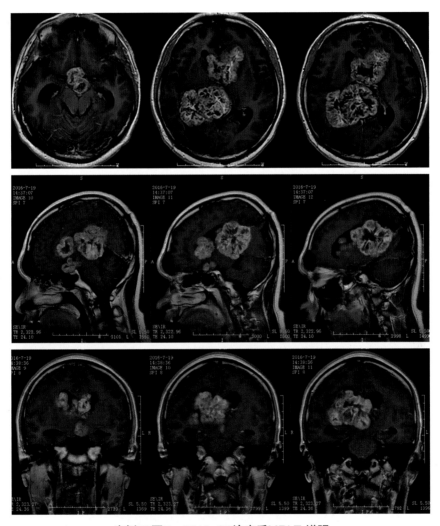

病例50图7 2016-07放疗后MRI T$_1$增强

（2）患者放疗后 2 个月（2016-08），颅脑 MRI 示肿瘤进一步缩小，脊髓 MRI 示全脊髓软脊膜新增多发线样异常强化影，考虑存在播散转移。口服依维莫司 10 天，因全身不适停药。

对应治疗方案的相关检测指标和与 MTOR 相关的靶向治疗药物见病例 50 表 1、病例 50 表 2。

病例50表1　对应治疗方案的相关检测指标

标志物名	检测类型	检测结果	针对该疾病已批准的治疗方案	针对其他适应证已批准的治疗方案	进行中的临床试验
MTOR	基因突变	p.Val2417Met	无	有	有

病例50表2　与MTOR相关的靶向治疗药物

药物通用名	商品名	靶点 / 原理	审批状态 / 临床试验状态
Everolimus 依维莫司	Afinitor 飞尼妥	mTOR 激酶抑制剂、免疫抑制剂	美国 3 期临床试验中：肝癌美国 2 期临床试验中：室管膜瘤、胶质母细胞瘤、Ⅱ型神经纤维瘤、恶性胸膜间皮瘤、脑膜瘤、前庭神经鞘瘤等美国 FDA 批准的适应证：乳腺癌、肾血管平滑肌脂肪瘤、结节性硬化症、胰腺神经内分泌肿瘤、肾细胞癌、室管膜下巨细胞星形细胞瘤中国 CFDA 批准的适应证：晚期肾细胞癌、胰腺神经内分泌瘤、室管膜下巨细胞星形细胞瘤
Temsirolimus 坦西莫司	Torisel 暂无中文名	mTOR 抑制剂	美国 2 期临床试验中：胶质母细胞瘤 美国 1 期临床试验中：实体瘤 美国 FDA 批准的适应证：肾细胞癌 中国 CFDA 批准的适应证：无
Ridaforolimus 暂无中文名	Taltorvic 暂无中文名	mTOR 抑制剂	美国 3 期临床试验中：软组织肉瘤 美国 2 期临床试验中：前列腺癌、乳腺癌、平滑肌肉瘤、子宫内膜癌
GDC-0980 暂无中文名	暂无	Ⅰ类 P13 激酶及 mTOR 抑制剂	美国 2 期临床试验中：前列腺癌、子宫内膜癌、肾细胞癌、乳腺癌
CC-223 暂无中文名	暂无	mTOR 抑制剂	美国 1 期临床试验中：非小细胞癌、淋巴癌
Sapanisertib 暂无中文名	暂无	mTOR（TORC1/2）抑制剂	美国 1/2 期临床试验中：肝癌、周围神经鞘瘤 美国 2 期临床试验中：急性淋巴细胞白血病、肺鳞癌
AZD2014 暂无中文名	暂无	mTOR 抑制剂	美国 2 期临床试验中：肾透明细胞癌、非小细胞肺癌、乳腺癌
PF-05212384 暂无中文名	暂无	P13 激酶 /mTOR 抑制剂	美国 2 期临床试验中：结直肠癌、子宫内膜癌、急性髓性白血病

5. 中药治疗　治疗过程中结合中药口服及外敷头部。

6. 治疗中不良反应与处理　放化疗过程中出现脑水肿症状，对症治疗后好转，未出现骨髓抑制情况。

五、随访与处理意见

2016年8月29日（放疗后1个月）复查肿瘤体积增大为216ml。于2016年9月14日予贝伐10mg/kg静脉滴注。2016年10月、11月、12月复查颅脑MRI示颅内肿瘤均较前有所缩小，肿瘤评价PR。2017年1月复查颅脑MRI肿瘤评价SD。2016年9月开始自行予中药治疗（具体不详）。

颅脑MRI复查见病例50图8至病例50图12。

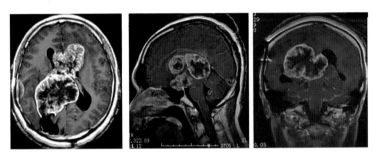

病例50图8　颅脑MRI（2016-08-29）

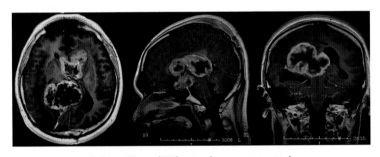

病例50图9　颅脑MRI（2016-09-13）

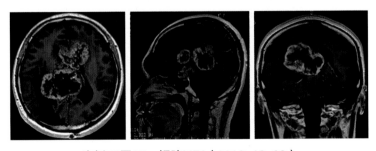

病例50图10　颅脑MRI（2016-10-09）

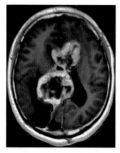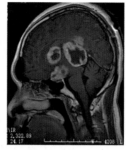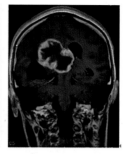

病例50图11　颅脑MRI（2016-11-07）

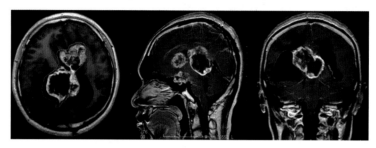

病例50图12　颅脑MRI（2017-01-20）

六、经验分享

目前室管膜瘤临床上常用的诊疗方式是最大程度的肿瘤切除及术后辅助治疗，对于分化良好的幕上脑实质室管膜瘤手术全切除可达到治愈目的。然而，对于无法全切的室管膜瘤及恶性室管膜瘤，手术应尽量切除并行局部放疗。2013年美国国立综合癌症网络（NCCN）指南推荐中枢神经系统肿瘤Ⅲ级室管膜瘤和未完全切除Ⅱ级室管膜瘤患者术后行辅助放疗，放疗方式常规行局部放射治疗，放疗前脊髓MRI或脑脊液检查阳性的患者行全脑全脊髓照射。推荐颅内原发肿瘤局部剂量54.0～59.4Gy，单次剂量1.8～2.0Gy；脊髓播散患者行全脑全脊髓放疗，剂量为36Gy，脊髓局部病灶加量至45Gy，单次剂量1.8Gy。目前对放疗争论仍集中于对脑组织、脊髓神经节和瘤床的放射治疗剂量。关于室管膜瘤复发，多为局部复发，极少发生脑脊液播散或远处转移，因此不做常规脊髓放疗。化学治疗虽然疗效不十分肯定，但少数患者中仍有能起效，说明其有一定的化疗敏感性。

对于复发室管膜瘤患者，化疗预后因人因方案而异，推荐作为手术和放疗的补充[1]；同时推荐替莫唑胺作为手术和放疗失败后的一线治疗[2]。对于贝伐珠单抗治疗非胶质瘤的效果，意大利都灵大学医学院曾对其进行研究[3]，7例复发性室管膜瘤成年患者每两周使用10mg/kg，5例单药，2例联合阿糖包苷，1例PR，2例SD，3例PD，1例死亡。2009年一项关于放疗后替莫唑胺辅助化疗患者肿瘤复发后使用贝伐珠单抗的研

究 [4] 中显示，2 例单药治疗可达到部分缓解（PR），总生存期达 7.8 个月、35.6 个月；3 例联合伊立替康，2 例联合卡铂，1 例联合替莫唑胺，有效率为 75%，肿瘤稳定时间最长达 8 个月，1 例肿瘤未控进展。但在一项研究表明贝伐珠单抗联合拉帕替尼治疗儿童复发室管膜瘤无效 [5]，而其他靶向药物如厄洛替尼 [6]、舒尼替尼 [7] 治疗复发室管膜瘤研究中未能表明其有效性。

而关于复发室管膜瘤患者再程放疗的安全性，一项研究表示 3 年总生存率为（81±12）%，平均随访 3.73 年，研究中 18 例患者只有 2 人需要内分泌治疗，1 名患者需要特殊教育支持 [8]。法国巴黎大学 [9] 对复发性儿童室管膜瘤再程放疗进行报道，初次结束放疗的平均年龄为 6.2（0.4 ~ 17.5）岁，在第二照射（RT2）为 8.2（3.1 ~ 18.6）年，从间隔 RT1-RT2 的中位时间为 2.1（0.5 ~ 8.8）年，15 名患者 RT2 后仍存话，中位 2.1 年（0.5 ~ 11.6 年），CSI 可能会更好地控制转移复发，复发时再次照射是可行且有效。对于剂量的掌握，日本研究 [10] 认为最低剂量 21Gy/3F 或 25Gy/5F 最适合治疗复发室管膜瘤。近年质子治疗作为最新的治疗手段，其应用于小儿室管膜瘤的再照射也有用相关研究。美国一质子治疗中心 23 例患者接受 33 个 PRT 再程放疗治疗复发或转移性病变，中位数随访时间为 37.8（5.5 ~ 138.0）个月，3 年总生存率和无进展生存率分别为 78.6%（95% CI 67.6 ~ 89.6）和 28.1%（95% CI 15.6 ~ 40.6），认为质子治疗对复发室管膜瘤安全有效 [11]。

对于本例患者贝伐珠单抗为放射治疗赢得了时机，后面行大分割放疗是肿瘤进一步得到控制延长患者生存时间改善患者生存质量。而关于基因检测，随着近年分子诊断的开展，2015 年 [12] 报道了基于部位和基因表型的室管膜肿瘤进行分类，可分为三部位九分子亚型，部位分别为幕上室管膜肿瘤（ST）、后颅窝室管膜瘤（PF）、脊髓室管膜肿瘤（SP），ST- 室管膜下瘤遗传学特征为基因平衡，ST- 室管膜瘤 RELA 融合阳性，ST- 室管膜瘤 YAP1 融合阳性，PF- 室管膜下瘤，PF- 室管膜瘤 A 型，PF- 室管膜瘤 B 型（多种基因 / 染色体异常），SP- 室管膜下瘤（6q 缺失），SP- 黏液乳头型室管膜瘤（染色体多倍体异常）及 SP- 室管膜瘤（NF2 突变），其中 ST- 室管膜瘤 RELA 融合阳性及 PF- 室管膜瘤 A 型预后较差。目前复发室管膜瘤的治疗仍是个难题，新的分子分型及新的靶向药物给予治疗带来新的希望。

（洪伟平　蔡林波）

参考文献

[1] Gramatzki D，Roth P，Felsberg J，et al.Chemotherapy for intracranial ependymoma in

adults[J].BMC Cancer, 2016, 16: 287.

[2] Ruda R, Bosa C, Magistrello M, et al.Temozolomide as salvage treatment for recurrent intracranial ependymomas of the adult : a retrospective study[J].Neuro Oncol, 2016, 18 (2): 261-268.

[3] Trevisan E, Bertero L, Magistrello M, et al.Is there a role for bevacizumab in Non-Glial tumors？ [J].Curr Drug Targets, 2015, 16 (7): 684-688.

[4] Green RM, Cloughesy TF, Stupp R, et al.Bevacizumab for recurrent ependymoma[J]. Neurology, 2009, 73 (20): 1677-1680.

[5] DeWire M, Fouladi M, Turner D C, et al.An open-label, two-stage, phase Ⅱ study of bevacizumab and lapatinib in children with recurrent or refractory ependymoma : a collaborative ependymoma research network study (CERN) [J].J Neurooncol, 2015, 123 (1): 85-91.

[6] Jakacki RI, Foley MA, Horan J, et al.Single-agent erlotinib versus oral etoposide in patients with recurrent or refractory pediatric ependymoma : a randomized open-label study[J].J Neurooncol, 2016, 129 (1): 131-138.

[7] Wetmore C, Daryani VM, Billups CA, et al.Phase Ⅱ evaluation of sunitinib in the treatment of recurrent or refractory high-grade glioma or ependymoma in children : a children＇s oncology group study ACNS1021[J].Cancer Med, 2016, 5 (7): 1416-1424.

[8] Bouffet E, Hawkins CE, Ballourah W, et al.Survival benefit for pediatric patients with recurrent ependymoma treated with reirradiation[J].Int J Radiat Oncol Biol Phys, 2012, 83(5): 1541-1548.

[9] Lobon MJ, Bautista F, Riet F, et al.Re-irradiation of recurrent pediatric ependymoma : modalities and outcomes : a twenty-year survey[J].Springerplus, 2016, 5 (1): 879.

[10] Murai T, Sato K, Iwabuchi M, et al.Re-irradiation of recurrent anaplastic ependymoma using radiosurgery or fractionated stereotactic radiotherapy[J].Jpn J Radiol, 2016, 34 (3): 211-218.

[11] Eaton B R, Chowdhry V, Weaver K, et al.Use of proton therapy for re-irradiation in pediatric intracranial ependymoma[J].Radiother Oncol, 2015, 116 (2): 301-308.

[12] Pajtler KW, Witt H, Sill M, et al.Molecular classification of ependymal tumors across All CNS compartments, histopathological grades, and age groups[J].Cancer Cell, 2015, 27 (5): 728-743.

病例51　颈髓室管膜瘤治疗

一、病历摘要

患者：女性，30岁，确诊"颈髓室管膜瘤"。

现病史：患者于2010年下半年出现左手指尖麻木，逐渐加重，范围扩大至整个手掌。2011年出现左脚及大腿麻木，逐渐加重，范围由外侧扩展至整个大腿，无疼痛，无抽搐。一直当作颈椎病就诊及治疗未见明显好转，2012年9月10日查脊髓MRI提示颈段椎管内占位。2012年10月30日于我院脑外科在全麻下行颈髓髓内肿瘤切除及枕颈融合术，术中见：肿瘤上方至延髓，下方至第4颈椎水平，切开肿瘤组织质地稍烂，鱼肉状，分界清，无明显包膜。术后病理：（C_1 ~ C_5髓内）室管膜瘤Ⅱ级（细胞型）；免疫病理：瘤细胞GFAP，CD56散在阳性，Ki-67阳性（5%），Syn、Ch-A、CK、CK18均阴性。术后于2013年1月29日至2013年2月26日在我科门诊行局部调强放疗，CTV1（术后瘤床C_1 ~ C_5椎管）：40Gy/20F。患者自发病以来，左侧上下肢麻木，无疼痛，无抽搐，饮食较差，余无异常。

既往史、个人史、家族史均无特殊。

查体：患者一般状态良好，生命体征平稳。

神经系统检查：左侧肢体感觉异常，余神经系统查体未见异常。

实验室与辅助检查：血常规、肝肾功能无异常。

头颅＋颈椎MRI平扫（2012-10-20术前，病例51图1）延髓及上颈段脊髓增粗，其内见一梭形异常信号，约为5.5cm×1.4cm大小，T_1WI为等信号、T_2WI为高信号，增强后病灶呈较明显强化表现。

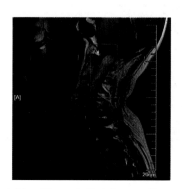

病例51图1　术前头颅＋颈椎MRI

二、专家（主任医师分析）

成人室管膜瘤通常多位发生于脊髓，其次是幕下，WHO Ⅱ级室管膜瘤手术是首选治疗方法，术后需要辅助放疗。通常采用局部放射治疗或全脑全脊髓照射。而对治疗后短期内复发或年幼不宜行放疗的患者，可选择化疗作为辅助治疗，但是疗效不肯定。该患者肿瘤位于延髓及上段颈髓，此部位肿瘤完全切除的难度大，可考虑术后放疗。室管膜瘤（WHO Ⅱ级）的放疗范围一直有争议。病变同时原发于脑和脊髓的概率相对较低，局部放疗和预防性全脑全脊髓放疗的疗效相当。Swanson 等报道了接受术后放疗的 44 例患者复发的状况，有 95% 复发在瘤床区，仅有 5% 出现脊髓播散，Vanuytsel 等回顾性分析了 93 例患者接受术后放疗，发现绝大部分死亡原因仍是原位复发，扩大野照射并没有提高无进展生存[1]。故此患者采用局部放疗治疗。

三、治疗过程

1. 治疗方案　手术治疗联合术后放疗。

2. 手术治疗　全麻下行颈髓髓内肿瘤切除及枕颈融合术。

3. 放射治疗

（1）CT 模拟定位：仰卧位，头枕固定，热塑面膜，双上肢置体侧，增强扫描范围：颅顶至 T_4，扫描层距、层厚为 3mm/3mm。

（2）靶区勾画：GTV：T_1+C 显示的强化区域和手术残腔；CTV1：GTV 外扩 1cm，避开重要结构。

（3）放疗技术与处方剂量、要害器官限制：采用 IMRT 技术设计调强计划；处方剂量：CTV1：DT 40Gy/20F。

（4）计划评估：95% 的处方剂量包含 100% 靶区（病例 51 图 2）。

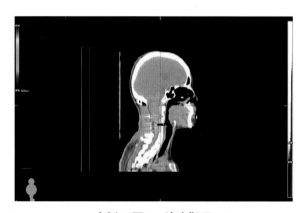

病例51图2　放疗靶区

四、随访及处理意见

2013 年 10 月 24 日（术后 1 年）复查颅脑 MRI 平扫（病例 51 图 3）：头颅 MRI 未见明显异常，C_1 ~ C_4 椎管肿瘤术后表现，椎管假性囊肿伴粘连，脊髓背侧移位。继续观察。

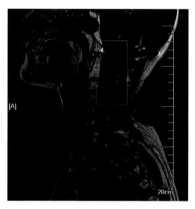

病例51图3 颅脑MRI复查

五、相关知识点

1. 脊髓室管膜瘤照射范围 原发于脊髓的室管膜瘤术后无脑脊液播散证据的，推荐局部照射，总剂量 45.0 ~ 50.4Gy，1.8 ~ 2.0Gy/F，如果肿瘤位于脊髓圆锥以下时，总剂量可以提高至 60Gy。术后有脑脊液播散证据的，推荐全脑全脊髓照射，总剂量 36Gy，1.8 ~ 2.0Gy/F，随后对脊髓病灶可考虑增加剂量至 45Gy，颅内病灶局部加量至 54 ~ 59.4Gy。

2. 脊髓室管膜瘤化疗 化疗在成人初发室管膜瘤辅助治疗中的作用报道不一，缺乏临床 RCT 研究的明确结论。

（何 侠）

参考文献

[1] Swanson EL，Amdur RJ，Morris CG，et al.Intracranial ependymomas treated with radiotherapy : long–term results from a single institution[J].J Neurooncol，2011，102（3）：451–457.

病例52　第四腰髓室管膜瘤的治疗

一、病历摘要

患者：女性，33岁，汉族，江苏苏州人，确诊"第四腰髓室管膜瘤"。

现病史：患者于2014年6月中旬无明显诱因下出现右侧臀部以及大腿后部疼痛，主要呈酸胀疼痛，平躺时加重，休息时好转。未予以重视。2014年6月26日我院查腰椎MRI示L_4水平椎管内占位，大小约1.0cm×1.7cm，T_1WI呈中等信号，T_2WI呈高信号，增强后可见强化，考虑脊膜瘤可能，不排除神经鞘瘤。2014年7月1日全麻下行椎管内占位切除术。术后病理：（L_4）室管膜瘤；免疫病理：瘤细胞EMA阳性，GFAP、MBP、Vimentin部分阳性，Ki-67阳性（5%），CK、S-100均阴性，CD34血管阳性。2014年7月31日至2014年9月12日行术后瘤床（L_1～S_2脊髓）4野调强放疗，CTV1：50.4Gy/28F。患者自发病以来，右侧臀部以及大腿后部疼痛，饮食较差，余无异常。

既往史、个人史、家族史均无特殊。

查体：患者一般状态良好，生命体征平稳。

神经系统检查：右侧臀部以及大腿后部感觉异常，余神经系统查体未见异常。

实验室与辅助检查：血常规、肝肾功能均无异常。

腰椎MRI平扫（2014-06-26，病例52图1）：L_4水平椎管内占位，考虑脊膜瘤可能大。

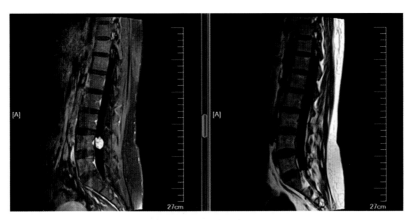

病例52图1　腰椎MRI平扫

二、专家（主任医师）分析

室管膜瘤占所有胶质瘤的 6.8%，好发于儿童。在成人神经系统肿瘤中，室管膜瘤不足 4%，通常多位于脊髓（46%）。WHO Ⅲ级推荐术后辅助放疗。WHO Ⅱ级术后是否放疗存在争议。国内指南推荐放疗治疗。WHO Ⅰ级病例相对少，考虑其多发倾向，考虑术后放疗。该患者 33 岁青年女性，免疫组化室管膜瘤细胞标志性 EMA 阳性，确诊为室管膜瘤，虽然未进行病理分级，仍考虑予其术后辅助放疗治疗。目前认为不能仅仅根据病理分级来决定患者的治疗方案，需要结合分子生物学标记物。如后颅窝病灶中 PF-EPN-A 阳性患者术后放疗是标准治疗方式。PF-EPN-B 即使术后不放疗，也很少复发。有条件的情况下还是需要行分子生物学标记物检测，该患者术后对瘤床（$L_1 \sim S_2$ 脊髓）区行 4 野调强放疗，给予 CTV1：50.4Gy/28F。

三、治疗过程

1. 治疗方案 手术治疗联合术后放疗。

2. 手术治疗 椎管内占位切除术。

3. 放射治疗

（1）CT 模拟定位：仰卧位，双上肢抱肘置额头，真空垫固定，增强扫描范围：T_9 至骶椎，扫描层距、层厚为 3mm/3mm。

（2）CT-MRI 图像融合靶区勾画：将 CT 定位图像与术后 MR 的 T_1+C/T_2 FLAIR 图像融合。GTV：T_1+C 显示的强化区域和手术残腔，CTV1：GTV 外扩 1cm，避开重要结构（病例 52 图 2）。

（3）放疗技术与处方剂量、要害器官限制：采用 IMRT 技术设计调强计划；处方剂量：CTV1：DT 50.4Gy/28F。

（4）计划评估：95% 的处方剂量包含 100% 靶区。

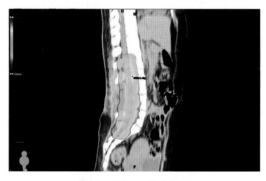

病例52图2 放疗靶区

四、随访及处理意见

2014 年 9 月 13 日（术后 2 个月）复查胸腰段脊柱 MRI 平扫＋增强示：L_4 水平椎管内室管膜瘤术后改变；L_1 ~ S_1 椎体脂肪浸润。

2015 年 4 月 12 日（术后 9 个月）腰椎 MRI 平扫＋增强示：L_4 水平椎管内室管膜瘤术后改变；L_1 ~ S_1 椎体脂肪浸润，较前（2014-09-13）大致相仿。

腰椎 MRI 平扫＋增强对比见病例 52 图 3、病例 52 图 4。

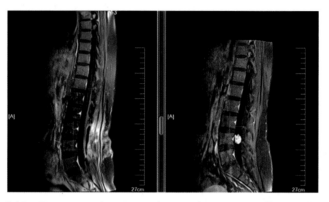

病例52图3　2014年6月26日与2014年9月13日腰椎MRI对比

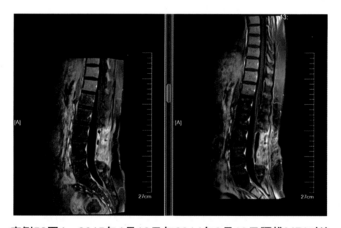

病例52图4　2015年4月12日与2014年9月13日腰椎MRI对比

五、相关知识点

1. 室管膜瘤治疗原则　手术是室管膜瘤首选的治疗方式，目前指南指出 WHO Ⅲ级需要术后辅助放疗。对于 WHO Ⅱ患者术后是否行放疗治疗仍有争议，国内指南推荐放疗治疗。通常采取局部治疗或全脑全脊髓治疗。术后辅助化疗的地位尚不明确，各化疗方案之间无明显优势。但对于 WHO Ⅲ 级患者术后放疗后需考虑化疗治疗。

2. 室管膜瘤靶区勾画及剂量　不管病理分级如何，无脑脊液播散情况下，推荐局部放疗。

（1）局部靶区的限定：研究显示在切除范围外扩大 1 ~ 2cm 是安全有效的[1]。Merchant 等报道了一项前瞻性 Ⅱ 期临床试验，受试者接受手术及术后三维适形放疗（3D-CRT）。CTV 定义为肿瘤或者瘤床边缘外放 1cm，PTV 为 CTV 外放 0.5cm。总剂量为 54.0Gy 或 59.4Gy，获得良好的疗效，7 年的局部控制率、无事件发生生存率（EFS）和总生存率分别为 87.3%、69.1% 和 81.0%，该研究也显示了放疗的不良反应，CRT 与常规放疗相比显著降低了认知功能的损伤[2]。

（2）局部野照射：远离室管膜腔的原发于颅内的室管膜瘤根据术前和术后的影像（通常用 MRI 的增强 T_1 和 FLAIR/T_2）来限定颅内肿瘤的靶区范围，GTV 是术前肿瘤的边缘和术后显示的所有异常区域，CTV = GTV+1 ~ 2cm 给予照射剂量 54.0 ~ 59.4Gy，1.8 ~ 2.0Gy/F。

（何　侠）

参考文献

[1] Merchant TE，Li C，Xiong X，et al.Conformal radiation therapy after surgery for pediatric ependymoma : a prospective study[J].Lancet Oncol，2009，10（3）: 258–266.

[2] Conklin HM，C Li C，X Xiong X.Predicting change in academic abilities after conformal radiation therapy for localized ependymoma[J].Journal of Clinical Oncology，2008，26（24）: 3965–3970.

病例53　第四脑室室管膜瘤的治疗（一）

一、病历摘要

患者：女性，36 岁，确诊"第四脑室室管膜瘤"。

现病史：患者于 2013 年底闻异味时出现呕吐，呕吐物为胃内容物。当地医院给予保守治疗后症状稍好转。2014 年 1 月出现活动时头晕，自觉稍晕，马上好转。2014 年 5 月初因反复呕吐至当地医院查胃镜、CT 未见明显异常。查 MRI 提示第四脑室占位，

T_1 相呈等信号，T_2 相呈高信号。2014 年 5 月 20 日在我院脑外科行脑肿瘤切除术，术中见灰白色肿瘤组织，质地烂，血供一般，包膜完整，自第四脑室向右侧生长至桥小脑角区，显微镜下留取病理后行分块切除术，肿瘤组织与周围组织无明显粘连，全切肿瘤。术后病理：（第四脑室）室管膜瘤；免疫病理：瘤细胞 GFAP、CD56、S-100、Nestin（+）、EMA 少量散在阳性、Ki-67 阳性（10%）、CK、Vimentin 均阴性。患者自发病以来，头晕，恶心呕吐，无步态不稳，无视物模糊，无面部麻木等不适，饮食睡眠稍差。

既往史、个人史、家族史均无特殊。

查体：患者一般状态良好，生命体征平稳。

神经系统检查：语言清晰，思维力、判断力、定向力、记忆力及计算能力正常，双侧肢体肌力正常，生理反射存在，病历反射未引出。

实验室与辅助检查：血常规、肝肾功能正常。

术后三天内 MRI、头颅 CT（2014-05-22）示：第四脑室室管膜瘤术后改变。

术后一周头颅 CT（2014-05-29）示：第四脑室室管膜瘤术后改变（少量出血），较前片（2014-05-22）相似。

二、病例特点

本例患者为 36 岁青年女性，头晕、恶心呕吐、颅内压增高表现就诊，考虑颅内占位，查 MRI：第四脑室占位，手术治疗切除肿瘤减轻负荷，术后病理提示室管膜瘤。术后辅助行放疗治疗。

三、专家（主任医师）分析

室管膜瘤好发于儿童，但成人室管膜瘤好发于脊髓和幕下。室管膜瘤首选手术治疗，一是减缓患者症状，二是减轻肿瘤负荷。该患者为幕下第四脑室占位，病灶的存在影响脑脊液循环，产生颅内压增高表现，手术后患者症状缓解。手术切除程度是影响预后的主要因素，患者为后颅窝病灶，位于脑室内，脑脊液播散概率大，故给予全脑全脊髓放疗。

四、治疗过程

1. 治疗方案　手术联合术后辅助放疗。

2. 手术治疗　第四脑室肿瘤切除术，术中见灰白色肿瘤组织，质地烂，血供一般，包膜完整，自第四脑室向右侧生长至桥小脑角区，显微镜下留取病理后行分块切除术，肿瘤组织与周围组织无明显粘连，全切肿瘤。术后病理示：（第四脑室）室管膜

瘤；免疫病理：瘤细胞 GFAP、CD56、S-100、Nestin 阳性、EMA 少量散在阳性、Ki-67
阳性（10%）、CK、Vimentin 均阴性。

3．放疗治疗

（1）定位：采用真空负压垫加头部固定装置（头部固定底板＋头枕）的定位方法，
患者仰卧，CT 下扫描患者。层厚 3mm。

（2）靶区勾画：勾画全脑及全脊髓，分三段全脑 5 野＋颈胸髓 4 野＋胸腰髓 4 野（病
例 53 图 1）。

（3）放射技术及剂量处方：调强放疗，全脑全脊髓调强放疗 34.2Gy/19F，第四脑室
局部加量 DT 20Gy/10F。

（4）计划评估：95% 的处方剂量包含 100% 靶区。

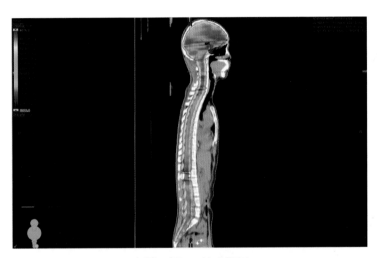

病例53图1　放疗靶区

五、随访及处理意见

2014 年 7 月 7 日（术后 1 个月）颅脑＋全脊柱 MRI 示：①室管膜瘤术后改变，局
部术区积液（病例 53 图 2）；②颈椎退变，$C_3 \sim C_4$ 椎间盘突出；③胸椎腰椎轻度退变。

2014 年 8 月 25 日（术后 3 个月）头颈胸腰椎 MRI 示：①室管膜瘤术后改变，局
部术区积液，与前片（2014-07-07）相比大致相仿（病例 53 图 3）；②颈椎退变，$C_3 \sim$
C_4 椎间盘突出；③胸椎腰椎轻度退变，T_{10} 黄韧带增厚。

2015 年 3 月 10 日（术后 1 年）颅脑 MRI 平扫＋增强示：室管膜瘤术后改变，较前
片（2014-08-25）大致相仿。

2016 年 3 月 25 日（术后 2 年）MRI 平扫＋增强示：室管膜瘤术后改变，与老片
（2015-03-10）相仿。

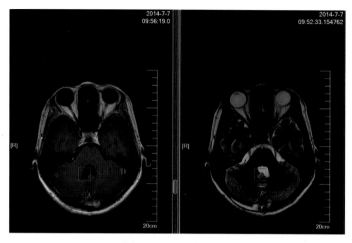

病例53图2　颅脑MRI

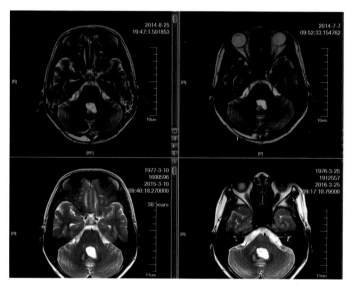

病例53图3　颅脑MRI

六、相关知识点

1. 室管膜瘤病理特征　细胞密度中等，核形态单一，圆形或卵圆形，核分裂象罕见或缺如，可见血管周围假菊形团和室管膜菊形团。大部分室管膜瘤细胞表达 GFAP 和 EMA，明显的 GFAP 反应常见于血管周围假菊形团，EMA 点状阳性沿室管膜菊形团腔面分布。大部分室管膜瘤不表达神经抗原[1]。

2. 全脑全脊髓调强放疗　传统外照方案靶区剂量不均匀，且容易产生冷点。野调强方案比传统外照方案有较好靶区剂量的均匀性适形度。对脊髓的照射传统外照方案采用垂直野照射，而调强方案采用多个野照射，受射野设置因素的影响，正常器官的受照情况优于传统放疗。同时患者仰卧，头部和体部双固定，和传统外照射相比，不容易出现头部、脊髓相反反向位移的可能，可以减少摆位误差，提高治疗精度[2]。

（何　侠）

参考文献

[1] Merchant TE，Li C，Xiong X，et al.Conformal radiation therapy after surgery for pediatric ependymoma：a prospective study[J].Lancet Oncol，2009，10（3）：258-266.

[2] Conklin HM，C Li C，X Xiong X.Predicting change in academic abilities after conformal radiation therapy for localized ependymoma[J].Journal of Clinical Oncology，2008，26（24）：3965-3970.

病例54　第四脑室室管膜瘤的治疗（二）

一、病历摘要

患者：女性，27岁，确诊"第四脑室室管膜瘤术后（WHO Ⅱ级）"。

现病史：患者于2017年4月因"颈部不适伴四肢麻木、乏力1年余，呕吐、步态不稳1周"在当地医院行颅脑MRI检查示：第四脑室不规则异常肿块，大小约3.1cm×2.6cm×3.9cm，与延髓分界不清，向下延伸入椎管，内见多发囊性信号，增强后不均匀强化。2017年4月1日在上海某医院行第四脑室肿瘤切除术，术中见肿瘤起源于延髓背侧第四脑室底部，予以近全切除（第四脑室底部粘连紧密，残留一薄层肿瘤组织）。术后病理示：室管膜瘤（WHO Ⅱ级），免疫组化：GFAP（+），IDH1（-），ATRX（+），NeuN（-），EMA（+），OLIG-2（-），P53（-），CD34（-），Ki-67（2%+）。术后患者四肢远端仍轻微麻木感，颈部不适、头晕呕吐及步态不稳均有好转。术后8周转入放疗科。患者自发病以来，胃纳、睡眠可。

既往史、个人史、家族史均无特殊。

查体：患者一般状态良好，生命体征正常，营养评估正常。

神经系统检查：神清。思维力、判断力、定向力正常。双侧肢体肌力Ⅴ级，闭目难立征（+）。

实验室与辅助检查：血常规、肝肾功能、离子五项均无异常，营养状态良好。

术后复查颅脑 MRI 示（2017-05-19，病例 54 图 2）：第四脑室术后改变；脊髓 MRI 示（2017-05-22）：颈胸髓、腰骶髓表面均见少量强化，建议随访。进一步行脑脊液找脱落细胞（2017-05-26）：（脑脊液）镜下见少量淋巴细胞，单核细胞，恶性证据不足。

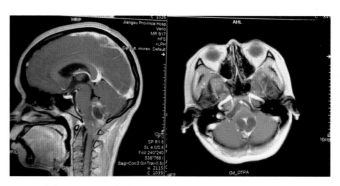

病例54图1　术前MRI（T₁增强，2017-02-07）

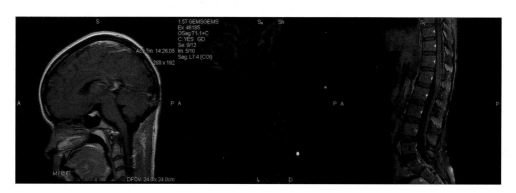

病例54图2　放疗前复查MRI（T₁增强，2017-05-19）

二、病例特点

本例患者为 27 岁的青年女性，颅脑 MRI 示第四脑室质地不均肿瘤，肿瘤内见多发囊变，有不均匀强化，符合室管膜瘤影像学特点。术后病理也支持该诊断。患者肿瘤起源于第四脑室底部，尽最大安全范围切除后，仍残留一薄层肿瘤。术后 8 周颅脑 MRI、脊髓 MRI、脑脊液检查，均未见肿瘤播散转移。

三、专家（主任医师）分析

室管膜肿瘤是来源于脑室与脊髓中央管的室管膜细胞或脑内白质室管膜细胞巢的中枢神经系统肿瘤，70% 颅内室管膜瘤来源于幕下。手术切除是首选治疗方法，回顾性病例分析证实，术后肿瘤残留大小是最主要的负面预后因素。幕上室管膜瘤一般能做到全切除，而幕下室管膜瘤因肿瘤的起源部位与第四脑室底、延髓密切相关，很难达到全切。该患者术中有残留一薄层肿瘤组织，有不良预后因素。根据 NCCN 推荐，建议术后辅助放疗。该患者术后颅脑 MRI、脊髓 MRI、脑脊液找脱落细胞，无明确肿瘤播散转移证据。建议以局部放疗为主。

四、治疗过程

1. 放射治疗

（1）CT 模拟定位：仰卧位，双上肢置体侧，增强扫描范围：颅顶至 C_4 椎体，扫描层距 2.5mm。

（2）CT-MRI 图像融合靶区勾画（病例 54 图 3）：将 CT 定位图像与放疗前 MR 的 T_1+C/T_2 FLAIR 图像融合。GTV：T_1+C 显示的强化区域和手术残腔；CTV1：GTV 外扩 1cm；CTV2：GTV 外扩 2cm，各靶区要在脑干、眼眶、骨及解剖屏障处回收，CTV1、CTV2 分别外放 3mm，形成 PTV1 及 PTV2。

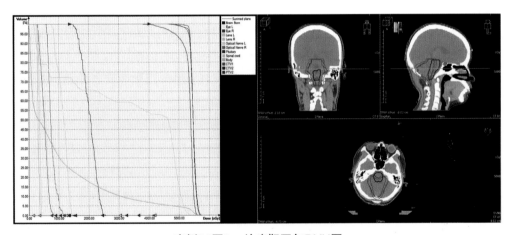

病例54图3　放疗靶区与DVH图

（3）放疗技术与处方剂量、要害器官限制：采用调强计划；处方剂量：PTV1：DT 54Gy/27F，PTV2：DT 40Gy/20F。危及器官受量限制为：脑干 Dmax ＜ 54Gy，视交叉 Dmax ＜ 54Gy，左侧视神经：Dmax ＜ 54Gy，双侧晶体 Dmax ＜ 2Gy。

（4）计划评估：95% 的处方剂量包含 98% 靶区。

2. 治疗中的不良反应与处理　局部放疗过程中稍有头晕，四肢麻木感同前。无其他新增不适（病例 54 图 4）。

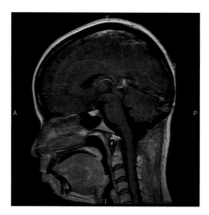

病例54图4　放疗期间复查MRI（T₁增强）

五、随访与处理意见

建议第一年每隔3个月复查，第二年每隔4～6个月复查，之后每6～12个月复查。

六、经验分享

1. 室管膜瘤（WHO Ⅱ级）手术切除是首选的治疗方法，对于手术全切患者，可予以密切随访观察；但对于有肿瘤残留患者，建议行放疗。

2. 对于室管膜瘤（WHO Ⅱ级）术后行放疗患者，放疗前需完善颅脑 MRI、脊髓MRI，必要时需行腰穿脑脊液找脱落细胞，若以上检查均为阴性结果，则行局部放疗；若有播散转移证据，则需行全脑全脊髓放疗＋局部肿瘤推量照射。

七、相关知识点

1. 室管膜瘤放疗的作用　手术是室管膜肿瘤的首选治疗方法。决定患者手术切除肿瘤后是否需要放疗还没有确定的标准。历史对照研究表明，相当一部分患者采用放射治疗后的存活时间得到明显提高。Rodriguez 等对 SEER 数据库共 2408 例室管膜瘤病例做了分析[1]，放射治疗 10 年生存率达到 50% 以上，显示未全切的室管膜瘤放射治疗有生存获益。NCCN 指南也推荐对于术中全切室管膜瘤（WHO Ⅱ级）患者术后可予以密切随访，而术中有残留患者则推荐术后辅助放射治疗。该例患者术中有残留，故予以局部辅助化疗。

2. 室管膜瘤（WHO Ⅱ级）放疗的范围　其放疗范围一直有争议。病变同时原发于脑和脊髓的概率相对较低。对没有出现远隔转移病灶的患者（即颅脑 MRI、脊髓 MRI、脑脊液均阴性）全脑全脊髓照射并无优势。Swanson 等报道了接受术后放疗的 44 例患者复发的状况，有 95% 复发在瘤床区，仅有 5% 出现脊髓播散，Vanuytsel 等回顾性分析了 93 例患者接受术后放疗，发现绝大部分死亡原因仍是原位复发，扩大野照射并没有提高无进展生存，故不推荐。另有研究者认为，采用局部放射治疗后的患者具有更好的智力和语言能力，肌肉骨骼系统反应迟缓和垂体功能紊乱等不良反应减少。但如有肿瘤播散转移，则推荐行全脑全脊髓放疗＋局部肿瘤推量[2]。

3. 室管膜瘤（WHO Ⅱ级）局部野照射靶区设计及剂量　放疗靶区设计根据术前和术后的影像（通常用 MRI 的增强 T_1 和 FLAIR/T_2）来限定照射范围，GTV 是术前肿瘤的边缘和术后显示的所有异常区域，CTV = GTV+1 ~ 2cm。给予照射剂量 54.0 ~ 59.4Gy，1.8 ~ 2.0Gy/F。该患者因疾病下缘已达颈髓，故最终治疗剂量参考了脊髓室管膜瘤，最终达到 54Gy/27F。

（倪春霞　盛晓芳）

参考文献

[1] Rodriguez D，Cheung MC，Housri N，et al.Outcomes of malignant CNS ependymomas：an examination of 2408 cases through the Surveillance，Epidemiology，and END Results（SEER）database（1973-2005）[J].J Surg Res，2009，156（2）：340-351.

[2] Swanson EL，Amdur RJ，Morris CG，et al.Intracraninal ependymomas treated with radiotherapy：long-term results from a single institution[J].J Neurooncol，2011，102（3）：451-457.

病例55　第四脑室室管膜瘤V-P分流的治疗

一、病历摘要

患者：男性，27 岁，确诊"第四脑室室管膜瘤"。

现病史：患者于 2013 年 10 月出现头晕，间断性恶心、呕吐症状，蹲位加重，休息直立后稍好转，未予重视。同时患者有颈部疼痛，转头受限，伴双上肢手掌麻木，右手较重。平日吞咽较硬食物有颈部疼痛感。2014 年 7 月 14 日于我院行颅脑 MRI 示（病例 55 图 1）：第四脑室内有一锥形占位，5cm×5cm×10cm，T_1 低信号，瘤内可见低信号斑点，T_2 稍高信号，瘤内可见明显高信号斑点；正常小脑明显受压后移；脑干明显受压前移，肿瘤延伸至 C_4 ~ C_5 椎间盘；下方未见明显脊髓空洞症。2014 年 7 月 28 日于我院神经外科行颅内肿瘤切除术，术中见：肿瘤部分突出于小脑蚓部表面，并沿延髓背侧向下至第 3 颈髓背侧。肿瘤呈鱼肉状，质软，血供丰富，上下长径约 10cm，与周围组织分界不清。镜下肿瘤清除彻底。术后病理示：（第四脑室）室管膜瘤（WHO Ⅱ级）；免疫病理：瘤细胞 GFAP、S-100、Vimentin、Nestin 均阳性，Ki-67 阳性（5%），EMA 阴性。2014 年 11 月 3 日因脑积水伴高热至我院神经外科行 V-P 分流术，并于 2015 年 2 月 17 日行皮下组织探查术，更换分流管阀门，术后行抗感染治疗后好转出院。于 2015 年 5 月 25 日复查颅脑＋脊椎增强 MRI 提示第四脑室室管术后改变；脑积水 V-P 分流术后改变；脊柱骨质未见明显异常。自发病以来，患者头晕、恶心、呕吐症状明显，行走欠稳，饮食睡眠差。

既往史、个人史、家族史均无特殊。

查体：患者一般状态差，生命体征平稳。

神经系统检查：语言清晰，思维力、判断力、定向力正常，记忆力及计算力正常。双上肢感觉异常，双侧肢体肌力 Ⅴ 级，余神经系统查体未见异常。

实验室与辅助检查：血常规、肝肾功能无异常。

术前 MRI 提示：第四脑室区域占位性病变，考虑室管膜瘤或髓母细胞瘤可能，累及颈髓上段，伴幕上脑积水，颈椎轻度退变。

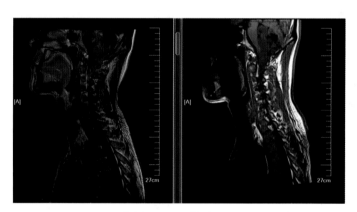

病例55图1　颅脑MRI

二、病例特点

本例患者为 27 岁青年男性，第四脑室内室管膜瘤，肿瘤延伸至 $C_4 \sim C_5$ 椎间盘。行颅内肿瘤切除术，并 V-P 分流术。

三、专家（主任医师）分析

成人室管膜瘤发病率低，同时发生于脑室及脊髓概率更低。该患者病灶原发于幕下向脊髓延伸。术后病理提示室管膜瘤 WHO Ⅱ 型。尽管 WHO Ⅱ 术后放疗范围常有争议，但该患者原发于脑室和脊髓，术后放疗应考虑全脑全脊髓。调强放疗技术可精确的对术后瘤床进行局部推量。

四、治疗过程

1. 治疗方案　手术治疗联合术后辅助放疗。

2. 手术治疗　颅内肿瘤切除术，术中见：肿瘤部分突出于小脑蚓部表面，并沿延髓背侧向下至第 3 颈髓背侧。肿瘤呈鱼肉状，质软，血供丰富，上下长径约 10cm，与周围组织分界不清。镜下肿瘤清除彻底。

3. 病理检查　术后病理：第四脑室室管膜瘤（WHO Ⅱ 级）；免疫病理：瘤细胞 GFAP、S-100、Vimentin、Nestin 均阳性，Ki-67 阳性（5%），EMA 阴性。

4. 放射治疗

（1）定位：采用真空负压垫加头部固定装置（头部固定底板＋头枕）的定位方法，患者仰卧，CT 下扫描患者。层厚 3mm。

（2）靶区勾画：勾画全脑及全脊髓，分三段全脑 5 野＋颈胸髓 4 野＋胸腰髓 4 野（病例 55 图 2）。

（3）放射技术及剂量处方：调强放疗，全脑全脊髓调强放疗 36Gy/18F，后颅窝加量 18Gy/9F，颈髓加量 14Gy/7F。

（4）计划评估：95% 的处方剂量包含 100% 靶区。

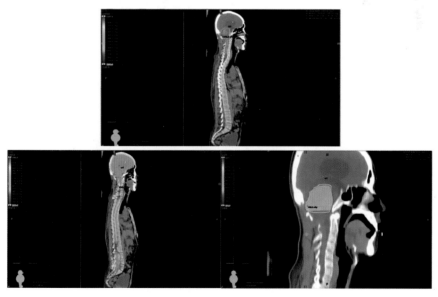

病例55图2　治疗靶区

五、随访及处理意见

2014 年 8 月 5 日（术后 1 个月）颅脑平扫＋增强、上颈部平扫 MRI 示：第四脑室区域占位术后改变，幕上脑积水，颈髓边缘轻度水肿（病例 55 图 3）。

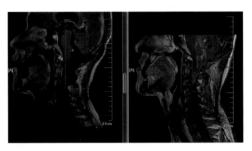

病例55图3　颅脑平扫＋增强、上颈部平扫MRI

2014 年 9 月 11 日（术后 2 个月）颅脑＋胸平扫 CT 示：①第四脑室区占位术后改变；②两侧胸腔积液伴两下肺膨胀不全。

2014 年 10 月 22 日（术后 3 个月）颅脑＋脊柱 CT 平扫示：第四脑室区占位术后改变，脑积水，颈部 CT 未见明显异常。

2014 年 11 月 2 日（术后 4 个月）颅脑 CT 平扫示：室管膜瘤术后改变，脑积水。

2014 年 12 月 3 日（术后 5 个月）颅脑 CT 平扫示：室管膜瘤术后，V-P 术后改变。

2014 年 12 月 12 日（术后 5 个月）颅脑 CT 平扫示：室管膜瘤术后，V-P 引流术后改变（病例 55 图 4）。

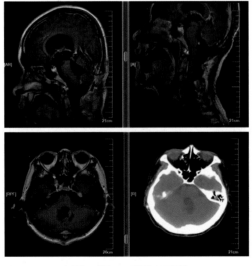

病例55图4　颅脑CT平扫

2016 年 5 月 22 日（放疗后 1 年）颅脑 MRI 平扫、全脊柱 MRI 平扫＋增强示：第四脑室室管膜瘤术后改变，幕上脑积水；双侧侧脑室后角旁脑白质间质性水肿，双侧筛窦黏膜下小囊肿。$C_5 \sim C_6$ PNP，颈胸腰椎轻度退变（病例 55 图 5）。

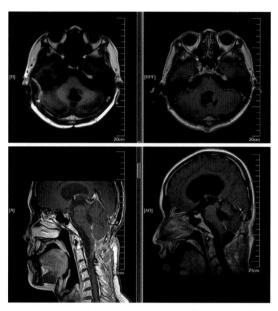

病例55图5　颅脑MRI平扫、全脊柱MRI平扫＋增强

六、经验分享

患者出现脑脊液梗阻，可先行引流术，术后行放疗治疗，可能是更安全可靠的方式。

七、相关知识点

1. 幕下室管膜瘤　患者病程较长，平均 10 ~ 14 个月。主要表现为发作性恶心、呕吐（60% ~ 80%）与头痛（60% ~ 70%），以后可出现走路不稳（30% ~ 60%）、眩晕（13%）与言语障碍（10%）。体征主要为小脑性共济失调（70%）、视盘水肿（72%）、脑神经障碍（20% ~ 36%）与腱反射异常（23%）。步态异常为其最常见的症状。年龄大者预后稍佳，15 岁以上患者平均生存期达 4.3 ~ 6.0 年。复发后肿瘤可出现恶性变，预后较差[1, 2]。

2. 室管膜瘤全脑全脊髓放疗后局部推量　全脑全脊髓照射：全脑包括硬脑膜以内的区域，全脊髓上起第一颈髓、下至尾椎硬膜囊，全脑全脊髓照射总剂量 36Gy，1.8 ~ 2.0 Gy/F，后续颅内病灶区缩野局部追加剂量至 54.0 ~ 59.4Gy，脊髓病灶区追加剂量至 45Gy[3]。

（何　侠）

参考文献

[1] Horn B，Heideman R，Geyer R，et al.A multi-institutional retrospective study of intracranial ependymoma in children：identification of risk factors[J].J Pediatr Hematol Oncol，1999，21（3）：203-211.

[2] Pollack IF，Gerszten PC，Martinez AJ，et al.Intracranial ependymomas of childhood：long-term outcome and prognostic factors[J].Neurosurgery，1995，37（4）：655-666.

[3] Gornet MK，Buckner JC，Marks RS，et al.Chemotherapy for advanced CNS ependymoma[J].J Neurooncol，1999，45（1）：61-67.

病例56　左顶叶室管膜瘤Ⅲ级术后放化疗后复发的治疗

一、病历摘要

患者：男性，43岁，确诊"左顶叶室管膜瘤"。

现病史：患者于2016年7月无明显诱因出现右侧肢体麻木，无肢体疼痛、抽搐等不适，当时未予以重视，在家休息后症状无明显缓解。2016年8月患者出现右侧肢体乏力，表现为上肢持物不稳，下肢行走无力。遂至当地医院就诊，行头颅MRI检查示左顶占位性病变。门诊拟"左顶叶占位"收入脑外科。入院后于2016年8月16日全麻下行"左顶肿瘤切除术"，术后病理：（左顶叶）结合免疫组化结果，考虑为间变性室管膜瘤。免疫病理：瘤细胞S100（＋），NSE（＋），OLIG-2（＋），EGFR（＋），Ki-67（＋70%），GFAP（－），P53（－），Vimentin（－），IDH-1（－），MGMT（－），EMA（－），CD34（－）。2016年9月2日收入放疗科行放化疗。患者自发病以来，右侧肢体麻木，乏力，上肢持物不稳，下肢行走无力，行走欠稳，饮食、睡眠差。

既往史、个人史、家族史均无特殊。

查体：患者一般状态差，生命体征正常。

神经系统检查：语言清晰，思维力、判断力、定向力正常，记忆力及计算力正常。右侧肢体感觉异常，右侧肢体肌力Ⅳ级，余神经系统查体未见异常。

实验室与辅助检查：血常规、肝肾功能无异常。

术前颅脑 MRI 示（2016-08-09，病例 56 图 1）：左顶叶示一不规则 T_1 稍低信号 T_2 稍高信号影，大小约 33mm×19mm，邻近可见大面积水肿。

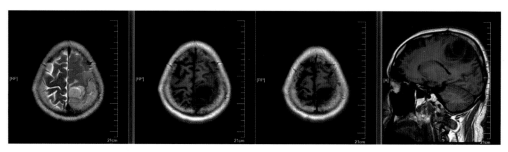

病例56图1　术前颅脑MRI

二、病例特点

本例患者为 43 岁中年男性，左顶叶间变性室管膜瘤（WHO Ⅲ级）。术后行放化疗同步治疗。

三、专家分析

发生于脑实质内的室管膜瘤是由胚胎残余的室管膜静止细胞所构成的肿瘤，与脑室内室管膜瘤相比，其发生率较低，且发生于幕上较幕下多见。该患者左顶叶病变 WHO Ⅲ级，恶性程度相对高，术后辅助放疗是标准的治疗方式，是否行化疗结论不一。有研究显示在化疗失败的患者中使用替莫唑胺取得了一定的疗效。该患者 MGMT（酶？组化检测？）阴性，行替莫唑胺同步化疗，或可受益。该患者 EGFR 阳性、Ki-67（+70%）阳性，该免疫组化结果或可以作为预后评判指标。

四、治疗过程

1. 治疗方案　手术联合术后放化综合治疗。

2. 手术治疗　左顶肿瘤切除术，显微镜下切除部分脑组织，分块切除肿瘤组织，瘤腔止血严密，速止纱填塞。术后病理：（左顶叶）结合免疫组化结果，考虑为间变性室管膜瘤。免疫病理：瘤细胞 S100（+），NSE（+），OLIG-2（+），EGFR（+），Ki-67（+70%），GFAP（-），P53（-），Vimentin（-），IDH-1（-），MGMT（-），EMA（-），CD34（-）。

3. 放疗治疗

（1）CT 模拟定位：仰卧位，头部固定底板＋头枕头模固定，增强扫描范围：颅顶至 C_4，扫描层距、层厚为 3mm/3mm。

（2）靶区勾画：GTV：T_1+C 显示的强化区域和手术残腔；CTV1：GTV 外扩 1cm，避开重要结构（病例 56 图 2）。

（3）放疗技术与处方剂量、要害器官限制：采用 IMRT 技术设计调强计划；处方剂量：CTV1：60Gy/30F，CTV2 46Gy/23F。

（4）计划评估：95% 的处方剂量包含 100% 靶区。

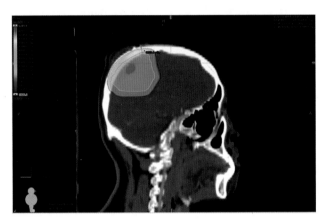

病例56图2　放疗靶区

五、随访及处理意见

2016 年 9 月 14 日（术后 1 个月）颅脑 CT 平扫示：左侧颅脑术后改变，左顶叶软化灶，气颅。

2016 年 10 月 22 日（术后 2 个月）颅脑 MRI 平扫＋增强示：左侧顶叶占位术后改变，术区见片状长 T_1 长 T_2 信号影，DWI 呈低信号，增强扫描可见边缘强化（病例 56 图 3）。患者突发右侧肢体抽搐伴意识障碍 30 分钟余。2016 年 11 月 9 日、2016 年 12 月 6 日、2017 年 1 月 5 日、2017 年 1 月 18 日继续"替莫唑胺 300mg"同步化疗。

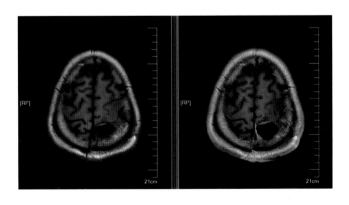

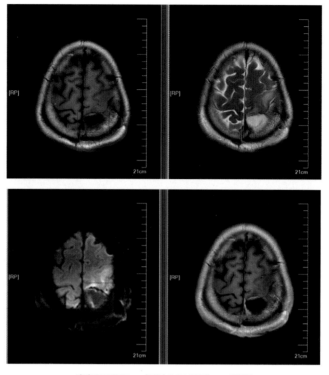

病例56图3　颅脑MRI平扫＋增强

2016年12月22日（术后4个月）颅脑MRI平扫＋增强示：左顶叶占位术后改变，左侧额顶叶及胼胝体体部肿瘤侵犯可能；术区异常强化灶，较前（2016-10-22）范围增大，多考虑放射性脑损伤，结合临床，建议复查（病例56图4）。

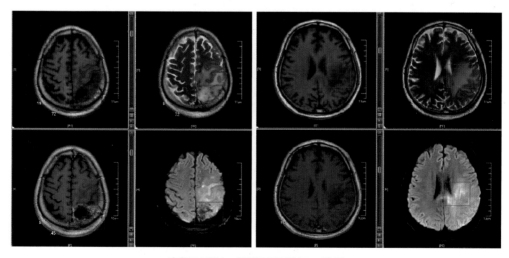

病例56图4　颅脑MRI平扫＋增强

2017年1月14日（术后半年）颅脑MRI平扫示：左侧顶叶室管膜瘤术后改变，左侧颞顶叶及胼胝体体部异常信号，较前（2016-12-22）范围稍增大，MRS提示肿瘤浸润或复发可能大，建议随访。

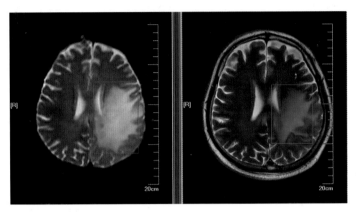

病例56图5　复查颅脑MRI（2017-01-14）

2017年2月19日复查颅脑MRI示：左侧顶叶室管膜瘤术后改变，左侧颞顶叶及胼胝体体部异常信号，较前（2017-01-14）范围增大，病灶增多。考虑复发。2017年3月14日予行全身化疗，方案"伊立替康200mg d1-d2"。

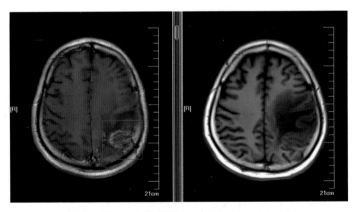

病例56图6　复查颅脑MRI（2017-02-19）

2017年3月23日突然昏睡，复查颅脑MRI平扫示：左侧顶叶室管膜瘤术后改变，左侧半卵圆中心区、顶叶异常信号，病灶较前（2017-02-19）强化范围略缩小，左颞叶病灶范围较前增大，新发胼胝体压部异常信号。予脱水抗癫痫治疗后（2017-03-27）意识较前有所好转，神志精神可，言语障碍，目前仍于治疗中。

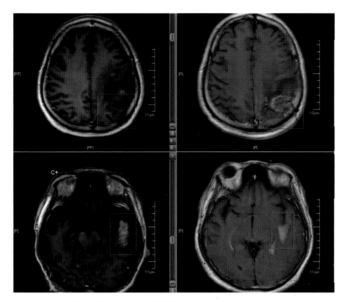

病例56图7　复查颅脑MRI（2017-03-23）

六、经验分享

术后辅助治疗后复发的患者，更换化疗方案化疗或能有效。假性进展通常发生在同期放化疗后的 3～6 个月，动态观察 MRI 或行功能成像检查，综合分析判断，并与复发、放射性坏死相鉴别。

七、相关知识点

1. 室管膜瘤分子生物学　目前发现室管膜瘤病理分级和患者预后不一定相关，而近年来室管膜瘤的分子生物学研究的预后评价有相当程度的进展。已有文献提出表皮生长因子受体（EGFR）可能作为评判室管膜瘤预后的指标。Senetta 等[1]研究选择了 22 例 WHO Ⅱ级及Ⅲ级的室管膜瘤患者作为检测对象，以免疫组化作为检测手段，发现 EGFR 表达阳性的患者总体生存期较表达阴性的患者短，因此认为，EGFR 可能作为室管膜瘤评判预后的检测项目，并发现 EGFR 和陷窝蛋白 -1（Cav-1）皆为过表达的室管膜瘤患者亚型的总生存期及无进展生存期明显较差，然而另有研究得出了相反的结果，发现 EGFR 阳性的室管膜瘤患者预后较好[2]，提示了目前 EGFR 在室管膜瘤中的作用机制及对预后的影响仍有待验证。核仁素定位于细胞核，在肝癌、前列腺癌等肿瘤细胞中皆可被检测到[3]，同样有研究提示核仁素过表达室管膜瘤预后较差。除了上述提及的标志物以外，近日加拿大的儿童脑肿瘤中心指出，Zeste 基因增强子同源物（EZH2）的表达明确影响了儿童室管膜瘤的预后。然而上述研究局限于样本量及单个部位，并不能很好体现室管膜瘤整体的预后[4]。

2. 室管膜后术后局部放疗　远离室管膜腔的原发于颅内的室管膜瘤根据术前和术后的影像（通常用 MRI 的增强 T_1 和 FLAIR/T_2）来限定颅内肿瘤的靶区范围，GTV 是术前肿瘤的边缘和术后显示的所有异常区域，CTV = GTV + 1 ~ 2cm，给予照射剂量 54.0 ~ 59.4Gy，1.8 ~ 2.0Gy/F。

（何　侠）

参考文献

[1] Senetta R，Miracco C，Lanzafame S，et al.Epidermal growth factor receptor and caveolin-1 coexpression identifies adult supratentorial ependymomas with rapid unfavorable outcomes[J].Neuro Oncol，2011，13（2）：176-183.

[2] Modena P，Buttarelli FR，Miceli R，et al.Predictors of outcome in an AIEOP series of childhood ependymomas：a multifactorial analysis[J].Neuro Oncol，2012，14（11）：1346-1356.

[3] Xu Z，Joshi N，Agarwal A，et al.Knocking down nucleolin expression in gliomas inhibits tumor growth and induces cell cycle arrest[J].J Neurooncol，2012，108（1）：59-67.

[4] Li AM，Dunham C，Tabori U，et al.EZH2 expression is a prognostic factor in childhood intracranial ependymoma：a canadian pediatric brain tumor consortium study[J].Cancer，2015，121（9）：1499-1507.

病例57　第四脑室间变性室管膜瘤的治疗

一、病历摘要

患者：男性，33 岁，确诊"第四脑室间变性室管膜瘤术后（WHO Ⅲ级）"。

现病史：患者于 2017 年 3 月因"头痛 2 个月，加重 1 周"在当地医院查颅脑 MRI 示（病例 57 图 1）：小脑蚓部占位性病灶，不规则混合 T_1、T_2 软组织信号；增强扫描肿块呈不均匀强化，考虑胶质瘤可能。2017 年 3 月 29 日在上海某医院行第四脑室肿瘤切除术。术中见肿瘤充满第四脑室，有假包膜，与脑干粘连，推压并包绕双侧椎动脉，肿瘤血供丰富，质软，鱼肉样，先分块切除肿瘤，然后分离肿瘤边界并将肿瘤全切除。

术后病理示：（第四脑室）间变性室管膜瘤（WHO Ⅲ级），免疫组化：GFAP（＋），Syn（－），Nestin（－），NeuN（－），EMA（点状＋），OLIG-2（－），P53（－），MIB-1（8%）。术后患者有时有头晕，无其他不适。术后 8 周转入放疗科。患者自发病以来，胃纳、睡眠均可。

既往史：既往 25 年前曾因心脏脂肪瘤行手术治疗，有慢性乙肝病史十余年。

查体：患者一般状态良好，生命体征正常，营养评估正常。

神经系统检查：神清。思维力、判断力、定向力正常。双侧肢体肌力Ⅴ级，闭目难立征（＋）。

实验室与辅助检查：血常规、肝肾功能、离子五项均无异常，营养状态良好。

术后复查颅脑 MRI 示（2017-04-26）：第四脑室室管膜瘤术后改变；脊髓 MRI（2017-04-27，病例 57 图 2）示：延颈髓表面条状强化影，考虑第四脑室肿瘤脑脊液播散可能。

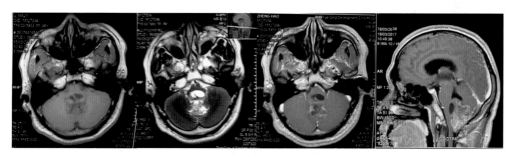

病例57图1　术前MRI（2017-03-18）

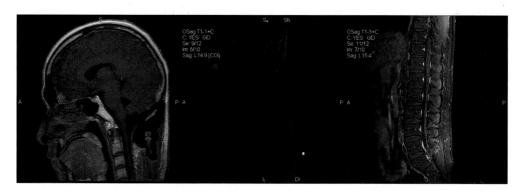

病例57图2　放疗前复查MRI（T_1增强，2017-04-27）

二、病例特点

本例患者为 33 岁的青年男性，颅脑 MRI 提示小脑蚓部肿瘤。术后病理为间变性室管膜瘤（WHO Ⅲ级）。患者肿瘤术中全切。但患者术后脊髓 MRI 提示延颈髓异常强化灶，考虑播散转移。

三、专家（主任医师）分析

患者"第四脑室间变性室管膜瘤 脑脊液播散转移"诊断基本明确。对于间变性室管膜瘤（WHO Ⅲ级）术后辅助放疗已成为标准治疗。但对于该疾病放疗范围仍有争议，可选择局部放疗或全脑全脊髓照射。对于该例患者脊髓 MRI 提示有转移播散，必须行全脑全脊髓放疗＋局部推量。该例患者既往有心脏脂肪瘤手术病史和慢性乙肝病史，全脑全脊髓放疗时需注意心脏和肝脏的保护。

四、治疗过程

1. 放射治疗

（1）全脑全脊髓 CT 模拟定位：俯卧位，船形枕，身垫 10cm 厚泡沫垫，下颌尽量下收，使颈部与躯干尽量成一平面，外眦外耳孔连线垂直治疗床面，面罩固定。双上肢置体侧。扫描范围：颅顶至骶椎下缘，扫描层距 5mm。

（2）全脑全脊髓放疗靶区的勾画（病例 57 图 3）：CT 模拟获得的影像上勾画整个全脑和全脊髓的范围，包括蛛网膜下隙，注意不要遗漏前颅窝底（筛板区）（CTV1），CTV1 外放 0.5cm 形成 PTV1。

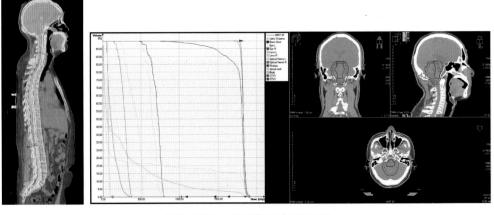

病例57图3　放疗靶区与DVH图

（3）全脑全脊髓放疗技术与处方剂量：采用 IMRT 计划；处方剂量：PTV1：DT 36Gy/20F。

（4）头颅 CT 模拟定位：仰卧位，双上肢置体侧，增强扫描范围：颅顶至 C_4 椎体，扫描层距 2.5mm。

（5）头颅 CT-MRI 图像融合靶区勾画：将 CT 定位图像与放疗中 MR 的 T_1+C/T_2 FLAIR 图像融合。GTV：T_1+C 显示的强化区域和手术残腔；CTV2：GTV 外扩 1cm，各靶区要在脑干、眼眶、骨及解剖屏障处回收，CTV2 外放 3mm，形成 PTV2。

（6）放疗技术与处方剂量：采用 VMAT 技术设计旋转调强计划；处方剂量：PTV2：DT 20Gy/10F。

（7）计划评估：95% 的处方剂量包含 98% 靶区。

2. 治疗中的不良反应与处理　患者放疗前常规相关检查提示转氨酶异常增高，肝炎门诊考虑慢性乙肝活动期，予以抗病毒和保肝治疗后，转氨酶逐渐降至正常；全脑全脊髓放疗期间有白细胞和血小板下降，予以对症处理后好转；全脑全脊髓放疗期间有吞咽哽咽感，有干咳，胸部 CT 未见炎症，未予特殊处理（病例 57 图 4）。

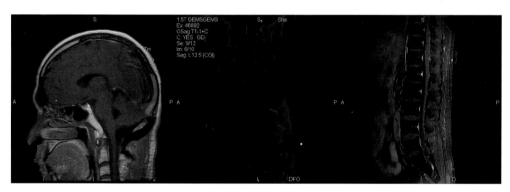

病例57图4　放疗期间复查MRI（T_1增强，2017-06-12）

五、随访与处理意见

1. 建议第一年每隔 3 个月复查，第二年每隔 4～6 个月复查，之后每 6～12 个月复查。

2. 患者为"间变性室管膜瘤（WHO Ⅲ级）术后，脑脊液播散转移"，建议予以替莫唑胺 150～200mg/m² d1-d5 化疗。

六、经验分享

1. 间变性室管膜瘤（WHO Ⅲ级）手术切除是首选治疗方法，术后必须辅助放疗。

2. 间变性室管膜瘤（WHO Ⅲ级）术后放疗，可选择局部照射或全脑全脊髓照射（CSI）。在行放疗前患者需完善颅脑 MRI、脊髓 MRI、脑脊液等相关检查，对脊髓 MRI 或 CSF 检查为阴性的患者行肿瘤局部照射；对于上述检查阳性的病例，必须行 CSI。

七、相关知识点（要点）

1. 室管膜瘤的影像学诊断　颅脑 CT 和 MRI 对室管膜瘤有诊断价值。室管膜瘤的影像学表现为肿瘤质地不均，可以出现坏死、囊变、钙化。80% 的室管膜瘤可出现坏死或囊变。约 60% 的幕下肿瘤可出现钙化。常有瘤周水肿。观察第四脑室室管膜瘤解剖结果的最佳方法是矢状位核磁共振（MRI）扫描。与常见的髓母细胞瘤不同，在 MRI 图像上，周围或一侧尤其是肿瘤上部与第四脑室顶之间可见有含脑脊液的间隙（残留脑脊液袋）。在 T_1 像上肿瘤呈低信号或等信号，出血或囊变则为高信号，钙化为低信号。增强后中度均一强化。T_2 像上肿瘤呈高或稍高信号。该患者肿瘤位于第四脑室，并且肿瘤多发囊变，增强后明显不均匀强化，应首先考虑室管膜瘤可能。

2. 室管膜瘤脑脊液播散转移　室管膜肿瘤是来源于脑室与脊髓中央管的室管膜细胞或脑内白质室管膜细胞巢的中枢神经系统肿瘤，且大部分位于幕下。故室管膜肿瘤发生脑脊液播散的概率较高。有 10% ~ 20% 的患者发生脊髓种植播散，有不低于 5% 的患者在最初得到诊断的时候就已经发生了脊髓播散。种植播散多见于第四脑室内肿瘤或间变性室管膜瘤。有报道显示，儿童患者更容易发生播散。Horn 报道 13% 的患儿（61 例）在得到确诊时就已经发生播散。Pollock 报道 22% 的患儿在得到诊断时就有软脑膜播散。故间变性室管膜瘤术后建议行颅脑 MRI、脊髓 MRI 检查，必要时行脑脊液找脱落细胞，排除肿瘤播散转移（相关 MRI 及脑脊液找脱落细胞建议手术 2 ~ 3 周后再进行，防止术后改变造成假阳性）。该患者为第四脑室间变性室管膜瘤（WHO Ⅲ级），放疗前脊髓 MRI 提示延髓后方异常灶，考虑已存在播散转移。鉴于患者播散转移的高危性，未再行脑脊液找脱落细胞，直接予以全脑全脊髓放疗 [1, 2]。

3. 室管膜瘤脑脊液播散转移照射靶区设计及剂量　全脑全脊髓照射靶区：全脑包括硬脑膜以内的区域，全脊髓上起第一颈髓、下至尾椎硬膜囊。全脑全脊髓照射总剂量 36Gy，1.8 ~ 2.0Gy/F，后续颅内病灶区缩野局部追加剂量至 54.0 ~ 59.4Gy。术后有脑脊液脊髓播散证据的，脊髓病灶可考虑增加剂量至 45Gy。该患者疾病播散转移病灶位于延髓处，该转移处在后期瘤床区肿瘤推量时一并包入。

4. 室管膜瘤的化疗　室管膜瘤同髓母细胞瘤相比更像胶质细胞肿瘤，具有化疗药物抵抗性。所以室管膜瘤的治疗原则为手术加放疗。采用化疗手段治疗室管膜瘤的作用仍有待确认。一组随机对照Ⅲ期临床试验结果表明，对于儿童后颅窝室管膜瘤患者，全脑全脊髓放疗加 PCV（洛莫司汀＋长春新碱＋泼尼松龙）联合化疗组对比单独全脑全脊髓放疗组并未延长生存。化疗在成人初发室管膜瘤辅助治疗中的作用报道不一，缺乏明确结论。对于治疗后短期内复发或年幼不宜行放疗的患者，可考虑化疗作为辅助化疗，但是疗效不肯定。对于间变性室管膜瘤（WHO Ⅲ级）患者，在手术及放疗后，可以考虑进行化疗[3]。

目前室管膜瘤化疗的资料多来源于儿童，成人室管膜瘤化疗的资料较少。室管膜瘤化疗方案的选择，目前仍有争议。推荐的化疗药物包括铂类化疗药（单药或联合用药），依托泊苷，亚硝脲类化疗药物（卡莫司汀），贝伐单抗，替莫唑胺。Gornet 等回顾性分析 1974—1993 年期间在美国 Mayo 诊所接受化疗的 16 例进展期室管膜瘤患者资料，化疗方案包括：亚硝基类方案、铂类为基础的方案或其他非亚硝脲非铂类化疗方案，客观有效率分别为 25%、67%、11%，结果显示铂类为基础的方案有效率较高。

该患者影像学提示有播散转移可能，病理为间变性室管膜瘤（WHO Ⅲ级），放疗结束后建议辅助替莫唑胺化疗。

（倪春霞　盛晓芳）

参考文献

[1] Horn B，Heideman R，Geyer R，et al.A multi-institutional retrospective study of intracranial ependymoma in children：identification of risk factors[J].J Pediatr Hematol Oncol，1999，21（3）：203-211.

[2] Pollack IF，Gerszten PC，MartinezAJ，et al.Intracranial ependymomas of childhood：long-term outcome and prognostic factors[J].Neurosurgery，1995，37（4）：655-666.

[3] Gornet MK，Buckner JC，Marks RS，et al.Chemotherapy for advanced CNS ependymoma[J].J Neurooncol，1999，45（1）：61-67.

第八章　其他

病例58　颅底脊索瘤术后碳离子放疗

一、病历摘要

患者：女性，25岁，确诊"颅底脊索瘤术后残留"。

现病史：患者因"视物模糊1个半月伴间歇性头痛"遂至上海某医院就诊，颅脑MRI增强示（2017-02-15，病例58图1）：斜坡不均质强化灶，考虑脊索瘤可能大，请结合临床及其他检查，除外斜坡骨质来源的肿瘤。颅脑CT示（2017-02-16）：斜坡后缘占位（脊索瘤？），建议手术获取病理结果。遂于2017年3月6日在该院行"经鼻蝶窦斜坡肿瘤切除术"，术后病理：（鞍区斜坡肿瘤）脊索瘤（灰白2.5cm×1.5cm×0.7cm）。2017年3月29日我院复查MRI示（病例58图2）：脊索瘤术后，鞍背占位，结合病史，考虑残留，建议结合临床。两侧咽后间隙小淋巴结，请随访。鼻旁窦炎症。患者现为下一步治疗遂至门诊。

既往史、个人史、家族史均无特殊。

查体：患者一般状态良好，生命体征正常，营养评估正常。

神经系统检查：未见异常。

实验室与辅助检查：血常规、肝肾功能、离子五项均无异常，营养状态良好。

MRI复查示（本院，2017-03-29）：脊索瘤术后，鞍背占位，结合病史，考虑残留，建议结合临床。两侧咽后间隙小淋巴结，请随访。鼻旁窦炎症。

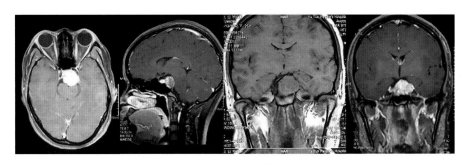

病例58图1　术前MRI

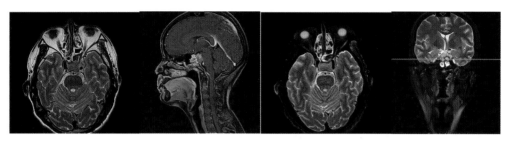

病例58图2　术后3周MRI

二、病例特点

本例患者为 25 岁的青年女性，2017 年 2 月 16 日查颅脑 CT 提示斜坡后缘占位。于 2017 年 3 月 6 日在该院行"经鼻蝶窦斜坡肿瘤切除术"，术后病理：（鞍区斜坡肿瘤）脊索瘤（肿瘤大小 2.5cm×1.5cm×0.7cm）。术后 3 周我院复查 MRI 提示鞍背区肿瘤残留。

三、专家（主任医师）分析

重离子治疗及脊索瘤的适应证：颅底 / 颈椎脊索瘤，包括无法（或拒绝）手术、术后残留或复发性及手术后无残留的脊索瘤；无法（或拒绝）手术、术后残留或复发性的中低度软骨肉瘤。脊索瘤完全切除术后的患者碳离子放疗剂量 CTV：45Gy/15F。本病例患者因"视物模糊 1 个半月伴间歇性头痛"就诊，MRI 提示鞍区斜坡占位，经鼻蝶窦斜坡肿瘤切除术后病理提示脊索瘤，术后 3 周复查 MRI 提示鞍区有残留肿瘤。拟行针对术后残留病灶的单纯重离子放疗，分段治疗：CTV：45Gy/15F；CTV-Boost：21～24Gy/7～8F，SIB：CTV：50.4～55.2Gy/21～23F；CTV-Boost：63～69Gy/21～23F。

四、治疗过程

1. 放疗方案　针对肿瘤可见病灶及瘤床给予碳离子放疗，针对术前瘤床病灶 59.4Gy/22F，针对可见病灶同期 SIB 加量至 DT：66Gy/22F，每周照射 5 次，每周复查 CT。

2. 放射治疗

（1）CT 模拟定位：仰卧位，头颈肩热塑膜面罩固定体位，双上肢置体侧。CT 平扫扫描范围：颅顶至 C_2 椎体，扫描层距、层厚为 1.5mm/5mm。

（2）CT-MRI 图像融合靶区勾画（病例 58 图 3）：将 CT 定位图像与增强 MRI 定位图像融合。拟针对颅底病灶进行积极放疗，在 CT 上为患者勾画靶区以及正常组织，靶区包 GTV、CTV、CTV-Boost，采用碳离子射线，采用 IMCT 技术，照射总剂量 66Gy，单次剂量 3Gy，照射次数 22F，照射频次为每天一次（周一至周五）。GTV：可见残存肿瘤；CTV-Boost：GTV 外扩 3cm，CTV：GTV 外扩 3cm ＋术后瘤床＋术前肿瘤区域。
各靶区要在脑干、眼眶、骨以及解剖屏障处收回。

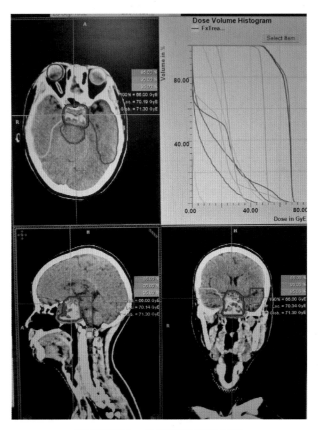

病例58图3　放疗靶区与DVH图

（3）放疗技术与处方剂量、要害器官限制：采用 IMCT 技术设计计划。处方剂量：
CTV-Boost：DT 66Gy/22F，CTV：DT 59.4Gy/22F。危及器官受量限制为：脑干 Dmax ＜
54Gy，视交叉及视神经 Dmax ＜ 50Gy，D20 ＜ 30Gy，脊髓 Dmax ＜ 45Gy，颞叶 Dmax
＜ 60Gy，晶体 Dmax ＜ 6Gy，耳蜗 Dmean ＜ 35Gy。

（4）计划评估：95% 的处方剂量包含 99% 靶区。实际计划：因为病灶包绕视交
叉，考虑患者年轻，目前没有失明症状，预估生存期较长，故靠近视交叉的靶区剂量
有所保守，实际为 95% 的处方剂量包含 82.3% CTV-Boost，95% 的处方剂量包含 90.1%
CTV。视交叉的 Dmax ＝ 53.86Gy，VDmax ＝ 0.28%。

　　3. 治疗中的不良反应与处理　放疗期间未出现可评估的粒子放疗相关的不良
反应。

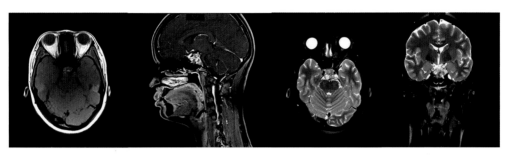

病例58图4　放化疗结束时复查MRI（2017-05-16）

五、随访与处理意见

2017 年 5 月 16 日（放疗结束时）复查 MRI 示：对比 2017-03-24 片：脊索瘤术后放疗后，颅底斜坡上部鞍背见不规则占位影，T_1WI 呈等信号，T_2WI 及 DWI 呈高信号，ADC 图呈相对低信号，增强后不均匀强化，病灶范围及信号大致同前。

患者随访时间：治疗结束后于 4～6 周内行首次随访，其后 2 年内每 3～4 个月随访一次，2～3 年后每半年一次，5 年后每年随访一次。

六、经验分享

质子重离子放疗治疗脊索瘤适应证包括：不能手术、术后残留、术后复发的脊索瘤。本例患者属于脊索瘤术后 3 周 MRI 提示肿瘤残留。碳离子放疗相比普通光子和质子放疗，对提高脊索瘤局控率更加理想。普通光子放疗时肿瘤治疗需要的高剂量常因为周围危及器官的剂量限量而不能达到，而碳离子的 Bragg 峰在满足肿瘤高剂量放疗的同时能很好地保护周围危及器官，日本 NIRS 的碳离子治疗颅底脊索瘤提到关键器官限量，其中脑干及脊髓 Dmax < 30Gy，视交叉及视神经 Dmax < 40Gy，当一侧视神经离肿瘤较近时可不限剂量，全脑限量 > 50Gy 的脑体积不超过 5cc 可明显减少发生脑坏死的风险 [1～3]。

七、相关知识点

1. 颅底脊索瘤碳离子放疗的靶区勾画　可见肿瘤的靶区根据 MRI 的 T_1WI 和 T_2WI 以及 T_1 增强图像来确定。GTV 包括影像学检查所见的肿瘤；CTV 基于手术及组织病理报告与 MRI 图像所提示的亚临床病灶范围，任何情况下均需包括 GTV+3～5mm、手术区域，若肿瘤侵及颈椎前或椎前肌肉，高危区域应包括完整斜坡、颈椎与椎前肌肉，同时避开脑干、视路、脊髓等重要 OARs 及外放 1～3mm 边界；CTV-Boost 包括 GTV+3mm，同时避开脑干、脊髓等重要 OARs 及外放 1～3mm 边界，PTVs 包括 CTVs

外放 1 ~ 2mm 摆位误差外加粒子放射剂量不确定误差边界 [4]。

2. 颅底肿瘤碳离子放疗照射野、剂量及分割模式 水平野和垂直野可以满足大于 2 野的计划制订要求，这样的计划能获得更好的靶区剂量分布。患者模拟定位时体位倾斜或者俯卧位可以避开与肿瘤相邻的关键器官，使其得到更好的保护。日本 MIRS 的 Ⅰ / Ⅱ 期的碳离子治疗颅底及高位颈椎脊索瘤的临床试验，剂量梯度是：48.0Gy、52.8Gy、57.6Gy、60.8Gy，照射次数 16 次，每周照射 4 次，治疗时间共 4 周。结果表明在 60.8Gy 这一组没有发现剂量限制性毒性，并且肿瘤局控最佳。该试验推荐 60.8Gy/16F，4 周作为重离子治疗颅底脊索瘤的标准剂量 [5]。

3. 国际上重离子治疗颅底脊索瘤疗效和不良反应回顾 NIRS 有 3 个碳离子治疗颅底脊索瘤的临床试验，①48.0Gy 剂量试验；②Ⅰ / Ⅱ 期的碳离子梯度剂量爬坡试验 48.0Gy、52.8Gy、57.6Gy、60.8Gy；③Ⅱ 期的 60.8Gy 碳离子治疗疗效及不良反应观察试验。所有受试患者均接受 16 分次 4 周的治疗，CTV 体积 2 ~ 328cc，中位体积 32cc，中位随访期 52 个月（8 ~ 129 个月），该 33 例患者 5 年局控率和总生存率分别是 85.1%、87.7%[6]。而接受 60.8Gy 的 19 个患者的五年局部控制率和总生存率分别是 100%、94.4%。根据 RTOG/EORTC 标准，放疗期间评估急性不良反应，2 个患者出现 Ⅱ 度的皮肤反应，6 个患者出现 Ⅱ 度的黏膜反应，晚期不良反应没有观察到脑脊髓坏死和严重的皮肤黏膜反应，只有 1 个患者发展为 Ⅱ 度的脑放疗损伤 [7, 8]。德国 Schulz 等报道碳离子治疗颅底脊索瘤的 69 个患者，剂量 60Gy/20F，3 周，中位随访 31 个月，5 年局部控制率和总生存率分别是 70%、88.5%，其中 4.1% 的患者出现 Ⅱ 级的视神经损害，7.2% 的患者出现 Ⅰ ~ Ⅱ 级颞叶损伤 [9]。鉴于颅底脊索瘤或软骨肉瘤在质子或重离子照射后通常退缩缓慢，故局部控制率及无进展生存率是疗效首要的观察终点。

（朱颖超 傅 深）

参考文献

[1] Koto M，Hasegawa A，Takagi R，et al.Carbon ion radiotherapy for skull base and paracervical tumors.In：Proceedings of NIRS-ETOILE 2nd joint symposium on carbon ion radiotherapy[J].Lyon：Centre ETOILE，2011，NIRS-M-243：12-17.

[2] Mizoe JE，Hasegawa A，Takagi R，et al.Carbon ion radiotherapy for skull base chordoma[J].Skull Base，2009，19（3）：219-224.

[3] Schulz-Ertner D，Karger CP，Feuerhake A，et al.Effectiveness of carbon ion radiotherapy in the treatment of skull-base chordomas[J].Int J Radiat Oncol Biol Phys，2007，

68（2）：449-457.

[4] Catton C，O'Sullivan B，Bell R，et al.Chordoma：long-term follow-up after radical photon irradiation[J].Radiother Oncol，1996，41（1）：67-72.

[5] Romero J，Cardenes H，la Torre A，et al.Chordoma：results of radiation therapy in eighteen patients[J].Radiother Oncol，1993，29（1）：27-32.

[6] Forsyth PA，Cascino TL，Shaw EG，et al.Intracranial chordomas：a clinicopathological and prognostic study of 51 cases[J].J Neurosurg，1993，78（5）：741-747.

[7] Magrini SM，Papi MG，Marletta F，et al.Chordoma-natural history，treatment and prognosis.The Florence Radiotherapy Department experience（1956—1990）and a critical review of the literature[J].Acta Oncol，1992，31（8）：847-851.

[8] Castro JR，Linstadt DE，Bahary JP，et al.Experience in charged particle irradiation of tumors of the skull base：1977—1992[J].Int J Radiat Oncol Biol Phys，1994，29（4）：647-655.

[9] Schulz-Ertner D，Nikoghosyan A，Hof H，et al.Carbon ion radiotherapy of skull base chondrosarcomas[J].Int J Radiat Oncol Biol Phys，2007，67（1）：171-177.

病例59 鞍区海绵状血管瘤射波刀治疗

一、病历摘要

患者：女性，55岁，因"阵发性头晕不适2年余，发现鞍区占位1月余"于2015年6月16日入院。

现病史：患者于2013年4月开始无明显诱因出现阵发性头晕不适，时轻时重，无视物模糊及头痛不适，无肢体活动障碍，初未在意，后症状持续存在，就诊当地医院诊断"梅尼埃病"，给予对症治疗后症状未见明显改善。于2015年5月14日就诊解放军总医院行MRI检查示：鞍区、鞍上级左侧鞍旁富血供占位性病变，考虑海绵状血管瘤。患者自发病以来，精神、饮食、睡眠可，大小便正常，体重无明显变化。

既往史无特殊，入院查体无阳性体征。

实验室与辅助检查：垂体MRI（解放军总医院2015-05-14）：蝶鞍扩大，左侧鞍底下陷，鞍区、鞍上级左侧鞍旁可见分叶状长 T_1 长 T_2 信号占位，其内信号均匀，病变大部位于中线左侧，大小约45mm×36mm×34mm，垂体柄向右偏移，右侧鞍区内可见正常垂体信号，垂体后叶短 T_1 信号存在；视交叉受压上抬。增强扫描病灶呈明显均匀强化，病变包绕左侧颈内动脉虹吸弯部，左侧海绵窦及 Meckle 腔结构消失，被病变信号取代，左侧颞叶明显受压。提示：鞍区、鞍上级左侧鞍旁富血供占位性病变，考虑海绵状血管瘤。不除外其他脑外肿瘤性病变（如血管外皮细胞瘤、脑膜瘤等）。

入院诊断：鞍区海绵状血管瘤。

二、病例特点

患者中年女性，首发症状为头晕，查头颅 MRI 发现鞍区占位性病变，考虑海绵状血管瘤。

三、专家分析

1. 影像学专家 患者病变位于鞍区，范围大，导致蝶鞍扩大，左侧鞍底下陷，垂体柄向右偏移，左侧颞叶明显受压，视交叉受压上抬。此外，病变包绕左侧颈内动脉虹吸弯部，左侧海绵窦及 Meckle 腔结构消失，信号均匀，增强后病灶呈明显均匀强化，提示为富血供占位性病变，考虑海绵状血管瘤。结合其他相关检查排除脑转移瘤、脑胶质瘤，确诊海绵状血管瘤。

2. 神经外科专家 海绵状血管瘤是脑血管畸形的一种，占脑血管畸形的 5% ~ 10%，海绵状血管瘤是一种可以发生在神经轴或神经被膜上的微循环畸形，其大小和生长部位多变，但生长在鞍内的情况非常罕见。海绵状血管瘤血运丰富，手术很难将其大部分切除，治疗可采用经蝶、翼点、经额下等传统的手术方式，若术中出血较多，肿瘤切除难度较大时，可部分切除或取活检，明确海绵状血管瘤的病理诊断后，可行立体定向放射治疗。向患者及其家属详细告知手术可能出现的危险。向患者及其家属告知详细告知手术风险后，其拒绝手术。

3. 放射肿瘤专家 放射治疗可以通过抑制血管生成、破坏血管结构、阻断血流等治疗血管畸形、血管瘤等血管性疾病。立体定向放疗在颅内动静脉畸形、血管瘤的治疗中已应用多年，疗效确切，治疗风险小。立体定向放射治疗（如伽马刀、射波刀等）是否适用于海绵状血管瘤的治疗，既往存在争议。早期的经验认为，放疗后的水肿会增加患者的并发症和病死率。但随着放射靶向精确度的提高及放射剂量的降低，立体定向放射治疗目前逐渐被应用到海绵状血管瘤的治疗中。Conway 等认为立体定向放射治疗可降低该病的再出血率，尤其是 2 年内的再出血率。无法接受手术的海绵状血管瘤患者，可考虑行立体定向放射治疗。因患者拒绝手术，可应用立体定向放射治疗，其中首选射波刀治疗。射波刀治疗通过颅骨追踪实现高精度、高适形性治疗，而无需进行头架固定，较伽马刀治疗减少了创伤，提高了患者的治疗舒适度。同时射波刀治疗采用单次大剂量、多次分割照射的方法，神经损伤风险小。

综合以上多学科专家会诊意见，患者诊断海绵状血管瘤明确，于 2015 年 6 月 19 日至 2015 年 6 月 29 日接受了鞍区海绵状血管瘤射波刀治疗，因其为良性肿瘤，剂量不必过高，给予 DT 25Gy/5F（77% 等剂量曲线）。剂量分布图见病例 59 图 1。

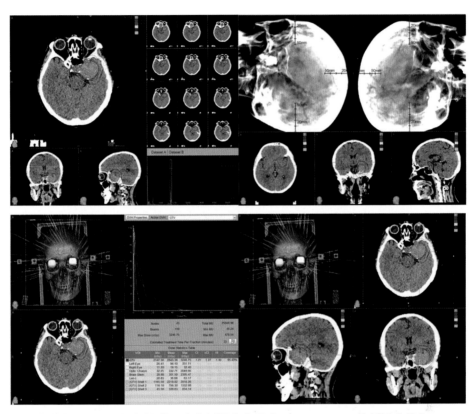

病例59图1　患者射波刀治疗剂量分布图（5Gy/5F，77%等剂量曲线）

射波刀治疗期间给予甘露醇及地塞米松脱水降颅压减轻射波刀所致的急性水肿反应，患者治疗过程顺利，无不适主诉。

四、疗效评估

患者于射波刀治疗后的不同时间点复查颅脑 MRI 见病例 59 图 2。治疗前病灶大小45mm×36mm×34mm，治疗 1 个月后病变缩小约 50%，后期复查提示病灶继续缩小，至射波刀术后 2 年病灶几近消失。患者一般情况良好，无明显不适主诉。

五、经验分享

海绵状血管瘤通常以手术治疗为主，但对于无法手术切除或患者拒绝手术切除者，选用射波刀治疗，可以达到抑制血管瘤生长及减少血管瘤出血的风险，射波刀治疗与伽马刀治疗不同，一般选择分次治疗，等效剂量 D_T 30Gy 左右即可。

六、相关知识点

颅内海绵状血管瘤（cavernous cerebral malformations，CCM）在普通人群中的发生率在 0.4% ~ 0.8%，占脑血管畸形的 10% ~ 25%，可发生于脑内任何部位[1 ~ 3]。部分患者无临床表现或仅有轻微头痛、头晕，文献报道约有 40% 患者是偶然发现的。对于有症状的患者应给予治疗以减轻或消除出血及出血引起的神经功能障碍。

一般首选手术治疗，但因其风险大，并发症多，对于无法手术或拒绝手术治疗的患者，近年来，以伽马刀为代表的立体定向放射外科技术为该病的治疗提供了一种选择。国内外文献报道显示伽马刀治疗 CCM 的疗效确切，是一种安全有效的治疗无法切除的 CCM 的方法，可减少出血风险及癫痫发生[4 ~ 6]。

射波刀是近年来发展起来的更为先进的立体定向放射外科治疗技术平台，治疗系统由放射源、治疗床、影像引导系统组成，实时调整治疗床的位置和加速器的角度，并通过 X 线照射影像引导摆位、全程实时定位追踪以实现治疗的高度精确性，治疗误差在 1mm 以内。射波刀与伽马刀治疗相比，采用热塑膜固定，不使用金属头架，减少了创伤，提高患者治疗舒适度；可实施分次放射外科治疗，单次照射剂量较伽马刀剂量低，而累计照射剂量提高，从而提高了疗效；降低了视神经和等邻近脑组织的照射剂量，减少了不良损伤[7 ~ 9]。

因此，射波刀技术是治疗 CCM 的安全有效的治疗手段。

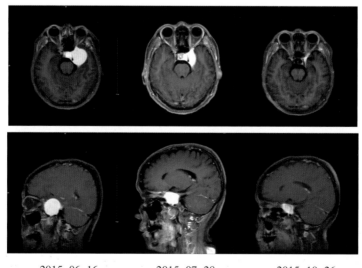

2015-06-16 2015-07-28 2015-10-26

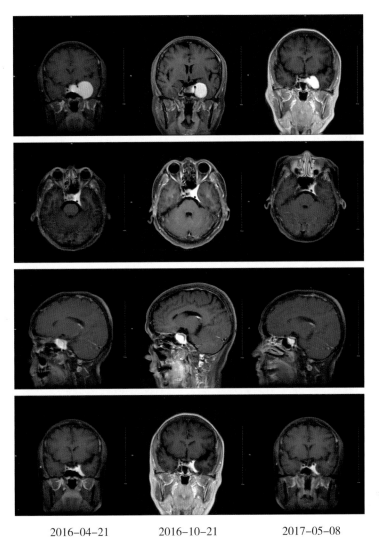

2016-04-21　　　　　2016-10-21　　　　　2017-05-08

患者射波刀治疗前后不同时间点影像学的变化，显示海绵窦去病灶逐渐缩小，强化范围明显减少

病例59图2　射波刀治疗后的不同时间点复查颅脑MRI

（张新红　方恒虎　康静波）

参考文献

[1] Conway JE，Rigamonti D.Cavernous malformations：a review and current controversies[J].Neurosurg Quart，2006，16（1）：15-23.

[2] Dalyai RT，Ghobrial G，Awad I，et al.Management of incidental cavernous malformations：a review[J].Neurosurg Focus，2011，31（6）：E5.

[3] Cavalcanti DD，Kalani MY，Martirosyan NL，et al.Cerebral cavernous malformations：from genes to proteins to disease[J].J Neurosurg，2012，116（1）：122-132.

[4] Lunsford LD，Khan AA，Niranjan A，et al.Stereotactic radiosurgery for symptomatic solitary cerebral cavernous malformations considered high risk forresection[J].J Neurosurg，2010，113（1）：23-29.

[5] Lu XY，Sun H，Xu JG，et al.Stereotaetic radiosurgery of brainstem cavernous malformations：a systematic review and meta-analysis：a review[J].J Neurosurg，2014，120（4）：982-987.

[6] 谢兵，梁军潮，白红民，等.伽马刀治疗颅内海绵状血管畸形的疗效研究[J].中国微侵袭神经外科杂志，2013，18（3）：107-109.

[7] 贾戈，张俊美，马志明，等.颅内海绵状血管瘤伽马刀治疗的疗效分析[J].中南大学学报（医学版），2014，39（12）：1320-1324.

[8] Huang YC，Tseng CK，Chang CN，et al.LINAC radiosurgery for intracranial cavernous malformation：10-year experience[J].Clin Neurol Neurosurg，2006，108（8）：750-756.

[9] Wang P，Zhang F，Zhang H，et al.Gamma knife radiosurgery for intracranial cavernous malformations[J].Clin Neurol Neurosurg，2010，112（6）：474-477.

病例60　垂体瘤伽马刀治疗

一、病历摘要

患者：女性，31岁，因"月经稀少1年，头痛伴复视3个月"入院。

现病史：患者于1年前无明显诱因出现月经稀少，无泌乳，无恶心呕吐，无多饮多尿，无肢端肥大，无高血压、高血糖。颅脑MRI发现鞍区占位，大小约2.5cm×1.8cm×1.6cm，右侧海绵窦受侵犯，视神经受压上台，增强扫描可见病灶明显强化，考虑为垂体瘤可能性大。于2010年4月1日在北京某医院行经鼻蝶手术切除，术后病理证实为垂体腺瘤，血泌乳素37.4μg/L。免疫组化示无功能腺瘤。术后仍月经稀少。左侧视力0.4，右侧0.6，视野正常。于2010年6月22日行头部伽马刀治疗。患者自起病以来一般情况良好。

既往体健，否认高血压、糖尿病、心脏病病史。个人史及家族史无特殊。

体格检查示复视，余无明显阳性体征。

实验室检查未见明显异常。颅脑 MRI 示垂体瘤经蝶手术后改变，鞍区偏左侧及左侧海绵窦可见肿瘤残留，垂体柄右偏。

二、病例特点

本例患者为青年女性，因月经稀少 1 年，头痛伴复视 3 个月入院，颅脑 MRI 发现垂体腺瘤。行经鼻蝶手术切除，术后病理为无功能性腺瘤。术后复查颅脑 MRI 示肿瘤残留。

三、专家分析

青年女性，曾行经鼻蝶手术，病理已证实为垂体无功能性腺瘤。目前复查颅脑 MRI 示肿瘤残留（病例 60 图 2）。残留肿瘤较小，距离视交叉有 2mm 的距离。肿瘤侵犯左侧海绵窦。不适合行再次手术切除。因为良性肿瘤，肿瘤较小，不适合调强放疗。可采用一次性大剂量照射即头部伽马刀进行治疗。

四、治疗过程

局麻下安装立体定位头架，行颅脑 MRI 增强扫描，层厚 2mm，无间距，轴位及冠状位扫描。DICOM 图像传至伽马刀计划系统，进行规划（病例 60 图 1），周边剂量 16Gy，中心剂量 32Gy，50% 等剂量曲线。视神经视交叉受量小于 9Gy。治疗顺利，术后安返病房。

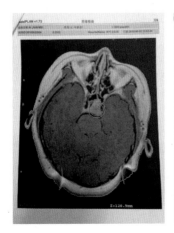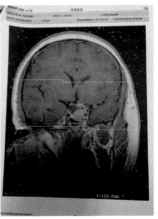

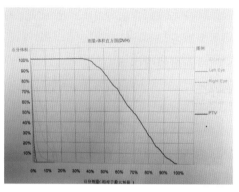

病例60图1　伽马刀治疗规划图

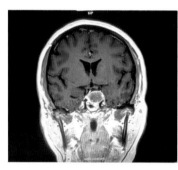
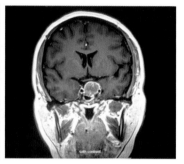

病例60图2　复查颅脑MRI增强扫描示肿瘤大小增大，

肿瘤中心坏死，失增强（2010-11-10）

五、随访

治疗 1 年后复查颅脑 MRI 示肿瘤缩小（病例 60 图 3）。血泌乳素 2.91 μ g/L。月经恢复。未出现视力下降，垂体低功，海绵窦神经损伤等不良反应。

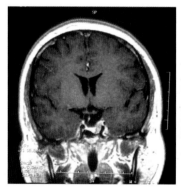
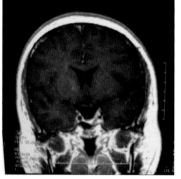

病例60图3　复查颅脑MRI增强扫描示肿瘤缩小，

无视力下降，无垂体功能低下（2011-05-30）

六、相关知识点

垂体瘤是起源于垂体前叶细胞的一种良性肿瘤，占颅内肿瘤的 10% ~ 15%，发病年龄高峰在 20 ~ 40 岁。根据内分泌类型可分为功能性腺瘤和无功能性腺瘤，根据影像学表现可分为微腺瘤和大腺瘤。1968 年伽马刀首次用于治疗垂体腺瘤。在伽马刀治疗的良性肿瘤病例数中，垂体瘤位于脑膜瘤及听神经瘤之后，占第三位[1 ~ 3]。

1. 历史回顾 1951 年 Leksell 教授最先提出了"立体定向放射外科治疗（Stereotactic Radiosurgery）"的概念。他设想在不开颅的情况下，利用单次高能量辐射准确地毁损颅内的组织，病变周围正常的脑组织因剂量迅速递减受辐射量很小，从而对病变起到类似手术切除的作用。据此设计出了第一台伽马刀。海军总医院神经外科孙君昭临床试验初期，伽马刀即运用于鞍区，通过放射线进行垂体切除术，治疗癌性疼痛。1968 年 1 月 27 日，Backlund 等将伽马刀用于治疗垂体瘤。这也是历史上第一次伽马刀用于治疗脑肿瘤。近年来越来越多的文献证明，伽马刀治疗垂体腺瘤是一种重要和有效的选择。

2. 伽马刀治疗垂体腺瘤的优势 在垂体瘤的多种治疗方法进行选择时，伽马刀治疗具有许多优势。计算机技术的发展，结合使用立体定向头架后，伽马刀放射外科的精度误差可以控制在 0.3mm。伽马刀装置的机械等中心精度高于直线加速器的机械等中心精度；Leksell 立体定向头架结合伽马刀准直器连接装置，使摆位精确度保持误差最小；Gamma Plan Wizard 的逐年升级改进，使 CT、MRI 可以在一个剂量计划中融合，三维重建的靶点设计使剂量覆盖的完整准确性得到展示，从而保证了靶点位置的精确度在放射外科计划系统中最高。独特的塞孔技术使射线对眼球、视路、脑干等重要结构的潜在损伤减少至最低限度。

伽马刀治疗时，无须进行全麻或静脉麻醉，患者更能接受和耐受治疗过程。伽马刀治疗可以避免外放射治疗后的颈内动脉损伤和颞叶放射性损伤等一系列并发症。由于伽马刀治疗时剂量参数的直观性和可计算性，从而使放疗后及伽马刀治疗后肿瘤复发时，再次伽马刀治疗成为可能。

3. 伽马刀治疗的适应证 Kurita 鉴于伽马刀治疗在垂体腺瘤生长控制、缩小和激素水平正常化的多重作用，将伽马刀治疗垂体腺瘤称为：能真正完全控制肿瘤的伽马刀"一级适应证"。

Ganz 指出伽马刀治疗垂体腺瘤的目的是：①控制激素水平异常，改善临床症状；②缩小或控制肿瘤生长；③保护正常垂体组织。日益增多的文献报道了伽马刀治疗作为垂体腺瘤的首选治疗取得了满意的治疗效果[4 ~ 7]。

伽马刀可以治疗的垂体腺瘤：①手术切除后残留或复发的瘤体（多累及海绵窦）；②药物治疗无效，不能耐受药物治疗或不愿手术的微腺瘤患者；③各种类型的垂体腺瘤，无明显视力视野障碍者；④患者身体状况差，无法接受或拒绝开颅手术者。（若瘤体与视神经、视交叉有一定距离，可一次性治疗；若紧贴或压迫视神经、视交叉者，可分次治疗）。

我们体会，位于鞍内未累及视神经和视交叉的小垂体腺瘤是伽马刀治疗的良好选择。而对垂体大腺瘤虽不太适合，但对不能接受或不适宜手术者，也可用伽马刀做分次治疗，但必须是在严格保护视路的剂量情况下，稳妥施之。一般先把紧贴视神经、视交叉部分的 1 ~ 2mm 肿瘤勾划在病灶之外，再布靶点，使视路受到 8 ~ 9Gy 的照射剂量，绝大部分瘤体受到一次性的治疗剂量。而后每年复查一次，根据复查结构决定是否行第二次治疗及第二次治疗的时机。一般情况下，至少一年以后行二次治疗。严格掌握伽马刀治疗的适应证是保证疗效和最大限度避免并发症发生的前提。

4. 伽马刀治疗垂体腺瘤的放射生物学特点 与放射治疗恶性肿瘤不同，放射治疗良性脑肿瘤时主要目标是高剂量射线完整覆盖病灶。剂量计划设计时需要保护脑干、视神经视交叉、海绵窦及其中经过的三叉神经、颈内动脉或其他相邻颅神经。伽马刀治疗垂体腺瘤后出现一系列放射生物学改变。早期的作用是肿瘤细胞核中 DNA 链的双链解旋和断裂。迟发的后续改变包括：瘤体内微血管或瘤体的供应血管的闭塞等改变。我们在实践中发现：伽马刀治疗后再次手术切除的垂体腺瘤病理标本中：肿瘤边缘虽可见较瘤中心明显多的肿瘤细胞，但同时伴有血管壁的玻璃样变，以及组织的纤维增生。

5. 剂量选择与疗效 Backlund 发现正常垂体组织能够承受高达 185Gy 的照射剂量。根据他在 Stockholm 用伽马刀治疗 PRL、GH、ACTH 腺瘤的经验：中心剂量应该在 50Gy 以上，周边剂量如果低于 15Gy 就不会出现肿瘤的缩小。Ganz 认为：使垂体腺瘤缩小的剂量，明显低于使激素水平恢复正常的剂量。他发现 25Gy 的周边剂量治愈了 3 例肢端肥大症和库欣综合征患者。他建议控制腺瘤生长的周边剂量需 10 ~ 12Gy，而促使激素水平完全正常化的剂量至少需 35Gy。设计剂量规划应注意的问题：在保护重要结构的前提下，尽可能提高周边剂量；选择合适的准直器；伽玛角的选择；手术后残留病灶的治疗时机（由于手术区域的渗血）；止血药物的应用等，造成残留肿瘤与周围结构的关系在核磁上显示不清，因此一般在术后 1 ~ 3 个月后，行伽马刀治疗为最佳时机[8 ~ 12]。

近年来，越来越多的垂体瘤患者接受了伽马刀治疗，并取得了较好的疗效，对于垂体腺瘤患者，伽马刀治疗对肿瘤生长的总体控制率可以达到 92% ~ 100%。Scheick 等的研究中对垂体腺瘤进行了长达 10 年的随访，发现无功能性垂体瘤肿瘤有效控制率为 96%，而功能性腺瘤的肿瘤有效控制率偏低，有效控制率除受术前内分泌激素水平的影响外，与年龄、性别、放射剂量、肿瘤体积大小等其他因素无关；Kyung-Jae 等关于无功能性垂体腺瘤伽马刀治疗远期效果的研究：伽马刀治疗后 1 年、5 年、10 年后肿瘤有效控制率分别为99%、94%、76%，同时发现垂体瘤术后残留体积（≥ 4.5cm³）及经历过 ≥ 2 次开颅手术后复发可能是影响肿瘤控制率的主要负面因素。Wan 等报道 347 例功能性垂体腺瘤患者伽马刀治疗情况，其中包括促肾上腺皮质激素腺瘤患者 68 例、泌乳素腺瘤患者 76 例和生长激素腺瘤患者 103 例，随访时间 60 ～ 90 个月，平均肿瘤控制率分别为 89.7%、90.3% 和 95.1%。对于功能性垂体腺瘤患者，伽马刀治疗后激素水平恢复正常者仅占 50% 左右；并且伽马刀治疗后肿瘤体积的缩小，与内分泌激素的下降不一定同步。肿瘤体积缩小所需时间较短，往往早于血清激素水平的下降。其原因可能是由于伽马刀治疗照射剂量由瘤体中心向外周梯度递减，其结果导致瘤体中心肿瘤细胞坏死速度快于外周。因此，在肿瘤体积明显缩小时，周边肿瘤细胞可能继续大量分泌激素，导致激素水平下降晚于肿瘤缩小。另外，不同病理类型的垂体腺瘤，对伽马刀的敏感性也有所差异。其中以泌乳素腺瘤效果最差[13 ～ 15]。

（1）无功能腺瘤：由于无功能腺瘤不伴有激素水平异常，临床实践中往往发现时瘤体已较大，手术切除残留率也较高。伽马刀治疗时，只要瘤体同视神经视交叉有 3 ～ 5mm 的间距，并使视路受辐射剂量低于 10Gy，采取较低的周边剂量可以控制肿瘤生长。达到治疗目的。我院治疗无功能腺瘤的伽马刀的周边剂量在 10 ～ 16Gy。随访中肿瘤生长均得到控制。Hayashi 等报道治疗无功能腺瘤平均周边剂量为 19.5Gy[4, 15]。Starke 等对在弗吉尼亚大学卫生学院神经外科接受了伽马刀治疗的 140 例无功能性垂体腺瘤进行长时间的随访研究，发现肿瘤总的有效控制率可达到 90% 以上，5 年内肿瘤的有效控制率为 97%，肿瘤的有效控制率与肿瘤接受的放射剂量有直接相关。Laws 等总结分析了 16 个关于伽马刀治疗非功能性垂体腺瘤的研究，其中包括 1229 例患者，平均肿瘤控制率为 95%。

（2）生长激素腺瘤：GH 腺瘤是分泌型垂体腺瘤中对放射最为敏感的。也是最适宜首选伽马刀治疗的。由于肢端肥大患者往往同时伴有多种内科疾患，手术切除存在一定的不安全性。我院的经验表明：尽管 30Gy 以上的周边剂量可以获得极好的临床疗效。患者肢端肥大症状改善，高血压和糖尿病也同时得到控制。肿瘤缩小的速度和程度与剂量的高低有关。但随访三年以上，周边剂量 30Gy 为界的两组资料无统计学差别。Landolt 等认为 25Gy 的周边剂量也许是较为合适的，他随后指出该组 1 例周边剂量 13Gy 的患者肿瘤未见缩小。

GH 腺瘤一般发现较早，肿瘤体积不大，大多适合伽马刀治疗。常用边缘剂量为 25 ～ 30Gy。Izawa 等报道 29 例 GH 腺瘤使用平均边缘剂量 24.2Gy，平均随访 26.4 个月，肿瘤控制生长率 100%（其中容积缩小为 44.8%）；症状改善，激素水平下降占 93.1%，恢复正常为 44.3%。张南等报道伽马刀治疗 GH 腺瘤 79 例，其中 68 例随访 6 ～ 52 个月，边缘剂量 18 ～ 35Gy。全部患者治疗后 6 个月 GH 水平下降和临床症状改善 58 例随访

12 个月肿瘤萎缩者占 52%，GH 水平正常者占 43%；45 例随访 24 个月肿瘤萎缩者占 87%，GH 水平正常者占 95%；26 例随访 36 个月肿瘤萎缩者占 92%，GH 水平正常者占 96%。边缘剂量＜ 30Gy 与 30 ～ 35Gy 在肿瘤生长控制和 GH 水平降低无明显差异，但对肿瘤容积缩小和伴随的高血糖、高血压等临床症状的恢复使用高剂量比较低剂量更有效。Ikeda 等报道，伽马刀治疗术后残留 GH 腺瘤 90 例，其中非侵袭型痊愈率 100%，侵袭海绵窦者痊愈率 82%。目前学者们研究过去成功的治疗经验认为，伽马刀治疗 GH 腺瘤的边缘剂量以 25 ～ 30Gy 为宜。

（3）泌乳素腺瘤：伽马刀治疗 PRL 腺瘤控制生长率较高，术后激素水平的下降正常率低于 GH 腺瘤。常用边缘剂量 16 ～ 35Gy。肿瘤生长控制率 76% ～ 100%；PRL 下降率 70% ～ 89%。由于使用边缘剂量和术后随访时间的不同，文献中报道的肿瘤容积缩小率为 46% ～ 89%，PRL 降到正常水平为 21% ～ 85.7%。Moldy 等报道 21 例 PRL 腺瘤，随访 3 ～ 66.3 个月，肿瘤控制生长 100%，PRL 下降 100%，恢复正常者为 68%，其中 21% 需服用溴隐亭。Havashi 等报道 92 例垂体腺瘤，其中 PRL 腺瘤，使用平均剂量 23.9Gy，平均随访 14.9 个月，肿瘤控制率 84.5%，PRL 激素下降为 69.2%。Kandziolka 等报道使用较高边缘剂量治疗 PRL 腺瘤，PRL 达到正常值者为 85.7%。PRL 腺瘤在伽马刀治疗后肿瘤生长得到控制而部分患者 PRL 未达到正常水平时需服用溴隐亭辅助治疗。

（4）ACTH 腺瘤：此腺瘤一般容积不大，突出表现为 Gushing 综合征，文献报道治疗效果，随使用的剂量大小和随访时间不同，各家报道的治疗效果差异较大，伽马刀治疗后肿瘤控制生长率为 80% ～ 94%。ACTH 水平下降率为 50% ～ 90%，恢复正常水平为 10% ～ 66%。Karolinska 医院自 1974 年用 CT 定位治疗 ACTH 腺瘤 112 例，报告 35 例，其中 29 例随访 9 年，22 例缓解，其中 10 例在治疗后 1 年激素水平恢复正常。后来用 MRI 定位治疗的 11 例中 7 例在治疗后 7.5 个月症状缓解。从 Witt 等报道，伽马刀治疗 ACTH 腺瘤 29 例中 21 例有内分泌学随访资料，其中 11 例（52%）治疗后 4 ～ 39 个月垂体－肾上腺功能恢复正常，另有 2 例服用酮康唑达到肾上腺素分泌功能正常。Ganz、Pollock、Rahn、Seo 等共报道 58 例功能性腺瘤伽马刀治疗后随访 18 ～ 48 个月，其中 Cushing 氏病的患者 77% 激素恢复正常。Witt 和 Vladyka 等报道 ACTH 恢复正常率分别达 66% 和 85%。近年学者们主张，伽马刀治疗 ACTH 腺瘤使用边缘剂量需要 35Gy，可取得更高治愈率。Kim 等认为对进展性 Gushing 综合征，由于伽马刀治疗后激素恢复正常潜伏期长，对进展快的 Gushing 综合征应首选显微外科手术治疗。

6. 侵袭性垂体瘤　垂体瘤侵袭海绵窦后，手术全切除垂体肿瘤率降低。伽马刀治疗海绵窦脑膜瘤已取得了良好的治疗效果，为治疗垂体瘤提供了很好的借鉴。Shin 等认为，伽马刀治疗海绵窦垂体瘤，效果略优于外放射治疗，而并发症率极低。颅神经运动支较感觉支对射线的耐受性好。海绵窦垂体瘤患者可以出现动眼神经、滑车神经、三叉神经和展神经症状。上述颅神经的确切承受放射剂量的能力尚有待探索。Leber 等认为上述颅神经可以承受 20Gy 以内的放射剂量。上述颅神经走行于海绵窦外侧壁，剂量计划时应该避免辐射该区域的剂量过高。虽然视神经和视交叉对放射线极为敏感。

7. 并发症　伽马刀治疗垂体腺瘤的并发症率较手术、常规放射治疗、LINAC 治疗要明显低。但随着随访时间的延长，伽马刀治疗病例数的增多，治疗后也出现了一些并发症的个例报道。在开展治疗时应加以注意[16]。

（1）头痛，恶心：在伽马刀治疗后的最初 24 ～ 72 小时，有少数患者会出现恶心、呕吐或主诉头痛。适当补液支持、口服皮质激素和扩血管药物后，短期内症状会消失。出现上述症状的原因是：伽马刀治疗垂体腺瘤时剂量高、治疗时间长，剂量辐射到脑干及第四脑室底呕吐中枢、治疗后初期激素水平变化产生血管性头痛等。

（2）视力减退：由于垂体肿瘤毗邻视神经及视交叉，因此对于伽马刀治疗后患者的视力改变及视神经耐受剂量的问题，一直是临床所关注的。Sheehan 等临床观察 1621 例垂体腺瘤患者伽马刀治疗效果，其中仅 16 例发生视路放射性损伤，出现视力下降，但未丧失视力。伽马刀治疗时发生的神经放射损伤，不仅与剂量有关，而且与神经受照射长度有关，单纯以点照射剂量评估视路耐受剂量不十分确切，应综合考虑视路受照射的剂量和容积。

（3）垂体功能低下：伽马刀治疗后发生垂体功能下降是指小垂体腺瘤治疗前下丘脑 – 垂体轴功能正常，治疗后临床和内分泌检查出现垂体功能下降或大腺瘤治疗前已有垂体功能下降在治疗后继续下降者。部分垂体腺瘤的范围在影像中与正常垂体组织很难区分。手术后残留的垂体腺瘤和常规外放疗后残留复发的腺瘤患者，他们的正常垂体组织的血供可能在先前的治疗中受机械或物理因素影响，从而更易出现垂体功能下降。对放疗或术后残留垂体瘤进行伽马刀治疗时，正确选择治疗剂量非常重要。多发生在伽马刀治疗远期，多因正常垂体受辐射影响所致，患者出现性欲低下、畏寒、精神不振、四肢无力症状。可给予相应激素治疗。预防方法是在定位时应明确辨明肿瘤灶。Kim 报道伽马刀治疗 ACTH 腺瘤，周边剂量 35Gy，有 55% 的患者出现垂体功能不足。此外，患者患垂体腺瘤的病程较长、瘤体长期压迫正常垂体和垂体柄对正常垂体功能也有影响。

（4）经海绵窦的颅神经损害：动眼神经和三叉神经第一支经过海绵窦。当肿瘤生长侵袭海绵窦壁的患者行伽马刀治疗时可涉及这些颅神经。这些颅神经实验耐受剂量为 20Gy。有报道边缘剂量 30 ～ 35Gy 治疗侵袭海绵窦的肿瘤未发生这些颅神经受损。Masahiro 等报道 1 例侵袭性肿瘤伽马刀治疗后 45 个月发生展神经一过性麻痹。近年文献报道海绵窦区使用边缘剂量为 20Gy 时，颅神经损害的发生率为 0 ～ 1.5%，大多为一过性。

综上所述，伽马刀治疗对垂体腺瘤是安全有效的，能够改善和控制大部分患者的临床症状、激素水平和肿瘤生长。目前显微手术仍是治疗垂体腺瘤的首选方案，但术后垂体瘤仍有较高的复发率，术后早期行伽马刀治疗可有效降低其复发率。但需严格把握使用伽马刀的适应证，同时制定合理的治疗规划，以取得较好的疗效。同时，伽马刀术后患者需长期门诊随访，发现并发症、观察疗效及掌握病情变化，予以及时处理[17~20]。

（孙君昭　康静波）

参考文献

[1] Lunsford LD，Kondziolka D，Flickinger JC.Gamma Knife brain surgery[J].Progress in Neurological Surgery，1998，14：114-127.

[2] Sheehan JP，Kondziolka D，Flickinger J，et al.Radiosurgery for residual or recurrent nonfunctioning pituitary adenoma[J].J Neurosurgery，2002，97（5）：408-414.

[3] Mokry M，Ramschak-Schwarzer S，Simhrunner J，et al.A six year experience with the postoperative radiosurgical management of pituitary atlnomas[J].Stereotact Funct Neurosurg，1999，72（1）：88-100.

[4] Hayashi M，Izawa M，Hivama H，et al.Gamma knife radiosurgery for pituitary adenomas[J].Stereotact Funct Neurosurg，1999，72（1）：111-118.

[5] Lim YJ，Leem W，Kim TS，et al.Four years experiences in the treatment of pi tuitary adenomas with gamma knife radiosurgery[J].Stereotact Funet Neurosurg，1998，70（1）：95-109.

[6] Kim SH，Huh R，Chang JW，et al.Gamma knife radiosurgery of functioning pituitary adenomas[J].Sterentact Funct Neurosurg，1999，72（1）：101-110.

[7] Izawa M，Hayashi M，Nakaya K，et al.Gamma knife radiosurgery for pituitary adenomas[J].J Neurosurg，2000，93（3）：19-22.

[8] Zhang N，Pan L，Wang E M，et al.Radiosurgery for growth hormone-product-ing pituitary adenomas[J].J Neurosurg，2000，93（3）：6-9.

[9] Kondziolka D，Lunsford LD，Flickinger JC.The radiohiology of radiosurgery[J].Neurosurg Clin North Am，1999，2：327-336.

[10] Shin M.Gamma knife radiosurgery for pituitary adenoma[J].Biomed pharmacother，

2002，56（1）：178–181.

[11] Ikeda H，Jokura H，Yoshimoto T.Transsphenoidal surgery and adjuvant gamma knife treatment for growth hormone–secreting pituitary adenoma[J].J Neurosurg，2001，95（2）：285–291.

[12] Morange–Ramos I，Regis J，Dufour H，et al.Short–term endocrinological results after gamma knife surgery of pituitary adenomas[J].Stereotact Funct Neurosurg，1998，70（1）：127–138.

[13] Vladyka V，Liscak R，Simonova G，et al.Radiosurgical treatment of hypophyseal adenomas with the gamma knife：resultsin a group of 163 patients during a 5 years period[J].Gas Ixk Cesk，2000，139（24）：757–766.

[14] Ciric I，Ragin A，Baumgrarth C，et al.Complications of transsphenoidal surgery results of a national surgery，review of the literature and personal experience[J].Neurosurgery，1997，40（2）：225–237.

[15] Hayashi M，Chernov M，Tamura N，et al.Gama knife robotic microradiosurhery of pituitary adenomas invading the cavernous sinus：treatment concept and results in 89 cases[J].Neurooncol，2010，98（2）：185–194.

[16] 李鹏，任海波，张祝均，等.伽马刀对垂体瘤肿瘤控制的效果分析[J].四川大学学报（医学版），2013，44（3）：458–461.

[17] Sean MB，Bin ST，David SB.Fractionated stereotactic radiotherapy for pituitary adenomas：single–center experiencein 75 consecutive patients[J].Neurosurgery，2015，77（6）：1–12.

[18] Gopalan R，Schlesinger D，Vance ML，et al.Long–term outcomes after gama knife radiosurgery for patiernts with a nonfunctioning pituitary adenoma[J].Neurosurgery，2011，69（2）：284–293.

[19] Scheick S，Amdur RJ，Kirwan JM，et al.Long–term outcome after fractionated radiotherapy for pituitary adenoma the curse of the secretory tumor[J].Am J Clin Oncol，2016，39（1）：49–54.

[20] Kyung–Jae P，Hideyuki K，Phillip VP，et al.Long — term outcomes after gamma knife stereotactic radiosurgery for nonfunctional pituitary adenomas[J].Neurosurg，2011，69（6）：1188–1199.

病例61 垂体腺瘤射波刀治疗

一、病历摘要

患者：刘某某，女性，49岁，因"左眼视野缺损2年，垂体瘤术后2个月余"于2014年1月21日就诊。

现病史：患者于2012年初无明显诱因出现左眼颞侧视野缺损，无视物模糊，无复视、眼痛，无溢乳、月经异常，无肢体肥大，无皮肤黏膜色素改变，未予重视。2013年10月至北京某医院行视力及视野检查，提示左眼颞侧视野缺损，颅脑MRI示：垂体瘤，20mm×23mm×30mm，病变突破鞍隔，突入第三脑室，向前上推压额叶脑组织，视交叉受压上抬。2013年10月31日在北京另一家医院行经鼻蝶垂体腺瘤切除术，术后提示良性垂体瘤。术后视野恢复正常。2013年11月1日复查CT示：鞍上池稍高密度影，边缘模糊，边界不清，最大截面29mm×27mm，考虑垂体瘤残存。为进一步治疗收入院。患病来，精神、食欲及睡眠好，大小便正常。

既往有甲状腺功能减退症病史，无其他疾病史。

个人史、家族史无特殊。

各系统查体未见异常。垂体功能等实验室检查均无异常。

二、病例特点

患者"脑垂体腺瘤"诊断明确，因病变范围较大，突破鞍隔，突入第三脑室，向前上推压额叶脑组织，视交叉受压上抬，导致视野缺损。手术治疗很难达到完全切除，仅可行姑息性减瘤手术治疗，以解除视交叉受压、改善视野缺损。在北京某医院行经鼻蝶垂体腺瘤切除术，术后病变仍大部分残留，最大截面29mm×27mm，且边界不清，再次手术创伤大、风险大，并且仍然不能完全切除肿瘤。患者及家属拒绝再次手术治疗。

三、专家分析

立体定向放疗在垂体瘤的治疗中已应用多年，疗效确切，治疗风险小，避免了手术的创伤及不良反应，对于复发病例在一定条件下还可以进行再程治疗。射波刀是一种新型的立体定向放射治疗手段，可以通过颅骨追踪实现高精度、高适形性放射治疗，而无需进行头架固定，较伽马刀治疗减少了创伤，提高了患者的治疗舒适度。同时射波刀治疗采用单次大剂量、多次分割照射的方法，神经损伤风险小，并可对处于不同生物周期的肿瘤细胞进行打击，从而减少或延缓复发机会。因此，该患者 2014 年 1 月 21 日接受了垂体肿瘤的射波刀治疗。

采用 CT 增强扫描定位，层厚 1mm，进行 CT 图像及薄层 MRI 图像融合及三维图像重建，勾画靶区 GTV，外放 2mm 形成 PTV，邻近视神经处靶区回缩，以减少视神经受量，制订照射计划：剂量 7Gy/3F，80% 等剂量曲线。剂量分布图见病例 61 图 1。

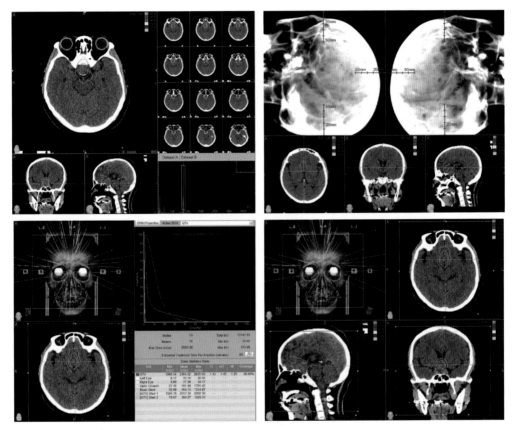

病例61图1　射波刀治疗剂量分布图（7Gy/3F，80%等剂量曲线）

四、疗效评估

患者治疗过程顺利，未出现任何不良反应。治疗后 3 个月复查 MRI 提示病灶较前稍有缩小，后定期复查病变逐渐缩小（病例 61 图 2）。2017 年 2 月 14 日复查 MRI 提示病变仍进一步缩小（病例 61 图 2）。随访期间，患者一般情况好，无不适主诉。

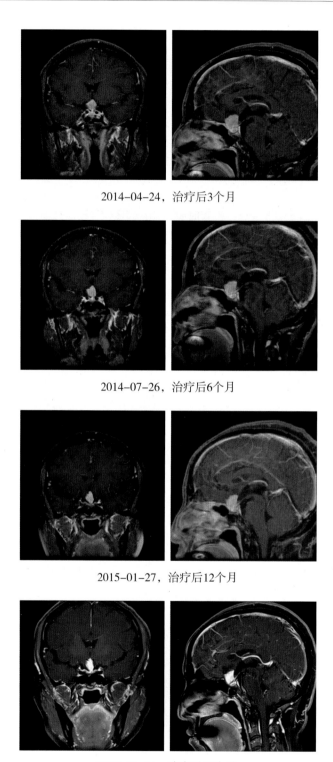

2014-04-24，治疗后3个月

2014-07-26，治疗后6个月

2015-01-27，治疗后12个月

2016-03-14，治疗后26个月

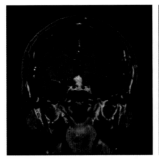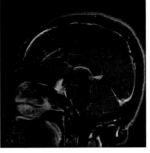

2017-02-21，治疗后37个月

病例61图2　治疗后影像学变化：随着时间延长，鞍区病变逐渐缩小，强化范围明显缩小

五、经验分享

鞍区或鞍旁肿瘤首选手术治疗，但当肿瘤位于海绵窦时给肿瘤全切除带来一定难度，特别是复发肿瘤与视神经分界不清，或术后肿瘤残留时，再次手术可能会造成邻近脑组织受损。采用射波刀治疗安全、有效，不良反应少，疗效持久。

六、相关知识点

垂体瘤（pituitary adenoma）是起源于垂体前叶细胞的一种良性肿瘤，约占颅内肿瘤的10%～15%，采用伽马刀治疗技术治疗垂体瘤已达近50年的历史，该技术利用立体定向头架固定，实施单次大剂量照射毁损肿瘤组织[1～3]。

射波刀与伽马刀一样属于立体定向放射外科治疗技术。射波刀是近年来发展起来的更为先进的立体定向放射外科治疗技术平台，治疗系统由放射源、治疗床、影像引导系统组成，实时调整治疗床的位置和加速器的角度，并通过X线照射影像引导摆位、全程实时定位追踪以实现治疗的高度精确性，治疗误差在1mm以内。射波刀不使用金属头架，可实施分次放射外科治疗（也称低分割射波刀治疗）。其特点是：将控制肿瘤的高放射剂量分割成2～5次，每次照射剂量较伽马刀的单次照射剂量低，但累计照射剂量提高。分次放射外科治疗可提高视神经和其他脑组织对射线的耐受剂量，减少不良反应[4～6]。

（张新红　方恒虎　康静波）

参考文献

[1] heehan J P，Kondziolka D，Flickinger J，et al.Radiosurgery for residual or recurrent nonfunctioning pituitary adenoma[J].Neurosurgery，2002，975（5）：408-414.

[2] Hayashi M，Izawa M，Hivama H，et al.Gamma knife radiosurgery for pituitary adenomas[J].Stereotact Funct Neurosurg，1999，72（1）：111-118.

[3] Sean MB，Bin ST，David SB.Fractionated stereotactic radiotherapy for pituitary adenomas：single-center experience 75 consecutive patients[J].Neurosurgery，2015，77（6）：1-12.

[4] 王恩敏，刘晓霞，梅广海，等.射波刀分次治疗鞍区和鞍旁肿瘤的初步研究[J].中国微侵袭神经外科杂志，2011，16（3）：97-99.

[5] Killory BD，Kresl JJ，Wait SD，et al.Hypofractionated cyber knife radiosurgery for perichiasmatic pituitary adenomas：early results[J].Neurosurgery，2009，64（2）：A19-A25.

[6] Adler JR Jr，Gibbs IC，Puataweepong P，et al.Visual field preservation after multisession cyberknife radiosurgery for perioptic lesions[J].Neurosurgery，2006，59（2）：244-254.

病例62　颅咽管瘤囊液抽吸内放疗结合伽马刀治疗

一、病历摘要

患者：女性，30岁。

现病史：患者于1989年因"头痛，多饮多尿，视力下降1年"发现鞍区占位，在北京某医院行开颅手术，术后病理示：颅咽管瘤，鳞状上皮型。术后症状有所好转。1999年9月再次出现头痛、视力下降、无恶心呕吐，复查颅脑MRI示颅内肿瘤复发。神经系统查体：视力：左侧0.06，右侧0.3，视野粗测正常。于1999年11月23日行立体定向肿瘤囊液抽吸＋^{32}P内放疗＋伽马刀治疗。

既往体健，个人史及家族史无特殊。

二、病例特点

本例患者为青年女性，1989年因头痛、多饮多尿、视力下降发现鞍区占位，在北京某医院行开颅手术，术后病理证实为颅咽管瘤，鳞状上皮型。1999年肿瘤复发。

三、专家分析

患者病史较长，1989年开颅手术，病理为鳞状上皮型颅咽管瘤。10年后复发，肿瘤呈囊实性，可再次开颅手术切除肿瘤，患者本人坚决拒绝再次开颅手术。可采用立体定向囊液抽吸，排空瘤内囊液，可注入同位素进行针对囊壁的内放疗。实体部分采用头部伽马刀治疗。

四、治疗经过

患者在局麻下安装立体定位头架，行颅脑MRI增强扫描，层厚2mm，无间距，轴位及冠状位扫描。先行伽马刀治疗，DICOM图像传至伽马刀计划系统，进行规划（病例62图1），周边剂量10Gy，中心剂量20Gy，50%等剂量曲线。视神经视交叉受量小于9Gy。伽马刀后行立体定向手术，局麻下右额穿刺（病例62图2），抽吸出酱油样囊液5ml，注入 ^{32}P 0.5mCi。手术顺利，术后安返病房。

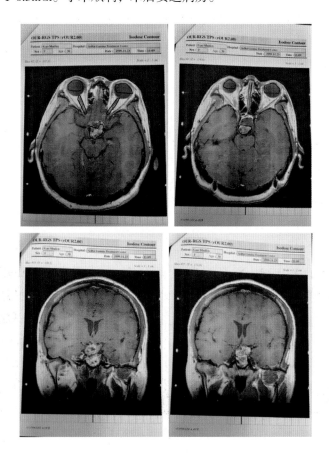

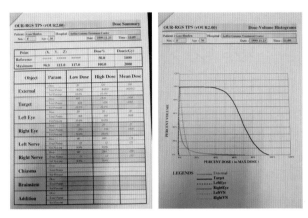

病例62图1　伽马刀治疗规划图

五、随访

治疗后定期复查见肿瘤逐渐缩小，15年后颅脑MRI示鞍区可见不规则占位，增强扫描可见病灶周边强化。大小较治疗时明显缩小。患者无头痛，无多饮多尿，视力未继续下降。复查颅脑MRI见病例62图3至病例62图5。

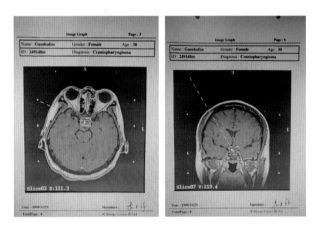

病例62图2　立体定向穿刺规划图

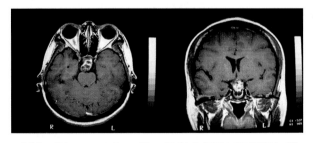

病例62图3　2007年10月19日复查颅脑MRI增强扫描

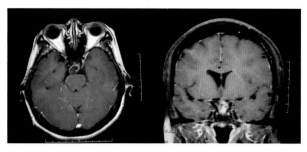

病例62图4 2010年3月6日复查颅脑MRI增强扫描

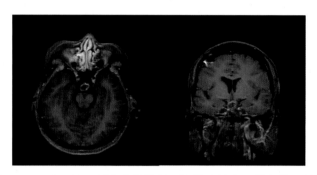

病例62图5 2015年4月17日复查颅脑MRI示肿瘤缩小，无复发，无视力下降

六、相关知识点

颅咽管瘤是一种先天性颅内良性肿瘤，因其与下丘脑关系密切，并常与垂体柄、漏斗、内侧隆起等粘连，手术全切除肿瘤困难，部分切除者长期疗效较差。颅咽管瘤有两个高发年龄组：儿童和老年，一般认为50%以上的颅咽管瘤发生于儿童。一般认为：颅咽管瘤起源于胚胎期形成原始口腔的颅咽管残存上皮细胞。颅咽管瘤根据组织形态可将其分为三型：①上皮型；②牙釉质型；③梭形细胞型。牙釉质型为儿童囊性颅咽管瘤的典型代表，近100%的儿童颅咽管瘤为牙釉质型，几乎都有钙化，90%有囊变；而成人颅咽管瘤中68%为牙釉质型，32%为上皮型。而上皮型颅咽管瘤几乎均为成人患者，极少有钙化，约半数可有囊变，常位于鞍上，侵入第三脑室，绝大多数为实质性，仅极少有小的囊性成分；钙化及"机油样囊液"少见[1~4]。

目前对颅咽管瘤的治疗仍存有争议，采用显微手术切除仍是主要的治疗手段，但手术彻底切除十分困难，死亡率及严重并发症的发生率均较高。据文献报道，手术全切除率为45.7%~90%，全切组的手术死亡率在4%~16%，全切后10年内的复发率为10%~17%。手术后复发的颅咽管瘤，目前为止尚无有效的治疗方法[5~7]。

1. 颅咽管瘤立体定向放射外科治疗的适应证、注意事项和剂量 尽管伽马刀具有单次大剂量集束照射、定位精确、靶区周围剂量陡然下降、周围结构受照射小等特点，但由于鞍区解剖复杂，病变与周围重要组织结构如视神经、视交叉、垂体、视丘下部及颅底动脉环等关系密切，因此在治疗的选择上应有严格的适应证。伽马刀治疗颅咽管瘤的最好适应证为体积相对较小（最好＜2cm直径），不伴有脑积水并与视神经视交叉有一定距离（最好＜2～3mm）的实体性颅咽管瘤。特别适合于位于鞍内或鞍旁或位置较低的肿瘤，因此类病变便于辨认视神经，疗效可能更理想。对于以囊性成分为主的颅咽管瘤，特别是多房性囊性颅咽管瘤，不论其部位和与周围结构的关系如何，不适宜进行单纯的立体定向放射外科治疗。

立体定向放射治疗的主要顾虑为视神经和视交叉的损伤，由于视神经和视交叉是颅内对放射线最敏感的组织之一，其单次照射的耐受剂量低于8～9Gy。以往已经接受放射治疗者，视路可能已经接受了耐受剂量，视力受损的危险性明显增加。病史较长，且经过多种治疗方法无效或反复复发者，由于视神经和视交叉反复受压、牵拉等手术干扰，其对单次剂量照射的耐受剂量也已明显降低，应引起注意。多数作者认为，对于立体定向放射外科治疗前未失明的患者，视神经、视交叉和视束所受的剂量应在8～9Gy以下，垂体、下丘脑所受的剂量应在15Gy左右。

至于放射治疗的处方剂量，已由开始时的20～30Gy降至现在的12～15Gy，经随访其疗效并未受到明显影响，但视神经及视交叉受损并发症的发生率则明显下降。因此颅咽管瘤的常规周边剂量应以12～15Gy为宜，同时应考虑到周围组织的受照射剂量，以不造成视神经视交叉，垂体及视丘下部的损伤为标准。对因施照剂量较小者（8～9Gy）应密切随访观察。对于因放射剂量不足所致的肿瘤控制不理想或肿瘤再复发时，可考虑重复进行立体定向放射外科治疗，但两次治疗的间隔时间应在半年以上。

2. 颅咽管瘤立体定向放射治疗的疗效评价及影响因素 Backlund于1979年首先应用伽马刀放射治疗颅咽管瘤，第一例患者接受了边缘剂量20Gy的伽马刀照射，但患者于4个月后死于分流手术失败，尸检仅发现少量细胞岛存在而并未发现其他肿瘤细胞存活的证据。以后他又联合伽马刀和同位素内放疗为4例患者进行了治疗，随访3.5年均生活良好。Kobayashi等1994年报告了10例实体性颅咽管瘤的伽马刀治疗结果，平均最大剂量和边缘剂量分别为27.6Gy和14.2Gy，视神经平均接受剂量低于13.0Gy，平均随访13.9个月，结果7例肿瘤明显缩小，3例出现中央坏死，无严重并发症[6]。Chung等1998年报告了21例治疗结果，肿瘤体积0.3～28ml（平均9ml），中心剂量19～32Gy，边缘剂量9.5～16Gy，视路所接受的最大剂量为3.2～12.5Gy，随访6～40个月（平均18.4个月），结果19例患者（90.5%）得到肿瘤控制（18例缩小，1例稳定），7例视力视野得到改善，无视力下降。Prasad报告的治疗的9例患者中，7例实体部分得到控制（5例缩小，2例无变化），5例含有囊性成分，3例结合Y-90内放疗，结果2例缩小，1例无变化，2例增大。鉴于同位素囊内放射治疗能成功地治疗囊性颅咽管瘤，而伽马刀治疗对实体性肿瘤有效，于新等采用伽马刀与立体定向同位素囊内置入内放疗相结合为 46 例囊实体混合性颅咽管瘤进行了治疗，38 例获得 6 个月至 2 年的随访，大实体小囊型肿瘤的有效控制率为 90%，小实体大囊型肿瘤的有效率为 85.7%，总有效控制率为 89.5%，所有 38 例中实体部分的控制率为 92.1%，且无严重并发症和死亡发生，效果较为满意。笔者曾对 26 例行立体定向内放疗的老年颅咽管瘤患者进行统计分析。26 例中，12 例行无框架立体定向囊液抽吸＋ P–32 内放疗术，14 例行有框架立体定向囊液抽吸＋ P–32 内放疗术，其中 10 例结合伽马刀治疗肿瘤实体部分。立体定向穿刺抽出囊液 1.5 ～ 27ml（平均 11.3ml）。11 例患者术后当日即出现视力及视野不同程度的改善。无严重并发症及手术死亡。共有 22 例获得 12 个月至 6 年（平均 55 个月）的随访。4 例死亡。18 例中，肿瘤有效控制率为 83.3%。10 例结合伽马刀治疗者，9 例得到随访，对实体部分的有效控制率为 88.9%。所以对老年颅咽管瘤患者，不能耐受开颅手术治疗或手术后残留、复发的，可采用立体定向囊液抽吸＋ P–32 内放疗，对有实性部分者，联合伽马刀治疗，是治疗老年颅咽管瘤的一种简单、安全、有效的方法。2010 年美国匹兹堡大学 Niranjan 等报道了 46 例术后残留或复发的颅咽管瘤的伽马刀治疗，共行 51 次治疗，肿瘤体积 1.0cm^3（范围为 0.07 ～ 8.0cm^3），周边剂量 13.0Gy（9 ～ 20Gy），中心剂量 26.0Gy（20 ～ 50Gy）。平均随访时间为 62.2 个月（12 ～ 232 个月）。结果：5 年后 SRS 的总生存率为 97.1%。实体肿瘤 3 年和 5 年无进展生存率均为 91.6%。1 年、3 年和 5 年总体局部控制率（包括实体瘤和囊性肿瘤）分别为 91%、81% 和 68%。没有垂体功能正常的患者在伽马刀后出现垂体功能低下。两名患者由于肿瘤进展而出现同向偏盲。在所考虑的因素中，完整的肿瘤靶区覆盖与肿瘤的控制呈正相关 [8 ～ 12]。

　　在影响颅咽管瘤立体定向治疗疗效的因素中，肿瘤的放射治疗剂量不足是疗效不佳的主要原因，由于肿瘤与周围许多放射敏感组织（如视神经、视交叉、垂体、视丘下部等）关系密切甚至被肿瘤包绕其中，因此为保证这些放射敏感组织免受放射损伤引起功能障碍，必然要降低肿瘤的放射剂量。Mokry 报道了 6 年间应用伽马刀治疗 23 例颅咽管瘤的结果，经过 6 ～ 57.2 个月（平均 22.6 个月）的随访，14 例（61%）肿瘤明显减小；其中有 1 例 3 个月后出现囊性复发，经囊腔注入博来霉素，得到成功控制；有 3 例患者为获得长期控制，进行了第二次伽马刀治疗。有 6 例（26%）患者肿瘤继续生长，经分析表明，这 6 例患者仅有 81% 的体积被包括在处方剂量的等剂量线内，这提示剂量不足是颅咽管瘤继续生长的原因。肿瘤体积也是影响治疗效果的因素之一，立体定向放射外科治疗的颅咽管瘤的靶区体积越小，肿瘤生长抑制越理想。在病理分型方面，有人提出鳞状上皮细胞型和混合型对放射相对敏感，而成釉细胞型对放射不敏感。儿童颅咽管瘤通常以成釉细胞型多见，临床上肿瘤多呈囊性，而成人颅咽管瘤，在病理分型上以鳞状上皮型多见，肿瘤通常呈实质性。因此颅咽管瘤患者年龄越小，立体定向放射外科治疗的疗效越差，表现为肿瘤不易控制，易于复发。故针对儿童颅咽管瘤患者的特点，应该采取综合治疗措施，囊性部分进行立体定向穿刺引流，囊内注入核素内放疗，尽可能消除囊腔，缩小肿瘤体积后再考虑实体肿瘤或残留肿瘤的立体定向放射治疗，以减少复发机会[13～15]。

3. 立体定向放射外科治疗颅咽管瘤的并发症　视路受损（视力下降或失明）是立体定向放射外科治疗鞍区病变最常见的并发症，与放射剂量有关。视神经与视交叉接受的放射剂量越大，视路受损的发生率就越高，如果视神经已经受到不同程度的损伤，如接受过一定的射线量，受肿瘤压迫或手术牵拉损伤，则并发症的风险就随之增加。一般来说，视神经、视交叉的受照剂量低于 8 ～ 9Gy 是安全的。其他并发症有尿崩、垂体功能低下、下丘脑功能低下等。目前的资料尚不能表明这些并发症的出现直接与治疗剂量有关。放射性水肿与放射性坏死罕见，由于立体定向放射外科治疗所引起者尚未见报道。以上并发症可以是暂时性的，也可能是永久性的。对永久性的垂体功能低下患者，需要终生使用激素进行替代治疗。其他罕见的并发症为肿瘤恶变。Plowman 等报道了 1 例患者立体定向放射外科治疗后颅咽管瘤出现恶变，最终导致患者死亡，但该患者在立体定向放射外科治疗之前曾进行过常规外放疗，因而恶变不能全部归结于立体定向放射外科治疗。2015 年 Liu Chunhui 等报道一例 30 岁女性颅咽管瘤三次手术（一次开颅，两次内镜辅助经鼻蝶窦手术）后出现恶变，患者从未行过任何放射线治疗。但放射治疗可引起恶变，应引起足够的重视[20]。

4. 伽马刀结合囊内照射治疗颅咽管瘤　由于核素囊内放射治疗能成功地治疗囊性颅咽管瘤，是当前囊性颅咽管瘤的一种有效治疗手段。而立体定向放射治疗确实对实体性肿瘤有效，以上两种治疗又各有明显的缺点，对囊实体混合性颅咽管瘤都不是最佳适应证。从以上事实可以推测，立体定向放射治疗可以联合囊内放射治疗对某些囊实体混合性颅咽管瘤进行有效的治疗[16～20]。

（1）伽马刀与囊内照射联合治疗颅咽管瘤的适应证：立体定向囊内核素放射治疗适用于单纯的单一囊性颅咽管瘤，其治疗的最佳囊液体积是 3 ～ 40ml，对囊实体混合性或多囊性肿瘤则不能达到有效的治疗；而伽马刀治疗颅咽管瘤的最好适应证为体积相对较小（最好小于 2cm 直径）和距离视神经、视交叉有一定距离（距离最好大于 2 ～ 3mm）的实体性颅咽管瘤，特别适合位于鞍内、鞍旁或位置较低的肿瘤，其主要顾虑为视神经和视交叉的损伤，由于视神经和视交叉是颅内对放射线最敏感的组织之一（仅次于晶状体），其单次照射的耐受剂量低于 8 ～ 9Gy。以往已经放射治疗者，视神经可能已接受了耐受剂量，视力受损的危险性明显增加；病史较长、经受过多种治疗无效或复发者，由于视神经和视交叉反复受压、牵拉或已受到手术干扰，其对单次照射的耐受剂量也已明显降低，应引起重视。我们的体会，适合进行伽马刀与立体定向核素囊内置入联合治疗的囊实混合性颅咽管瘤应以单囊为主，其实体部分大多位于下方，与视神经之间有囊液相隔则更利于实体部分的伽马刀放射治疗。联合治疗过程中要重视囊性部分的处理，穿刺抽囊或引流几日后先使其完全减压塌陷，置入核素的计算剂量应使囊壁的受照剂量达到250Gy，这样才能降低囊性部分的复发率。

（2）治疗原则：根据不同类型的囊实体混合性颅咽管瘤，可以采取以下不同的治疗原则：

1）对小囊大实体性颅咽管瘤：先行立体定向手术抽除囊液，重新进行MRI定位扫描，将肿瘤的实体部分及囊壁作为靶区进行伽马刀的照射治疗；此治疗适用于肿瘤体积较小、囊液量小于5ml、估计囊液抽出后囊壁塌陷、病变体积明显缩小者，肿瘤边界距视交叉及视神经有一点距离者。

2）对大囊小实体性颅咽管瘤：采用伽马刀放射治疗，伽马刀放射治疗实体部分肿瘤后，再行立体定向抽出囊液并置核素于囊内再行放疗的方法。对囊液量在5～15ml者，先行实体部分照射治疗（靶区不包括囊壁），再行囊内穿刺内放疗；对囊液量在15ml以上者先行实体部分伽马刀照射治疗，再行囊腔穿刺，置管引流1～3天，待囊腔缩小后再注入核素行内放疗。

（3）注意事项

1）使全部病变（实体与囊性部分）均接受有效剂量照射，是提高疗效、减少肿瘤复发的关键所在。

2）使视神经及视交叉的受照剂量控制在9Gy以下，避免视力受损。

3）肿瘤囊壁所接受的放射性核素的计算放射剂量为200～250Gy。

（4）伽马刀结合囊内照射治疗颅咽管瘤的优点：伽马刀与立体定向囊内放射性核素置入内放射联合治疗颅咽管瘤是近年来出现的一种治疗方法，对某些颅咽管瘤可取得较为理想的治疗效果，具有以下优点：

1）兼顾两种治疗方法的优点，无论肿瘤体积如何，可使全部肿瘤（囊性部分和实体性部分）接受有效剂量的照射。

2）对肿瘤的囊性部分与视神经、视交叉关系密切甚至形成压迫者也可进行此种治疗。

3）术后病人的压迫症状（尤其是视力受损症状）可因囊液的抽出减压而迅速恢复。

4）安全可靠，并发症少。

5）囊实体混合性颅咽管瘤由于生长方式的原因，大多实体部分位于基底部而囊性部分位于上部并向上方推挤视神经及视交叉，使实体部分与视路之间产生了一定的距离，这样可以使颅咽管瘤的实体部分受到足量的射线照射并使视神经视交叉免受放射性损伤，这为实体部分的立体放射治疗提供了方便。

总之，手术切除仍是颅咽管瘤的首选治疗方法，但对患者不接受手术或因其他情况不能采用全麻手术以及术后残留部分实体或复发患者，采用伽马刀联合瘤内放疗的方法进行治疗可取得较好疗效。因此我们推荐同位素置入结合伽马刀治疗囊实混合性颅咽管瘤，囊性部分行同位素治疗，实体部分行伽马刀治疗是一种可提倡的有效疗法。

（孙君昭　康静波）

参考文献

[1] 罗世祺. 儿童颅内肿瘤 [M]. 北京：人民卫生出版社，1992.

[2] 刘宗惠. 颅脑伽马刀治疗学 [M]. 北京：人民卫生出版社，2006.

[3] Roman Liscak.Gamma Knife Radiosurgery[J].New York : Nova Science Publishers，2013.

[4] Karavitaki N，Cudlip S，Adams CB，et al.Craniopharyngiomas[J].Endocr Rev，2006，27：371–397.

[5] Ishida M，Hotta M，Tsukamura A，et al.Malignant transformation in craniopharyngioma after radiation therapy : a case report and review of the literature[J].Clin Neuropathol，2010，29（1）：2–8.

[6] Kobayashi T.Long–term results of gamma knife radiosurgery for 100 consecutive cases of craniopharyngioma and a treatment strategy[J].Prog Neurol Surg，2009，22：63–76.

[7] Suh JH，Gupta N.Role of radiation therapy and radiosurgery in the management of craniopharyngiomas[J].Neurosurg Clin North Am，2006，17（2）：143–148.

[8] Minniti G，Esposito V，Amichetti M，et al.The role of fractionated radiotherapy and radiosurgery in the management of patients with craniopharyngioma[J].Neurosurg Rev，2009，32（2）：125–132.

[9] Sofela AA，Hettige S，Curran O，et al.Malignant transformation in craniopharyngiomas[J].Neurosurgery，2014，75：306–314.

[10] 孙君昭，田增民，于新，等. 立体定向 32P 内放射治疗老年颅咽管瘤 [J]. 中华神经外科疾病研究杂志，2009，8（1）：60–63.

[11] 于新，周东学，李士月，等. 联合应用立体定向间质内放疗及 γ 刀治疗复发性颅咽管瘤 [J]. 中华神经外科疾病研究杂志，2004，3（1）：42–46.

[12] 于新，张剑宁，孙君昭，等. 立体定向手术联合伽马刀治疗颅内病变 [J]. 立体

定向和功能性神经外科杂志，2011，24（3）：149–152.

[13] Lee CC，Yang HC，Chen CJ，et al.Gamma knife surgery for craniopharyngioma：report on a 20–year experience[J].J Neurosurg，2014，121：167–178.

[14] Iannalfi A，Fragkandrea I，Brock J，et al.Radiotherapy in craniopharyngiomas[J].Clin Oncol，2013，25（11）：654–667.

[15] Julow J，Lanyi F，Hajda M，et al.Stereotactic intracavitary irradiation of cystic craniopharyngiomas with yttrium–90 isotope[J].Prog Neurol Surg，2007，20：289–296.

[16] Hasegawa T，Kondziolka D，Hadjipanayis CG，et al.Management of cystic craniopharyngiomas with phosphorus–32 intracavitary irradiation[J].Neurosurgery，2004，54（4）：813–822.

[17] 于新，张剑宁，刘锐，等.伽马刀联合立体定向间质内放疗治疗囊实体混合性颅咽管瘤的远期疗效分析[J].中华外科杂志，2013，51（7）：631–635.

[18] Yu X，Zhang J，Liu R，et al.Interstitial radiotherapy using phosphorus–32 for giant posterior fossa cystic craniopharyngiomas[J].J Neurosurg Pediatr，2015，15（5）：510–518.

[19] Niranjan A，Kano H，Mathieu D，et al.Radiosurgery for craniopharyngioma[J].Int J Radiat Oncol Biol Phys，2010，78（1）：64–71.

[20] Liu Chunhui，Li Chuzhong，Li Zhenye，et al.Malignant transformation of radiotherapy–Naive craniopharyngioma[J].World Neurosurg，2016，88：690.e1–690.e5.

病例63　脑干海绵状血管瘤射波刀治疗

一、病历摘要

患者：杨某，男，27岁。因"发现脑干占位1个月余"于2014年2月10日15：19入院。

现病史：患者于2013年12月底因无明显诱因出现左侧面部麻木，就诊于当地医院，查颅脑CT未见明显异常。2014年1月1日出现左眼复视，伴头痛，后出现恶心呕吐，查颅脑MRI示脑干占位性病变，考虑海绵状血管瘤。后患者头痛及恶心呕吐明显加重，伴嗜睡，于当月8日在当地医院急诊全麻下行"右侧额角穿刺侧脑室–腹腔分流术"。术后患者意识清楚，头痛症状缓解。患者先后就诊于北京天坛医院及我院神经外科，均认为手术风险大，患者家属拒绝手术治疗，今为求脑血管瘤放射治疗治疗入我院，门诊以"脑干海绵状血管瘤"收入我科。患者自发病以来饮食可，精神睡眠可，大小便正常，体重无明显减轻。

既往史：否认高血压、冠心病、糖尿病、高脂血症等慢性病病史，否认肝炎病史、结核病史、伤寒病史。否认外伤史。否认药物过敏史。否认肿瘤家族史。

入院查体：T：36.5℃，P：72 次 / 分，R：19 次 / 分，BP：120/80mmHg。H：163cm，W：64kg，BS：$1.67m^2$，KPS：90 分。发育正常，营养中等，表情自然，自主体位，查体合作。全身皮肤黏膜无黄染及出血，无蜘蛛痣，全身浅表淋巴结未触及。头颅无畸形、压痛。五官端正。眉毛无脱落，耳郭无畸形，外耳道无分泌物，乳突无压痛。鼻无畸形，鼻腔无分泌物，鼻旁窦区无压痛。唇红无发绀，牙龈无红肿及溢脓，伸舌居中，咽部无充血，双侧扁桃体无肿大。颈软，无抵抗，无颈静脉怒张，气管居中，甲状腺无肿大。胸廓无畸形，双侧呼吸动度对称，语颤正常，无胸膜摩擦感，双侧呼吸音清，未闻及干湿性啰音。心界不大，心尖及心前区无异常搏动，无震颤，心率72次 / 分，各瓣膜区未闻及病理性杂音。腹部平坦，无腹壁静脉曲张及肠形蠕动波，腹软，全腹无压痛，未触及包块，肝脾肋下未及，墨菲征（−），叩诊呈鼓音，移动性浊音（−），肠鸣音正常。脊柱四肢无畸形，棘突及椎旁无压痛。肛门及外生殖器未见异常。

专科情况：神清，气平，语利。一般情况可，KPS 评分 90 分。双侧瞳孔等大等圆，直径约 4mm，对光反射灵敏，双眼视力正常，视野无缺损。双侧眼裂等大，双眼球各方向运动灵活，左眼复视，未见眼震。左侧面部痛触觉较右侧迟钝，双侧角膜反射灵敏，双侧颞肌、咬肌对称有力，张口下颌不偏，左侧额纹较右侧变浅，闭目有力对称，双侧鼻唇沟对称等深，口角不偏，双耳听力正常，悬雍垂居中，双侧软腭上抬有力对称，咽腭反射灵敏。双侧转头耸肩有力对称，抬头有力，双侧胸锁乳突肌对称无萎缩。伸舌不偏，舌苔白，未见舌肌萎缩及震颤。四肢肌力 V 级，肌张力正常，未见肌肉萎缩。双侧指鼻试验、跟膝胫试验正常。四肢腱反射存在。双侧霍夫曼征（−），双侧巴宾斯基征（−）。颈无抵抗，双侧克氏征（−），双侧直腿抬高试验（−）。

实验室与辅助检查：颅脑 MRI（当地医院，2014-01-04）：右侧中脑顶盖（松果体区）四叠体上丘水平见一混杂信号病灶，边界尚清楚，大小约 1cm，T_2WI 上见含铁血黄素沉着。印象：脑干海绵状血管瘤。

入院诊断：脑干海绵状血管瘤，脑室 − 腹腔分流术后。

二、病例特点

本例患者为青年男性，首发症状为左侧面部麻木，后出现左眼复视，头痛及恶心呕吐，查颅脑 MRI 发现脑干占位性病变，考虑海绵状血管瘤。

三、专家分析

1. 神经外科专家 海绵状血管瘤是脑血管畸形的一种，占脑血管畸形的 5% ~ 10%，脑干是其相对好发部位，为 18% ~ 35%。脑干海绵状血管瘤属于神经外科少见病，多发生于成年人，大多数发生在桥脑，其次在中脑，延髓罕见。随着显微神经外科技术的发展，影像技术特别是 MRI 诊断水平的提高，脑干海绵状血管瘤的手术治疗已经逐渐趋向成熟。但手术仍具有一定风险，由于脑干内密集颅神经核团、上行及下行纤维束以及网状纤维，较小的病变即可导致严重且复杂的症状。中脑病变可因出血阻塞中脑导水管而导致头痛、呕吐及意识障碍；脑桥病变可影响 V、VI 及 VII 对颅神经核团，出现面部感觉障碍、眼球外展障碍及面瘫；延髓病变则可导致呼吸、循环障碍、顽固性呃逆及胃肠道出血[1]。向患者及其家属详细告知手术可能出现的危险。向患者及其家属详细告知手术风险后，其拒绝手术。

2. 放射肿瘤专家 立体定向放射治疗（如伽马刀、射波刀等）是否适用于海绵状血管瘤的治疗，目前尚存在争议。早期的经验认为，放疗后的水肿会增加患者的并发症和病死率。但随着放射靶向精确度的提高及放射剂量的降低，立体定向放射治疗目前逐渐被应用到海绵状血管瘤的治疗中。Conway 等认为立体定向放射治疗可降低海绵状血管瘤（brain stem cavernous malformation，BCM）的再出血率，尤其是 2 年内的再出血率。无法接受手术的海绵状血管瘤患者，可考虑行立体定向放射治疗[2]。患者颅脑 MRI 示（当地医院，2014-01-04）：右侧中脑顶盖（松果体区）四叠体上丘水平见一混杂信号病灶，边界尚清楚，大小约 1cm，T_2WI 上见含铁血黄素沉着。印象：脑干海绵状血管瘤。因患者拒绝手术，治疗以射波刀为首选，可以最大限度地提高局部放疗剂量、减少正常组织受量，适形性好，精确度高，并且大分割、短疗程，可以显著提高杀伤肿瘤力度，提高疗效。因其为良性肿瘤，剂量不必过高，给予 DT 24Gy/4F（84% 等剂量曲线）。

四、治疗过程

入院后积极完善血常规、血生化等常规检查，采用热塑记忆型面膜固定，行脑干血管瘤射波刀 CT 定位扫描，并将颅脑 MRI 图像借助医诺系统融合于射波刀 CT 定位图像。根据脑 CT 及 MRI 图像勾画肿瘤靶体积和危及器官，给定处方剂量及剂量限值，治疗剂量 DT 24Gy/4F（84% 等剂量曲线）。采用六维颅骨追踪，选择适合的摆位中心，使得 2 幅互为正交的参考射野的数字化重建影像，图像在前侧和顶部各留 1cm 左右的空隙。选择大小恰当的准直器进行优化计算，包绕 95% 以上靶体积的剂量作为处方剂量，兼顾总跳数以及射束数。经主管医生确认后方可形成可执行计划。于 2014 年 2 月 17 日至 20 日行脑干血管瘤射波刀治疗，治疗计划图如病例 63 图 1。

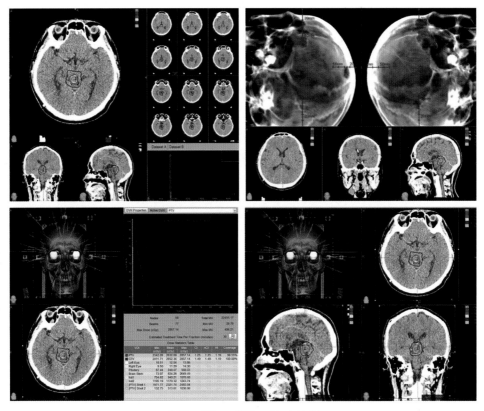

病例63图1　射波刀治疗计划

射波刀治疗期间积极给予甘露醇及地塞米松脱水降颅压减轻射波刀所致的急性水肿反应，患者治疗过程顺利。

五、疗效评估

射波刀治疗后一年半（2015-07）复查颅脑 MRI 示病灶基本消失（病例 63 图 2、病例 63 图 3）。

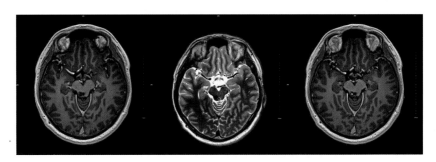

病例63图2　射波刀治疗前（2014-02-11）MRI

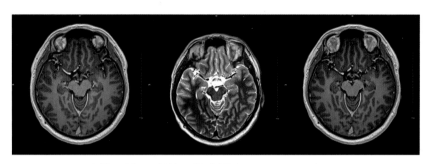

病例63图3　射波刀治疗后（2015-07-21）MRI

六、经验分享

海绵状血管瘤通常以手术治疗为主，但脑干海绵状血管瘤因手术风险大，往往无法手术切除或患者拒绝手术切除，此时选用射波刀治疗，可以达到抑制血管瘤生长及减少血管瘤出血的风险，射波刀治疗与伽马刀治疗不同，一般选择分次治疗，等效剂量选 DT 30Gy 左右即可。

七、相关知识点

海绵状血管瘤占脑血管畸形的 5% ~ 10%，因血管造影呈阴性，又称为隐匿性血管畸形。海绵状血管瘤在颅内并不多见，发生率仅 0.4% ~ 0.6%，脑干海绵状血管瘤占颅内海绵状血管瘤的 20% ~ 30%，其中又以发生于脑桥的海绵状血管瘤最多（57%），其次则为中脑（14%），最少为延髓（5%）[1]。多见于 20 ~ 40 岁的中青年人，平均发病年龄约 37 岁，女性多于男性。由于脑干内密集颅神经核团、上行及下行纤维束以及网状纤维，较小的病变即可导致严重且复杂的症状。中脑病变可因出血阻塞中脑导水管而导致头痛、呕吐及意识障碍；脑桥病变可影响等Ⅴ、Ⅵ及Ⅶ对颅神经核团，出现面部感觉障碍、眼球外展障碍及面瘫；延髓病变则可导致呼吸、循环障碍，顽固性呃逆及胃肠道出血[2]。

有关立体定向放疗对脑干海绵状血管瘤的效果仍然存在争论。一些学者主张对于不适合手术治疗的患者可考虑行立体定向放疗，因放疗后相对于放疗前，海绵状血管瘤年度再出血率显著降低，可由 32.38% 降至 8.22%，而且其效应在经过 2 年的潜伏期后达到最大，年出血率降至 1.37%[3]。而另外一些学者对放疗效果提出质疑，原因在于：即使未经放射治疗，海绵状血管瘤的再出血率在首次出血 2 年后也呈现显著降低，与放射治疗所引起的再出血率下降呈现相类似的改变[4]。此外，对一些因放疗后再出血行手术治疗病变的病理学检查并未观察到放疗所引起的内皮细胞增生、纤维增生及血管腔闭塞等可导致再出血率降低的病理学基础[5]；而且，放射治疗可致脑干水肿而有一定的并发症发生率。

射波刀是近年来发展起来的更为先进的立体定向放射外科治疗技术平台，治疗系统由放射源、治疗床、影像引导系统组成，实时调整治疗床的位置和加速器的角度，并通过 X 线照射影像引导摆位、全程实时定位追踪以实现治疗的高度精确性，治疗误差在 1mm 以内。射波刀与伽马刀治疗相比，采用热塑膜固定，不使用金属头架，减少了创伤，提高患者治疗舒适度；可实施分次放射外科治疗，单次照射剂量较伽马刀剂量低，而累计照射剂量提高，从而提高了疗效；降低了视神经和等邻近脑组织的照射剂量，减少了不良损伤。

我中心应用射波刀技术分次治疗脑干血管瘤，取得了较为理想的治疗效果，且相对安全，为更多的无法行手术治疗的脑干血管瘤患者提供了很好的治疗选择。

（方恒虎　康静波）

参考文献

[1] Ramina R，Mattei TA，de Aguiar PH，et al.Surgical management of brainstem cavernous malformations[J].Neurol Sci，2011，32（6）：1013-1028.

[2] Samii M，Eghbal R，Carvalho GA，et al.Surgical management of brainstem cavernomas[J].J Neurosurg，2001，95（5）：825-832.

[3] De Bonis P，Trevisi G，de Waure C，et al.Antiplatelet/anticoagulant agents and chronic subdural hematoma in the elderly[J].PLoS One，2013，8（7）：68732.

[4] Yeon JY，Kong DS，Hong SC.Safety of early warfarin resumption following burr hole drainage for warfarin-associated subacute or chronic subdural hemorrhage[J].J Neurotrauma，2012，29（7）：1334-1341.

[5] Kawamata T，Takeshita M，Kubo O，et al.Management of intracranial hemorrhage associated with anticoagulant therapy[J].Surg Neurol，1995，44（5）：438-443.

病例64 三叉神经鞘瘤伽马刀治疗

一、病历摘要

患者：女性，61岁。

现病史：患者于2003年初无明显诱因出现右侧面部抽搐样疼痛，疼痛剧烈，难以忍受，疼痛位于右侧鼻翼旁及下颌部，可因洗脸、刷牙等诱发。口服卡马西平治疗有效。行颅脑CT及MRI检查发现右侧桥小脑角占位，增强扫描肿瘤明显强化，脑干轻度受压，考虑为右侧三叉神经鞘瘤可能性大。无面部麻木，无咬肌无力，无耳鸣，无听力下降。患者及家属拒绝行开颅手术。经会诊于2003年3月20日行伽马刀治疗。

既往体健，个人史及家族史无特殊。

体格检查未见明显阳性体征。

实验室检查未见明显异常。

二、病例特点

本例患者为老年女性，三叉神经疼痛起病，无面部麻木，无咬肌无力，无耳鸣，无听力下降。颅脑CT及MRI检查发现右侧桥小脑角占位，考虑为三叉神经鞘瘤可能性大。

三、专家分析

老年女性，右侧三叉神经疼痛起病，为继发性三叉神经痛，影像学检查发现右侧桥小脑占位，增强扫描明显强化。肿瘤较小，患者及家属拒绝开颅手术。可行伽马刀治疗。

四、治疗经过

局麻下安装立体定位头架，行颅脑核磁增强扫描，层厚2mm，无间距，轴位及冠状位扫描。DICOM图像传至伽马刀计划系统，进行规划（病例64图1），周边剂量16Gy，中心剂量32Gy，50%等剂量曲线。脑干受量小于15Gy，耳蜗受量小于5Gy。治疗顺利，术后安返病房。

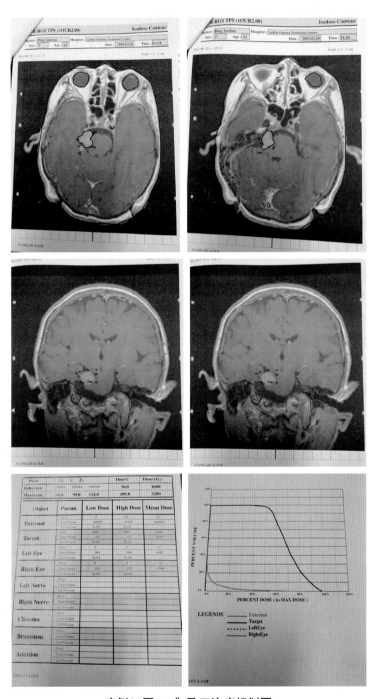

病例64图1　伽马刀治疗规划图

五、随访

治疗半年后疼痛消失，7年后复查颅脑核磁示肿瘤明显缩小，未出现面部麻木、咬肌无力等不良反应。复查情况见病例64图2、病例64图3。

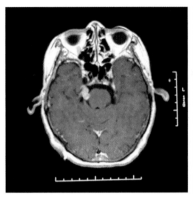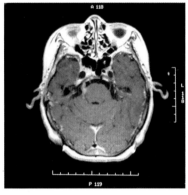

病例64图2　颅脑核磁增强扫描复查（2010-04-16）

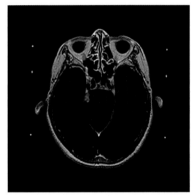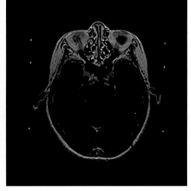

病例64图3　颅脑核磁增强扫描复查（2017-04-06）

六、相关知识点

三叉神经鞘瘤是颅内少见的良性肿瘤，占颅内肿瘤的 0.1% ~ 0.4%，约占颅内所有神经鞘瘤的 0.8% ~ 8.0%。既往其主要治疗方法是手术切除，但由于多数肿瘤侵犯海绵窦，周围有重要血管和颅神经，开颅手术易出现较严重颅神经并发症。伽马刀作为一种微创治疗手段，在颅内良性肿瘤的治疗中已取得公认的良好疗效[1, 2]。

随着显微外科的出现及颅底手术技术的发展，三叉神经鞘瘤至少 70% 可做到全切或近全切除，但三叉神经功能损伤发生率为 38% ~ 75%，永久性颅神经功能障碍发生率为 13% ~ 86%。笔者曾报道了 52 例三叉神经鞘瘤伽马刀治疗的患者，其中曾行开颅手术者 20 例，永久性颅神经功能障碍发生率 70%（14 例/20 例）。Sammi 教授认为海绵窦区的肿瘤即使全切后也有可能因窦内残留极少量肿瘤而导致日后复发 [1, 2]。

1. 伽马刀对三叉神经鞘瘤的作用　伽马刀治疗神经鞘瘤的机制被认为是一次高剂量射线直接杀死肿瘤细胞，射线诱发肿瘤内血管闭塞导致继发性肿瘤死亡或停止生长。

2. 肿瘤的病理学与伽马刀疗效　从组织病理学看，多数三叉神经鞘瘤属于神经鞘瘤的 Antoni B 型结构。Antoni B 型结构特点如下：①肿瘤细胞之间的空间大，排列疏松，间质内有大量的黏液样基质，这些基质易发生变性，形成微小的囊腔或形成较大的囊性变。此外肿瘤内组织坏死也较常见。②肿瘤实质内可见扩张和发育不良的血管，这些血管的管壁厚薄不均，管壁常增厚发生玻璃样变性，部分血管血栓形成。③肿瘤组织内纤维组织成分较少。这些病理学特点在 MRI 影像学可表现为，T_2 加权像的高信号和增强影像上肿瘤内的明显强化伴有低信号的不强化区（乏血管区）。从 1 例伽马刀术后的病理结果看，肿瘤被伽马刀照射后成为无结构物质，肿瘤内小血管闭合，呈玻璃样变。肿瘤内泡沫细胞的聚集表明巨噬细胞吞噬变性坏死的肿瘤细胞，而残存的肿瘤细胞透明变性，细胞核异形及固缩。随着时间的推移，这些肿瘤细胞也将会坏死。上述病理学特点和伽马刀术后病理改变可能是三叉神经鞘瘤经 γ 射线聚焦照射后，肿瘤易于缩小或消失的原因 [3]。

3. 伽马刀对三叉神经鞘瘤的作用　从文献报道来看，伽马刀治疗三叉神经鞘瘤的肿瘤控制率比较满意。1999 年 Huang 等报道了伽马刀治疗 16 例三叉神经鞘瘤，肿瘤周边平均剂量 15Gy（12 ~ 20Gy），平均随访 44 个月，9 例肿瘤缩小，7 例肿瘤未增大，肿瘤控制率为 100%。2002 年 Pollock 等报道了 10 例三叉神经鞘瘤的伽马刀治疗，7 例肿瘤得到良好控制，2 例意外死亡，1 例恶性三叉神经鞘瘤伽马刀术后 37 个月复发。Nettel 等于 2004 年报道 23 例，平均周边剂量为 15Gy（13 ~ 20Gy），平均随访时间为 40 个月，症状改善 12 例（52%），影像随访证实肿瘤萎缩 15 例（65%），体积不变 6 例（26%），体积继续增大 2 例（9%）。2 例体积增大者再次行伽马刀治疗肿瘤得到控制。2007 年 Phi 等报道了 22 例，随访 37 个月，其中 21 例肿瘤生长控制，肿瘤控制率为 95%。Sheehan 等 2007 年随访了 25 例，平均周边剂量为 15Gy，平均随访时间为 48.5 个月，症状改善 18 例（72%），影像随访证实肿瘤萎缩 12 例（48%），体积不变 10 例（40%），体积继续增大 3 例（12%）。Hasegawa 等报道 37 例，随访 54 个月，肿瘤控制率为 84%。2009 年 Kano H 等报道了伽马刀治疗 33 例三叉神经鞘瘤，肿瘤周边平均剂量 15Gy（12 ~ 20Gy），平均随访 6 年，症状改善 11 例（33.3%），症状无明显变化 19 例（57.6%），3 例（9.1%）症状加重。笔者报道了 52 例三叉神经鞘瘤瘤体局部控制率为 94.2%（49/52），临床症状改善率为 67.3%（35/52）[4 ~ 7]。

4. 肿瘤治疗剂量和治疗计划 伽马刀治疗神经鞘瘤的放射剂量经历了探索阶段、临床经验积累阶段。目前治疗三叉神经鞘瘤病例数少，经验积累少。在 Huang 等治疗的 16 例三叉神经鞘瘤中，肿瘤周边平均剂量 15Gy（12 ~ 20Gy，除 1 例 12Gy、2 例 13Gy 外，其余病例的周边剂量＞ 15Gy），肿瘤中心平均剂量 30Gy（20 ~ 40Gy），肿瘤控制率 100%。Pollock 等实施的肿瘤中心剂量平均为 36Gy（24 ~ 40Gy），周边剂量平均 18Gy（12 ~ 20Gy），肿瘤控制率为 96%。王恩敏报道了 38 例三叉神经鞘瘤患者，治疗中遵循了低剂量原则，按照肿瘤的大小实施照射剂量，肿瘤最大径＜ 30mm，周边剂量 14Gy，最大径 31 ~ 35mm，13Gy 左右，最大径＞ 35mm，周边剂量 ≤ 12Gy，本组病例平均周边剂量 13Gy，从中长期随访结果看，肿瘤的控制率达 91% 以上。

笔者实施剂量主要根据肿瘤的分型、大小、与脑干、视神经、视交叉的关系实施照射剂量，原则上大肿瘤小剂量，小肿瘤大剂量。本组肿瘤周边剂量 11 ~ 17Gy，平均 13.9Gy。肿瘤中心剂量 22 ~ 37.8Gy，平均 28.7Gy；覆盖肿瘤的等剂量曲线为 35% ~ 55%。大多数作者推荐的处方剂量是 12 ~ 14Gy，认为可以在保持满意的肿瘤控制率的同时减少并发症的发生。我们建议周边剂量给到 13 ~ 15Gy。

对巨大的三叉神经鞘瘤（d＞ 50mm），我们建议首选开颅手术，对不能耐受开颅手术者，可采用体积分割方法行伽马刀治疗。建议两次治疗间隔时间为半年。对大型三叉神经鞘瘤（d：30 ~ 50mm）根据具体情况考虑是否首选伽马刀治疗。行伽马刀治疗者，根据随访情况考虑行剂量分割治疗。初次周边剂量给 11 ~ 13Gy。根据一年后的复查结果再决定是否要补充剂量。对最大径＜ 30mm 的三叉神经鞘瘤，建议首选伽马刀治疗。

肿瘤的缩小程度与肿瘤内的成分有关，当肿瘤细胞成分多，纤维结缔组织成分少，肿瘤内常有小的囊性变或不增强的低信号区，伽马刀术后这类肿瘤易缩小或消失[8]。

5. 神经功能保留 伽马刀在三叉神经功能保留及临床症状改善方面效果明显。笔者报道了 52 例患者中 35 例（67.3%）治疗后症状明显好转或消失，14 例（26.9%）同治疗前，2 例（3.8%）加重。29 例面部麻木患者中，20 例麻木症状消失，或明显减轻；11 例咀嚼肌萎缩无力者中，有 8 例症状缓解。三叉神经功能障碍的恢复率达 55.8%。继发性三叉神经痛一般为三叉神经鞘瘤患者仅次于面部麻木的第二位的好发症状，本组继发性三叉神经痛伽马刀后的缓解率为 90%（9 例 /10 例）。只有 1 例（1.9%）发生继发性三叉神经痛，1 例（1.9%）出现面部麻木。无其他不可逆颅神经损伤的发生[9 ~ 11]。

三叉神经鞘瘤为良性肿瘤，患者可长期生存。此外肿瘤比邻颈内动脉、多组颅神经，与视神经、视交叉和脑干相距很近，制订治疗计划时应特别关注这些结构接受的剂量。三叉神经鞘瘤有典型的三叉神经损伤的表现，而且随着 MRI 检查的不断普及，使肿瘤较小时就可以得到诊断，伽马刀治疗在保留神经功能，提高患者的生存质量方面有明显优势，更适合首选伽马刀治疗。

（孙君昭　康静波）

参考文献

[1] 周良辅，任力，李世亭，等.三叉神经鞘瘤的外科治疗 [J].中华外科杂志，1999，37：99-100.

[2] 王恩敏，王滨江，张南，等.三叉神经鞘瘤的伽马刀治疗 [J].中华医学杂志，2003，83（18）：1576-1579.

[3] 卢德宏，徐庆中.神经鞘细胞的肿瘤.见：黄克维，吴丽娟.临床神经病理学 [M].北京：人民军医出版社，1999，133-138.

[4] Pan L，Wang E，Zhang N，et al.Longterm results of Leksell gamma knife surgery for trigeminal schwannomas[J].J Neurosurg，2005，102（Suppl）：220-224.

[5] Sun SB，Liu AL，Wang ZC，et al.Clinical analysis of gamma knife surgery for trigeminal schwannomas[J].J Neurosurg，2006，105（Suppl）：144-148.

[6] Pollock BE，Foote RL，Stafford SL.Stereotactic radiosurgery：the preferred management for patients with nonvestibular schwannomas[J]？ Intl J Radiat Oncol Biol Physics，2002，52（4）：1002-1007.

[7] Nettel B，Niranjan A，Martin JJ，et al.Gamma knife radiosurgery for trigeminal schwannomas[J].Surg Neural，2004，62（5）：435-446.

[8] Phi JH，Paek SH，Chung HT，et al.Gamma knife surgery andtrigeminal schwannoma：is it possible to preserve cranial nervefunction[J]？ J Neurosurg，2007，107（4）：727-732.

[9] Sheehan J，Yen CP，Arkha Y，et al.Gamma knife surgery fortrigeminal schwannoma[J].J Neurosurg，2007，106（5）：839-845.

[10] Hasegawa T，Kida Y，Yoshimoto M，et al.Trigeminal schwan-nomas：results of gamma knife surgery in 37 cases[J].J Neurosurg，2007，106（1）：18-23.

[11] Kano H，Niranjan A，Kondziolka D et al.Stereotactic radiosurgery for trigeminal schwannoma：tumor control and functional preservation Clinical article[J].J Neurosurg，2009，110（3）：553-558.

病例65　中枢神经细胞瘤术后放疗

一、病历摘要

患者：男性，31岁，确诊"中枢神经细胞瘤术后。

现病史：患者于2015年9月无明显诱因出现左眼视物模糊，右眼正常，无视野缺损，自认为感冒，未重视，未处理；后视物模糊持续存在，于当地医院眼科就诊，对症处理后未见明显缓解。上月底出现左眼跳痛，感嗅觉减退，行颅脑CT示侧脑室异常信号，可见钙化点，进一步查颅脑MRI示：左侧侧脑室占位，累及透明隔，侧脑室扩大，呈混杂T_1混杂T_2信号，增强扫描可见斑块状不均匀增强，2015年10月21全麻下行开颅脑肿瘤切除术，手术顺利，术后病理：术中送检（脑室内病变）切除组织一块，大小为1.2cm×0.6cm×0.5cm，术后送检组织一堆，共大小5.5cm×4cm×1.5cm：中枢神经细胞瘤（WHO Ⅱ级）。一步法免疫组化标记：肿瘤细胞 Neu-N（3+），NF（－），S100（＋），Syn（＋），CgA（－），EGFR（3+），MGMT（2+），EMA（－），LCA（－），CD34（－），CD68（－），IDH1（－），GFAP（－），OLIG-2（－），P53（2+），Ki-67标记指数约3%，为行术后放疗入院。

既往史、个人史、家族史均无特殊。

查体：患者一般状态良好，生命体征正常，营养评估正常。

神经系统检查：语言清晰但欠流利。思维力、判断力、定向力正常，记忆力及计算力正常。双侧肢体肌力Ⅴ级，余神经系统查体未见异常。

实验室与辅助检查：血常规、肝肾功能、离子五项均无异常，营养状态良好。

术后5天查颅脑MRI示（病例65图1）：左额顶开颅侧脑室肿瘤切除术后；左额部术后痕迹，左侧额叶及胼胝体可见术后残腔达硬膜下，呈短、长T_2长T_1混杂信号，边缘可见少许较短T_1信号；与左侧脑室相通，残腔周围脑组织稍水肿，DWI示残腔边缘可见环状高信号，增强扫描示残腔周围未见明显异常强化灶。额顶部头皮软组织肿胀。

二、病例特点

本例患者为31岁的青年男性，肿瘤大小为1.2cm×0.6cm×0.5cm。术前MRI影像特征：左侧侧脑室占位，累及透明隔，侧脑室扩大，呈混杂T_1混杂T_2信号，增强扫描可见斑块状不均匀增强，倾向中枢神经细胞瘤，术后证实中枢神经细胞瘤（WHO Ⅱ级），依据手术记录和术后5天MRI DWI序列提示肿瘤可能存在残留病灶。

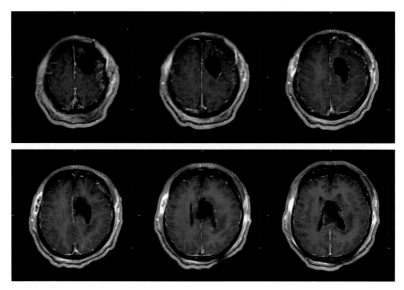

病例65图1　放疗前复查MRI（T₁增强）

三、专家（主任医师）分析

　　脑室内中枢神经细胞瘤的主要发生部位在透明隔近室间孔处（Monro 孔），早期多无明显症状及体征，有明显占位效应时才引起临床症状，中枢神经细胞瘤起源于脑室室间孔区域，核磁常表现为双侧脑室不对称扩张，囊性变和钙化常见，并可见肿瘤血管流空影；T_1 和 T_2 像信号强度通常呈与皮质相等或稍强，增强后可呈中等程度的强化。免疫组化检测是确诊中枢神经细胞瘤的重要证据，其特征性指标是 Syn 阳性。手术治疗是中枢神经细胞瘤的主要治疗手段，目标是重建脑脊液通路，保证肿瘤安全切缘的最大化，中枢神经细胞瘤对放疗高度敏感，是术后有效的辅助治疗方法，对于次全切患者，放疗剂量建议 54Gy。该患者术前影像符合中枢神经细胞瘤表现，术后病理证实，术后影像提示边缘残余，建议术后辅助放疗。

四、治疗过程

　　1. 治疗方案　术后放疗。

　　2. 放射治疗

　　（1）CT 模拟定位：仰卧位，双上肢置体侧，增强扫描范围：颅顶至 C_2 椎体，扫描层距、层厚为 3mm/3mm。

　　（1）CT-MRI 图像融合靶区勾画：将 CT 定位图像与术后 5 天 MR 的 T_1 增强＋DWI 图像融合。GTV：T_1+DWI 显示的强化区域和手术残腔；CTV：CTV 外扩 2cm；各靶区要在脑干、眼眶、骨以及解剖屏障处回收，CTV 外放 3mm，形成 PTV。

（3）放疗技术与处方剂量、要害器官限制：采用 VMAT 技术设计旋转调强计划；处方剂量：PTV：DT 54Gy/27F，危及器官受量限制为：脑干 Dmax < 54Gy，视交叉 Dmax < 54Gy，左侧视神经 Dmax < 54Gy，双侧晶体 Dmax < 7Gy。

（4）计划评估：95% 的处方剂量包含 98% 靶区。

3．治疗中的不良反应与处理　放疗期间出现轻度脑水肿症状，对症治疗后均明显好转。

五、随访与处理意见

2015 年 12 月 6 日放疗结束。2016 年 2 月 18 日放疗结束后 2 个月复查颅脑 MRI 示：左额顶开颅侧脑室肿瘤切除术后改变。随访至今无明显复发征象。

六、经验分享

1．中枢神经细胞瘤生物学行为上属于良性肿瘤，手术完整切除是关键。

2．如存在术后残留，建议行术后辅助放疗。

七、相关知识点

1．中枢神经细胞瘤病理特点　Hassoun 等 1982 年首次报道并命名发生于成人脑室内的中枢神经细胞瘤[1]，中枢神经细胞瘤免疫组化检查中一个显著特点是其高度成熟的神经元，因而在中枢神经细胞瘤中，神经特异性烯醇化酶（neuron-specific enolase，NSE）与突触素（synaptophysin，SYN）呈强阳性表达，这两个免疫组化指标是最常用也是最可靠的标记[2]。

2．中枢神经细胞瘤的影像学特点　核磁是中枢神经细胞瘤的主要影像学手段，脑室内中枢神经细胞瘤核磁表现的一个较显著的特点是血管流空影[3]，Jaiswal 等观察了 13 例中枢神经细胞瘤的影像学表现，发现 85% 患者可见囊变，62% 可见流空血管，69% 可见钙化[4]。

3．中枢神经细胞瘤治疗原则　中枢神经细胞瘤在生物学行为上属于偏良性肿瘤，首选手术治疗，手术应尽可能完整切除肿瘤，可以获得良好的预后，Lubrano 等回顾了 1984 年至 2008 年间 23 家医疗机构收治的 82 例中枢神经细胞瘤患者，发现大体全切除，与次全切除相比，结果并没有增加并发症，而局部控制更好，5 年总体生存率达 93.8%[5]，对于术后是否行放射治疗，目前尚未达成共识，CHEN 等回顾了 63 例接受术后放疗的中枢神经细胞瘤患者，其中 24 例患者接受全切除，28 例次全切除，9 例部分切除和 2 例活检，术后接受辅助放疗（中位剂量 54Gy），5 年总生存期（OS）和 5 年无进展生存期（PFS）分别为 94.4% 和 95%，作者认为而单独次全切除治疗可能导致病情恶化，主张次全切后仍需要放疗 [6]。

（赵向飞　康静波）

参考文献

[1] Hassoun J，Gambarelli D，Grisoli F，et al.Central neurocytoma.An electron-microscopic study of two cases[J].Acta Neuropathol，1982，56（2）：151-156.

[2] Chen H，Zhou R，Liu J，et al.Central neurocytoma[J].J Clin Neurosci，2012，19（6）：849-853.

[3] hang B，Luo B，Zhang B，et al.Central nurocytoma：a clinicopathological and neuroradiologial study[J].Neuroradiological，2004，46（11）：888-895.

[4] Jaiswal S，Vij M，Rajput D，et al.A clinicopathological，immunohistochemical and neuroradiological study of eight patients with central neurocytoma[J].J Clin Neurosci，2011，18（3）：334-339.

[5] Lubrano V，Francois P，Loundou A，et al.Outcomes after surgery for central neurocytoma：results of a French multicentre retrospective study[J].Acta Neurochir（Wien），2013，155（7）：1261-1269.

[6] Chen YD，Li WB，Feng J，et al.Long-term outcomes of adjuvant radiotherapy after surgical resection of central neurocytoma[J].Radiat Oncol，2014，242（9）：1.

病例66　中枢神经系统淋巴瘤术后化疗后复发放疗

一、病历摘要

患者：男性，37 岁，因"中枢神经系统淋巴瘤术后 9 个月，化疗后 3 个月，记忆力减退 3 个月"于 2016 年 7 月 21 日由门诊入院。

现病史：患者于 2015 年 9 月无明显诱因出现头痛，呈间断性发作，当时未在意。后出现记忆力减退伴偶尔发生运动性失语，仍未诊治。2015 年 11 月 8 日突发剧烈头痛，于当地医院行头部 CT 检查见左侧额颞叶占位性病变合并出血，于 2015 年 11 月 9 日在我院神经外科行肿瘤切除术，术后病理为弥散大 B 细胞淋巴瘤（活化 B 细胞型）；免疫组化示 CK（-），GFAP（-），S-100（-），TTF-1（-），CD3（散在+），CD20（3+），CD21（+），Pax-5（3+），Bcl-6（3+），MUM1（3+），CD10（-），Ki-67（+>60%），CD56（-），Synaptophysin（-）。术后患者回当地医院血液内科行 R + H + CVAD（B）方案化疗 6 周期。第 4 周期化疗结束时（2016-03-16）复查颅脑 MRI 提示术后改变，建议患者行自体造血干细胞移植，患者未同意，又继续给予原方案疗 2 周期，末次化疗于 2016 年 4 月 23 日结束。具体用药为：美罗华 600mg，阿糖胞苷 1.5g×4 次，甲氨蝶呤 1.7g 持续泵控，配合亚叶酸钙解毒。近 3 个月患者自觉记忆力减退，伴低热（体温 37.0℃左右），复查颅脑增强 MRI 提示左侧额颞叶占位病变。诊断为"中枢神经系统淋巴瘤术后化疗后复发"，由门诊收入院。患者自发病以来，精神、食欲可，近期右下肢无力，体重无明显变化。患者无高血压、糖尿病病史，无药物过敏史，否认肿瘤家族史。

入 院 查 体：T：37.5 ℃，P：98 次 / 分，R：23 次 / 分，BP：106/62mmHg，H：173cm，W：65Kg，BS：1.78m^2，KPS：90 分，NRS：0 分。发育正常，神志清醒。自主体位，查体合作。全身浅表淋巴结未触及肿大。头颅左侧额部见马蹄形手术瘢痕，愈合良好。双侧瞳孔等大等圆，对光反射灵敏，眼球运动正常，无面瘫。颈软，无抵抗，气管居中。胸廓两侧对称无畸形，双侧呼吸音清，未闻及干湿啰音。心前区无隆起，未闻及病理性杂音。腹部平坦，未扪及明显包块，肠鸣音 4 次 / 分，未闻及气过水声。肛门指诊及外生殖器未见异常。脊柱、四肢无畸形，右下肢肌力Ⅳ级，其余肢体肌力Ⅴ级。腹壁反射、角膜反射存在，巴宾斯基征阴性。

实验室与辅助检查：病理（2015-11-12）示：免疫组化示 CK（-），GFAP（-），S-100（-），TTF-1（-），CD3（散在+），CD20（3+），CD21（+），Pax-5（3+），Bcl-6（3+），MUM1（3+），CD10（-），Ki-67（+>60%），CD56（-），Synaptophysin（-）。免疫组化结果支持为弥散大 B 细胞淋巴瘤（活化 B 细胞型），见病例 66 图 1。颅脑 MR 平扫＋增强（2016-07-19）示：左侧额颞骨局部骨质不连续伴缺损，左侧颞叶、胼胝体膝部、压部、右侧侧脑室三角区及周边、右侧侧脑室颞角周边可见片状及团片状长 T$_1$ 略长 T$_2$ 信号影，周边可见长 T$_2$ 信号水肿带，FLAIR 部分略低信号，增强扫描较均匀强化，强化明显，左侧侧脑室三角区呈受压改变。诊断意见：中枢神经系统淋巴瘤术后复发伴浸润，见病例 66 图 2。

入院诊断：中枢神经系统淋巴瘤术后化疗后复发。

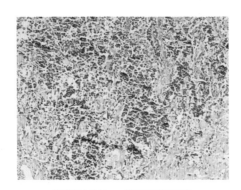

病例66图1　术后病理图片

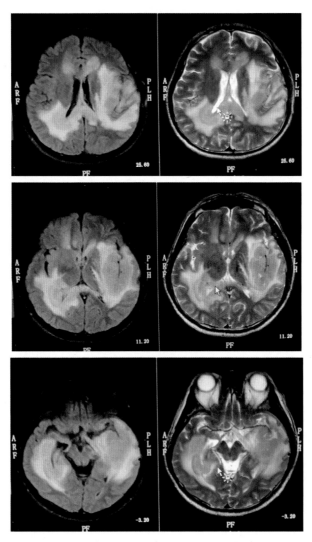

病例66图2　2016年7月19日MRI影像

二、专家（主任医师）分析

（一）第一次查房记录

主治医师：患者中年男性，以头痛、记忆力减退等症状发病，头痛加重后行手术治疗，术后病理明确为中枢神经系统非霍奇金淋巴瘤。术后行化疗6周期。近3个月出现记忆力减退加重，颅脑MRI回报中枢神经系统淋巴瘤术后复发伴浸润。临床诊断中枢神经系统淋巴瘤术后化疗后复发。此次复发距末次化疗仅3个月余，复发间隔时间短，不适合继续化疗，应考虑放疗。放疗前除完善血常规、血生化检查外，还应进行HIV抗体检测。因为对免疫功能不全人群进行有效的抗HIV病毒治疗，有助于提高这部分中枢神经系统淋巴瘤患者的疗效。

主任医师：从患者目前的影像学检查结果来看，中枢神经系统淋巴瘤术后化疗后复发的诊断是明确的。此病例9个月前已行手术取得病理诊断，再进行颅脑病变立体定向活检的必要性不大。中枢神经系统淋巴瘤首选的治疗方案是大剂量甲氨蝶呤化疗 ± 全脑照射。此病例术后曾在当地医院使用 R + H + CVAD（B）方案化疗6个周期，其中含甲氨蝶呤药物，但甲氨蝶呤剂量未达到3g/m²以上，可以行大剂量甲氨蝶呤化疗或全脑照射挽救性治疗。全脑照射有可能加重患者记忆力减退等认知功能障碍，需征得患者及家属的同意认可。

（二）第二次查房记录

主治医师：患者症状、体征同前无明显变化。2016年7月22日血常规示：白细胞 $5.43 \times 10^9/L$，血红蛋白126g/L，血小板 $182 \times 10^9/L$。血生化示：谷丙转氨酶25U/L，谷草转氨酶19U/L，碱性磷酸酶60U/L，血清白蛋白39.1g/L，肌酐60μmol/L，尿素氮7.99mmol/L，乳酸脱氢酶440U/L，β_2微球蛋白1.62mg/L，HIV-1抗体检测阴性。因距离末次化疗时间仅3个月就出现复发，患者及家属不同意进行大剂量甲氨蝶呤化疗，要求行放射治疗。向患者及家属充分交代病情及放疗可能的并发症，特别是放疗后患者认知功能障碍可能加重，患者及家属表示理解，同意放疗，并签署知情同意书。

主任医师：患者中枢神经系统淋巴瘤术后化疗后复发诊断明确。患者及家属拒绝进行大剂量甲氨蝶呤化疗，放射治疗是目前首选挽救治疗方案。推荐全脑照射，但放疗剂量及局部补量放疗仍然存在争议。该病例可采用30~40Gy/15~20F剂量分割照射模式，放疗期间密切观察不良反应，尤其注意有无颅内压增高发生，一旦发生，需要及时给予脱水治疗，定期监测血常规，如有变化需及时对症处理。

三、治疗经过

2016年7月27日开始行全脑放疗。以全部脑组织为CTV靶区（病例66图3），

2Gy/F，计划 20 次（病例 66 图 3）。危及器官受量为：左眼晶体最大剂量 2.91Gy，右眼晶体最大剂量 2.87Gy，左眼球平均剂量 3.36Gy，右眼球平均剂量 3.49Gy，左侧视神经最大剂量 41.83Gy，右侧视神经最大剂量 41.76Gy，脊髓最大剂量 36.56Gy，脑干最大剂量 42.62Gy。

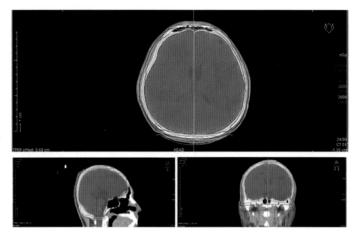

病例66图3　放疗靶区与计划

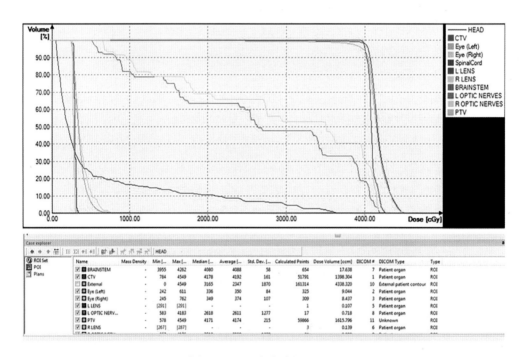

病例66图4　放疗计划DVH图

全脑放疗结束后于 2016 年 8 月 21 日复查颅脑 MRI，颅脑 MRI 显示病灶残留，见病例 66 图 5。

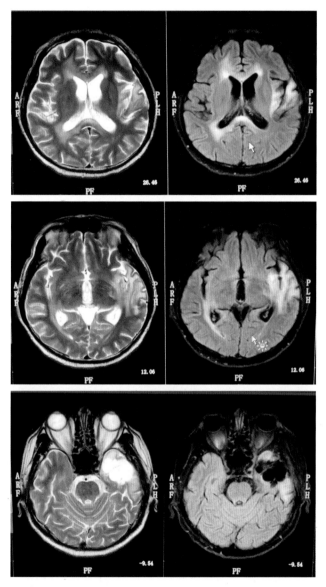

病例66图5 2016年8月21日MRI影像

2016 年 8 月 24 日开始针对左侧额颞叶残余病灶行局部补量放疗，采用 VMAT 调强技术，2Gy/F，共 5 次，DT = 10Gy，见病例 66 图 6、病例 66 图 7。

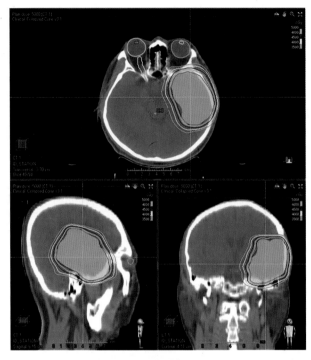

病例66图6　放疗靶区与计划

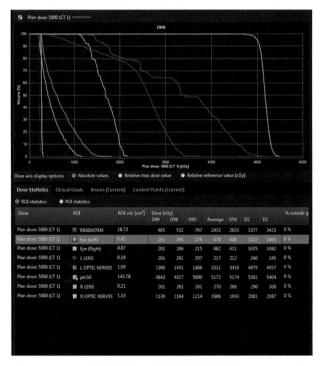

病例66图7　放疗计划DVH图

四、诊疗结局及随访

放疗过程中患者无明显放疗反应。治疗结束时颅脑 MRI 扫描显示左侧额颞叶病灶消失。

每 3 个月电话随访 1 次，患者目前一般状态良好，记忆力较治疗前有恢复，右下肢肌力恢复正常。但未回我院行颅脑增强 MRI 复查。

五、经验分享

1. 单纯手术治疗中枢神经系统淋巴瘤的中位生存期仅为 3～5 个月。手术切除后在短时间内病灶很快在原位复发。

2. 大剂量甲氨蝶呤化疗是中枢神经系统淋巴瘤标准的治疗方案。该病例明确病理诊断即给予了含甲氨蝶呤方案的化疗，但静脉给予甲氨蝶呤药物浓度（≥ 3.5g/m^2）是确保药物成功通过血 – 脑屏障的关键，该病例静脉泵控给予甲氨蝶呤 1.7g 剂量明显偏小，可能是导致复发的因素之一。

3. 中枢神经系统淋巴瘤可以辅助使用全脑照射，目前推荐全脑照射用于中枢神经系统淋巴瘤大剂量甲氨蝶呤化疗后失败病例的挽救性治疗。全脑照射后局部加量照射可能获得生存获益。

六、相关知识点

1. 免疫功能不全人群的中枢神经系统淋巴瘤发病率明显增多，对免疫功能不全人群进行有效的抗 HIV 病毒治疗，有助于提高这部分中枢神经系统淋巴瘤患者的疗效[1]。

2. 临床研究认为开颅手术切除中枢神经系统淋巴瘤，未能明显的改善中枢神经系统淋巴瘤的临床预后，接受单纯手术治疗的中枢神经系统淋巴瘤中位生存期仅为 3～5 个月。目前中枢神经系统淋巴瘤手术治疗的意义仅限于：①明确诊断；②脑疝急症治疗；③对症治疗；④辅助间质内放化疗[2]。

3. 大剂量甲氨蝶呤化疗方案大幅度地提高了中枢神经系统淋巴瘤的生存期，使中枢神经系统淋巴瘤的生存期达到 44～60 个月，成为中枢神经系统淋巴瘤标准的治疗方案。静脉给予甲氨蝶呤药物浓度（≥ 3.5g/m^2）是确保药物成功通过血 – 脑屏障的关键[3]。

4. CD20 单克隆抗体利妥昔单抗＋ CHOP 方案已作为一线方案广泛用于非中枢神经系统 B 细胞非霍奇金淋巴瘤的治疗。有研究表明，美罗华联合甲氨蝶呤、甲基苄肼和长春新碱的诱导化疗能够提高中枢神经系统淋巴瘤总生存率和无进展生存率，中位无进展生存期将达到 40 个月。然而，另外一项研究表明静脉应用美罗华时外周血中 CD20

阳性的淋巴细胞从 35% 降至 2%，而脑脊液中 CD20 阳性细胞的数量没有改变，提示西妥昔单抗可能因为其分子量大，难以通过血 - 脑屏障到达中枢神经系统肿瘤部位发挥作用，对中枢神经系统淋巴瘤的治疗无效。静脉给予妥昔单抗是否能提高中枢神经系统淋巴瘤的疗效仍然存在争议 [4]。

5. 替莫唑胺、拓扑替康等其他治疗方案对治疗中枢神经系统淋巴瘤的复发或进展有一定疗效，但缺乏大规模随机对照试验的证据 [5]。

6. 近年来大剂量化疗联合自体造血干细胞移植应用于中枢神经系统淋巴瘤的治疗逐渐增多。国际结外淋巴瘤研究组的中枢神经系统淋巴瘤研究结果提示：采用造血干细胞移植患者的预后较未采用移植的患者好。大剂量化疗联合自体造血干细胞移植对治疗复发难治中枢神经系统淋巴瘤有效。可作为治疗进展或复发的中枢神经系统淋巴瘤备选方案 [6]。

7. 中枢神经系统淋巴瘤大剂量甲氨蝶呤化疗后可以辅助使用全脑照射，WBRT 应该作为一线治疗的一部分与化疗联合应用，还是在仅应用于特定患者，或仅在复发患者中采用仍是目前的主要争议，目前推荐全脑照射用于挽救性治疗。但全脑照射有加重患者认知功能障碍的风险，对 60 岁以上的患者要慎重进行全脑照射 [7]。

8. 全脑照射后局部补量放射治疗能否取得生存获益存在争议，有文献报道全脑照射后局部补量放射治疗使中枢神经系统淋巴瘤原位复发明显下降，生存率明显提高；但 RTOG8315 研究发现，全脑照射后 + 20Gy 局部补量放疗，中枢神经系统淋巴瘤中位生存期只有 11.6 个月，通常在补量放疗的部位复发 [8]。

（贺 政 李 光）

参考文献

[1] Langerak AW，Groenen PJ，Bruggemann M，et al.EuroClonality/BIOMED-2 guidelines for interpretation and reporting of Ig/TCR clonality testing in suspected lymphoproliferations[J].Leukemia，2012，26（10）：2159-2171.

[2] Fox CP，Phillips EH，Smith J，et al.Guidelines for the diagnosis and management of primary central nervous system diffuse large B-cell lymphoma[J].Br J Haematol，2019，184（3）：348-363.

[3] Patrick LB，Mohile NA.Advances in primary central nervous system lymphoma[J].Current Oncology Reports，2015，17（12）：60.

[4] Deckert M，Engert A，Brück W，et al.Modern concepts in the biology，diagnosis，

differential diagnosis and treatment of primary central nervous system lymphoma[J].Leukemia，2011，25（12）：1797-1807.

[5] Poulain S，Boyle EM，Tricot S，et al.Absence of CXCR4 mutations but high incidence of double mutant in CD79A/B and MYD88 in primary central nervous system lymphoma[J].Br J Haematol，2015，170（2）：285-287.

[6] Bataille B，Delwail V，Menet E，et al.Primary intracerebral malignant lymphoma：report of 248 cases[J].J Neurosurg，2000，92（2）：261-266.

[7] Ferreri AJ，Blay JY，Reni M，et al.Prognostic scoring system for primary CNS lymphomas：the International Extranodal Lymphoma Study Group experience[J].J Clin Oncol，2003，21（2）：266-272.

[8] Abrey LE，Ben-Porat L，Panageas KS，et al.Primary central nervous system lymphoma：the Memorial Sloan-Kettering Cancer Center prognostic model[J].J Clin Oncol，2006，24（36）：5711-5715.

病例67 松果体母细胞瘤术后放化疗

一、病历摘要

患者：女性，66岁，确诊"松果体母细胞瘤"。

现病史：患者于37年前因头痛、恶心呕吐到当地医院检查发现颅内占位性病变，第三脑室后松果体区占位性病变，在当地医院行脑室腹腔分流术及手术切除，手术顺利，术后未行放化疗，恢复良好，未提供术后病理。2016年5月20日开始出现视物重影，后伴右侧肢体无力、步态不稳半年，小便失禁3个月。MRI（病例67图1，2017-04-21）检查示第三脑室后部占位，2017年5月16日在我院全麻下行右顶枕入路第三脑室后部肿瘤切除术，近全切除肿瘤，术中所见：肿瘤大小约2.0cm×3.5cm×2.5cm，部分囊变，肿瘤灰红色，质地中等，血供丰富，镜下分块全切肿瘤，手术顺利，术后给予抗感染，抗癫痫，脱水、激素、抑酸及补液等对症治疗。术后病理示（病例67图2）：松果体母细胞瘤（WHO Ⅳ级），免疫组化结果为GFAP（-），OLIG-2（-），NeuN（-），Syn（+），CgA（少许+），Vimentin（+），CK（-），EMA（-），Ki-67（约10%）。术后1个月转入我科治疗。患者自发病以来，一般情况差，记忆力较前减退，饮食较差，消瘦，切口甲级愈合，余无异常。

既往史、个人史、家族史均无特殊。

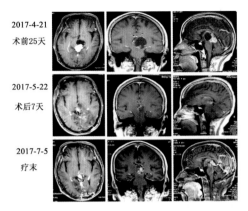

病例67图1　治疗过程中的MRI

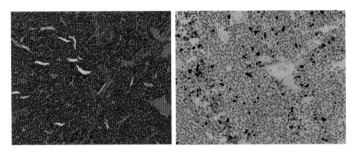

病例67图2　术后病理：左HE，右为Ki-67

查体：患者一般状态欠佳，生命体征正常，营养评估差。

神经系统检查：生命体征平稳，精神可，双侧瞳孔等大等圆，直径约2.5mm，光反射存在，双眼各方向活动充分，粗测双眼视力正常，双眼右侧偏盲，面纹对称，伸舌居中，双侧听力粗测正常，右侧远端肢体肌力Ⅳ级，近端Ⅳ级，左侧肌力、肌张力正常，生理反射存在，右侧病理征阳性，共济运动差。

术后一周MRI检查示：左顶枕开颅三脑室后占位切除术后改变，见瘤腔局部少量增强影，不排除肿瘤残余，双侧脑室引流术后改变，左侧乳突炎性改变，其他未见肿瘤信号。

二、病例特点

本例患者为66岁的老年女性，37年前第三脑室后部松果体区占位，行手术切除后未行放化疗，37年后相同部位再次出现占位性病变，肿瘤最大径＞3cm。术前MRI影像特征，T_1增强表现为不规则团块样强化，倾向恶性肿瘤，术后病理：松果体母细胞瘤（WHO Ⅳ级），Ki-67指数15%，不排除首次为松果体其他肿瘤，如中分化松果体实质肿瘤等，复发后进展为松果体母细胞瘤。依据手术记录和术后1周MRI提示肿瘤大部分切除，有残留病灶。

三、专家（主任医师）分析

松果体母细胞瘤（pinealoblastoma，PB）是一种罕见的松果体区恶性肿瘤，可发生于任何年龄，好发于儿童，男性略占多数。本例患者女性，37年前（29岁）松果体区就有占位，行手术切除，但病理未知，新发占位诊断为PB，很可能是长期生存后肿瘤复发进展的结果。PB患者的临床症状和其他松果体区肿瘤类似，肿瘤压迫或阻塞中脑导水管引起梗阻性脑积水，引起的头痛、呕吐等颅高压为首发症状，其他还有头晕、抽搐、视物模糊和步态不稳等症状。本例患者第一次发病以颅高压症状为首发，本次发病以视物重影为首发症状，说明肿瘤侵犯四叠体和第Ⅳ、Ⅴ颅神经核引起眼球运动障碍。PB的影像学表现与其他松果体肿瘤无明显差异，与中分化松果体实质肿瘤难以鉴别，CT主要表现等密度，其内可见钙化斑形成；MRI显示肿瘤分叶状，可有囊变，T_1WI呈等或稍低信号，T_2WI呈等信号，水像被抑制后呈等信号，增强后可见中到高度的不均匀强化，可见血管流空现象。PB的诊断和鉴别仍需病理确诊。根据生物学特性和病理表现WHO中枢神经系统肿瘤分类中将其定位恶性级别最高的Ⅳ级，光镜下见部分小细胞弥漫散在分布，染色质尘点状或小块状，深染，可见核分裂象，部分细胞呈巢状、梁索状结构，见小菊形团、可见出血、大片状坏死灶。该肿瘤生长速度快，预后不良。治疗方式目前以手术切除为基础，由于PB常有经脑脊液播散，因此术后通常建议全脑全脊髓放疗，并行化疗。年龄<5岁，肿瘤未全切除和脊髓播散是预后危险因素，该例患者肿瘤近全切，病理Ki-67增生指数为10%，属于高危患者，应该行术后全脑全脊髓照射+病灶推量，再辅以化疗。

四、治疗过程

1. 治疗方案　拟行全中枢照射：36Gy/20F，瘤床：60Gy/30F。

2. 放射治疗

（1）X线机模拟定位：俯卧位，头面部垫船形枕，双上肢置体侧，设定全颅全脊髓照射野，模拟机下观察体位，正确后用热塑面罩固定。

（2）全颅脑全脊髓常规照射，给予36Gy/20F。

（3）Ⅰ程完成前行局部照射野CT定位：仰卧位，双上肢置体侧，扫描范围：颅顶至C_5椎体，扫描层距、层厚为3mm/3mm。

（4）将CT定位图像与术后MRI的T_1+C/T_2 FLAIR图像融合靶区勾画：局部照射范围：以术腔及可能残余肿瘤为GTV，外放1～2cm为CTV，再外扩0.3～0.5cm为PTV，采用IMRT技术设计旋转调强计划；处方剂量：24Gy/12F。危及器官常规受量限制。

（5）计划评估：95%的处方剂量包含98%靶区。

3. 治疗中的不良反应与处理　嗜睡，食欲差，乏力，血小板、白细胞Ⅰ~Ⅱ度下降，对症处理后好转。

4. 治疗结束MRI复查（2017-07-05，病例67图1）：左顶枕开颅第三脑室后占位切除术后改变，右额开颅术后改变，见瘤腔局部仍有少量增强影，较之前轻微减小。

五、经验分享

1. 松果体母细胞瘤位置深在，手术全切困难，而且肿瘤常有随脑脊液播散种植，多学科的综合治疗是关键，该例患者肿瘤近全切，病理Ki-67增生指数为10%，属于高危患者，应该行术后全脑全脊髓照射＋病灶推量，再辅以化疗。

2. 该患者临床首发症状，视物重影，步态不稳和小便失禁，说明肿瘤侵及范围广泛，可能侵犯四叠体和第Ⅳ、Ⅴ颅神经核，小脑结构，中脑被盖和间脑等结构，所以勾画靶区时可以适当扩大照射范围和提高剂量，以提高局部肿瘤控制和生存时间。

六、相关知识点

1. 松果体母细胞瘤的预后因素　目前最大的一个综合性分析研究收集了109项研究的299例松果体母细胞瘤，在26年的随访中总的生存率是59%（175例/299例）。该研究证实年龄（>5岁预后更好），肿瘤切除程度（全切除预后更好），治疗模式（手术＋放疗＋化疗预后更好）和是否有脑脊液播散种植（无播散预后更好）与患者的总生存期显著相关[1]。最新的研究纳入135例患者证实对于更年轻的患者术后未行放疗生存期更差，而且对全脑全脊髓的照射也是强烈建议，在这项研究中年龄（4岁分层）是和预后最相关的因素[2]，化疗目前在部分患者会受益，尤其是年龄偏大的患者。

2. 松果体母细胞瘤的放疗剂量　松果体母细胞瘤属于恶性肿瘤，易于脑脊液种植转移，术后应行放射治疗。研究证实全脑给予大于40Gy的照射量能够使患者受益[3, 4]，然而，美国梅奥研究已经证实局部给予大于50Gy的剂量组（0/12）局部肿瘤控制率要显著高于小于50Gy的剂量组（6/7），对于全脑全脊髓照射组的软脊膜种植失败率远远低于局部照射组（14% vs 50%）。该研究的结论证实松果体母细胞瘤放疗剂量应不能小于50Gy，常规分割2Gy/F。而且应该进行全脑全脊髓照射[5]。另外一个研究也证实全脑和脊髓都是40Gy照射时，发现肿瘤原位复发，而没有发生软脊膜种植转移[6]，而目前的研究证实常规分割局部给予54Gy/2Gy/27F和全脑给予36Gy/2Gy/18F能够明显提高肿瘤局部控制率和延长生存期，而不增加放疗不良反应[8]，然而对于更高的剂量或者超分割治疗未见在生存和肿瘤控制上有统计学差异[2]。国内研究给予全脑全脊髓放疗剂量在25.5~36.0Gy，瘤床区中位放疗剂量为50.4~60.0Gy，有10例患者最长随访49个月未见复发和软脊膜的种植 [7]。

3. 松果体母细胞瘤的化疗 化疗在松果体母细胞瘤的应用目前还有争议，一项综合性分析 299 例患者的资料显示手术联合各种化疗方案并没有给患者带来受益，反而增加了不良反应导致生存期缩短，然而手术联合放化疗能够使患者最大受益（2 年生存率：手术＋放疗为 35%，手术＋化疗为 31%，手术＋放疗＋化疗为 60%）[1]。化疗能够使患者受益多是个案报道，对于化疗的时机选择研究证实在放疗前和放疗后对生存期没有显著差异，化疗可能对年龄偏大的患者（大于 4 岁）能够带来生存的受益，德国研究团队对于大于 3 岁的患者术后给予放疗，然后 8 个周期的 CCNU，顺铂和 VCR 能够获得更长的生存期 [8]，国内化疗药物多选择依托泊苷＋顺铂＋异环磷酰也有满意的疗效，化疗时间通常选择在放疗结束 1 个月左右 [7]。其他如卡铂、长春新碱、洛莫司汀等也被尝试用于松果体母细胞瘤的化疗，但没有多病例的比较研究，多是应用在复发或有脑脊液播散的患者 [4]。另外对于复发后经过常规化疗的患者有个案报道应用伏立诺他和维 A 酸得到了影像学的完全缓解，但进一步的试验还需要验证 [9]。松果体母细胞瘤患者年龄大于 3 岁，有肿瘤残余，复发或者脑脊膜种植的建议行放疗后化疗。

（邱晓光）

参考文献

[1] Tate M，Sughrue ME，Rutkowski MJ，et al.The long-term postsurgical prognosis of patients with pineoblastoma[J].Cancer，2012，118（1）：173-179.

[2] Mynarek M，Pizer B，Dufour C，et al.Evaluation of age-dependent treatment strategies for children and young adults with pineoblastoma：analysis of pooled european society for paediatric oncology（SIOP-E）and US head start data[J].Neuro Oncol，2017，19（4）：576-585.

[3] Lee JY，Wakabayashi T，Yoshida J.Management and survival of pineoblastoma：an analysis of 34 adults from the brain tumor registry of Japan[J].Neurol Med Chir（Tokyo），2005，45（3）：132-141.

[4] 王振宇 . 松果体区肿瘤现代诊断与治疗 [J]. 中华神经外科疾病研究杂志，2007，6（1）：1-4.

[5] Schild SE，Schomberg PJ，Hook CC，et al.Pineal parenchymal tumors：Clinical，pathologic，and therapeutic aspects[J].Cancer，1993，72（3）：870-880.

[6] Farnia B，Allen PK，Brown PD，et al.Clinical outcomes and patterns of failure in

pineoblastoma：a 30-year，single-institution retrospective review[J].World Neurosurg，2014，82（6）：1232-1241.

[7] 侯栋梁，房彤，宋丽楠，等 . 儿童松果体母细胞瘤术后全脑全脊髓放疗的疗效及预后分析 [J]. 中国肿瘤临床，2016，43（7）：298-301.

[8] Hinkes BG，Hoff KV，Deinlein F，et al.Childhood pineoblastoma：experiences from the prospective multicenter trials HIT-SKK87，HIT-SKK92 and HIT91[J].J Neurooncol，2007，81（2）：217-223.

[9] DeBoer R，Batjer H，Marymont M，et al.Response of an adult patient with pineoblastoma to vorinostat and retinoic acid[J].J Neurooncol，2009，95（2）：289-292.

病例68　中分化松果体实质肿瘤术后放疗

一、病历摘要

患儿：女性，3 岁，确诊"中分化松果体实质肿瘤术后"。

现病史：患儿于 2015 年 9 月 5 日无诱因出现间断性小便失禁，双下肢无力，无头晕、头痛，无意识障碍，无肢体抽搐，头围偏大（50.2cm），眼球无突出。于 2015 年 9 月 25 日就诊我院神经外科，行 MRI 检查（病例 68 图 1，2015-10-12）示：第三脑室松果体区占位，大小约 3.2cm×4.5cm×4.0cm，增强后明显不均匀强化，脑积水，诊断为松果体区肿瘤。先在全麻下行左侧脑室腹腔分流术解决梗阻性脑积水问题，手术过程顺利，术后 MRI 示：第三脑室占位性病变，生殖细胞瘤可能性大，幕上脑积水分流术后。两周后于 2015 年 11 月 9 日在全麻下行右额开颅经胼胝体穹隆间入路肿瘤切除术。术中所见：自动脑板牵开右侧额叶，切开胼胝体，分开穹隆间联合，进入第三脑室后切开中间块可见肿瘤位于第三脑室后部，灰红色，边界尚清，有包膜，切开包膜肿瘤实性，大部质软，局部质硬，血供丰富，周边与脑深部静脉有粘连，肿瘤大小 3cm×3cm×4cm，分块全切肿瘤，手术顺利，安返病房。术后 10 天行 MRI（2015-11-19）检查示：肿瘤切除效果满意，间脑周围可见肿瘤强化影，考虑肿瘤残余？其他无特殊。术后病理（病例 68 图 2）示：中分化松果体实质肿瘤（WHO Ⅱ级），免疫组化显示 SYN（+），Chromogranin（+），NF（散在+），Ki-67（10%）。术后全休 1 个月来放疗科就诊。患儿自发病以来，饮食、睡眠及呼吸等一般情况无特殊。

既往史、个人史、家族史均无特殊。

查体：患者一般状态良好，生命体征正常，营养评估中等。

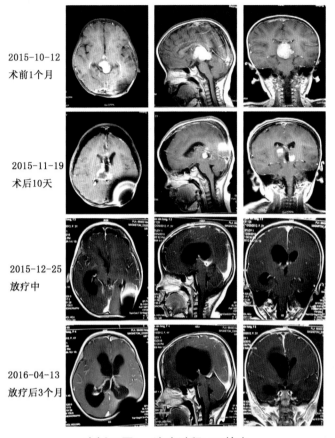

2015-10-12
术前1个月

2015-11-19
术后10天

2015-12-25
放疗中

2016-04-13
放疗后3个月

病例68图1　治疗过程MRI检查

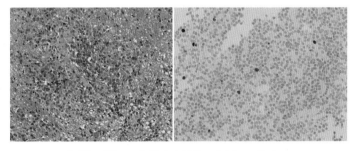

病例68图2　病理（左HE，右Ki-67染色）

神经系统检查：一般情况可，神清，可语，精神可，双瞳等大等圆，直径2.5mm，眼球各方向活动正常，直接和间接对光反射存在，颈软无抵抗，四肢肌力肌张力正常，双侧病理征阴性。

实验室与辅助检查：低钠血症，血常规、肝肾功无异常，营养状态良好。

二、病例特点

本例患儿为 3 岁的女性儿童，第三脑室后部 3.0cm×3.0cm×4.0cm 肿瘤占位，梗阻性脑积水。术前 MRI 影像特征，T_1 增强表现为不规则花环样强化，T_2/FLAIR 可见病灶周围广泛水肿，倾向恶性肿瘤，术后证实中分化松果体实质肿瘤（WHO Ⅱ级），增生指标 Ki-67 为 10%。依据术后 10 天 MRI 提示肿瘤已行大部切除，间脑周围残存少量肿瘤组织。

三、专家（主任医师）分析

中分化松果体细胞瘤（pineal parenchymal tumors of intermediate differentiation，PPTID）是一种少见的中枢神经系统肿瘤，松果体区域的肿瘤占颅内肿瘤的 1% 左右，中分化松果体肿瘤占松果体区肿瘤不到 20%，可见该肿瘤是极少见的颅内原发肿瘤，目前文献可查的多是个案报道，累加 100 余例。PPTID 可发生于任何年龄段，但成人更加多见，发病高峰约在 38 岁左右。其发生机制和生物学特点至今还不清楚，其组织学特征于松果体细胞瘤和松果体母细胞瘤之间，是一种交界性肿瘤，病理显示细胞呈弥漫性片状或分叶状生长、细胞大小较为一致，轻至中等程度的核异型性，经常出现菊形团结构，最新的分级系统根据有丝分裂程度和神经元分化程度情况 WHO 分为 Ⅱ级和Ⅲ级。本例患者 Ki-67 增生指数达到了 10%，更倾向于级别偏高。PPTID 患者的临床表现多以幕上脑积水引起的颅高压症状，头痛、恶心及呕吐，视力减退和视盘水肿多为首发症状，所以患者就诊处理脑积水成为首要，其他如 Parinaud 综合征，步态不稳，眼球运动困难及肢体无力等肿瘤占位引起的症状也可能成为首发症状，而且随着人们意识的提高，颅高压出现之前的肢体无力、麻木等为首发症状的患者逐渐增多，该例患者就是首先出现内分泌障碍和肢体无力就诊，颅高压症状不明显。PPTID 的影像学无特殊性，和松果体区其他肿瘤类似，尤其是和松果体母细胞瘤通过影像检查难以鉴别。CT 显示病变区等密度或稍高密度影，少数可见囊变或钙化。MRI 目前是诊断的首选检查方法，主要表现 T_1WI 以稍低信号为主，T_2WI 以稍高信号为主，部分也可见信号混杂，增强后病灶呈现不均匀明显强化，近有一半的患者可见临近脑膜强化，边界欠清，常侵及临近结构。因为该病目前比较少见，临床报道多和松果体区其他肿瘤一并研究，所以临床治疗尚存在争议，目前公认的是最大程度的手术安全切除为首选，该病对放疗比较敏感，所以术后应行放射治疗，化疗疗效还不确定，多用于手术或放疗不能耐受的患儿。

四、治疗过程

1. 治疗方案　全中枢照射: 25.5Gy/15F, 瘤床: 54.3Gy/31F。

2. 放射治疗

（1）X线机模拟定位: 俯卧位, 头面部垫"船形枕", 双上肢置体侧, 设定全颅全脊髓照射野, 模拟机下观察体位, 正确后用热塑面罩固定。

（2）全颅脑全脊髓常规照射, 给予25.5Gy/15F, 女性患儿骶孔采用两侧水平野等中心照射, 以保护卵巢功能。

（3）Ⅰ程完成前行局部照射野CT定位: 仰卧位, 双上肢置体侧, 扫描范围: 颅顶至 C_5 椎体, 扫描层距、层厚为3mm/3mm。

（4）将CT定位图像与术后MR的 T_1+C/T_2 FLAIR图像融合靶区勾画: 局部照射范围: 以术腔及可能残余肿瘤为GTV, 外放0.5 ~ 1cm为CTV（病例68图3）, 再外扩0.3 ~ 0.5cm为PTV, 采用IMRT技术设计旋转调强计划; 局部处方剂量: 28.8Gy/16F。危及器官常规受量限制。

（5）计划评估: 95%的处方剂量包含96%靶区。

3. 治疗中的不良反应　白细胞, 血小板Ⅱ度下降, 嗜睡。

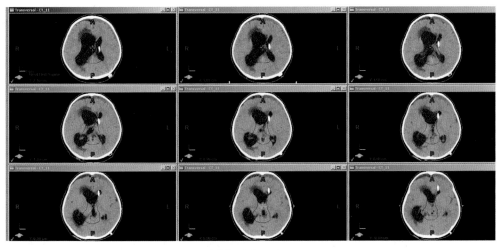

病例68图3　CTV

五、经验分享

1. 中分化松果体实质细胞瘤成年人居多[1, 2], 多伴有脑积水引起的颅高压症状, 本例为3岁患儿, 临床症状以内分泌障碍和肢体无力为首发症状就诊, 尽管影像显示幕上脑积水, 但无颅高压症状。

2. 手术目前是该病的首选治疗手段，目前常用的手术入路为 Poppen 入路，穹隆间入路和幕下小脑上入路。根据肿瘤的大小、起源部位、生长方向等因素综合考虑。该患者采用的是穹隆间入路，该入路有潜在的腔隙，能够最大程度显示肿瘤，但存在术后患者缄默和记忆力障碍等并发症，放疗有可能加重并发症。

3. 中分化松果体实质肿瘤对放疗比较敏感[3]，术后应该尽快常规分次放疗。

六、相关知识点

1. 中分化松果体实质肿瘤放疗的研究　中分化松果体实质肿瘤是 2000 年 WHO 才开始正式命名的，发病率非常低，对它的研究目前比较少，而且多与松果体区其他肿瘤一并报道。中分化松果体实质肿瘤对放射治疗比较敏感[3]，但手术被认为是目前首选的治疗手段[4, 5]，研究已经证实术后辅以放疗或伽马刀治疗能够提高患者的生存期和肿瘤局部控制率[6]。放疗的剂量和靶区目前争议也比较大。研究显示大于 50Gy 的病灶区剂量比小于 50Gy 的剂量更能使患者受益，3 年生存率能从 56% 提高到 94%[7]。目前的给量多在 54Gy/1.8Gy/30F 左右，据报道无进展生存期能够达到 7 年。是否对全脑全脊髓的照射目前也存在争议，因为中分化松果体实质肿瘤有随脑脊液播散的倾向，有报道称术后脊髓和软脊膜复发达到 12%（15/127）[4]，但也有研究发现只给病灶局部照射未发现脊髓播散种植现象，但该研究只观察了 5 例患者，具有局限性[7]。但综合分析，具有高危因素患者建议辅以全脑全脊髓的放疗，如术后残余，发现肿瘤播散或脑脊液中发现肿瘤细胞被认为是全脑全脊髓放疗的标准，另外也可参考 MRI 影像资料和 Ki-67 的增生指数，剂量最低可以给予 23.4Gy/1.8Gy/13F。

2. 中分化松果体实质肿瘤的化疗研究　中分化松果体实质肿瘤是否行化疗目前仍争议较大，没有统一的化疗方案和标准提出。有报道称 5 个患者中 4 个应用了以铂类为基础的化疗能够长期无进展生存，然而另外一个没接受化疗患者治疗后发生了脊髓播散种植[14]。但化疗能获得益处多是个案报道[8]。然而，大多数研究没有发现放疗后辅以化疗能够使患者受益[4, 7]，相反化疗能够增加或加重更多的不良反应。有学者认为复发或者有脑脊液播散种植的患者可以尝试给予化疗，铂类联合依托泊苷化疗可能是目前比较好的一个选择。

3. 中分化松果体实质肿瘤复发的研究　报道显示 II 级中分化松果体实质肿瘤 5 年生存率和 10 年复发率在 74% 和 39%，III 级在 56% 和 26%。播散转移最常见的部位在脊髓软脊膜，中枢外转移极为罕见[9, 10]。有报道称复发的中分化松果体实体瘤经手术切除病理转变为松果体母细胞瘤现象，而且复发后可能恶性级别会有所升高[11]。一个多中心回顾性研究显示中分化松果体实质肿瘤 II 级复发在瘤床附近的占 25%，脊髓播散种植占 25%，III 级的各占 18% 和 36%[12]，可见级别越高发生远转的概率越大。关于复发后肿瘤的治疗目前还没有系统的报道，但肿瘤复发后如果还有手术机会可以再次进行手术，有个案报道复发的肿瘤在 R2 切除后病灶局部照射也能获得长期生存[13]，另外也可以尝试伽马刀或射波刀对局部小的病灶进行干预治疗，化疗在复发的肿瘤未见临床试验，可以根据具体情况给予尝试化疗。

（邱晓光）

参考文献

[1] 齐草源，邹丽丽，茹小娟，等 . 中分化松果体实质瘤影像学表现（附 31 例报告）[J]. 中国医学影像技术，2015，31（7）: 985–988.

[2] Pusztaszeri M，Pica A，Janzer R.Pineal parenchymal tumors of intermediate differentiation : case report and literature review[J].Neuropathology，2006，26（2）: 153–157.

[3] Anan M，Ishii K，Nakamura T，et al.Postoperative adjuvant treatment for pineal parenchymal tumour of intermediate differentiation[J].J Clin Neurosci，2006，13（9）: 965–968.

[4] Mallick S，Benson R，Rath GK.Patterns of care and survival outcomes in patients with pineal parenchymal tumor of intermediate differentiation : An individual patient data analysis[J].Radiother Oncol，2016，121（2）: 204–208.

[5] 黄冠又，张岩，汤劼，等 . 中分化松果体实质肿瘤（附 6 例报告）[J]. 国际神经病学神经外科学杂志，2013，40（4）: 317–320.

[6] Ito T，Kanno H，Sato KI，et al.Clinicopathologic study of pineal parenchymal tumors of intermediate differentiation[J].World Neurosurg，2014，81（5–6）: 783–789.

[7] Das P，Mckinstry S，Devadass A，et al.Are we over treating pineal parenchymal tumour with intermediate differentiation ? Assessing the role of localised radiation therapy and literature review[J].Springerplus，2016，5: 26.

[8] Yi JW，Kim HJ，Choi YJ，et al.Successful treatment by chemotherapy of pineal parenchymal tumor with intermediate differentiation : a case report[J].Cancer Res Treat，2013，45（3）: 244–249.

[9] Schild SE，Scheithauer BW，Schomberg PJ，et al.Pineal parenchymal tumors : Clinical，pathologic，and therapeutic aspects[J].Cancer，1993，72（3）: 870–880.

[10] Fauchon F，Jouvet A，Paquis P，et al.Parenchymal pineal tumors : a

clinicopathological study of 76 cases[J].Int J Radiat Oncol Biol Phys，2000，46（4）：959–968.

[11] Kim BS，Kim DK，Park SH.Pineal parenchymal tumor of intermediate differentiation showing malignant progression at relapse[J].Neuropathology，2009，29（5）：602–608.

[12] Lutterbach J，Fauchon F，Schild SE，et al.Malignant pineal parenchymal tumors in adult patients：patterns of care and prognostic factors[J].Neurosurgery，2002，51（1）：44–55.

[13] Rickert CH，Simon R，Bergmann M，et al.Comparative genomic hybridization in pineal parenchymal tumors[J].Genes Chromosomes Cancer，2001，30（1）：99–104.

[14] Watanabe T，Mizowaki T，Arakawa Y，et al.Pineal parenchymal tumor of intermediate differentiation：treatment outcomes of five cases[J].Mol Clin Oncol，2014，2（2）：197–202.

病例69　血管周细胞瘤术后放疗

一、病历摘要

患者：女性，39 岁，确诊"右额叶血管周细胞瘤术后"。

现病史：患者于 2015 年 4 月无明显诱因出现头痛，呈间断性，无规律，无肢体运动障碍，无意识障碍、四肢抽搐等，行颅脑 CT 及 MRI 检查（病例 69 图 1）结果示右侧额叶占位性病变，大小约 5.0cm×3.5cm×2.5cm。于 2015 年 4 月 24 日在我院行开颅手术治疗，手术顺利，术后恢复可。病理检查结果示（病例 69 图 2）：瘤细胞圆形、卵圆形，间质血管丰富，局部间质硬化。（右侧额叶）结合形态及免疫表型符合血管周细胞瘤（WHO Ⅱ级，局部Ⅲ级）。免疫组化结果示：肿瘤细胞 STAT6（+），CD99（+），Bcl–2（+），Stat3（+），Vim（+），EMA（–），Desmin（–），ERG（–），GFAP（–），PR（–），S–100（–），AE1/AE3（–），SMA（–），CD34（血管+），Ki–67（+，约30%）。特染网织纤维（+）。术后 15 天转入放疗科。

既往史、个人史、家族史均无特殊。

查体：患者一般状态良好，生命体征正常，营养评估正常，心、肺、腹未见异常。

神经系统检查：语言清晰、流利。思维力、判断力、定向力正常，记忆力及计算力正常。双侧肢体肌力 V 级，余神经系统查体未见异常。

实验室与辅助检查：血常规、肝肾功能、离子五项均无异常，营养状态良好。

术后 3 周复查 MRI 提示（病例 69 图 3）：右侧额叶术区，部分呈双高信号，考虑少量出血，边缘呈环形强化，多系术后改变，结合 T_1 增强及 T_2/FLAIR 序列可见额叶深部可疑残留病灶。

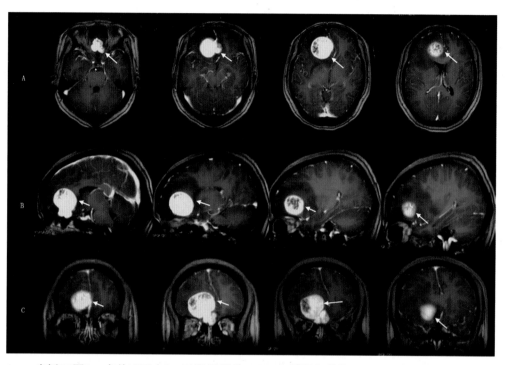

病例69图1　术前MRI（A. T₁增强轴位；B. T₁增强矢状位；C. T₁增强冠状位）

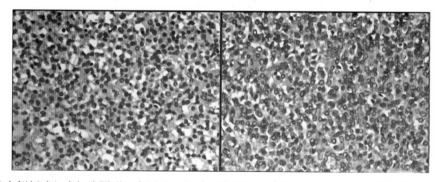

（右侧额叶）瘤细胞圆形、卵圆形，间质血管丰富，局部间质硬化。结合形态及免疫表型符合血管周细胞瘤（WHO Ⅱ级，局部Ⅲ级）。

病例69图2　术后病理

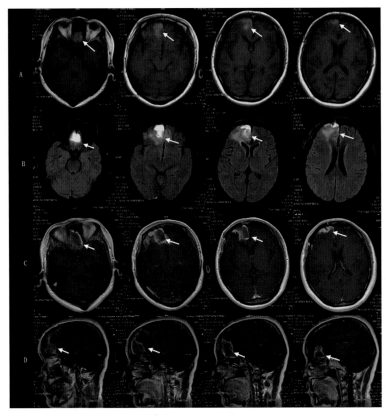

A. T₁WI轴位；B. FLAIR轴位；C. T₁增强轴位；D. T₁增强矢状位

病例69图3　放疗前复查MRI

二、病例特点

本例患者为 39 岁的中年女性，术前 MRI 影像特征，右侧前颅底占位性病变，大小约 5.0cm×3.5cm×2.5cm，增强扫描明显强化。术后病理符合血管周细胞瘤（WHO Ⅱ级，局部Ⅲ级）。依据术后 3 周 MRI 提示肿瘤已大部分切除，结合 T₁ 增强及 T₂/FLAIR 序列可见额叶深部可疑残留病灶。

三、专家（主任医师）分析

中枢神经系统血管周细胞瘤（HPC）较罕见，多见于中老年人，平均发病年龄为 40～45 岁。HPC 多为单发，好发于颅底、矢状窦和大脑镰旁，血运丰富，术中出血较多，常难以全切，易复发和中枢神经系统以外转移。该例 HPC 位于前颅底，组织病理和分子病理均确诊中枢神经系统 HPC，该病例的肿瘤体积大，为 5.0cm×3.5cm×2.5cm，手术能否完整切除与预后有明显的相关性，评估完整切除的标准，除了外科医生的认定外，主要依赖术后 MRI 复查结果。患者预后的不良因素：①血管周细胞瘤（WHO Ⅱ级，局部Ⅲ级）；②术后 3 周 MRI 示额叶深部可疑残留病灶；③ Ki-67 增生指数约 30%，提示肿瘤细胞增生速度快，建议在伤口愈合并 PS 评分 0～1 的情况下，术后尽早给予放疗。

四、治疗过程

1. 治疗方案　术后辅助放疗。

2. 放射治疗

（1）CT 模拟定位：仰卧位，双上肢置体侧，增强扫描范围：颅顶至 C_2 椎体，扫描层距、层厚为 3mm/3mm。

（2）CT-MRI 图像融合靶区勾画（病例 69 图 4）：将 CT 定位图像与术后 3 周 MR 的 T_1+C/T_2 FLAIR 图像融合。GTVp：疑残留肿瘤区，GTVtb：原瘤床区，CTV1：GTVtb 外放 1cm，收回邻近脑干及视交叉区域靶区，CTV2：GTVtb 外放 2cm，收回邻近脑干及视交叉区域靶区；CTV1 外放 0.3cm 为 PTV1；CTV2 外放 0.3cm 为 PTV2；GTVp 外放 0.3cm 为 PGTV。

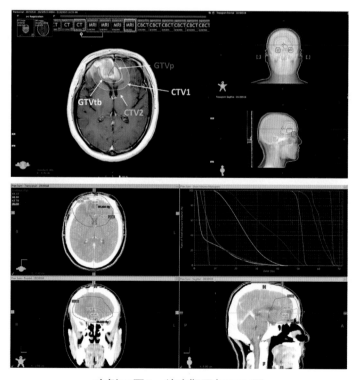

病例69图4　放疗靶区与DVH图

（3）放疗技术与处方剂量、要害器官限制：采用 IMRT 技术设计固定野调强计划；处方剂量：PGTV：DT 66Gy/33F，PTV1：DT 56Gy/28F，PTV2：DT 48Gy/24F。危及器官受量限制为：脑干 Dmax＜54Gy，视交叉 Dmax＜54Gy，左侧视神经 Dmax＜54Gy，双侧晶体 Dmax＜7Gy。

（4）计划评估：95% 的处方剂量包含 99% 靶区。

3. 化疗或药物治疗　无。

4. 治疗中的不良反应与处理　放疗期间出现轻度脑水肿症状，对症治疗后明显好转。

五、随访与处理意见

2015 年 8 月 17 日（放疗结束后 1 个月）复查颅脑 MRI 示：右额叶双高信号较前明显吸收，强化范围较前明显缩小。患者无特殊不适。

2016 年 1 月 18 日（放疗结束后 6 个月）复查颅脑 MRI 示（病例 69 图 5）：右额叶强化范围较前进一步缩小，周围胶质增生。患者一般状况较好，无明显不适。胸部 CT、ECT 及血生化结果均无异常。

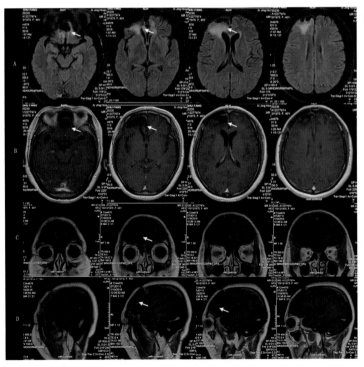

A. FLAIR轴位；B. T_1增强轴位；C. T_1增强冠状位；D. T_1增强矢状位

病例69图5　放化疗结束6个月复查MRI

2016年11月16日（放疗后1年4个月），患者出现短期记忆力明显下降1个月余，轻度嗜睡，无其他特殊不适。第三次复查颅脑MRI示（病例69图6）：右侧额叶小软化灶形成，双侧额、岛叶及右侧颞叶明显水肿；双侧额叶斑片状不规则强化影。ASL示双额叶低灌注，结合DWI（病例69图7）及MR考虑右额叶异常信号为放射性脑坏死可能性大，请示上级医师考虑给予贝伐珠单抗（BEV）（5mg/kg）治疗，于2016年11月25日开始行BEV治疗（3周方案），共6周期，末次化疗时间为2017年2月7日，治疗后患者精神状态明显好转，嗜睡症状改善，记忆力下降略有好转，治疗过程中出现血压升高，最高183/101mmHg，给予三联降压治疗（缬沙坦＋氨氯地平＋螺内酯），血压控制在正常范围内。

2017年3月6日（放疗后1年8个月）第四次复查颅脑MRI示（病例69图8）：双侧额、岛叶水肿面积较前缩小，双侧侧脑室前角旁异常信号，考虑治疗后改变。目前患者一般状况良好，精神状态佳，未见特殊不适，继续定期复查随访。

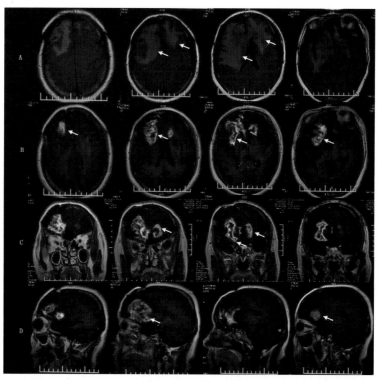

A. FLAIR轴位；B. T₁增强轴位；C. T₁增强冠状位；D. T₁增强矢状位

病例69图6　放疗结束后1年4个月复查MRI

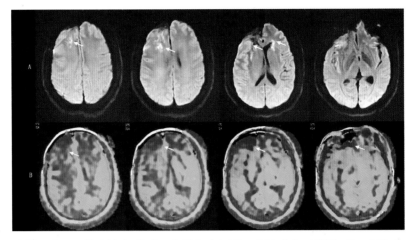

病例69图7　放疗结束后1年4个月复查DWI、ASL（A. DWI；B. ASL）

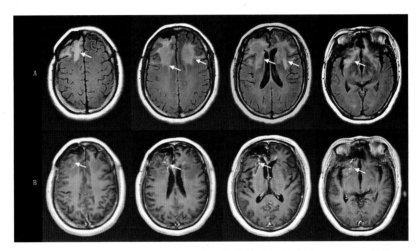

双侧额、岛叶水肿面积较前缩小，双侧额叶强化较前明显缩小（A. FLAIR轴位；B. T_1增强轴位）

病例69图8　放疗结束后1年8个月，BEV治疗后复查MRI

六、经验分享

1. 颅内血管周细胞瘤，手术切除是前提，血管周细胞瘤具有侵袭性，即使在肿瘤全切后，肿瘤细胞也会在颅内局部复发，或CNS外（例如骨，肺，肝）复发，术后尽早放疗是推荐的治疗方案。

2. 复发于放射性坏死的鉴别，需要结合患者的体征，参照多模态功能影像，如ASL/PWI、MRS等，综合分析判断。

七、相关知识点

1. CNS 血管周细胞瘤治疗　血管周细胞瘤（hemangiopericytoma，HPC），又称血管外皮细胞瘤，是一种起源于血管周细胞的肿瘤，具有侵袭性，发病原因不明，可发生于全身各个部位，CNS 血管周细胞瘤平均发生年龄为 40～50 岁，发病率不足颅内肿瘤的 1%[1, 2]。

中枢神经系统血管周细胞瘤的治疗以手术为首选，总体预后良好，但复发率高，手术全切可降低复发率，术后有必要行放射治疗[3]。中枢神经系统血管周细胞瘤血供丰富，在手术中除重要神经血管的保护，还需特别注意直窦、横窦、乙状窦、大脑大静脉等重要血管的保护。HPC 具侵袭性，易脑外转移，主要转移至骨、肺、肝、肾、胰腺、肾上腺等，术后复发率高且肿瘤极富血管。Guthrie 等报道颅内 HPC 的 5 年、10 年、15 年复发率分别为 65%、76% 和 87%，平均首次术后复发时间为 47 个月[2]。Dufour 等报道 9 例未行术后放射治疗的患者有 88% 的复发率，而术后常规放疗的患者复发率仅为 12%[4]。研究发现颅内血管外皮细胞瘤的颅外转移率相当高。最近一篇回顾性文献中指出，在 15 项研究、523 名中枢性血管外皮细胞瘤患者中，有 22.94% 发生颅外转移，发生的平均时长为 93 个月。虽然此比例仍小于局部肿瘤复发（51.42%），但却远高于神经轴内的转移（5.99%）[1, 5]。

2. 血管周细胞瘤影像学表现

（1）CT：CT 结果均示不规则高密度或混杂密度影，边界清楚，与脑膜有粘连。肿瘤周围有轻度水肿影。肿瘤均有明显强化，不均匀强化多见，少见"鼠尾征"和骨质破坏，均有不同程度的占位效应，但水肿多较轻，肿瘤多为实性，钙化少见。

（2）MRI：MRI 显示为边界清楚的不规则信号影，信号不均匀。T_1WI 多呈低等混杂信号，等信号少见；T_2WI 呈等信号或高等混杂信号，其中可见血管流空影，均有明显强化。磁共振波谱作为一种无创性生化检测手段，从代谢角度对颅内肿瘤进行诊断和鉴别诊断。血管外皮瘤的谱线显示，血管外皮瘤的最大特点是 Ala 峰缺如，仅出现 Cho 峰的升高和出现极小的 Lip 峰，缺乏 Ala 和 Glx 峰[6, 7]。

（3）DSA：全脑血管造影检查无特征性临床表现，主要发现肿瘤血运丰富，血供来源于颈内动脉、颈外动脉系统，部分来自椎动脉系统供血，甚至有双侧甲状颈干的供血。

3. 血管周细胞瘤病理　血管周细胞瘤在组织学上与孤立性纤维性肿瘤有所不同，通常认为 HPC 细胞具有较少的胶原，散在的 CD34 阳性，2007 版 WHO CNS 分类将血管周细胞瘤分为 WHO Ⅱ 和 WHO Ⅲ 级[8]。2016 版 WHO CNS 诊断打破了既往的传统，将孤立性纤维性肿瘤 / 血管外皮细胞瘤诊断分为 3 个级别：Ⅰ 级对应有更多的胶原，相应较低的细胞密度，有之前类似孤立性纤维性肿瘤的梭形细胞；Ⅱ 级出现较多的细胞，较少的胶原，肥大的细胞和"鹿角"样血管，类似之前诊断的血管外皮细胞瘤；Ⅲ级，更多的出现之前间变型血管外皮细胞瘤的特征，具有每10个高倍镜下大于5个的核分裂象。尽管如此，以前组织学类似于孤立性纤维性肿瘤的部分肿瘤表现为恶性表型的仍会诊断为WHO Ⅲ级，因为它可能在每10个高倍镜下有大于5个的核分裂象。因此更多的研究需要进一步的完善这一分级系统。尽管如此，这种打破CNS肿瘤分级原则的情况，允许CNS肿瘤将来的分级更为灵活，尤其是在分子特征进展的时代[9]。

（苏 宁 石 梅）

参考文献

[1] Hall WA，Ali AN，Norleena G，et al.Comparing central nervous system（CNS）and extra-CNS hemangiopericytomas in the Surveillance，Epidemiology，and End Results program：analysis of 655 patients and review of current literature[J].Cancer，2012，118（21）：5331-5338.

[2] Guthrie BL，Ebersold MJ，Scheithauer BW，et al.Meningeal hemangiopericytoma：histopathological features，treatment，and long-term follow-up of 44 cases[J].Neurosurgery，1989，25（4）：514-522.

[3] Soyuer S，Chang EL，Selek U，et al.Intracranial meningeal hemangiopericytoma：the role of radiotherapy：report of 29 cases and review of the literature[J].Cancer，2004，100（7）：1491-1497.

[4] Dufour H，Metellus P，Fuentes S，et al.Meningeal hemangiopericytoma：a retrospective study of 21 patients with special review of postoperative external radiotherapy[J].Neurosurgery，2001，48（4）：756-762.

[5] Ghose A，Guha G，Kundu R，et al.CNS hemangiopericytoma：a systematic review of 523 patients[J].Am J Clin Oncol，2017，40（3）：223-227.

[6] Mama N，Abdallah AB，Hasni I，et al.MR imaging of intracranial hemangiopericytomas[J].J Neuroradiol，2014，41（5）：296-306.

[7] Barba I，Moreno A，Martinez-Perez I，et al.Magnetic resonance spectroscopy of brain hemangiopericytomas：high myoinositol concentrations and discrimination from meningiomas[J].J Neurosurg，2001，94（1）：55-60.

[8] Scheithauer BW，Fuller GN，VandenBerg SR.The 2007 WHO classification of tumors of the nervous system：controversies in surgical neuropathology[J].Brain Pathol，2008，18（3）：

307-316.

[9] Louis DN，Perry A，Reifenberger G，et al.The 2016 world health organization classification of tumors of the central nervous system : a summary[J].Acta Neuropathol，2016，131（6）：803-820.

病例70　脑室中枢神经细胞瘤术后放疗

一、病历摘要

患者：女性，21岁，确诊"脑室中枢神经细胞瘤"。

现病史：患者于2012年1月无明显诱因出现头痛伴恶心呕吐，并进行性加重，随后出现意识丧失，颅脑MRI示（病例70图2）：透明隔区可见一团块状等T_1等T_2混杂信号影，呈分叶状，内可见多发斑片状长T_1长T_2信号影，并可见线样短T_2分隔影，呈丝瓜瓢样改变，透明隔受压左偏，双侧侧脑室不规则扩大；静脉注射对比剂后，透明隔区病变呈轻度不均匀强化，多考虑中枢神经细胞瘤。遂于2012年1月7日行脑室占位病变切除术，术后病理结果示（病例70图3）：中枢神经细胞瘤，WHO Ⅱ级。术后患者出现脑积水，并于2012年2月17日行脑室腹腔分流术。术后恢复良好。患者自发病以来，反应迟钝，高级神经功能差，余无异常。

既往史、个人史、家族史均无特殊。

查体：神志清楚，问答切题，思维力、判断力、定向力、记忆力、计算力减退，四肢肌张力高，肌力Ⅲ级。病理征阴性。

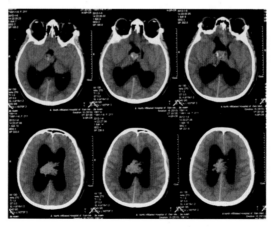

病例70图1　术前CT

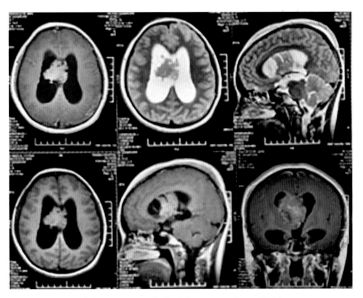

病例70图2　术前头颅MRI平扫＋增强

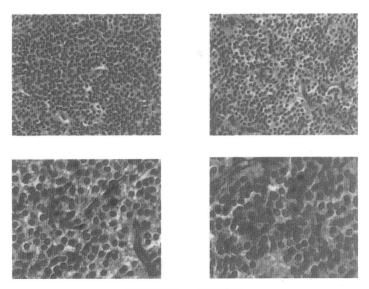

病例70图3　术后病理

二、病例特点

本例患者 21 岁的青年女性，右侧脑室内可见约 3.5cm×4cm 大小肿瘤，透明隔受压明显，突然起病，术前 MRI 示：透明隔区可见一团块状等 T_1 等 T_2 混杂信号影，呈分叶状，倾向中枢神经细胞瘤，术后病理证实为中枢神经细胞瘤，术后复查颅脑 MRI 示病变全切，术后合并脑积水，并行脑室腹腔分流分流术，术后 2 年复查示胼胝体体部病变可疑复发。

三、专家（主任医师）分析

中枢神经细胞瘤于 1982 首次定义为独立的病理类型。其发病率低于 1%，文献报道在 0.1% ～ 0.5%。大部分位于脑室，惰性生长、进展缓慢、预后良好。70% 的患者在 20 ～ 40 岁发病。患者常出现神经系统症状，如头痛或视力改变。手术是首选，可获得良好的局部控制。非典型中枢神经细胞瘤，以 MIB-1 > 2% 定义，其预后较差，复发率高。复发后的最佳治疗尚不统一，包括再次手术、EBRT、SRS 或化疗，均可获得良好的局部控制 [1 ～ 3]。该患者发病年龄为 21 岁，首发症状为头痛伴恶心呕吐，术前颅脑 MRI 病变位于侧脑室内，术后 MRI 复查示病变全切，但患者给予观察 2 年后复查颅脑 MRI 示病变进展，给予挽救放疗后 CR（病例 70 图 5）。

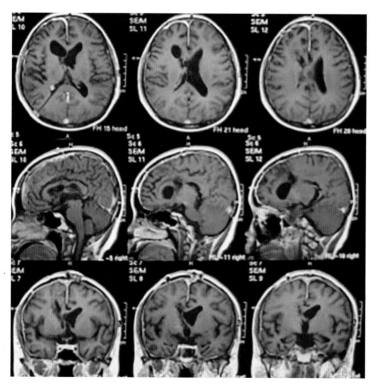

病例70图4　术后3个月复查（T_1增强）

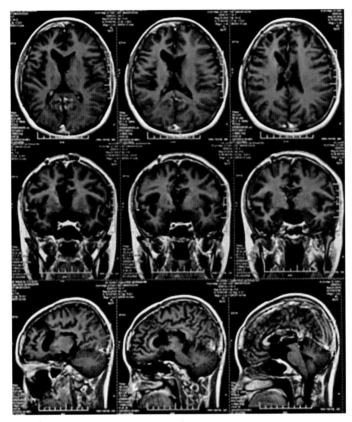

胼胝体体部及右侧侧脑室可见结节状异常信号影，静注对比剂后呈轻度不均匀强化，考虑病变复发

病例70图5　放疗前复查头颅MRI（T₁增强）

四、治疗过程

1. 手术治疗　2012年1月7日行脑室占位病变切除术，2012年2月17日行脑室腹腔分流术。

2. 放射治疗

（1）CT模拟定位：仰卧位，双上肢置体侧，增强扫描范围：颅顶至C₂椎体，扫描层距、层厚为2mm/2mm。

（2）CT-MRI图像融合靶区勾画（病例70图6）：将CT定位图像与放疗前复查头颅MRI的T₁+C/T₂ FLAIR图像融合。GTV：T₁+C显示的强化区域和手术残腔；CTV1：GTV外扩1cm；GTV2：GTV外扩2cm，CTV1、CTV2分别外放3cm，形成PTV1及PTV2。

（3）放疗技术及处方剂量：采用VMAT技术设计旋转调强计划：处方剂量：PTV1：DT 60Gy/30F，PTV2：DT 50Gy/25F。危及器官受量限制：脑干Dmax＜54Gy，视交叉及视神经＜ 54Gy，双侧晶体 Dmax ＜ 7Gy。

（4）计划评估：95% 的处方剂量包含 98% 靶区。

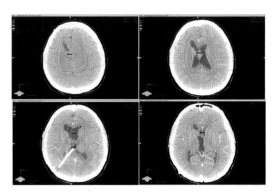

病例70图6　放疗靶区图

3. 治疗中的不良反应及处理　放疗期间出现轻微脑水肿，对症治疗后好转。

五、随访及处理意见

2014 年 8 月（放疗结束后）复查颅脑 MRI 示：胼胝体体部病变明显缩小，后每半年复查颅脑 MRI 随访至今，病变稳定（病例 70 图 7、病例 70 图 8）。

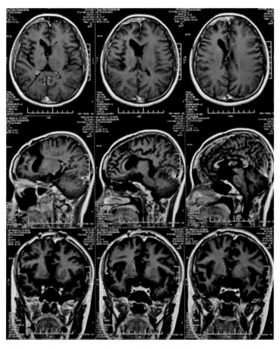

病例70图7　放疗后1个月复查颅脑MRI（T$_1$增强）

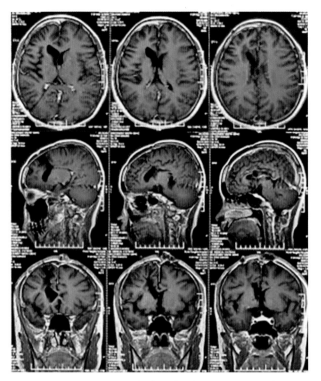

病例70图8　术后5年复查颅脑MRI（T₁增强）

六、经验分享

中枢神经细胞瘤或脑室内神经细胞瘤（IVNs）是少见的神经系统肿瘤起源于外胚层／神经系统组织。这些肿瘤良性生长，全切肿瘤应作为首选治疗因为其良好的长期控制、PFS 和低的并发症率；次全切除患者可通过挽救治疗（放疗）获得良好的局部控制。复发后的最佳治疗尚不统一，包括再次手术、EBRT、SRS 或化疗，均可获得良好的局部控制。

七、相关知识点

1. 中枢神经细胞瘤的首选治疗　目前的治疗方案由几个中心的病例系列研究及 Meta 分析所指导，手术切除为初次干预的首选治疗，可明确病理诊断，打通脑脊液通路及疏通任何形式的梗阻性脑积水。大部分研究支持全切是最重要的复发预测因素。大部分患者可获得良好的局部控制[4～5]。

2. 放疗的选择及其有效性　全切后的即可放疗，仍存在争议。Rades 等的一项 Meta 分析结果显示 109 例次全切患者 10 年的局部控制率仅为 35%[6]。而针对次全切或活检患者放疗可显著改善局部控制率及总生存率[7]。但放疗剂量对局部控制的影响及最好的靶区设计尚不清楚，可以参考低级别胶质瘤的靶区设计[8]。一项由 Rades 等设计的研究是唯一的一项调查次全切患者最适放疗剂量的研究，依据这项研究，≥ 54Gy 可显著改善中枢神经细胞瘤次全切患者的局部控制[8]。本例患者术后未进行即刻放疗，多处进展后进行放疗，达到 CR。

3. 复发后的治疗选择　肿瘤复发后尚无最佳治疗方案，可以的选择包括再次手术、EBRT、SRS 和 / 或化疗。对于脑室内较小的复发肿瘤，影像指导的手术做为最直接的方法可供选择。一项最近的系统性回顾分析对复发肿瘤 EBRT 和 SRS 哪个为更合理的选择，结果显示在更好地局部控制率及总生存率两者并无统计学差异，但接受 SRS 患者并发症率更低[2]。化疗方案选择可参考低级别胶质瘤，包括替莫唑胺、PCV 方案等，但目前尚无文献报道其有效性。

（冀培刚　王　樑）

参考文献

[1] Imber BS，Braunstein SE，Wu FY，et al.Clinical outcome and prognostic factors for central neurocytoma：twenty year institutional experience[J].J Neurooncol，2016，126（1）：193-200.

[2] Garcia RM，Ivan ME，Oh T，et al.Intraventricular neurocytomas：a systematic review of stereotactic radiosurgery and fractionated conventional radiotherapy for residual or recurrent tumors[J].Clin Neurol Neurosurg，2014，117：55-64.

[3] Hallock A，Hamilton B，Ang LC，et al.Neurocytomas：Long-term experience of a single institution[J].Neuro-Oncology，2011，13（9）：943-949.

[4] Lee J，Chang SM，McDermott MW，et al.Intraventricular neurocytomas[J].Neurosurg Clin N Am，2003，14（4）：483-508.

[5] Leenstra JL，Rodriguez FJ，Frechette CM，et al.Central neurocytoma：management recommendations based on a 35-year experience[J].Int J Radiat Oncol Biol Phys，2007，67：1145-1154.

[6] Rades D，Schild SE：Treatment recommendations for the various subgroups of neurocytomas[J].J Neurooncol 2006，77（3）：305-309.

[7] Chen YD，Li WB，Feng J，Qiu XG.Long-term outcomes of adjuvant radiotherapy after surgical resection of central neurocytoma[J].Radiat Oncol Lond Engl，2014，9：242.

[8] Rades D，Schild SE，Ikezaki K，Fehlauer F：Defining the optimal dose of radiation after incomplete resection of central neurocytomas[J].Int J Radiat Oncol Biol Phys，2003，55（2）：373–377.

病例71　中枢神经系统血管周细胞瘤

一、病历摘要

患者：女性，39岁。

现病史：患者于2010年4月因"反复间歇性头痛数年，加重20天"在当地医院查颅脑CT示：左侧中颅窝底，左侧颞叶顶叶占位。在我院查颅脑MRI示：左侧颞叶占位，考虑脑膜瘤可能性大。2010年4月23日在全麻下行左侧中颅窝底，左侧颞叶顶叶占位切除术。术中切除显微镜下可见的全部占位。术后病理示（病例71图1）：（左侧颞叶占位）血管周细胞瘤，未见明确坏死，细胞丰富，核分裂象少见，相当于WHO Ⅱ级。免疫组化：Vimentin(+)，EMA(+–)，GFAP(+–)，S100(+)，CK灶性(+)，CD34(3+)，Ki–67约5%（ + ），Actin（ – ），Desmin（ – ）。术后定期复查无特殊。

2012年10月15日复查颅脑MRI示（病例71图2）：左侧额颞叶边缘数个片状，结节样异常信号影，临床考虑复发。因病变为颅内多发，于2012年10月在我院给予常规外照射66Gy/33F，后多次复查提示病灶明显缩小至消失，病情稳定。

2016年2月发现左耳前缘肿物，行颅脑MRI检查提示颅内多发占位累及颅骨，考虑转移，给予颅内转移病灶CRT治疗，累积剂量为50Gy/25F，治疗结束后左耳前肿物明显缩小，疗效评价PR。后定期随访至今。（病例71图3）

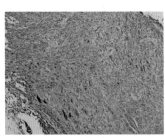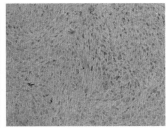

病例71图1　术后病理（图1. HE染色；图2. 标记CD34；图3. 标记Vimentin）

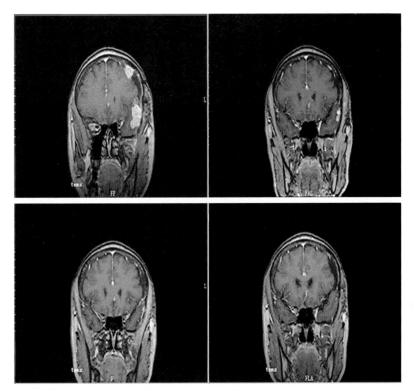

病例71图2　第一次复发（图1）及放疗后随访的影像（图2、图3、图4）

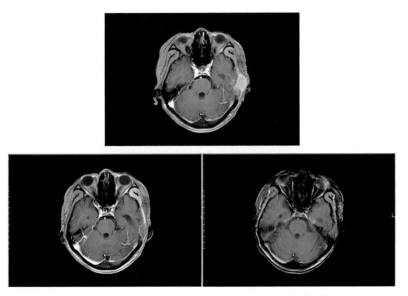

病例71图3　第2次复发（图1）及放疗后随访的影像（图2、图3）

二、病例特点

本例患者为中年女性，左侧额颞叶多发占位，手术完整切除肿瘤，术后病理示"血管周细胞瘤"，免疫组化示 Vimentin（+），CD34（+++），EMA（+-），CK 灶性（+），GFAP（+-），S100（+），Ki-67 约 5%（+）。

三、专家分析

血管周细胞瘤属于间叶组织来源的肿瘤，组织学分型为Ⅱ～Ⅲ级，组织病理免疫组化提示 HPC 恒定表达 Vimentin，大部分病例表达 CD34（87%）[1]，EMA、CK 和 PR 表达率低，可与脑膜瘤鉴别。生物学行为有恶性倾向，手术后易复发，但再程手术或放疗仍然有效。

四、治疗过程

初次治疗后 2 年出现肿瘤复发，且沿脑膜播散，给予局部放疗后疾病达到完全缓解。4 年后再次出现脑膜播散，再次给予局部放疗，病情缓解。

五、随访与处理意见

因 HPC 有复发及转移风险，因此建议手术后给予辅助放疗以提高局控率；后期定期随访，包括复查颅脑 MRI 及胸腹部 CT 等，以及时发现颅内复发及颅外转移。

六、经验分享

中枢神经系统 HPC 影像学表现与脑膜瘤类似，但生物学行为具有恶性倾向，因此建议依据手术病理加以鉴别；术后予以辅助放疗以减少复发风险；患者出现复发或转移后，仍可以通过再次手术和（或）放疗等积极治疗使病情得到有效控制。

七、相关知识点

1. HPC 的病理特点　血管周细胞瘤（hemangiopericytoma，HPC）又名血管外皮细胞瘤，属于间叶组织来源的肿瘤，最早由 Stout 和 Murray 等 [2] 在 1942 年发现一种围血管生长模式的软组织肿瘤，命名为血管外皮细胞瘤。1993 年 WHO 中枢神经系统肿瘤分类里将它归为脑膜间质肿瘤、血管外皮瘤（恶性）[3]，2000 年 WHO 第三版中枢神经系统肿瘤分类将其命名为血管周细胞瘤（WHO Ⅱ～Ⅲ）[4]。HPC 与孤立性纤维性肿瘤（solitary fibrous tumor，SFT）在组织学上有些类似：HE 形态上，HPC 相似于 SFT 的细胞密集区，在免疫表型上同样表达 CD34、CD99，不表达肌源性、神经源性以及上皮性抗原；但两者的生物学行为有很大不同：SFT 基本是良性的生物学行为，切除后很少复发，即使复发再次切除也预后良好[5]，但 HPC 手术后容易复发，且颅内颅外均可能转移，生物学行为有恶性倾向。ANDREA 的研究[6]发现 HPC 和 SFT 的差异主要在于细胞密度、核分裂数以及 Ki-67 表达指数等方面，因此有作者认为[1]中枢神经系统 HPC 似乎代表了一种生长更活跃和更具侵袭性的 SFT 类型。

2. HPC 的临床病理特点

（1）临床表现：血管周细胞瘤常见于四肢、腹部及中枢神经系统，约占中枢神经系统肿瘤的 1%[7]。HPC 的平均发病年龄为 40 ~ 45 岁，较脑膜瘤（60 ~ 70 岁）的发病年龄小，男女比例约 1.4 : 1。多数肿瘤与脑膜相连，少数发生在脊髓膜及脑实质内。HPC 5 年、10 年、15 年的总生存率分别为 94%、73% 和 73%[8]。HPC 可复发和远外转移。颅内 HPC 除原位复发外，还可发生颅外转移，常见于肺、肝脏和骨骼的转移，罕见于心脏、胰腺和乳腺部位的转移[9, 10]，颅外转移率约 20%，颅内 HPC 复发常伴随颅外转移。

（2）MRI 特点：HPC 多与硬脑膜相连，血供丰富，MRI 增强后明显强化，周围水肿不明显，类似脑膜瘤，应予以鉴别：①由于 HPC 内细胞大量增生及血管增多密集，在 MR T_1WI 信号呈稍高或斑点状稍高信号影，而脑膜瘤其 T_1WI 多呈等信号；MRI 增强后 HPC 病灶常呈明显不均匀强化，肿瘤多与邻近硬脑膜呈窄基相连，"脑膜尾征"少见；② HPC 病灶形态上多不规则，分叶状更加明显，病灶边缘清晰，邻近脑组织受压呈现"皮质塌陷征"，符合颅内脑外肿瘤的特征[11]；③ HPC 坏死囊变较脑膜瘤明显；④ HPC 可侵犯邻近颅骨及脑组织；⑤脑膜瘤可出现钙化，而血管周细胞瘤通常不出现钙化。

HPC 组织学的鉴别诊断有：①脑膜瘤：该肿瘤在发病部位、影像学特点及病理形态均有和 HPC 相似的地方，脑膜瘤表达 EMA，不表达 CD34，HPC 则相反。②单相纤维型滑膜肉瘤：此瘤与 HPC 从 HE 染色上有时难以鉴别，需寻找是否有上皮样分化区域，多数滑膜肉瘤免疫组化表达 CK 和 EMA，不表达 CD34。

3. HPC 的治疗

（1）手术治疗：HPC 首选外科手术切除。手术切除可以明确病理诊断，排除脑膜瘤等其他疾病；而且建议首次手术全切。手术切除的程度是影响颅内 HPC 患者预后的重要因素[12 ~ 14]。

（2）放射治疗：2013 年 Ghia AJ 等[15]对 88 例颅内 HPC 的研究发现，手术后外放射能明显延长患者的生存时间。Kim 等的[16]研究结果亦提示手术＋术后辅助放疗可使无复发生存时间由未做放疗患者的 19.5 个月延长到 80.5 个月（$P = 0.0003$）。

Schiariti M 等[17]对 39 例原发脑膜血管周细胞瘤患者进行回顾性分析，这些患者手术后仍有明显残留或肿瘤明显异形性（有明显坏死、有丝分裂和侵袭性等），术后行瘤床放疗，照射剂量为 50 ~ 60Gy；1 例患者接受了阿霉素化疗 6 周期；2 例患者接受伽马刀治疗。中位随访 123 个月，28 例患者在中位 80 个月发生局部复发，后续接受手术治疗；平均总生存率为：低级别组为 216 个月，高级别组为 142 个月；6 例接受放疗的患者局部复发时间显著长于 5 例未放疗的患者（68 个月 VS 36 个月），而且根治性手术＋术后辅助放疗的无复发生存时间明显长于未行手术和放疗的患者（213 个月 VS 43 个月）。

因此，手术＋术后辅助放疗是这一类疾病推荐的治疗方案。

（3）化疗及其他治疗：HPC 有颅内外转移风险，故有作者尝试药物治疗。Wong PP 和 Yagoda A 回顾性分析了在 MADCC 接受化疗的 16 例 HPC 患者中，有 50% 对阿霉素单药或联合用药产生疗效；其他包括环磷酰胺、长春新碱、放线菌素、甲氨蝶呤等药物也有一定的疗效，因此作者建议对于复发转移的 HPC 患者可以采用全身化疗。

随着对 HPC 基因组学、信号通路的研究的进展，以抗 VEGF 抗体为代表的分子靶向药物在 HPC 的治疗中可能有一定的疗效，但因病例较少，待进一步研究证实。

（闫　婧）

参考文献

[1] 陈健智，李璇，梁莉，等 . 中枢神经系统血管周细胞瘤的临床病理分析 [J]. 中国现代医学杂志，2012，22（21）：5-8.

[2] Stout AP，Murray MR，et al.Hemantiopericytoma：a vascular tumor featuring zimmermann's pericytes[J].AnnSurg，1942，116：26.

[3] Kleihues P，Burger PC，Scheithauer BW，et al.The new WHO classification of brain tumours[J].Brain Pathol，1993，3（3）：255-268.

[4] Biernat W.2000 world health organization classification of tumors of the nervous system[J].Pol J Pathol，2000，51（3）：107-114.

[5] Suzuki SO，Fukui M，Nishio S，et al.Clinincopathological features of solitary fobrous tumor of the meninges：An immuno- hitochemical reappraisal of cases previously diagnosed to be fi-brous meningioma or hemangiopercytoma[J].PatholInt，2000，50（10）：808-817.

[6] Ambrosini-Spaltro A，Eusebi V.Meningeal hemangiopericytomas and hemangiopercytoma/solitary fibrous tumors of exrtacranial soft tissues：a comparison[J].Virchows Arch，2010，456（4）：343-354.

[7] Guthrie BL，Ebersold MJ，Scheithauer BW，et al.Meningeal hemangiopericytoma：

histopathological features，treatment，and long-term follow-up of 44 cases[J].Neurosurgery，1989，25（4）: 514-522.

[8] Patel AR，Flores BC，Ban VS，et al.Intracranial hemangiopericyto-mas : recurrence，metastasis，and radiotherapy[J].J Neurol Surg B Skull Base，2017，78（4）: 324-330.

[9] Fletcher CD.The evolving classification of soft tissue tumors : an update based on the new WHO classification[J].Histopathology，2006，48（1）: 3-12.

[10] Siegel HJ，Lopez-Ben R，Sutton JH，et al.Intracranial meningeal hemangiopericytoma metastatic to the scapula[J].Orthopedics，2012，35（1）: 112-115.

[11] 窦新民，邵楠楠，曲金荣，等 . 颅内血管周细胞瘤的 MRI 诊断 [J]. 中国实用神经疾病杂志，2012，15（6）: 22-23.

[12] Bassiouni H，Asgari S，Hübschen U，et al.Intracranial hemangiopericytoma : treatment outcomes in a consecutive series[J].Zentralbl Neurochir，2007，68（3）: 111-118.

[13] Fountas KN，Kapsalaki E，Kassam M，et al.Management of intracranial meningeal hemangiopericytomas : outcome and experience[J].Neurosurg Rev，2006，29（2）: 145-153.

[14] Schiariti M，Goetz P，El-Maghraby H，et al.Hemangiopericyto-ma : long-term outcome revisited[J].J Neurosurg，2011，114（3）: 747-755.

[15] Ghia AJ，Allen PK，Mahajan A，et al.Intracranial hemangio-pericytoma and the role of raddition theropy : a population based analysis[J].Neurosurgery，2013，72（2）: 203-209.

[16] Kim YJ，Park JH，Kim YI，et al.Treatment strategy of intracranial hemangiopericytoma[J].Brain Tumor Res Treat，2015，3（2）: 68-74.

[17] Schiariti M，Goetz P，El-Maghraby H，et al.Hemangiopericyto-ma : long-term outcome revisited[J].J Neuro-surg，2011，114（3）: 747-755.

病例72　垂体无功能腺瘤术后放疗

一、病历摘要

患者：女性，64 岁。主诉"垂体无功能腺瘤术后复发"。

现病史：患者于 2006 年 5 月因"头痛"行颅脑 CT 检查发现鞍区巨大占位。2006 年 5 月 17 日垂体 MRI 平扫＋增强示：鞍区巨大占位病变，可见"腰征"，向上突入鞍上池，压迫视交叉上移，向两侧挤压海绵窦外移，向前突入蝶窦内，鞍底骨质信号消失，大小 28.6mm×43.1mm×27.1mm，增强后病变稍强化。垂体前叶功能检查均正常，视力、视野检查未见异常。考虑为"垂体无功能腺瘤",于 2006 年 7 月 4 日行经口鼻蝶窦垂体瘤切除术,术中可见斜坡骨质侵犯,手术切除大部分肿瘤。术后病理:符合垂体腺瘤伴出血,ACTH(+),GH(+−),PRL(+),LH(−),TSH(−),FSH(−)。术后 3 个月复查垂体 MRI 平扫+增强示(2006-10-17):垂体瘤术后,鞍区仍可见软组织信号影,大小约 11mm × 23mm × 13mm,鞍上池受压,视交叉及双侧海绵窦受推压,双侧海绵窦受累部分被包饶。垂体功能检查正常。此后患者每年复查一次,垂体 MRI 未见肿瘤明显变化,垂体功能、视力视野检查正常。2011 年 6 月复查垂体 MRI 平扫+增强示:鞍区病变较前略增大。考虑病变进展,建议放疗。MRI 检查见病例 72 图 1。

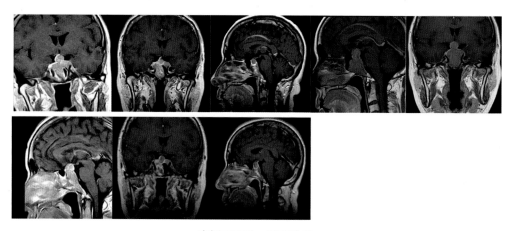

病例72图1　MRI检查

二、病例特点

本例患者为老年女性,以突发头痛起病,经影像学及垂体功能检查,诊断为垂体无功能腺瘤,经手术治疗后肿瘤大部切除。定期复查 5 年残余肿瘤稳定。2011 年复查 MRI 发现肿瘤增大,垂体功能及视力视野检查未见异常。现为控制肿瘤进展拟放射治疗。

三、专家(主任医师)分析

垂体腺瘤分为功能型垂体瘤(激素分泌型)和无功能垂体瘤,后者约占垂体腺瘤的 2/3。无功能垂体腺瘤的临床表现主要由肿瘤占位效应压迫周围正常器官引起,如头痛、视力下降及视野缺损等,因不存在垂体激素的过量分泌,不易早期发现,确诊时一般多为大腺瘤。病程中如出现突发剧烈头痛,应警惕有垂体瘤卒中的可能。本病的治疗目的是解决肿瘤占位效应。首选治疗方法为手术切除,特别对于伴有卒中的肿瘤,能够迅速缓解对周围正常结构的压迫,手术如完全切除肿瘤不需术后辅助放疗。无功能垂体腺瘤的放疗目的是控制肿瘤进展，适应证主要为肿瘤复发不宜再手术或术后残存病灶有进展。放疗后的肿瘤控制率（病灶稳定及缩小）为 90% ~ 100%，但效果显现缓慢，有时需要观察 2 ~ 3 年才见到肿瘤退缩。放疗靶区为可见肿瘤区，分次放疗照射总剂量 50Gy 左右，2Gy/F。在保证周围正常器官耐受的情况下，大腺瘤剂量可略高。危及器官需要考虑脑干、视交叉、视神经、晶体等。采用三维适形或调强放疗技术，可以提高肿瘤照射精度并评估危及器官剂量。放疗并发症最主要为垂体功能减低，放疗前后应全面评价垂体功能，如出现垂体功能减低需要进行激素替代治疗。

四、治疗过程

1. 治疗方案　直线加速器调强放疗（IMRT）。

2. 放射治疗

（1）CT 模拟定位：仰卧位，双上肢置体侧，热塑面网固定，扫描范围：颅顶至 C_3 下缘，扫描层厚为 3mm。

（2）靶区定义及勾画（病例 72 图 2）：GTV：鞍区残存肿瘤；PTV：GTV 外扩 3mm。

（3）处方剂量、危及器官剂量及计划评估：处方剂量：PTV：56Gy/28F，5 次 / 周。重要危及器官限量：脑干 0.1cc ≤ 54Gy，晶体 mean ≤ 5Gy。

（4）计划评估：100% 处方剂量包含 95% 以上 PTV。

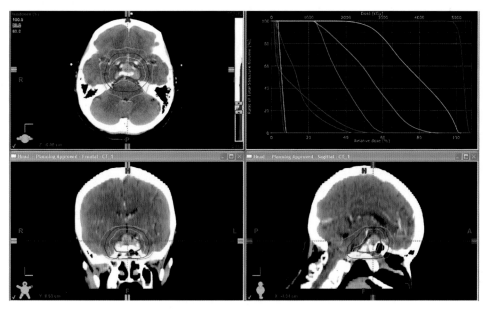

病例72图2　靶区勾画图

五、随访和处理意见

放疗后患者每年定期复查一次，包括垂体增强 MRI 检查及垂体功能检查。放疗 2 年后，MRI 显示肿瘤明显退缩、鞍膈下降，肿瘤与视交叉间出现明显间隙。垂体功能检查：甲状腺轴及肾上腺轴未出现功能低下，不需激素替代治疗。患者视力、视野未见明显下降。MRI 复查情况见病例 72 图 3。

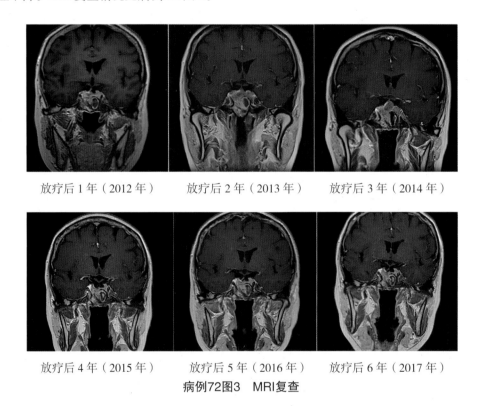

放疗后 1 年（2012 年）　　放疗后 2 年（2013 年）　　放疗后 3 年（2014 年）

放疗后 4 年（2015 年）　　放疗后 5 年（2016 年）　　放疗后 6 年（2017 年）

病例72图3　MRI复查

六、经验分享

1. 本例患者为无功能垂体大腺瘤，侵袭性生长，手术无法完全切除肿瘤。术后 5 年残余肿瘤逐渐增大，考虑再次手术仍然无法做到完全切除，建议此时行放射治疗控制肿瘤增长。

2. 无功能腺瘤放疗目的是控制肿瘤增长，治疗后肿瘤消退缓慢，疗效需要长期观察。放疗后并非所有病例均会出现垂体功能低下，本例患者肿瘤控制满意，垂体功能、视力视野未受损。

七、相关知识点

垂体腺瘤从功能上大体分为激素分泌型（功能性）垂体瘤及无功能垂体瘤；从生长方式分为侵袭性垂体瘤及非侵袭性垂体瘤；从肿瘤大小上分为垂体微腺瘤（≤ 10mm）及大腺瘤（> 10mm）。

垂体腺瘤从病理分类上分为典型垂体瘤、不典型垂体瘤及垂体癌（病例 72 表 1）。垂体腺瘤可侵袭性生长，超出蝶鞍，侵及周围骨质、硬膜、海绵窦等结构，被定义为侵袭性垂体瘤，大约占垂体肿瘤的 25%。其中有部分侵袭性垂体瘤，生长方式更具侵袭性，疗效差，极易复发。这类垂体腺瘤病理特征为肿瘤细胞有丝分裂活跃，免疫组化中反应细胞增殖的标记 Ki-67 index > 3%、P53（+），被定义为不典型垂体瘤。而垂体癌的诊断在满足不典型垂体瘤的前提下，还必须有远处转移病灶，垂体癌极少见，仅占垂体肿瘤的 0.2%[1, 2]。

病例72表1　垂体腺瘤病理分类

	典型垂体瘤	不典型垂体瘤	垂体癌
WHO 标准	Ki-67 < 3%	Ki-67 > 3%，生长活跃，P53（+）	Ki-67 > 3%，生长活跃，P53（+），有转移
大小	微腺瘤 / 大腺瘤	微腺瘤 / 大腺瘤	大腺瘤
侵袭性	±	+	+

1. **垂体无功能腺瘤**　无功能垂体瘤的放疗目的是控制肿瘤增长，减少肿瘤增大后对周围重要器官的压迫。适应证：术后明显残留、侵袭性肿瘤无法完全切除；复发肿瘤。无功能垂体瘤靶区建议 GTV 为残存肿瘤区，不外扩 CTV[3 ~ 5]。

2. **功能性垂体瘤**　功能性垂体瘤（库欣病及肢端肥大症为主）放疗目的为控制肿瘤增长及抑制过高的激素分泌。适应证：术后肿瘤残留、激素水平未完全缓解；术后完全缓解后复发难以再次手术。功能性垂体瘤靶区建议 CTV 为术前肿瘤区域（瘤床），GTV 为残存肿瘤区 [6]。

3. **不典型垂体腺瘤**　放射治疗在不典型垂体瘤术后辅助放疗中应用更为积极，对术后有残存病灶的患者建议尽早进行放射治疗。考虑到不典型垂体瘤常常侵袭性生长及生长活跃的特点，经验上建议照射靶区要参考术前肿瘤区域，剂量也略高于常规垂体腺瘤 [7]。

垂体瘤放疗后起效缓慢但疗效持续时间长，功能性垂体瘤 3 ~ 6 个月后激素水平开始缓慢下降，达到最大疗效约需 2 年左右；肿瘤体积缩小晚于激素水平下降，平均约 2

年后可观察到明显肿瘤退缩。

放疗前后应完善垂体功能检查、视力视野检查。放疗后建议每 6 个月复查一次垂体激素水平。成人重点检查甲状腺轴和肾上腺轴，出现功能低下必须激素替代治疗，性腺轴功能低下根据患者对生活质量及生育的要求按需替代。垂体增强 MRI 建议每年复查一次。垂体激素检查：甲功（T_3、T_4、FT_3、FT_4、TSH）、ACTH、血总皮质醇、24 小时尿 UFC、IGF-1、随机 GH 或葡萄糖生长激素抑制试验、性激素六项（FSH、LH、E_2、P、T、PRL）[8]。

（张福泉）

参考文献

[1] Heaney A.Management of aggressive pituitary adenomas and pituitary carcinomas[J].J Neurooncol，2014，117（3）：459-468.

[2] Pashtan I，Oh KS，Loeffler JS.Radiation therapy in the management of pituitary adenomas[J].Handb Clin Neurol，2014，124：317-324.

[3] Minniti G，Osti MF，Niyazi M.Target delineation and optimal radiosurgical dose for pituitary tumors[J].Radiat Oncol，2016，11（1）：135.

[4] Scheick S，Amdur RJ，Kirwan JM.Long-term outcome after fractionated radiotherapy for pituitary adenoma : the curse of the secretory tumor[J].Am J Clin Oncol，2016，39（1）：49-54.

[5] Abu Dabrh AM，Asi N，Farah WH.Radiotherapy versus radiosurgery in treating patients with acromegaly : a systematic review and meta-analysis[J].Endocr Pract，2015，21（8）：943-956.

[6] Kim JO，Ma R，Akagami R.Long-term outcomes of fractionated stereotactic radiation therapy for pituitary adenomas at the BC Cancer Agency[J].Int J Radiat Oncol Biol Phys，2013，87（3）：528-533.

[7] Kopp C，Theodorou M，Poullos N.Tumor shrinkage assessed by volumetric MRI in long-term follow-up after fractionated stereotactic radiotherapy of nonfunctioning pituitary adenoma[J].Int J Radiat Oncol Biol Phys，2012，82（3）：1262-1267.

[8] Minniti G，Scaringi C，Enrici RM.Radiation techniques for acromegaly[J].Radiat Oncol，2011，6：167.

病例73　不典型垂体腺瘤术后放疗

一、病历摘要

患者：男性，30岁，已婚。主诉"侵袭性垂体无功能型巨大腺瘤术后3个月"。

现病史：患者因"自觉视力进行性下降半年"就诊于我院，查视力：右眼0.25，左眼0.5；视野：左眼左颞侧及鼻上侧视野缺损，右眼鼻下侧视野缺损。行垂体平扫＋增强MRI示：蝶鞍明显扩大，见不规则稍长T_1稍长T_2肿块影，可见浅分叶，大小约36.1mm×34.2mm×26.6mm，呈明显不均匀强化，正常腺体及垂体柄显示不清，视交叉受压上移，病变向下凸入蝶窦，病变包绕双侧海绵窦，左侧海绵窦Knosp Ⅳ级，右侧海绵窦Knosp Ⅰ级，垂体后叶短T_1信号消失，囊性松果体。垂体各激素水平（肾上腺轴、甲状腺轴、性腺轴）基本正常。考虑诊断"侵袭性垂体无功能型巨大腺瘤"可能大。于2015年3月4日行"经鼻蝶窦入路垂体腺瘤切除术"，术中肿瘤大部分切除。术后病理：垂体腺瘤，生长活跃，ACTH(－)，GH(+－)，TSH(－)，PRL(－)，ACTH(－)，FSH(－)，LH(－)，P53(－)，Ki-67index 5%。术后第2天复查颅脑MRI：垂体大腺瘤术后早期改变，左海绵窦及蝶窦内偏后可见异常强化软组织信号影，考虑肿瘤残留。2015年6月复查颅脑MRI（病例73图2）：垂体瘤术后，与2015年3月术后片比较，鞍区混杂信号、无强化区较前减小，左侧海绵窦周围异常强化软组织信号影，较前略增大。垂体功能检查：甲状腺轴、肾上腺轴、性腺轴激素水平正常。视力视野检查同术前。现考虑为"侵袭性垂体无功能型巨大腺瘤术后残留，不典型垂体腺瘤"，建议术后放疗。

二、病例特点

本例患者为青年男性，因视力、视野受损就诊，经MRI检查发现垂体大腺瘤，结合垂体激素检查，临床诊断为"侵袭性垂体无功能型巨大腺瘤"。行经鼻蝶窦入路垂体瘤切除术，肿瘤大部分切除。术后病理为生长活跃的不典型垂体腺瘤。

三、专家（主任医师）分析

患者诊断"垂体无功能腺瘤"明确，术前影像学检查提示肿瘤为侵袭性，病变向上压迫视交叉使其上移，向下凸入蝶窦，并包绕双侧海绵窦，左侧为重。无功能垂体腺瘤的首选治疗方法为手术切除，可以迅速缓解肿瘤对周围正常结构的压迫，特别是视交叉。本例患者肿瘤呈侵袭性生长，包绕海绵窦，海绵窦内的重要血管、神经使侵及此处的肿瘤难以切除，因此术后残留了左侧海绵窦区肿瘤。放射治疗是垂体瘤的辅助治疗方法，对无功能垂体腺瘤放射治疗的目的是控制肿瘤增长。垂体腺瘤大多是良性肿瘤，无功能腺瘤如果经手术切净，则不需要常规进行放疗预防复发。如有肿瘤残留，因垂体腺瘤大多生长缓慢，在手术已经缓解了对周围结构压迫的情况下，也可随诊观察至肿瘤有增大迹象再进行放疗。但本例患者术后病理提示为"不典型垂体腺瘤"，此种垂体腺瘤生长较一般垂体瘤活跃，极易复发。因此在术后应予放射治疗减少复发机会。放疗剂量较一般垂体腺瘤放疗略高，在 50 ~ 60Gy。垂体腺瘤放疗最主要的并发症为垂体功能受损，发生率为 40% ~ 60%。患者放疗前垂体功能基本正常，放疗后随访要注意垂体功能的检查，必要时予以激素替代治疗。

四、治疗过程

1. 治疗方案　术后辅助放疗，螺旋断层调强放疗。

2. 放射治疗

（1）CT 模拟定位：仰卧位，双上肢置体侧，头颈肩膜固定，扫描范围：颅顶至 C_2 椎体，扫描层厚为 3mm。

（2）靶区定义及勾画（病例 73 图 1）：GTV：鞍区左侧残存肿瘤；PTV：CTV 外扩 3mm。

（3）处方剂量、危及器官剂量及计划评估：处方剂量：PTV：56Gy/28F；重要危及器官限量：脑干 Dmax ≤ 54Gy，晶体 mean ≤ 5Gy，视神经 max ≤ 50Gy。

（4）计划评估：100% 处方剂量包含 95% 靶区。

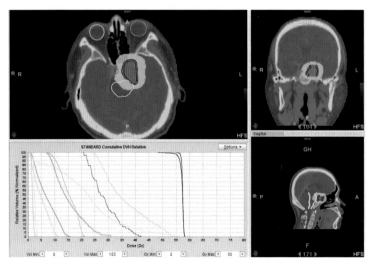

病例73图1　靶区勾画图

五、随访和处理意见

放疗结束半年后（2016–03）复查 MRI（病例73 图 2）：左海绵窦周围异常强化软组织信号影，较前略缩小。放疗后 1.5 年（2017–03）复查 MRI（病例73 图 2）：左海绵窦周围异常强化软组织信号影，较前略缩小。复查垂体功能，甲状腺功能、肾上腺功能、性腺功能均正常。

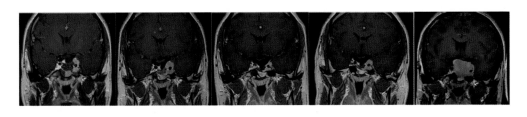

| A | B | C | D | E |

A：2015–02 手术前；B：2015–03 手术后；C：2015–06 术后 3 个月，放疗前；D：2016–03 放疗后 6 个月；2017–03 放疗后 18 个月

病例73图2　MRI复查

六、经验分享

1. 本例患者术后积极进行放疗的依据除肿瘤残留外，还有病理为"不典型垂体腺瘤"，此种肿瘤生长活跃，极易复发。

2. 垂体腺瘤放疗后肿瘤消退缓慢，一般在 6～24 个月间缓慢起效，需要进行长期随访观察评价疗效及并发症。

七、相关知识点

见病例 72。

（张福泉）

病例74　垂体生长激素腺瘤术后放疗

一、病历摘要

患者：女性，32 岁，已婚未育。主诉"肢端肥大症，垂体生长激素腺瘤术后 3

个月"。

现病史：患者于 2011 年 6 月因"肢端肥大症，继发闭经"检查发现垂体腺瘤，于外院行经鼻垂体瘤切除术。术后病理：垂体腺瘤，GH（++），PRL（++），Ki-67 3%。术前术后 GH、IGF-1 不详。术后月经未恢复，定期复查未见 GH 增高及鞍区占位增大，但面容改变、手指粗大未缓解且逐渐明显。2015 年 3 月垂体 MRI 示：右侧鞍内及海绵窦占位，结合病史考虑垂体瘤复发（14mm）。查 IGF-1 763ng/ml（115 ～ 307ng/ml），生长激素葡萄糖抑制试验：GH[0] 5.7ng/ml，GH 谷值为 3.21ng/ml（＜ 1.0ng/ml）。其他垂体前叶功能：甲状腺功能正常；性腺轴受损；肾上腺轴功能正常。考虑"垂体生长激素腺瘤术后复发"，于 2015 年 5 月 7 日我院神经外科行经鼻手术，术中切除肿瘤 1.5cm × 1.0cm × 1.0cm。术后病理：垂体腺瘤，GH（+），Ki-67 2%，P53（-）。术后第 2 天查 IGF1 662ng/ml，生长激素葡萄糖抑制试验：GH[0] 2.9ng/ml，GH 谷值 1.18ng/ml。2015 年 6 月复查 GH 2.0ng/ml，IGF-1 692ng/ml，甲功、ACTH、血皮质醇正常。垂体 MRI：垂体瘤术后，垂体右翼近鞍底处强化减低区，右侧海绵窦受包绕，考虑垂体瘤残留。术后月经未恢复，有生育要求。经垂体疾病疑难会诊中心会诊，因患者性腺轴受损，月经一直未恢复，需行辅助生育，但因术后肿瘤残存，IGF1 增高，怀孕期间有肿瘤增大、肢端肥大症病情加重可能，可以考虑先行垂体放疗再怀孕，对患者更有利。现为控制垂体肿瘤来我科。

二、病例特点

本例患者为青年女性，诊断肢端肥大症，垂体生长激素腺瘤。经二次手术后，生长激素水平未完全缓解，MRI 提示垂体瘤残留。本例患者有生育要求，需要在治疗方案制定时考虑。

三、专家（主任医师）分析

患者诊断"肢端肥大症，垂体生长激素腺瘤"明确，首选手术治疗。经二次手术后，GH、IGF-1 部分缓解，术后 MRI 提示肿瘤残留。评价垂体前叶功能提示除性腺轴受损外其余功能尚正常。为控制垂体生长激素腺瘤，下一步治疗应选择放射治疗。既往观念认为在垂体放疗后，常会引起垂体功能低下，患者很难再有生育机会。但随着妇产科辅助生育技术的进步，可以对垂体性性腺功能减退的患者进行相应促性腺激素的替代治疗，使其能够维持正常的卵巢功能，实践证明患者是可以通过这种方法成功妊娠的。但需要注意在妊娠过程中，会出现残余肿瘤增大卒中、肢端肥大症病情加重可能，威胁孕妇及胎儿安全，因此建议先进行垂体放疗控制肿瘤再怀孕更为安全。

四、治疗过程

1. 治疗方案　术后辅助放疗，螺旋断层调强放疗。

2. 放射治疗

（1）CT 模拟定位：仰卧位，双上肢置体侧，头颈肩膜固定，扫描范围：颅顶至 C_2 椎体，扫描层厚为 3mm。

（2）靶区定义及勾画（病例 74 图 1）：GTV：鞍区偏右残存肿瘤；CTV：鞍区原肿瘤侵及区域；PTV：CTV 外扩 3mm。

（3）处方剂量、危及器官剂量及计划评估：处方剂量：PTV：50Gy/25F；GTV：55Gy/25F。重要危及器官限量：脑干 Dmax ≤ 54Gy，晶体 mean ≤ 5Gy，视神经 Dmax ≤ 50Gy。

（4）计划评估：100% 处方剂量包含 95% 靶区。

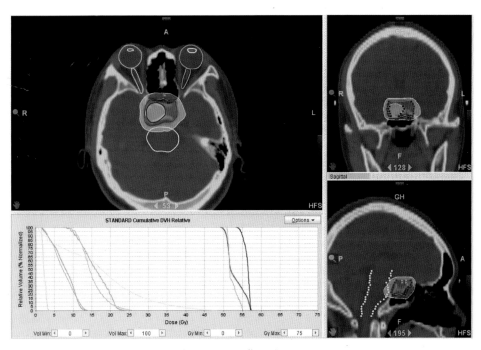

病例74图1　靶区勾画图

五、随访和处理意见

2016 年 4 月复查垂体增强 MRI 示（病例 74 图 2）：垂体瘤术后改变，鞍区偏右异常信号，较前明显缩小。GH 1.2ng/ml，IGF-1 533ng/ml，较放疗前均有下降。甲状腺功能、ACTH、血总皮质醇正常范围。

2017 年 1 月复查生长和激素葡萄糖抑制试验 GH[0] 1.3ng/ml，GH[谷值]0.392，IGF-1 370ng/ml，较 2016 年进一步下降，基本达到生化治愈标准。甲状腺功能、ACTH、血总皮质醇正常范围。患者转妇科准备进行辅助生育。

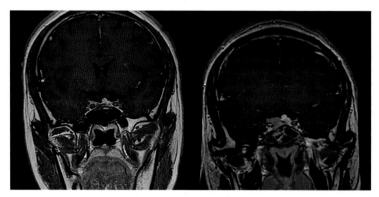

图1：2015年放疗前；图2：2016年放疗后1年

病例74图2　垂体MRI检查

六、经验分享

本例患者为功能性垂体腺瘤，瘤体侵及右侧海绵窦包绕颈内动脉，手术治疗未达完全缓解，进一步治疗可选择放疗。

患者为青年女性，有生育要求，为避免再妊娠过程中病情加重、肿瘤卒中等危及孕妇胎儿安全的事件发生，需要通过放疗来控制肿瘤及病情。

患者经放疗后肿瘤控制满意、GH 水平已下降至治愈标准（葡萄糖抑制试验 GH 谷值 < 1.0ng/ml)，可以准备进行辅助生育。

七、相关知识点

见病例 72。

（张福泉）